实用呼吸机治疗学

Practical Comprehensive Manergement of Mechanical Ventilation

主编 宋志芳

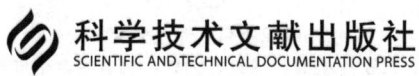
·北京·

图书在版编目（CIP）数据

实用呼吸机治疗学 / 宋志芳主编. —北京：科学技术文献出版社，2010.10（2023.10重印）

ISBN 978-7-5023-6307-9

Ⅰ.①中… Ⅱ.①宋… Ⅲ.①呼吸器—治疗学 Ⅳ.R459.6

中国版本图书馆 CIP 数据核字（2009）第 026736 号

实用呼吸机治疗学

策划编辑：李 洁　　责任编辑：李 洁　　责任校对：唐 炜　　责任出版：张志平

出 版 者	科学技术文献出版社
地　　址	北京市复兴路15号　邮编 100038
编 务 部	（010）58882938，58882087（传真）
发 行 部	（010）58882868，58882870（传真）
邮 购 部	（010）58882873
官方网址	www.stdp.com.cn
发 行 者	科学技术文献出版社发行　全国各地新华书店经销
印 刷 者	北京虎彩文化传播有限公司
版　　次	2010年10月第1版　2023年10月第8次印刷
开　　本	787×1092　1/16
字　　数	641千
印　　张	28
书　　号	ISBN 978-7-5023-6307-9
定　　价	62.00元

版权所有　违法必究

购买本社图书，凡字迹不清、缺页、倒页、脱页者，本社发行部负责调换

编委会

主　编　宋志芳

副主编　顾宏奎　俞康龙

参编者（以姓氏笔画为序）

马佳韵	上海交通大学医学院附属第三人民医院呼吸内科
宋志芳	上海交通大学医学院附属新华医院急救中心
	上海交通大学医学院附属第三人民医院呼吸内科
单红卫	上海第二军医大学附属长征医院急救科
陈振和	上海交通大学医学院附属第三人民医院呼吸内科
顾宏奎	通用电气医疗临床系统(无锡)有限公司
郭昌星	上海第二军医大学附属长征医院急救科
张丽葳	上海浦东新区第七人民医院急诊科
张红亚	上海交通大学医学院附属第三人民医院呼吸内科
张希洲	湖北省宜昌市第一人民医院急救中心
俞康龙	上海交通大学医学院附属第一人民医院危重病医学科
钱桂生	重庆第三军医大学第二附属医院呼吸内科
殷　娜	上海交通大学医学院附属新华医院成人外科ICU

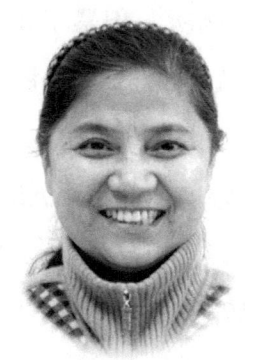

主编简介

宋志芳（1952），祖籍山西昔阳，出生于安徽省合肥市，医学博士（德国），教授，主任医师。从事急救与危重病临床工作26年，曾从事过麻醉与呼吸内科临床和科研工作15年，发表各类论文百余篇。

1975年毕业于安徽医科大学医疗系，1978年考入第三军医大学附属新桥医院呼吸内科硕士研究生，主研肺功能，1981年获得临床医学硕士学位。曾担任过合肥解放军105医院肺科行政副主任、主任。1990年调入第二军医大学附属长征医院急救科，任主治医师、讲师、副主任医师、副教授。2000年调入上海交通大学医学院附属新华医院担任成人ICU主任、急救中心任主任医师、教授至今。1995年曾赴德国明斯特（Muenster）进修，在Evenglischeng医院Leim sheng Hua主任、博士指导下主攻ICU，在明斯特大学医学院心、胸、血管外科Scheld教授指导下，应用分子生物学技术，从事扩张性和缺血性心肌病晚期心力衰竭发病机制的研究，撰写了《IL-6在扩张性心肌病和缺血性心肌病病人终末期心肌中的表达》论文，并获得医学博士学位。

长期从事危重病急救医学工作，先后在两家三级甲等医院综合ICU任职，目前就职于上海交通大学医学院附属新华医院，担任上海交通大学医学院附属新华医院崇明分院急危重症科主任6年（2009—2015）。在长

主编简介

期的工作实践中,抢救各种危重病千余例次,积累了相当丰富的危重病综合救治经验与能力,尤其擅长呼吸机使用、抗感染治疗策略、水电解质酸碱平衡紊乱纠正,在心肺脑复苏(CPCR)、急性肺损伤／呼吸窘迫综合征(ALI/ARDS)、多脏器功能不全或衰竭(MODS/MOF)、休克等危重病综合救治方面颇有造诣,对糖皮质激素(GC)使用、肺开放／复张有一些研究,并总结和摸索出一些成功的经验,正在临床推广与应用。主编与参编各类著作20余部,1999年出版专著《现代呼吸机治疗学－机械通气与危重病》第一版(88万字),2008年再版了该书(94.5万字);2007年主编《实用危重病综合救治学》(94.5万字),内容深入浅出、简明扼要、通俗易懂,实用性强,备受临床医务工作者青睐,并成为国家级继续教育项目《危重病综合救治》学习班教材。2001年以来,举办国家级继续教育项目《机械通气临床应用与进展》学习班15期、《危重病急救医学与进展》学习班10期,培养来自全国各地学员500余名;被邀在全国各地举办各类专题讲座百余次,讲座内容丰富,重点突出,生动、实用,颇受关注与欢迎。

前 言

呼吸机治疗是临床危重病综合救治中不可缺少的手段。随着医学事业的发展和社会人口老年化程度日趋严重，各种危重病发生率也在增加。呼吸机治疗能纠正缺氧，直接挽救患者生命，并为原发病治疗赢得时间与机会。2003年在世界范围内迅速蔓延的传染性急性呼吸窘迫综合征（SARS）救治过程中，就充分显示了呼吸机治疗的价值。然而，呼吸机治疗技术，操作性强，要熟练掌握，就需要大量的临床实践。没有实践，光靠学习理论，很难熟练掌握这门技术。《实用呼吸机治疗学》的编著与出版，就是为了满足临床实践的需要。

纵览著书的方式，有偏重理论，突出和强调作用原理，虽然涉及的内容多、篇幅大，但真正马上能用得上的知识却并不多，读者可能没有足够的时间和耐心阅读；有组织人员，分别撰写一个或数个章节，虽然洋洋数万，但由于编写者受本人经历的限制，编著的内容对读者的指导性有限；按照学术方向与造诣，选择能把握的题目，将在实践中总结和摸索出的经验与体会融入已有的理论，尤其是对一些尚没有足够依据，不能以论文形式发表，但却能以著书和文字的方式记录下来，供同道借鉴、后人修改。受个人专业与知识、能力的限制，选择一些有造诣的参编者，共同承担相关章节，但主编必须对所有内容与文字负责与把关，这样著书有一定难度，出版周期也长，但却能保证书的质量，增加可读性、指导性与应用性。人的时间与精力有限，出版资源更有限。如何将在大量临床实践中摸索、获得、验证的成功经验与失败教训，用专著的形式保留下来，传授给更多的同道或后人，是本书作者的真正目的。

在本书的编著过程中，力求简明扼要、通俗易懂，删除和避免那些与临床应用不直接相关、不定论、机制不清、容易令人糊涂、不容易被理解、可有可无的理论与机制，增加那些已经被证实不但切实可行，而且疗效确切的最新理论与技术，在不增加篇幅的前提下，通过变更内容、简捷文字的方式，进一步提高本书的质量。本书的风格是坚持以通俗易懂为第一前提,将读者限定于工作在临床第一线各种层次、从事各种专业的医护人员,即便对比较复杂、难以理解的理论与技术,也力求以最简便、通俗、容易被理解与接受的方式介绍,将复杂的理论简单化,避免将简单的理论复杂化等故弄玄虚、哗众取宠、沽名钓誉的现象。

  随着危重病与急救医学的迅速发展,呼吸机临床应用日益广泛,价值被广泛认可和接受,对呼吸机知识的需求日益增加。谨望此书的出版,能为发展我国的急救和危重病医学事业、培养更多能借助呼吸机合理应用挽救更多濒临死亡患者生命的临床医生、提高危重病抢救成功率、最终造福于广大危重病患者做出贡献。

宋志芳

2009 年 2 月 8 日

目 录

上 篇 呼吸机与危重病相关基础理论

第1章 呼吸生理 宋志芳 陈振和(3)
 第1节 肺容量 (3)
 第2节 肺的通气 (9)
 第3节 肺的血流 (13)
 第4节 肺内气体交换 (17)
 第5节 肺的力学 (20)
 第6节 呼吸的调节 (25)

第2章 缺氧与二氧化碳潴留病理生理 单红卫 郭昌星 宋志芳(35)
 第1节 氧与二氧化碳运输 (35)
 第2节 组织呼吸 (41)
 第3节 缺氧病理生理 (46)
 第4节 CO_2潴留病理生理 (51)

第3章 危重病内环境紊乱及救治策略 宋志芳 钱桂生(56)
 第1节 水、电解质紊乱与治疗策略 (56)
 第2节 酸碱平衡 (67)
 第3节 水、电解质紊乱与酸碱失衡 (78)
 第4节 酸碱失衡治疗策略 (81)
 第5节 血糖与血浆渗透压 (84)

第4章 危重病抗感染治疗策略 宋志芳 俞康龙(89)
 第1节 抗菌药物应用基础知识 (89)
 第2节 危重病感染特点 (94)
 第3节 病原菌变迁和耐药 (98)
 第4节 各类抗菌药物与特点 (105)
 第5节 抗感染治疗策略 (127)

下篇 呼吸机工作原理与临床应用

第5章 呼吸机结构与工作原理 宋志芳 顾宏奎 俞康龙(143)
 第1节 呼吸机结构与工作流程 (144)
 第2节 呼吸机具体工作环节 (154)
 第3节 呼吸机分类与原理 (155)

第6章 呼吸机波形 宋志芳 顾宏奎 俞康龙(171)
 第1节 基本要素与波形 (171)
 第2节 基本波形 (181)
 第3节 曲线与波形临床意义 (206)

第7章 呼吸机模式与功能 宋志芳 俞康龙 顾宏奎(217)
 第1节 呼吸机模式 (217)
 第2节 呼吸机功能 (247)

第8章 人工气道建立与管理 宋志芳 张红亚 张希洲(257)
 第1节 呼吸机连接 (257)
 第2节 人工气道建立 (263)
 第3节 气道管理与护理 (280)

第9章 呼吸机参数设置和调节 宋志芳(289)

第10章 呼吸机与自主呼吸协调 宋志芳 顾宏奎(296)

第11章 呼吸机撤离与依赖 宋志芳(308)
 第1节 呼吸机撤离 (308)
 第2节 呼吸机依赖 (316)

第12章 呼吸机对生理的影响 宋志芳(320)
 第1节 对呼吸生理影响 (320)
 第2节 对循环和血流动力学的影响 (325)
 第3节 对中枢的影响 (329)
 第4节 对肾功能的影响 (330)
 第5节 对胃肠和肝功能的影响 (331)

第13章 呼吸机治疗期间监测 宋志芳(333)
 第1节 基本监测 (333)
 第2节 特殊监测 (343)

第14章 呼吸机临床应用策略 宋志芳(356)
 第1节 机械通气目的、适应证与禁忌证 (357)
 第2节 呼吸机类型和通气、模式、功能选择 (361)

第15章 保护性肺通气策略 宋志芳 殷娜(366)

第16章 无创正压机械通气 宋志芳 殷娜 顾宏奎 马佳韵(375)

第17章　呼吸机临床应用常见并发症与防治　　　　　　宋志芳(387)
　　第1节　呼吸机相关性肺炎　　　　　　　　　　　　　　　　(387)
　　第2节　呼吸机相关性肺损伤　　　　　　　　　　　　　　　(390)
　　第3节　呼吸机常见并发症　　　　　　　　　　　　　　　　(394)
第18章　呼吸机清洁与保养　　　　　　　　　顾宏奎　宋志芳　张红亚(403)
第19章　各种类型呼吸机简介　　　　　　　　　　　　宋志芳　顾宏奎(408)

附　录

附录一　常用机械通气模式或方法中、英文对照与缩写　　宋志芳　张丽葳(419)
附录二　呼吸机板面常用术语中、英文对照与缩写　　　　宋志芳　张丽葳(421)
附录三　呼吸生理专业词汇中、英文对照与缩写　　　　　宋志芳　张丽葳(423)
附录四　血气分析常用符号中、英文对照与缩写　　　　　宋志芳　张丽葳(427)
附录五　血流动力学测定常用符号中、英文对照与缩写　　宋志芳　张丽葳(429)
附录六　几种常用计算公式　　　　　　　　　　　　　　宋志芳　张丽葳(431)
附录七　气体状态表示与换算方法　　　　　　　　　　　宋志芳　张丽葳(433)

上篇

呼吸机与危重病相关基础理论

第1章

呼 吸 生 理
Respiratory physiology

人体呼吸功能包括外呼吸和内呼吸,外呼吸就是临床泛指的呼吸功能,而内呼吸主要是指组织呼吸。由于对组织呼吸的研究,至今仍十分有限,本章介绍的重点是外呼吸。

第1节 肺 容 量

肺是外呼吸器官,肺容量是指不同程度用力呼吸所产生的容量变化。肺容量可分静态与动态。静态肺容量不受时间限制,仅有解剖学意义,所以不能全面反映肺功能状态;动态肺容量受时间限制,不但具有解剖学意义,而且在一定程度上反映肺的力学变化,如呼吸肌强度、肺泡弹性回缩力及气道阻力(resistance of airway, R_{aw})等。

一、静态肺容量 (static lung volumes)

肺容量主要由肺活量(vital capacity, VC)和残气量(residual volume, RV)组成,两者之和为肺总量(total lung capacity, TLC),所以 TLC=VC+RV。肺容量也可分为4个容量(volume)和4个总量(capacity),分别为补吸气量(IRV)、潮气量(V_T)、补呼气量(ERV)、残气量(RV)和深吸气量(IC)、肺活量(VC)、功能残气量(FRC),肺容量组成见图1-1-1。

(一)肺活量(VC)

指平静呼气末用力吸气至不能吸为止,然后用力呼气至不能呼时所能呼出的所有气体容量,可以用肺量计(spirometer)(水封肺量计或电子肺量计)测得。VC不受时间限制,受试者可采用任何适当的呼吸速度,用力呼气,以最大一次作为实测值。主要价值是判断肺和胸廓的膨胀度,患阻塞性肺部疾病时,由于可以缓慢呼吸,所以可能改变不明显;但患限制性肺、胸疾病时,由于肺组织容量减少,即便不限定呼吸速度,仍可能下降明显。

VC 由以下几部分组成。

1. 潮气量(tidal volume, TV, V_T)

指平静呼吸时,每次吸入或呼出的气体容量,与年龄、性别、体表面积及机体的代谢状况有关,个体差异大。正常人 V_T 在 400～500 ml(8～15 ml/kg)。

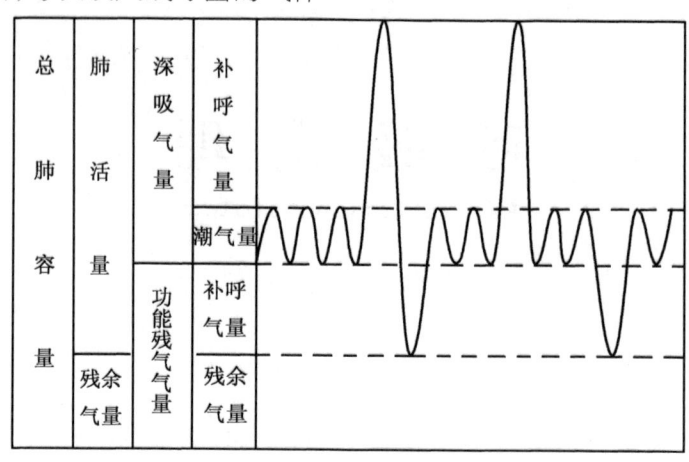

图 1-1-1　肺容量组成

2. 深吸气量(inspiratory capacity, IC)和补吸气量(inspiratory reserve volume, IRV)

IC 是指自平静呼气末用力吸气,吸至不能吸为止,所能吸入的气体容量;IRV 是指自平静吸气末再用力吸气,吸至不能吸为止,所能吸入的肺容量;IRV 是 IC 的一部分,IC=IRV+V_T。IC 与 IRV 均是 VC 的主要组成部分,临床价值与 VC 相同,反映肺和胸廓在静态状态下的最大膨胀度。IC 与 IRV 减少,VC 也随之减少,如患胸廓畸形、塌陷或肺组织受损和减少(肺不张、肺或肺叶切除术后),肺和胸廓的有效膨胀度下降,IC 与 IRV 必然减少。此外,IC 与 IRV 还可以反映吸气肌的强度,当吸气肌力量减弱时,如呼吸肌麻痹或衰竭,IC 与 IRV 也会明显减少。

3. 深呼气量(expiratory capacity, EC)和补呼气量(expiratory reserve volume, ERV)

EC 是指用力吸气至不能吸为止后,再用力呼气至平静呼气末所能呼出的气体容量,通常等于 IC;ERV 是指平静呼气末再用力呼气至不能呼为止所能呼出的气体容量。EC+ERV=VC。

(二)残气量(residual volume, RV)与功能残气量(functional residual capacity, FRC)

RV 是指一次用力呼气后,肺内所残留的气体。FRC 是指平静呼气末,肺内所残留的气体,FRC=RV+ERV。RV 无法呼出,所以不能通过一般肺量计测得,通常采用密闭循环氦稀释法(the closed circuit helium dilution)、开放循环氮清洗法(the open circuit nitrogen washout)和体积描记仪法

(body plethysmography)测得。

RV 和 FRC 均是反映肺泡静态膨胀度的主要指标。当患阻塞性肺部疾病时,肺泡过度膨胀,RV 和 FRC 增高;当患限制性疾病时,肺泡膨胀受限或肺组织弹性减少,RV 与 FRC 减少。肺泡过度膨胀可以由肺泡弹性纤维破坏致肺泡弹性回缩力下降(肺气肿)引起,也可以由气道不完全性阻塞(支气管哮喘)致呼气障碍、肺泡过度充气所致;前者是不可逆性损害,后者是可逆性损害,一旦支气管痉挛解除,RV 和 FRC 可以恢复正常。当 RV 和 FRC 不能恢复正常时,多意味着已合并不同程度的肺气肿,并造成不可逆性损害。

能引起肺、胸膨胀受限的因素很多,如肺组织解剖学的减少(肺或肺叶切除术后、毁损肺、肺实变)及肺组织受压(脊柱、胸廓畸形、塌陷,气、血胸或胸腔积液)及气道阻塞和肺组织无法膨胀(肺不张)等。临床上,反映肺膨胀受限的指标很多,如 VC、IC、ERV、TLC 等,但反映肺泡过度膨胀的指标很少,RV 和 FRC 是目前判断阻塞性肺部疾病最可靠指标。RV 的高低,通常不以绝对值表示,而以占 TLC 的百分比(RV/TLC%)表示。正常人 RV/TLC<35%,当 RV/TLC>35%时,提示有不同程度的肺气肿存在。RV/TLC% 对判断限制性肺部疾病没有价值,因为所有使肺和胸廓膨胀受限的因素均可造成 RV 和 TLC 同等程度的下降,故即使肺部病变严重,RV/TLC% 也可以没有变化。

FRC 除有助于判断阻塞性肺部疾病,对限制性肺部疾病也有特殊的价值。如急性呼吸窘迫综合征(acute respiratory distress syndrome,ARDS),肺内存在广泛性、小灶性肺不张时,FRC 减少明显。有作者应用 FRC 作为判断 ARDS 病变严重程度及疗效、预后的主要指标,特别是现代科学与医疗仪器的迅猛发展,测定该项目已不是一件十分复杂的事。总之,静态肺容量各部分相互重叠,组合方式不尽相同。

二、动态肺容量

动态肺容量(dynamic lung volumes)是指最大限度用力情况下,一次呼气过程中肺的容量的变化。它主要反映一次用力呼气过程中,不同肺容量水平呼气的流速变化。

(一)影响呼气流速的因素

影响呼气流速的主要因素有 3 个(图 1-1-2):

(1)呼气肌的力量(muscular pressure,P_{mus})。

(2)肺的弹性回缩力(elastic recoil pressure,P_{el})。

(3)气道阻力(resistances of airway,R_{aw})。

这 3 个因素中,任何一个因素异常,均会导致呼气流速受限(limitation of the expiratory flow)。所以,不能将有呼气流速受限的患者均视为有气道疾病,应将气道疾病所致 R_{aw} 增加引起的呼气流速受限与神经-肌肉疾病所致的呼吸肌力量减弱、肺气肿时肺泡弹性回缩力下降等引起的呼气流速受限相鉴别。

(二)用力呼气流速受限机制

一般情况下,P_{mus}、P_{el} 与呼气流速成正比,呼气用力越大,弹性回缩力越大,呼气流速越快;R_{aw} 与呼气流速成反比,R_{aw} 越高,呼气流速越慢(图 1-1-2)。但正常人在不同肺容量水平,也存在着不同程度的呼气流速受限。令受试者在深吸气末用力呼气,以 VC 水平为横轴,呼气流速为纵轴,记录和描述出流速-容量(F-V)曲线,人们会发现大约在

25%VC以上水平,随受试者呼气用力程度的增加,流速上升;达到某个高水平,即峰流速(peak flow),尽管受试者继续用力,呼气流速非但不会继续增加,反而会逐渐下降,此阶段大约相当于75%VC水平(图1-1-3)。因此,与用力有关部分的流速增加被称为用力依赖(effort dependent),与用力无关部分的流速被称为非用力依赖(effort independent)。肺和胸部疾患时,流速受限可能更明显。

用力呼气流速受限的机制,可以用等压点(equal pressure point,EPP)学说解释(图1-1-4)。

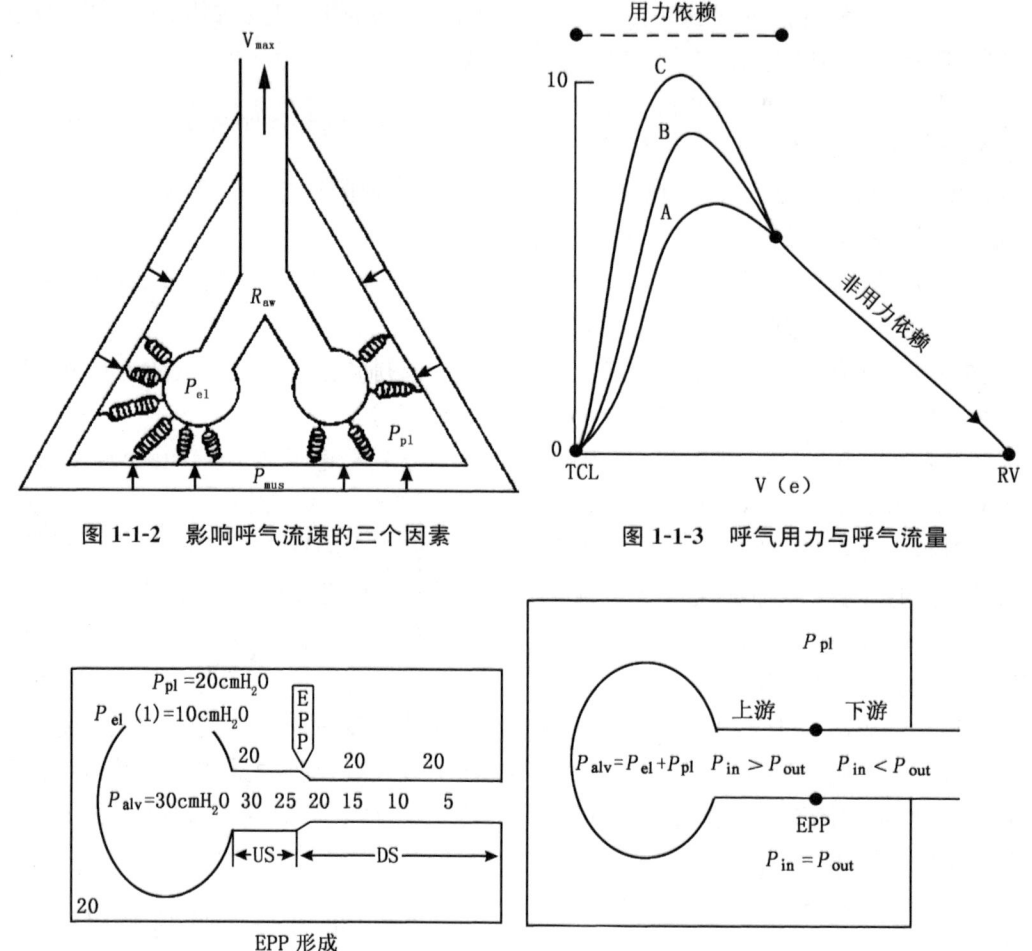

图1-1-2　影响呼气流速的三个因素

图1-1-3　呼气用力与呼气流量

图1-1-4　等压点形成机制

用力呼气时,驱使气体由肺泡流经气道进入大气压的压力被称为肺泡压(alveolar pressure,P_{al}),主要由胸内压(pleural pressure,P_{pl})和肺泡弹性回缩力(elastic recoil pressure,P_{el})构成,是驱使气体呼出的驱动压(driving pressure)。用力呼气时,呼气肌(膈肌、肋间肌)主动收缩,P_{pl}可为正压,倘若以20 cmH$_2$O计算,P_{el}以10 cmH$_2$O计算,P_{alv}则为30 cmH$_2$O,此时位于气道外的压力均以P_{plv}为代表。呼气开始后,随气流速度增加,气道阻力也增加,P_{pl}不断被衰减;当衰减至某一点,此点与气道内、外相等时,就被称为等压点(EPP);等压点的上端靠近肺泡侧,为上游段(upstream segment, US);下端靠近口腔侧,被称为下游段(downstream segment, DS)。上游段气道内压(P_{in})大于气道外压(P_{out}),即 $P_{in} > P_{out}$,气道一般不会被压迫而变窄,除非有结构性损害;一旦至下游段,随驱动压衰减,气道内压必定低于气道外压,$P_{in} < P_{out}$,气道就有可能有不同程度地受压;一旦气道被动态压缩,气道阻力继续增加,呼气流速必然进一步减慢。此时继续用力,只能增加气道外压,使内、外压力差更大,气道受压更加明显,流速受限亦愈明显,由此即形成了正常人在75%VC以下水平的流速受限(图1-1-5)。

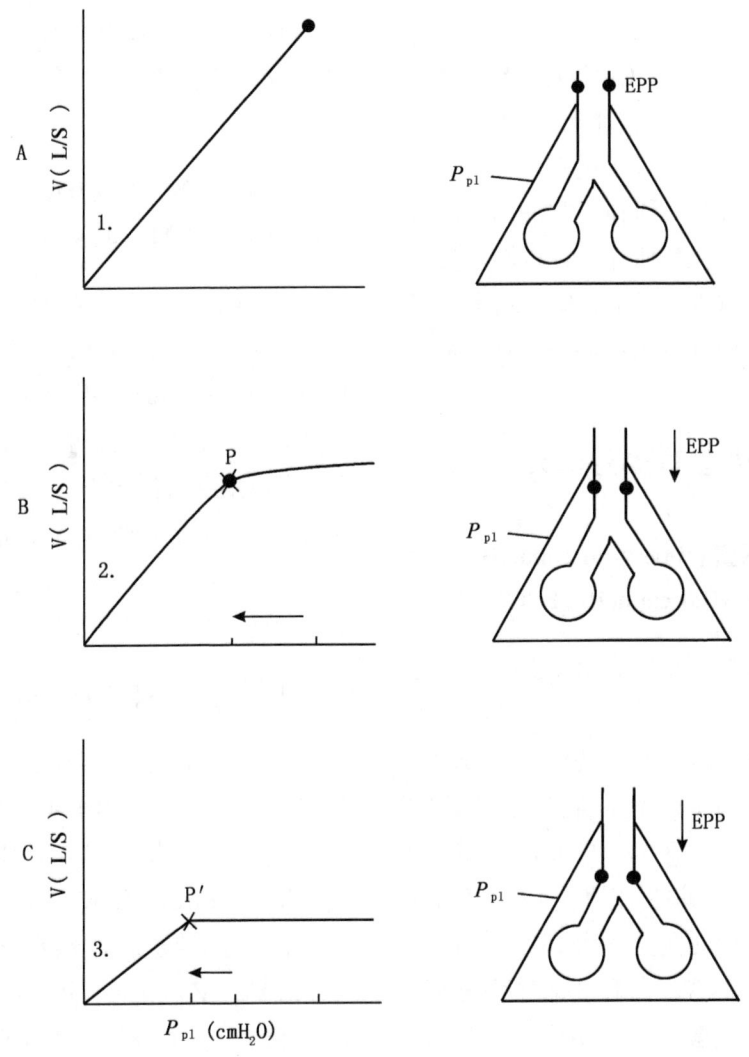

图 1-1-5　不同肺容量水平呼气流速受限

一旦气道动态压缩形成,呼气越用力,气道压缩越明显,原因是气道外压越大于气道内压。所以,有气道阻力增加的患者,习惯于慢呼气,原因在于气道阻力与气流速度成正比,气流速度越快,阻力越大;EPP形成越早,气道动态压缩亦越明显,呼气流速越受限;减慢呼气,能减慢气流速度,有助于EPP向口腔方向移动,使气道动态压缩减少,呼气流速受限可得减轻。肺气肿患者肺泡弹性回缩力下降，P_{alv}下降，EPP更靠近肺泡侧，气道动态压缩增加。这类患者与气道阻力增加的患者相同，习惯于慢呼吸频率（respiratory rate, RR），目的就在于减慢呼气流速，降低气道阻力，减少气道动态压缩，降低呼气流速受限程度，最终使呼气困难减轻，有利于二氧化碳排出。

临床上，人们常见到COPD患者噘嘴样呼气，原因就在于通过口腔加阻力，限制呼气流速，减慢呼气速度，使气体更容易呼出。这类患者的肺容量，在不受时间限制的条件下，可以完全正常；一旦限制时间，各种肺容量水平均会明显下降（RV和FRC除外），动态肺容量测定能鉴别和判断这类疾病肺功能损害程度。

（三）动态肺容量测定

1. 时间肺活量（time vital capacity）与用力肺活量（forced vital capacity, FVC）

指用力吸气至不能吸为止，然后用力呼气，计算第1 s、2 s、3 s呼出气体容量占最大用力肺活量（FVC）百分比，表示为$FEV_1/FVC\%$。正常人3 s内可以将所有VC呼出，且$FEV_1/FVC>70\%$。COPD患者，由于呼气流速受限，尤其在用力呼气时，气道动态压缩较平静呼气时更加明显，呼气流速下降，致$FEV_1/FVC<70\%$，且3 s内不能将所有VC呼出，有时甚至需要7 s；限制性肺部疾病患者，VC减少明显，呼气流速正常，FEV_1/FVC可以明显增高，有时$FEV_1/FVC>90\%$，但这并不意味着呼气流速增快，很大程度上取决于VC减少的程度。因此，时间肺活量有助于阻塞性与限制性肺部疾病的判断与鉴别。

2. 200～1 200 ml VC水平的最大呼气流速（maximal expiratory flow rate, MEFR$_{200～1\,200}$）

同样在一次用力呼气曲线上测得，即测定最初呼出200～1 200 ml肺活量水平的呼气流速。通常这部分肺活量水平的流速是与用力有关，故主要用于判断呼吸肌的力量。当呼吸肌力量减弱时，MEFR$_{200～1\,200}$将明显减低。

3. 最大呼气中段流速（maximal mid-expiratory flow rate, MMEF$_{25\%～75\%}$, MMEF$_{50\%～75\%}$）

计算一次用力呼气过程中，呼气在25%～75%VC水平和50%～75%VC水平的呼气流速，即最大用力呼气中段流速。这段VC水平的呼气流速与用力无关，主要反映肺泡弹性回缩力和气道阻力的情况，通常的表示方法是MMEF$_{25\%～75\%}$或MMEF$_{50\%～75\%}$，结果以L/s表示。当肺泡弹性回缩力下降或气道阻力增加时，MMEF明显下降。

4. 流量-容积（flow-volume, F-V）曲线

F-V曲线是以流量为纵轴，容积为横轴，描述一次用力呼气整个不同肺活量水平的呼气流速。用力有关部分以呼气最快峰流速（peak expiratory flow rate）表示，用力无关部分以选择特定肺容量水平的呼气流速表示，如V_{25}、V_{50}和V_{75}，即分别代表在25%、50%和75%VC水平时的呼气流速。F-V曲线测定价值与MMEF和MEFR测定价值的不同点是：F-V曲线测定的流速均是某一肺活量水平的瞬间呼气流速，而MMEF、MEFR均是某一肺活量水平的平均流速。从某种意义上讲，F-V曲线测定更能反映呼气流速的实际情况。

5. 最大吸气流速（maximal inspiratory flow rate，MIFR）

指令患者最大用力呼气完成后，立即尽力、尽快吸气，记录在 RV 水平以上吸气 200~1 200 ml 时期的吸气流速，计算方法与 MEFR 相同。MIFR 主要反映吸气用力情况，是判断吸气肌力量及肺膨胀度的指标。

6. 呼吸肌力量（P_{mus}）或强度

一旦发现呼气流速受限，应分析和寻找呼气流速受限的原因。为了解神经-肌肉的力量，可以观察或测定受试者的双手握力（hand grip strength）、胸廓和膈肌的运动，必要时可直接测得呼吸肌的力量，从中可以了解呼吸肌的强度。

7. 最大吸气压力（maximal inspiratory pressure，MIP）和最大呼气压力（maximal expiratory pressure，MEP）

MIP 是从 FRC 水平用力吸气曲线上测得，当接近 TLC 水平时，MIP 逐渐下降；MEP 从接近 TLC 水平的用力呼气曲线上测得，当接近 RV 水平时，MEP 逐渐下降。通常 MIP 在 FRC 水平最大，MEP 在接近 TLC 水平最大，应该选择不同肺容量水平测定最大吸气、呼气压力。

第 2 节 肺的通气

肺和胸廓有规律地扩张和收缩，使肺容量不断地改变，让新鲜空气进入肺泡，并排出经过气体交换的肺泡气，这就构成了肺的通气。肺通气是肺功能的重要组成部分，即肺的通气功能，它是维持呼吸功能的重要因素。

一、肺的通气

按人体所处的状态不同和真正参加肺泡气体交换的通气量多寡，可将肺的通气分成分钟通气量（minute ventilation，MV）、肺泡通气量和无效腔量（dead volume，V_D）。

（一）分钟通气量（MV）

MV 中，根据人体用力的大小和程度，又分为分钟静息通气量（static minute ventilation，SMV）和分钟最大通气量（maximal breathing capacity，MBC）。

1. MV

指在基础代谢情况下，每分钟吸入或呼出呼吸器官的气体量。V_T 乘以 RR，即为 MV。正常成人的 MV 为 6~8 L，基本能满足人体的生理需要；随人体活动量的增加，MV 也随之增加，剧烈运动时可达 100 L。病理情况下，如患甲状腺机能亢进时，由于基础代谢率增加，MV 可以明显增加。因此，人们将静息 MV 测定，作为基础代谢率的指标。此外，还有很多因素能使静息 MV 增加，如严重缺氧、紧张、恐惧等精神、神经因素。

总之，人体通气储备力很大，一般疾病很少先引起 MV 改变；正常生理条件下，很多因素能引起它的改变。所以，该指标对判断人体通气功能意义不大。

2. MBC

MBC 又可称为分钟最大自主通气量,指人体在最大限度用力情况下,单位时间内吸入或呼出呼吸器官的气体量。最大限度用力是指不但要以最快速度,而且要以最大幅度所能吸入或呼出的气体量。正常情况下,它是受多种因素的影响,如主观因素主要是受试者配合程度的差别,客观影响因素中有性别、年龄、体表面积或身高等。因此,MBC 正常值范围大,男性 15.9～30.9 L/min,女性 12.6～20.0 L/min,一般以正常预计值±20%作为正常范围;30 岁以前 MBC 随年龄增长而增加,30 岁以后逐渐减少,老年人 MBC 减少主要为 RR 减慢和呼吸幅度缩小。

病理情况下,任何能影响呼吸道的通畅程度、胸廓和肺的结构完整情况、呼吸肌的力量、肺和胸廓的膨胀度等因素,均可以使 MBC 下降。常见的情况有骨骼系统活动障碍,如类风湿性脊柱炎、老年性肺气肿与脊柱后侧凸等;呼吸肌力量减弱或丧失,如脊髓灰质炎、肌炎和重症肌无力;气道阻力增加,如支气管哮喘、阻塞性肺气肿、伴有支气管痉挛的支气管炎及气管或支气管肿瘤;肺组织变硬或活动受阻,如间质纤维化和大量胸腔积液或积气;任何原因引起的肺有效面积减少,如肺不张、肺叶切除后等。总之,MBC 主要反映通气储备功能,是通气功能测定中很有价值的指标。

(二)肺泡通气量

肺泡通气量又称有效肺泡通气量,属于 MV 的一部分。从参加气体交换的角度上考虑,MV 并不能反映真正的肺泡有效通气量,MV 相等的情况下,有效肺泡通气量并不一定相等,主要影响因素是死腔量。即(V_T-死腔量)×RR=分钟有效肺泡通气量。V_T 增加,RR 减少,能增加肺泡通气量。临床上,之所以说深而慢的呼吸较浅而快的呼吸好,就在于后者只能增加无效通气,而有效肺泡通气量反而减少;前者不但呼吸做功少,而且有效肺泡通气量不变。

(三)无效腔量

无效腔量(dead volume,V_D)也称生理死腔量,它分解剖死腔和肺泡死腔。解剖死腔系指从口腔到细支气管,呼吸周期中不参与气体交换的气量。早在 1894 年,就有人应用石膏模型测量人体支气管,发现 V_D 为 144 ml;1959 年 Nunn 认为 V_D 为 138 ml,其中 72 ml 位于胸腔外气道。因此,约 50% V_D 位于上呼吸道。有学者认为,成人 V_D 与体重有关,约 2.22 ml/kg。

肺泡无效腔量指肺泡通气良好而相应的血流灌注不良时,气体交换不能充分进行的那部分无效通气量。正常人肺泡无效腔量小,可以忽略不计。在病理情况下,解剖无效腔量一般变化不大,故 V_D 主要反映肺泡无效腔量。V_D/V_T 为 0.3～0.5。计算公式如下:

$$\frac{V_D}{V_T} = \frac{PaCO_2 - P_ECO_2}{PaCO_2}$$

V_D=生理死腔量;V_T=潮气量;$PaCO_2$=动脉血 CO_2 分压;P_ECO_2=呼出气 CO_2 分压(利用 CO_2 电极在呼气口测得)。

V_D/V_T 主要临床意义是判断肺泡无效腔通气,即换气功能,主要取决于肺泡通气/血流($\dot{V}_A/\dot{Q}$)正常。V_T 包括肺泡通气和无效腔通气,在 V_T 和解剖无效腔不变的条件下,对肺泡通气量产生直接影响的是肺泡无效腔量,即无效通气量。V_D/V_T 增加,提示 $\dot{V}_A/\dot{Q}$ 失调,无效通气量增加。

二、肺泡的气体分布

正常人的肺泡数量约为 7 亿个,即使在

健康人,肺泡通气也不是绝对均匀。肺泡气体分布受重力影响,上肺部较下肺部通气分布多,与胸腔压力梯度有关(图1-2-1)。正常胸腔压力为负压,由于肺和胸廓内不同部位的液体静力学和结构性的改变,胸腔内压力并不一致,肺尖部负压最大,健康或成人直立,肺尖部周围的胸内压约为-10 cmH$_2$O,向下按0.25 cmH$_2$O/cm递减,肺基底部约为-2 cmH$_2$O。仰卧时压力垂直梯度由前向后递减,因前后径较小,其梯度也较小。胸内压垂直梯度对呼吸时气体的分布和排空均有影响。健康人直立时,在RV位,随胸腔内压从上至下的逐渐递减,肺泡的膨胀度也随之递减。如从RV位开始吸气,气体首先分布到肺尖,然后再逐渐向下分布;但由于肺尖周围负压较高,RV位时肺尖部分肺泡已处于部分膨胀状态,故进入肺尖部的气量较少;继续吸气时,胸内压继续降低,肺下部气道开放,大量气体进入肺基底部。呼气时,气体的排出顺序与吸气时相反,肺基底部胸内压原来就较肺尖高,呼气时压力增加,使该部位肺容量最先缩小,气体排出,同时使肺基底部分肺单位关闭;肺下部肺单位关闭后,呼出气才主要来自肺尖部,故向肺尖部分布的气体具有先进后出的特点,即吸气时最先进入气体,呼气时最后呼出气体。

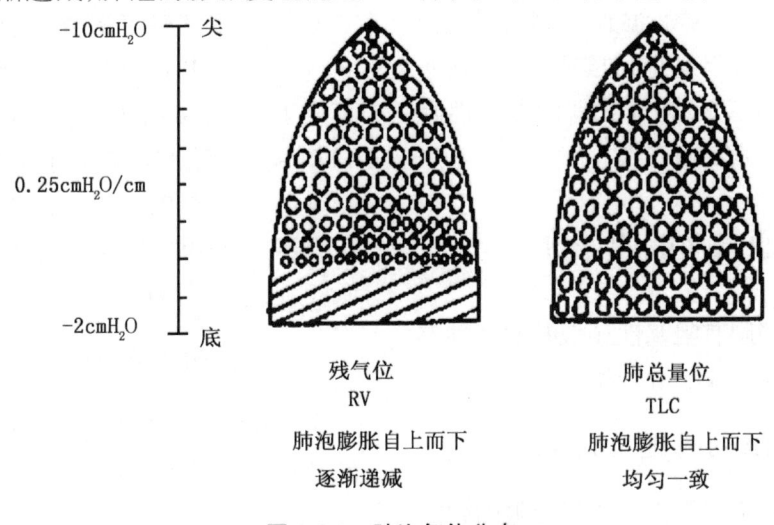

图1-2-1 肺泡气体分布

病理情况下,肺泡的气体分布主要决定于肺泡弹性和R$_{aw}$。肺泡弹性和R$_{aw}$正常时,肺泡在吸气相容积变化大且快,所以在开始呼气之前肺泡完全充满气体。相反,如肺泡弹性小和R$_{aw}$增加,肺的容积变化小,充气慢而少。肺泡的充气量和所需要的时间与R$_{aw}$和顺应性(C)之间的关系,可以用时间常数来表示。

时间常数(time constant)= R$_{aw}$ × 顺应性(C)。

任何能增加R$_{aw}$的因素,均能使肺充气所需要的时间延长。图1-2-2简要说明时间常数对肺泡气体分布的影响。A表示左右肺泡气道阻力和顺应性正常,所以气体分布均匀;B表示左肺泡气道阻力和顺应性正常,右肺泡气道阻力增加1倍,顺应性降低为正常的一半,虽然两侧肺泡的时间常数相等,但右肺泡的充盈度下降,肺泡充气量减少;C表示左肺泡气道阻力和顺应性正常,右肺泡气道阻力增加2倍,顺应性降低为正常的一半,时间常数增加,不但充盈时间长,而且充盈度下降,肺泡充气量减少。由此可见,肺泡通气

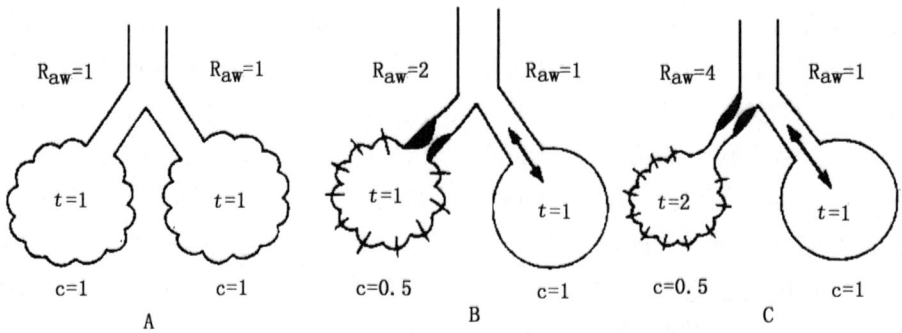

图 1-2-2　时间常数对肺泡气体分布的影响

不均以及由此产生的肺泡气体分布不均,可由肺泡弹性或呼吸阻力的改变而造成。

临床上,气体分布不均见于多种情况,如肺气肿所致的肺组织弹性减低,哮喘、慢阻肺所致的支气管部分阻塞,肺泡或肺间质水肿、渗出、肺充血、肺不张、肿瘤或其他限制性肺疾患引起的肺扩张受限。

三、通气功能的评价

通气功能障碍有阻塞性和限制性两种类型,可以混合存在,属于混合型。

(一)限制性通气障碍

限制性通气障碍系指肺扩张受限引起的通气障碍。

1. 引起限制性通气障碍常见疾病

(1)肺间质性疾病:间质性肺炎、肺纤维化、尘肺、肺水肿。

(2)肺占位性病变:肺肿瘤和肺囊肿。

(3)胸膜疾病:气胸、血胸、胸腔积液、纤维胸。

(4)胸壁疾病:外伤、脊柱后侧突、脊椎炎、神经-肌肉疾病。

(5)胸腔外疾病:腹膜炎、腹水、妊娠等。

2. 限制性通气障碍的肺功能改变

主要表现为由于肺扩张受限,VC、IC 和 TLC 减少,RV 可正常或由于肺纤维性收缩而减少,RV/TLC 可以正常、增加或减少,主要视 TLC 和 RV 减少的比例,增高时系由于 TLC 减少,而并不代表有气道阻塞,通气功能可正常或增加,但当用以克服进行性缩窄所需要呼吸功成为不能耐受时,通气功能减低,呼吸频率常增加。

(二)阻塞性通气功能障碍

阻塞性通气功能障碍系指气道阻塞引起的通气功能障碍。

1. 引起阻塞性通气功能障碍的常见疾病

上呼吸道疾病,如咽喉部的肿瘤、水肿与感染,异物阻塞;气管和周围气道疾病,如气管肿瘤、萎缩和狭窄、支气管炎、支气管扩张、支气管哮喘等;阻塞性肺气肿。

2. 阻塞性通气功能障碍的肺功能改变

主要表现为 FVC、MBC 和 $MMEF_{25\%\sim75\%}$ 减低,吸入气体分布不均,RV、FRC 和 TLC 增加;VC 在早期变化不明显,只有当相当数量气道完全阻塞后才可能出现 VC 减低。

FVC曲线上,最初部分流速减慢者,提示大气道阻塞,也可能为受试者用力不够引起;周围小气道阻塞多表现为中、后期呼气流速减慢。有大气道阻塞时,除呼气流速减慢,吸气流速也减慢。因此,同时测定MIFR有助于鉴别大、小气道阻塞。脉冲振荡法(impulse oscillometry system,ISO)可区分中心与周围气道阻力,能更敏感反映气道阻塞情况。

单纯肺气肿患者,FVC流速减低的主要原因是由于肺泡弹性回缩力减少,故主要是由于驱动力减少而并不是阻力的增加;但临床遇见的肺气肿,多半是由于慢性阻塞性气道疾病引起的,所以习惯上仍然被认为是阻塞性肺部疾患。有作者认为,由于肺气肿肺弹性回缩力的减低,可引起小气道的陷闭,因为在正常情况下,这种肺组织弹性对小气道的环状牵拽力,是维持小气道开放的重要因素。

在FVC呼气流速曲线上,最初部分流速减慢者,提示大气道的阻塞,而弥漫性周围小气道阻塞多表现为中期和后期呼气流速的减慢;但最初部分流速减慢,也可以由于受试者用力不够,因此,需要重复检查以排除受试者主观因素的影响。由于大气道阻塞,除呼气流速减慢外,吸气流速也减慢。因此,同时测定最大吸气流速有助于鉴别大气道和小气道阻塞。正常人$FEV_1/FVC\%$为85%,有周围气道阻塞时,该比值减少;而在大气道阻塞时,该比值增加。FEV_1减少而该比值大于1的患者,提示有大气道阻塞。

呼气流速障碍可逆性评定,对临床诊断和预后判断有实际意义。支气管哮喘患者,通过治疗可自然缓解,呼气流速障碍是可逆的;肺气肿患者,呼气流速障碍是不可逆的;可逆性改变患者的预后比不可逆性改变好。

第3节 肺的血流

一、肺血管床的解剖学特点

肺循环与体循环类似,有泵(右心房和右心室)、分配系统(肺动脉和肺小动脉)、交换系统(毛细血管床)、收集系统(肺小静脉和肺静脉)。与体循环相比,肺血管床有3个较明显的解剖特点。

(一)两套供血系统

一套为体循环中的支气管循环,即支气管动、静脉;另一套为肺循环,供给肺泡进行气体交换。支气管动脉起源于主动脉腹侧,相当于气管分叉部位,有时也可从肋间或锁骨下由乳内动脉分出,沿支气管分布于终末细支气管以上各级支气管、淋巴组织与脏层胸膜等。在终末细支气管末端,分出毛细血管网,与位于呼吸性细支气管周围的、由肺动脉灌注的肺泡毛细血管网相吻合。纵隔内容物和大的支气管基底部的血液则经支气管静脉入奇静脉、半奇静脉或肋间静脉,最后流入右心;而支气管远端的大部分血液则流入肺静脉,形成分流血,占正常生理分流的1/4。肺动脉呈二叉型分支,与支气管分叉相伴行,从亚肺段向周围肺野分支越多越细,前6级的分支属弹性动脉,7~10级属过渡动脉,仍为肌性,具弹性和反应性收缩,具膨胀性,可明显减低肺血管阻力。直径小于7 μm的小动脉,部分或全部无平滑肌,形成网状毛细血管,并与呼吸性细支气管和肺泡并行,具有可折叠性和可膨胀性。肺小静脉起源于呼吸性细支气管、肺泡管和肺泡的毛细血管网,结构与小动脉相似,在组织切片上两者不能鉴别,经周围的肺叶进入肺叶间隔,较大的静脉与支气管动脉和淋巴管在一共同的鞘内伴行。肺静脉无瓣膜,平滑肌也不发达。

(二)明显的可扩张性

肺血管壁较薄,管腔较大,肺动脉分支短,有较多的弹力纤维,形成的毛细血管直径为 $8\sim9~\mu m$,仅容红细胞通过。毛细血管呈网状,总面积可达 $35~m^2$。正常静息时,仅 $1/10\sim1/15$ 的肺毛细血管网开放,肺脏的血流大都集于动静脉中,在肺毛细血管直接参与氧合作用的血流只不过 60 ml。运动时肺血流量增加,毛细血管开放增加,甚至全部开放,从而使肺动脉压不至于增高。由于肺泡毛细血管床有明显的可膨胀性,故肺泡和毛细血管的形态随肺泡内充气的不同而改变。

(三)肺循环压力低

肺循环压力仅为体循环的 1/10。由于肺循环压力低,肺血管受胸腔负压的影响,以薄壁相隔与低电子密度的肺泡相接触。因此,肺毛细血管很容易受重力的影响。

二、肺循环压力

研究肺循环的血液动力学,常将以下 3 种压力作为指标:

(一)血管内绝对压

血管内绝对压为血管内任何一点的实际压力与大气压对比。由于受重力影响,在肺内不同部位的血管内压力不同。正常成人男性,肺尖到肺低的距离为 30 cm,直立或坐位时,由肺动脉主干到肺尖到肺底各距 15 cm,

若换算为压力,约合 11 mmHg。人体肺动脉收缩压为 22 mmHg,舒张压为 9 mmHg,肺尖部仅在心脏收缩期才有血流,而舒张期无血流。在肺底部,收缩期压力为 22+11=33 mmHg,舒张期压力为 9+11=20 mmHg,故该部血管较扩张,血流阻力也较小。肺动脉压有个体差异,正常平均为 $(22\pm4)/(12\pm3)$ mmHg,平均为 $10\sim18$ mmHg。当肺动脉收缩压超过 30 mmHg 或平均压超过 20 mmHg,即为肺动脉高压。

(二)经壁压

经壁压为血管内和血管周围组织压力差。肺动脉壁薄,具有较大的伸缩性,可随经壁压力而改变。当经壁压是正压时,即肺动脉内的压力超过肺动脉周围的压力时,血管扩张,血流通过肺动脉。相反,则血管被压扁变窄,以致血流不能通过。小的肺血管,如肺小动脉、毛细血管和肺小静脉,其周围的压力很难直接被测出,估计其周围压力介于胸腔与肺泡压之间,正常人直立于 FRC 位,动脉周围压力平均值从肺尖 $-8~cmH_2O$ 到肺底部 $-2~cmH_2O$。呼吸时由于胸腔内压改变传送到心脏和大血管,从而引起肺动脉经壁压呈周期性的改变。

(三)驱动压

驱动压为血管内某一点与下游另一点的压差,这压力差担负着驱动这两点间的血液流动和克服这段距离的摩擦阻力。即血流 (Q)=驱动压(ΔP)/阻力(R)。总肺循环驱动压为肺循环起始(肺动脉)至肺循环终末(左心房)的压差,如正常人肺动脉压为 14 mmHg,左心房压为 5 mmHg,则肺循环总驱动压为 14-5=9 mmHg。肺总动脉、左右肺动脉分支、肺静脉和左心房等压力,可用导管直接测量,肺毛细血管内压尚不能直接测得。由于肺小动脉血流直接流到肺毛细血管和肺小静脉，故肺毛细血管内压低于肺小动脉压，高于肺小静脉压，介于两者之间，正常为 6 mmHg。正常情况下，当肺血流量增加 2 倍时，由于肺毛细血管扩张，压力几乎不升高；如肺血流量超过正常值 3 倍，即 15 L/min 时，则肺动脉压超过正常范围。

左房室瓣狭窄或左心衰竭时，肺血管内压升高，平均肺动脉压可升至 30 mmHg，毛细血管内压升至 23 mmHg，左心房内压升至 21 mmHg。虽然驱动压保持不变（30−21＝9 mmHg），但毛细血管内压显著增高，从 6 mmHg 增至 23 mmHg，接近血浆蛋白的胶体渗透压。

肺动脉压增高引起两种后果，一是液体通过肺毛细血管，渗出至肺泡和间质组织，形成肺水肿；二是加重右心负担，导致右心肥大甚至衰竭。

肺动脉压增高并不意味着肺毛细血管压一定也增高，血流通过肺动脉和肺小动脉的阻力增加，可加重右心的负担，但不会引起肺水肿。

三、肺血流的阻力

血液通过肺血管系统时，阻力计算公式与电学欧姆公式相似，即电阻＝电压/电流，故肺血流阻力可根据下列公式推算。

$$肺循环阻力(R) = \frac{驱动压(\Delta P)}{血流(Q)}$$

阻力可用达因/(cm²·s)表示，因为计算麻烦而用 mmHg 表示，即血流用 L/min 表示，阻力用 mmHg/(L·min)。体循环驱动压如为 90 mmHg，血流为 5.4 L/min，则阻力为 90/5.4＝16.6 mmHg/(L·min)；肺循环驱动压为 9 mmHg，血流同样为 5.4 L/min，阻力为 9/5.4＝1.6 mmHg/(L·min)，

肺循环阻力约为体循环的 1/10。正常情况下，肺循环血流的阻力大部分在小动脉和毛细血管，静脉系统阻力极小，终末毛细血管和右心房压差小于 1 mmHg。肺循环阻力增加多见于低氧血症，如高原居民，由于大气压下降，肺泡氧分压减低，产生低氧血症，引起血管收缩，阻力增加，导致肺动脉管高压；也可见于二尖瓣狭窄，左心房压力增高，使肺静脉压升高，再作用于肺动脉；肺动脉管腔栓塞（血块、寄生虫、脂肪细胞、空气、瘤细胞等）；血管病变、动脉内膜炎、多动脉炎和硬皮症等；肺脏病变，如肺气肿、肺间质纤维化等。

四、肺血容量

肺血容量是肺动脉起始部至肺静脉终末端之间的血量。健康成人约 900 ml。正常情况下，总循环血容量的 10% 在肺脏。肺血容量中约有 30% 的血液在肺动脉，10% 在肺毛细血管，60% 在肺静脉。正常肺毛细血管床含 75～100 ml 的血液，运动时可增高 3～4 倍，甲状腺机能亢进、发热、贫血、低氧血症和动静脉分流都可使肺血流量明显增加。

五、肺血流的分布

肺循环是低压系统，血流量分布受重力、体位、肺泡内压等多种因素影响。因血流量＝驱动压/阻力，故要增加肺血流量，可增高驱动压或降低肺血管阻力。根据同位素二氧化碳或 ^{133}Xe（氙）扫描试验测量，正常人立位，肺泡内压（P_A）、肺动脉压（Pa）、肺静脉压（P_V）在不同肺区的肺血流量有差异（图 1-3-1）。

Ⅰ区（上区）：相当于肺尖部，此区 $P_A > Pa > P_V$，即肺血流的流入压低于肺泡内压，血管被压，肺血流量少。

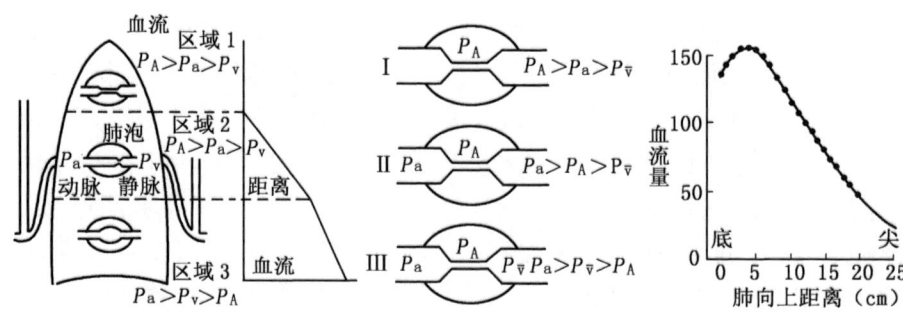

图 1-3-1 不同肺区的肺血流量有差异

Ⅱ区(中区):相当于心脏水平的肺组织,该区 $Pa>P_A>P_v$。肺动脉压升高,大于肺泡内压和肺静脉压,肺血流逐渐增加。

Ⅲ区(下区):该区 $Pa>P_v>P_A$,肺血流压力差决定肺血流量。

当人体仰卧时,肺血流分布差异消失,重力作用使前胸部肺组织血流量稍少于胸背部。肺血流量测定的方法有多种,如直接用 Fick 公式推算:

$$血流量(L/min)=\frac{氧吸收量(ml/min)}{(动脉-静脉)氧量差(ml/min)}$$

(1) 间接用 Fick 法,用氧化氮测定。

(2) 颜料稀释法。

(3) 体积描记测定:用 80% 氧化氮和 20% 氧的混合空气。

(4) 放射性同位素测定:吸入放射性氧(^{15}O)或静脉注射放射性氙(^{133}Xe)进行肺扫描。

六、影响肺循环的因素

肺血流量受多种因素的影响。

1. 心脏的收缩和舒张

随心脏的收缩和舒张,肺血流量呈周期性的波动。

2. 呼吸

呼吸也影响肺血容量。正压呼吸时,肺血流量减少;负压呼吸时,肺血容量增加。

3. 体位

体位也影响肺血流量的分布。人体由仰卧位到直立位时,由于全身循环血淤积于身体的下部,肺血容量可减少 27%。

4. 血管扩张药

能使血管扩张的药物,如交感神经节阻滞药,可引起肺血容量减低。因血流量=驱动压/阻力,故驱动压下降或肺血管阻力的增加均可减低肺血流量。

5. 其他因素

如运动、发热、甲状腺机能亢进、动静脉瘘等,均可使肺血流量增高。肺静脉压升高如在左心衰竭、二尖瓣狭窄、肺静脉栓塞、低氧血症、高碳酸血症、酸中毒、肺气肿、肺间质纤维化、肺血管血栓栓塞、血液黏滞性增高以及使肺血管痉挛的物质如组胺、血管紧张素等,均可使肺血管阻力增高,减少肺血流量。

七、肺循环的神经化学效应

肺由自主神经支配,迷走神经纤维与交感神经纤维共同走行,解剖中很难将它们分开。一般认为,交感神经使支气管平滑肌张力减低,具有扩张支气管作用,对肺动脉的影响则尚不清楚；迷走神经使支气管平滑肌紧张度增高，具有缩小支气管的作用，但对肺动脉具有扩张作用，还有调节腺体增生与分泌的功能。其他神经元也能直接影响肺循环，升高左心房和肺静脉压，反射性地引起肺血管收缩；不同的血管活性物质，对肺循环也会产生不同的影响。

八、肺循环的功能

1. 气体交换

这是肺循环的主要功能，即呼吸功能。

2. 非呼吸功能

肺循环的非呼吸功能包括很多，归纳如下。

(1) 滤过功能：肺毛细血管可滤过浮旋在返回心脏血液中的细胞（包括癌细胞）、少量血栓、小气泡或其他大于红细胞的微粒，使脑、肾等重要器官免于患病。

(2) 运送产生肺泡活性物质的基质：肺循环能给肺泡上皮细胞运送产生肺泡表面活性物质的基质。

(3) 代谢功能：肺脏可合成、储存、释放、激活或灭活多种具有生物活性的化学物质，这些过程大部分在肺血管内皮或在肺血管内皮上进行，5-羟色胺、组胺、缓激肽、血管紧张素和前列腺素是其中较为重要的活性物质。

(4) 左心的储藏库：肺循环压力低、阻力小，肺毛细血管床可膨胀性大，左心房压力稍微改变，即可使肺血容量改变。

(5) 参与细胞、体液免疫和肺的防御机制。

(6) 完成水和蛋白质的交换。

(7) 纤维蛋白溶解和参与抗凝作用。

第4节 肺内气体交换

肺内气体交换，有赖于肺泡各部位通气/血流（$\dot{V}_A/\dot{Q}$）均衡，也有赖于肺弥散功能的良好。任何能引起 $\dot{V}_A/\dot{Q}$ 失调和弥散障碍的因素，均可以妨碍肺的气体交换功能。

一、$\dot{V}_A/\dot{Q}$

吸入的气体，经过 20 余级支气管分支，最后抵达约由 7 亿个肺泡和其周围的毛细血管构成的、作为气体交换的肺单位进行气体交换。正常的气体交换，要求吸入气体和相应的血液循环均匀地分布到每个肺泡。静息状态下，成人 MV 约 4 L，肺循环血量约 5 L，即 $\dot{V}_A/\dot{Q}$ 为 0.8（$\dot{V}_A/\dot{Q}$＝4L/5L＝0.8），以此作为肺气体交换效率的指数。若 $\dot{V}_A/\dot{Q}$ 分布均匀，两者比值等于或接近 0.8；若 $\dot{V}_A/\dot{Q}$ 失调，换气功能将发生障碍。实际在静息情况下，只需 1/20 呼吸面积进行换气，其他肺泡则作为储备。

（一）正常人体的 $\dot{V}_A/\dot{Q}$

由于肺动脉至毛细血管分支的级数比支气管分支更多，胸腔内压又受重力的影响，所以正常条件下的 $\dot{V}_A/\dot{Q}$ 在肺内的分布也不是均匀的。重力使肺内的气体和血流分布存在自上而下的区域差异，即上肺部气体分布多、血流分布少，下肺部气体分布少、血流分布多。因此，上肺部 $\dot{V}_A/\dot{Q}$＞0.8，下肺部 $\dot{V}_A/\dot{Q}$＜0.8，只有中肺部的 $\dot{V}_A/\dot{Q}$≈0.8。虽然 $\dot{V}_A/\dot{Q}$ 有区域性差异，通过自身的调节机制，

能使整个肺脏 $\dot{V}_A/\dot{Q}$ 达到 0.8。$\dot{V}_A/\dot{Q}$ 相对正常时,肺泡中静脉血可得到充分的动脉化。静脉血 PO_2 原为 40 mmHg,PCO_2 为 46 mmHg,经换气后动脉血 PO_2 升至 100 mmHg,PCO_2 降为 40 mmHg。

（二）$\dot{V}_A/\dot{Q}$ 失调

在疾病的状态下,有两种类型 $\dot{V}_A/\dot{Q}$ 失调(图 1-4-1)。

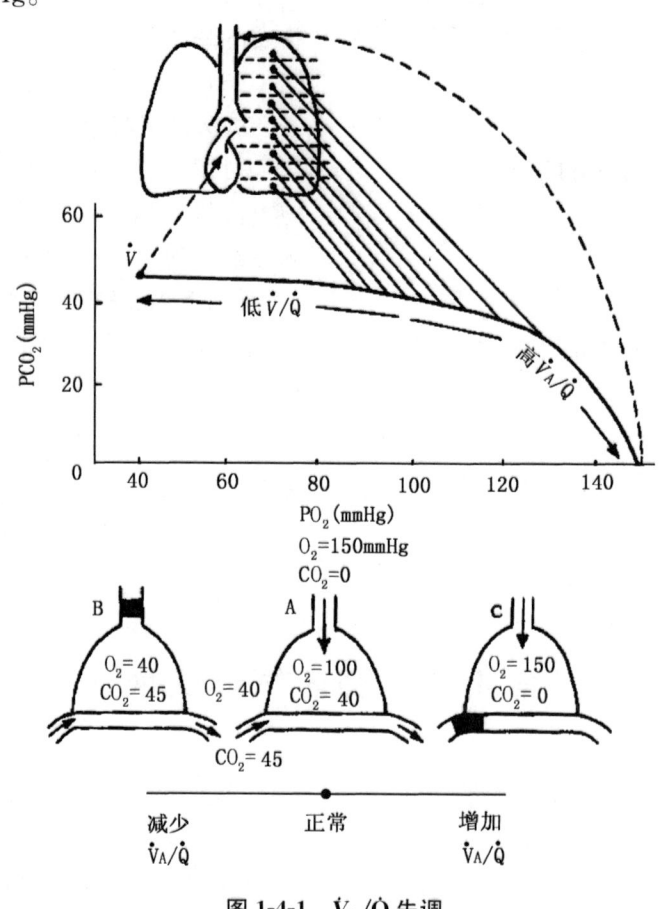

图 1-4-1　$\dot{V}_A/\dot{Q}$ 失调

1. 静脉血掺杂

静脉血掺杂又称静—动脉(V-A)分流,即指由于某些原因造成通气不足,如气道完全或不完全性阻塞、肺泡萎陷或受压而不张或膨胀不全等,此时该部位的血流正常或灌注良好,故 $\dot{V}_A/\dot{Q}<0.8$。因为通气不足,流经肺泡的静脉血不能进行充分地气体交换,而直接进入动脉,故可称为静脉血掺杂或称 V-A 分流,这种分流发生在生理情况下,称为生理分流;发生在疾病状况下,如 ARDS 时的小灶性不张所致的 V-A 增加,就称为病理性分流。

2. 无效通气

无效通气即指由于某些原因造成血流减少,如缺氧引起的肺毛细血管痉挛或肺血管栓塞(脂肪、血栓、羊水),均可造成局部血液灌注减少,而此时该部位的通气分布正常,故致 $\dot{V}_A/\dot{Q}>0.8$。当 $\dot{V}_A/\dot{Q}>0.8$ 时,通气正常而肺毛细血管血流量减少,进入肺泡的气体不能充分与血液接触,得不到气体交换,造成无效腔增加,即所谓"死腔效应"或"肺泡死腔"。肺泡死腔与解剖死腔合称生理死腔或生理无效腔,生理死腔越大,有效肺泡通气越小。人体对 $\dot{V}_A/\dot{Q}$ 失调有一定的调节能力,当 $\dot{V}_A/\dot{Q}$ 增高时,该区域肺泡 PCO_2 降低,产生低碳酸血症,引起细支气管收缩,使通气量减低,$\dot{V}_A/\dot{Q}$ 降低;$\dot{V}_A/\dot{Q}$ 降低时,该区域肺泡 PO_2 降低,产生低氧血症,引起肺毛细血管收缩,使该区肺泡血流减低,$\dot{V}_A/\dot{Q}$ 升高。

(三) $\dot{V}_A/\dot{Q}$ 失调与缺氧

$\dot{V}_A/\dot{Q}$ 失调多以缺氧为主,只有当严重通气不足时,才出现 CO_2 潴留,原因有3个。

(1) 动脉血 PO_2(100 mmHg)与混合静脉血 PO_2(40 mmHg)的压差为 60 mmHg,动脉血 PCO_2 为 40 mmHg 与静脉血 PCO_2 46 mmHg 的压差仅 6 mmHg,$\dot{V}_A/\dot{Q}$ 异常时,混合静脉血加入动脉血之后,对 PO_2 的影响大于对 PCO_2 的影响。

(2) $\dot{V}_A/\dot{Q}$ 失调时,将引起通气增强,CO_2 弥散率是 O_2 的 20 倍,且 CO_2 解离曲线呈线性,能排出更多的 CO_2。

(3) 氧解离曲线达平坦段后,即使增加通气量,也不能使血红蛋白结合更多的氧;肺通气增加,可使肺泡 PO_2 升高至 130 mmHg,但对血氧饱和度影响极微。因此,通过正常肺泡的过度通气,难以纠正由于肺泡 $\dot{V}_A/\dot{Q}$ 失调引起的缺氧。

二、弥 散

肺的弥散功能是氧和二氧化碳在肺泡内通过呼吸膜进行气体交换的过程,弥散靠呼吸膜两侧气体分压差造成,是生理条件下的物理现象。机体的新陈代谢不断消耗氧,排出二氧化碳,肺泡气与肺毛细血管血液之间 O_2 与 CO_2 的相互弥散,不可能达到静态平衡,而始终保持动态平衡,由此才能保障肺的换气功能持续地进行。当气体分压差为 1 mmHg 时,每分钟通过呼吸膜的气量为该气体弥散量(D_L),D_L 的单位是 ml/(mmHg·min)。

$$D_L = \frac{气体的通透量(ml/min)}{气体分压差(mmHg)}$$

由于二氧化碳的弥散率为氧的 20 倍,因此,临床所言的弥散功能,主要指氧的弥散量。正常成人肺泡的总面积可达 50~100 m²,而厚度小于 0.5 μm,所以弥散作用很理想。

影响肺内 O_2 与 CO_2 相互弥散的因素很多,如气体的分压差、弥散的时间等,人体肺内 O_2 与 CO_2 弥散的主要因素是气体的物理特性、弥散屏障的厚度和面积、$\dot{V}_A/\dot{Q}$ 等。

1. 气体的物理特性

组织或血液内气体的浓度是以气体的分压表示,某种气体分压的高低主要取决于该种气体的溶解度。气体的弥散速率与该气体的溶解度成正比,与气体分子量的平方根成反比。不同的气体有不同的溶解度(a),这就是气体的物理特性。虽然 CO_2 的分子量(44)大于 O_2 分子量(32),但在体液中的溶解度远高于 O_2。CO_2 的溶解系数是 0.567,而 O_2 溶解系数才是 0.0239,所以 CO_2 在肺泡膜间质液体的溶解度是 O_2 的 20 余倍,CO_2 的弥散能力也比 O_2 大 20 倍。

$$\frac{CO_2 弥散常数}{O_2 弥散常数} = \frac{0.567}{0.0239} \times \frac{\sqrt{32}}{\sqrt{44}} = 20.2$$

2. 弥散屏障的厚度和面积

肺脏换气的弥散屏障主要是肺泡膜、肺与毛细血管之间的间隔、毛细血管内皮等,任何能使弥散屏障厚度或间隔增加和弥散面积缩小的因素,均会妨碍气体的弥散和肺内气体的交换。此外,就 O_2 的弥散而言,红细胞壁的厚度和血红蛋白的表面积也可影响 O_2 的弥散。

3. 气体与血液接触时间

正常情况下,红细胞流经肺毛细血管的时间为 0.75 s,一般血红蛋白的氧只需要 0.3~0.35 s 内,即可达到相应的饱和度。

4. $\dot{V}_A/\dot{Q}$

目前认为,$\dot{V}_A/\dot{Q}$ 与弥散密切相关,它是影响弥散的主要因素。二者的分布必须均匀,并保持一定的比例,否则就可能影响肺内气体的交换和弥散。

第 5 节 肺的力学

呼吸力学机制是从力学的观点对呼吸运动进行分析,有助于全面了解呼吸的生理、病理生理和发病机制。呼吸的力学机制包括呼吸动力、胸和肺的顺应性、气道阻力、呼吸功能等。

一、呼吸动力

呼吸运动时,由于胸腔体积的变化,影响胸腔内和肺内压力的变化,并由此产生动力,驱使气体遂自空气吸入肺脏或由肺脏呼出。胸腔体积变化是呼吸动作产生的结果,呼吸动作产生有赖于呼吸中枢的支配。当呼吸动作产生时,随胸腔体积变化,可产生一系列压力改变。吸气时,首先是胸内压或胸膜腔内压(intrapleural pressure, intrathoracic pressure, P_{pl})的下降,其次是肺泡内压或称肺内压(pressure in alveoli, P_{alv})的随之下降,大气压与肺泡内压的压力差,使空气被吸入肺泡;呼气时,胸腔负压逐渐减少,当低于肺组织弹性回缩力时,肺泡压转为正压,并高于大气压,故肺内气体被排出体外。平静呼气终期,肺泡压与大气压相等。气道内压(pressure in the bronchi, P_{br})在大气压与肺泡压间出现压力差时,也随之发生变化。吸气时,肺泡压转为负压,气道压自呼吸道开口向肺泡递减;呼气时相反,平静呼气终期时,气道内压与大气压相等。气道口压(pressure at airway opening, P_{ao})一般即为大气压。

由此可见,呼吸动力主要来自呼吸中枢支配下的胸腔体积变化和肺组织的弹性回缩,这些构成了肺泡与大气压之间的压力差,使得气体在吸气时进入肺内,呼气时排出。

二、胸和肺顺应性

(一)定 义

顺应性是物理术语,它是指某种物体在单位压力下的容量变化。顺应性与压力和容量之间的关系可以用公式表示:

$$顺应性(C) = \frac{容量改变(\Delta V)}{压力改变(\Delta P)} \text{ L/cmH}_2\text{O}$$

胸廓和肺的顺应性也可用同样的公式表示:

$$肺顺应性(C_L) = \frac{肺容量改变(\Delta V)}{经肺压}$$

$$胸壁顺应性(C_T) = \frac{肺容量改变(\Delta V)}{经胸壁压}$$

胸廓和肺的总顺应性(C 总)

$$= \frac{肺容量改变(\Delta V)}{经胸壁压}$$

代入上式:$\dfrac{\Delta V}{C_{总}} = \dfrac{\Delta V}{C_{肺}} + \dfrac{\Delta V}{C_{胸壁}}$

$$\therefore \frac{1}{C_{总}} = \frac{1}{C_{肺}} + \frac{1}{C_{胸壁}}$$

(二)胸和肺顺应性分类

顺应性(C)可分为静态顺应性(C_{st})和动态顺应性(C_{dyn})两种。C_{st}系指在呼吸周期中,气流暂时阻断测得的顺应性;C_{dyn}指在呼吸周期中,气流未阻断时测得的肺顺应性。前者相当于肺组织的弹力,不受时间的限制,主要影响因素是肺组织的应变性或弹性;后者受时间的限制,主要影响因素是气道阻力。不同呼吸频率 C_{dyn} 常以实际测定值与相同 V_T 时 C_{st} 比值表示,即 C_{dyn}/C_{st}。正常人即使呼吸频率超过 60 次/min,C_{dyn}/C_{st} 也能保持在 0.8 以上。

(三)影响因素

影响胸和肺顺应性的因素很多,主要有以下几方面。

1. 肺容量

胸和肺顺应性在不同肺容量水平,可以完全不同。通常在高肺容量,肺顺应性最低,如在 TLC 水平;当肺容量接近 RV 时,顺应性也低;当在 FRC 水平,肺顺应性最高(图 1-5-1)。由于肺顺应性受肺容量的影响,故需将肺顺应性实测值除以肺容量,才能真正表示肺组织弹性,一般表示为顺应性/FRC,如以该值表示顺应性,不同性别和年龄组基本相同。

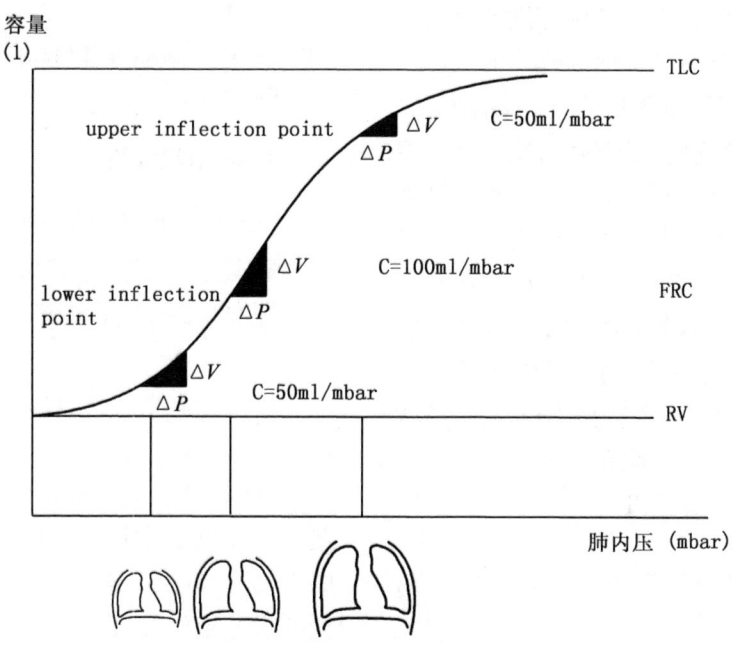

图 1-5-1　不同肺容量水平的胸和肺顺应性

2. 呼吸相不同

吸气和呼气相测得的肺压力-容量关系曲线不同(图 1-5-2)。在相同经肺压下,呼气相肺容量改变较吸气相大,这是由于呼气动作发生在吸气之后,所以呼气相肺容量改变仍然受吸气相肺容量改变过程的影响,这种现象物理上称为滞后现象(hysteresis),它是弹性物体的共同特征。在正常 RR 和 V_T 情况下,这种滞后现象可忽略不计,但当 RR 减慢或深呼吸时,则较为较明显。

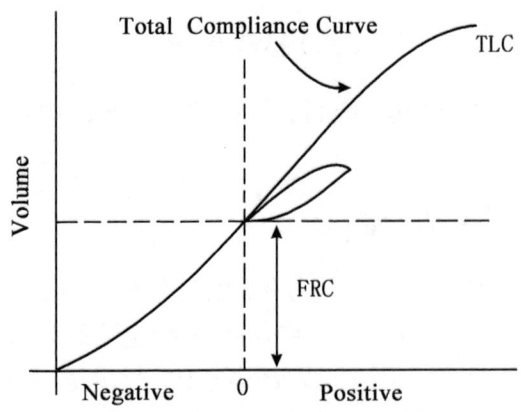

图 1-5-2 不同呼、吸气相的胸、肺顺应性

3. 肺泡表面张力与表面活性物质

决定肺的弹力,特别当低肺容量时,最主要因素是肺泡表面张力。它由肺泡内空气和肺泡表面的一层含有表面活性物质的液体所形成,有使肺泡趋于萎缩的作用。动物实验表明,将离体肺脏充以生理盐水,使肺泡内空气-液体界面消失,肺泡表面张力就不复存在。肺泡表面张力主要受表面活性物质的影响。业已证明,表面活性物质系Ⅱ型肺泡上皮细胞分泌的含有磷脂的物质,具有降低肺泡表面张力的作用,从而防止肺泡萎陷和不张。肺泡内缩力或表面张力与肺泡膨胀压的关系可以 Laplace 公式表示:

$$P=\frac{2T}{r}$$

其中 P 为肺泡内缩力,T 为表面张力,r 为肺泡半径。

当肺组织所含表面活性物质总量不变时,肺泡体积越大,则表面活性物质密度越小,因而表面张力增大,肺泡内缩力增加;反之,肺泡体积变小时,表面活性物质密度增高,使表面张力变小,肺泡内缩力也随之缩小,从而避免肺泡的萎陷。因此,肺泡表面张力与肺容量的增减呈平行关系,肺泡表面张力随肺容量变化自动调整的特性可消除大小肺泡之间的压力差别,并减少呼吸过程中肺泡容量变化对肺组织回缩力的影响,从而保证了肺泡的稳定性,使肺泡在吸气时不至于过分膨胀,呼气时不会过于萎缩(图 1-5-3)。

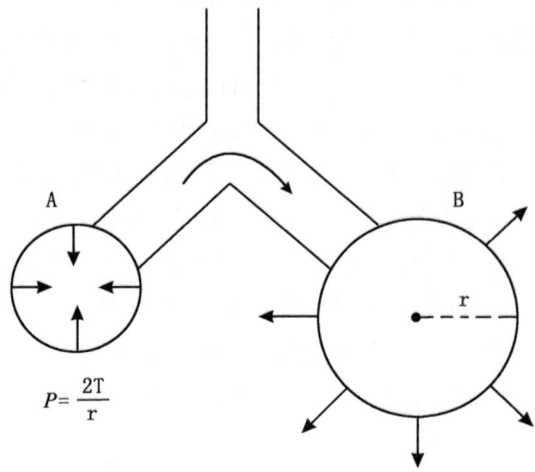

图 1-5-3 Laplace 定律(肺泡表面张力与肺泡膨胀压的关系)

4. 肺组织弹性

肺组织弹性还取决于肺泡壁的弹力纤维,以及周围细支气管和肺毛细血管的牵拉作用,胶原纤维对肺弹性影响甚少(图 1-5-4)。

三、R_{aw}

呼吸动作产生后,相当一部分呼吸动力要消耗在克服呼吸器官的阻力上。呼吸器官的阻力分弹性和非弹性阻力。非弹性阻力包括呼吸道阻力和呼吸运动时磨擦阻力(组织阻力)。正常情况下,组织阻力仅占全部非弹性阻力的 10%~20%,但在肺实质病变时,可有较明显的增加。

(一)定义

R_{aw} 的定义为单位流速所需要的压力差。一般以每秒钟内通气量为 1 L 时的压力差表示:

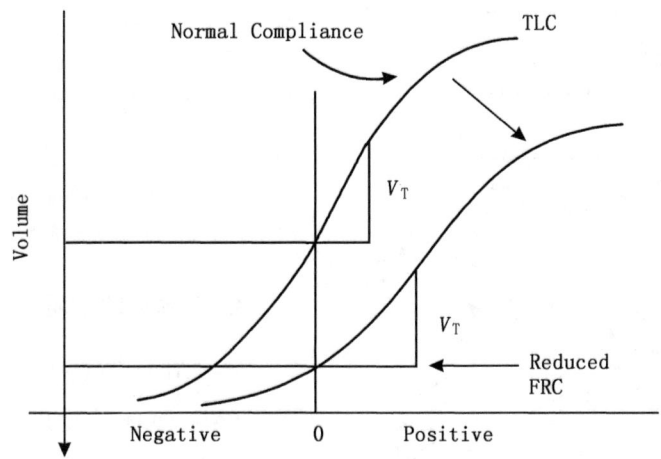

图 1-5-4 肺顺应下降时的压力(P)-容量(V)曲线

$$气道阻力(R)=\frac{气道通口压(P_{ao})-肺泡压(P_{alv})}{流速} cmH_2O/(L·s)$$

(二) R_{aw} 的分布

Weibel 于 1963 年指出,虽然支气管分支数愈多管腔愈细,但分支数愈多数量愈大,总横截面积也随支气管分支级数的增加而增加。支气管的总横截面积约为 2.5 cm^2,而细支气管水平(14～15 级分支,直径 0.7～0.8 mm,数量约 22 000)的横截面积为 40～70 cm^2,呼吸性细支气管(18～19 级分支,直径 0.5 mm,数量约 75 000)总横截面积为 500～900 cm^2,根据气流速度与横截面积的关系,横截面积愈大,气流速度愈慢,而阻力就愈小,说明气道的阻力主要来自大气道。

R_{aw} 很大一部分是位于上呼吸道,包括鼻、口腔、咽喉和气管。用鼻呼吸时,鼻腔阻力占全部 R_{aw} 的 50%。用口平静呼吸时,咽、喉和气管阻力占全部阻力 20%～30%。但如每分钟通气量增加,如当剧烈活动时,阻力可增至占 50%。其余阻力大部分位于中等大支气管,如肺叶、肺段和亚肺段,直至第 7 级支气管分支。正常肺的周围呼吸道,特别是直径 2 mm 以下小气道,阻力仅占总阻力 20% 左右。

(三) 影响因素

1. 气流形式和速度

R_{aw} 受气流形式和速度的影响。气流形式分层流和湍流两种(图 1-5-5),两种形式可以单独存在,也可同时存在,形成混合型气流。在呼吸道内,这几种形式的气流有时难以截然分开。

(1) 层流或线流:气体流动为流线型,与管壁成平行方向,管道中央部分线流速度较管壁为快,因此形成抛物线型。正常人体呼吸道内,层流多出现在周围小气道。层流时压力(P)与流速(V)的关系用公式表示如下:

$P=K_1V$

K_1 为一常数,与气体黏滞度有关,与气体密度无关。

(2) 湍流或涡流:当气体在直的管道内以较高速度流动时出现湍流,其特征为气体分子互相撞击,并改变其速度,因此气体流线不

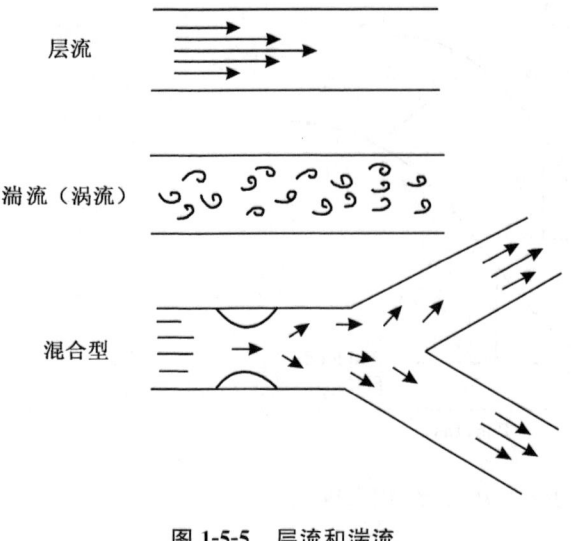

图 1-5-5　层流和湍流

成为直线型。湍流见于大气道内气体流动速度较快时。湍流时压力与流速的关系用公式表示如下：

$$P = K_2 V^2$$

K_2 为一常数，与气体密度有关，与气体黏滞度无关。由公式可见，涡流所需压力与气流速度平方成正比，因此受气流速度影响更大。

(3) 混合型：为层流和湍流的混合型，见于支气管分叉部位。当支气管内流速较慢的气体进入分支时或当呼气气体由分支的支气管进入一共同的管道时，层流的抛物线型受挫，而在分支部位形成一定数量的涡流。混合型气流所需压力与流速的关系用公式表示如下：

$$P = K_1 V + K_2 V^2 \quad (K_1 、 K_2 常数同上)$$

2. 气道管径和长度

气道管径取决于使其收缩与使其扩张的力量的平衡，使气道口径缩小的力为支气管平滑肌收缩力，而使其保持开放的力为经气道和肺弹性组织对支气管环状牵力。层流时气道阻力与管径和长度的关系可用公式表示如下：

$$阻力 = \frac{8 n l}{\pi r^4}$$

n 为气体黏滞度，l 为气道长度，r 为管道半径。

由此可见，气道阻力与气道长度成正比，而与半径 4 次方成反比。

3. 气体物理性质

气道阻力是气流与气道管壁之间相互摩擦所产生，气体的物理性质也影响 R_{aw}。气流的形式可根据以下 Reynolds 数 (Re) 的公式加以推算：

$$Re = \frac{2 \dot{V} r \rho}{\pi r n}$$

V 为流速，ρ 为气体密度，r 为气道半径，n 为气体黏滞度。

当 Re 数大于 2 000 时，最易于形成湍流。因此，高密度和低黏滞度的气体容易产生湍流。由于正常气道阻力大部分来自于大气道，而吸入 80% 氦和 20% 氧的氦氧混合气 (氦的密度较空气低 64%) 可降低气道阻力，临床可用于上呼吸道阻塞患者。

四、呼吸功 (work of breath, WOB)

WOB 系指空气进出呼吸道时，用以克服肺、胸壁和腹腔内脏器的阻力而消耗的能量。在平静呼吸时，呼吸肌收缩所做的功基本均用于吸气时，而肺的弹性回缩力足以克服呼气时空气与组织的非弹性阻力。

根据物理定律：功=力×距离，而应用于呼吸力学上，可用公式表达如下：

WOB=胸腔压力差×肺容量的改变

WOB 的测定方法同 C_{dyn}。受试者放置食管测压导管，口含流速仪的气体输入端，将流速仪的容量输出线接于示波器的 X 轴，检查器的输出端接于示波器的 Y 轴,再令受检查者呼吸,即可描绘出压力-容量椭圆图(图 1-5-6),用求积仪计算出呼吸功。

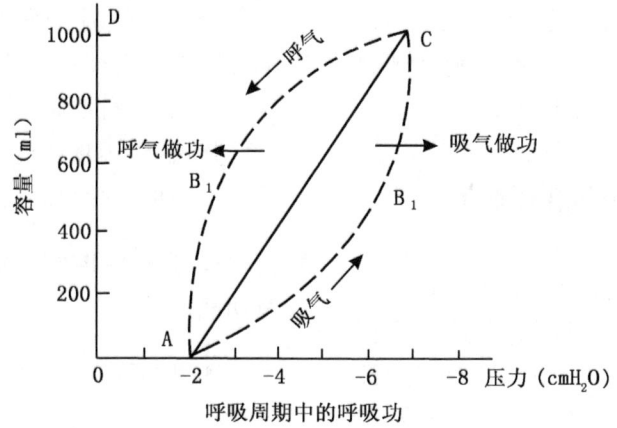

图 1-5-6 呼吸周期的呼吸功

在图 1-5-6 中,OACD 表示吸气时用以克服肺弹性力的功,AB_1CB 表示吸气时用以克服非弹性阻力的功,而 ACB_2 表示用以克服呼气时非弹性阻力的功。正常情况下,平静呼吸的功约为 0.5 kg/(m·min),最大呼吸功可达 10 kg/(m·min)。

平静呼吸时,正常人体总的氧耗量为 200～300 ml/min,而呼吸器官氧耗量为 0.3～1.8 ml 通气量(指通气量在 5 L/min 以下),约占总氧耗量 5% 以下。每分钟通气量逐渐增加时,呼吸器官耗氧量所占百分数可达 30%。哮喘患者平静呼吸时,呼吸器官氧耗量为正常 4～10 倍,甚至在低氧通气时,其呼吸器官氧耗量可占总氧耗量 25%。通气量增加时,呼吸器官氧耗量急剧增加,这是哮喘患者运动耐受性减少的主要原因。

WOB 与 RR 和 V_T 有一定关系。在某一特定肺泡通气量之下,人体能不自觉地自动选择合适的 RR,以便付出最低的 WOB。因此,当肺弹性阻力增加时,如肺纤维化,呼吸变浅而快,使用以克服阻力增加而消耗的功,得以减少;反之,当非弹性阻力增加时,如见于支气管阻塞,呼吸变深而慢,因为随呼吸减慢,气体流速也减慢,这样就可减少因 R_{aw} 增加而消耗的功,这是人体的自我保护和调节功能。

第 6 节 呼吸的调节

呼吸的控制和调节机制复杂,呼吸动作可以是不随意的,如平时静息的呼吸,也可以是随意的,如唱歌时。人体通过中枢神经系统、神经反射和体液化学变化等 3 种途径进行呼吸调节,各种呼吸过程中,呼吸调节的目的都是为较好地完成呼吸动作,即为机体提供氧和排出二氧化碳,稳定血液 pH。不同的是,3 种调节因素在不同呼吸活动中所起的作用也有差别。充分理解呼吸调节生理和病理机制,有助于对病情的分析与判断。当患者出现深而慢的呼吸时,应鉴别它是由于中枢神经病变或是由代谢性酸中毒;当发现睡眠时有呼吸暂停时,应分辨它是属于生理状态或是病理状态;病理状态的病理基础是中枢神经系统病变,还是周围性的上呼吸道通气障碍。合理给氧、正确使用呼吸机,均需根据呼吸调节机制予以解决。

一、呼吸中枢的调节

呼吸肌有节律的收缩与舒张,有赖于呼吸中枢的控制和调节。呼吸肌与心肌不同,不具有自律性,它们由脊髓运动神经元支配,切断支配呼吸肌的神经,呼吸肌不再舒缩,呼吸运动也就停止了。呼吸运动的节律性来自中枢神经系统,它是呼吸中枢节律性的反映。中枢神经系统对呼吸运动的调节可分两方面,随意的呼吸动作受大脑皮层的控制,自主的节律呼吸受脑干呼吸中枢的调节。

(一)呼吸中枢

中枢神经系统中产生与调节呼吸运动的神经细胞群,称为呼吸中枢。这些神经细胞群分布在大脑皮层、间脑、脑桥、延髓、脊髓等部位。各个部位的这些神经细胞相互协调与制约,通过对各种传入和传出神经冲动进行整合,以实现对呼吸运动的调节。呼吸中枢的各个部位在调节呼吸运动中作用不同,大脑皮层不是节律性呼吸所必需,它在一定限度内可以有意控制呼吸;呼吸节律主要起源于延髓,脑桥可使呼吸节律更为完善。脊髓是呼吸中枢与呼吸肌之间神经联系的通路。

1. 脑干中控制呼吸运动的神经元分布及功能

通过3种实验方法可以了解脑干中各呼吸神经元的分布。

(1)切断或损坏法:分段切断脑干观察呼吸节律的变化。

(2)电刺激法:以电刺激脑干的不同部位观察呼吸节律的变化。

(3)电生理引导放电法:以微电极插入呼吸神经元中引导放电,观察其与呼吸时相变化折关系。

2. 延髓呼吸性神经呼吸节律的基本部位

分布在三个神经核中(表1-6-1)。

表1-6-1 脑桥和延髓主要呼吸性神经元名称和功能

部位	神经细胞核群	功能
脑桥		
上部调整中枢(PC)	外侧桥臂中央核	吸气相向呼气相转化
下部长吸中枢(AC)	网状巨细胞核	呼气相向吸气相转化
延髓		
背侧呼吸组(DRG)	孤束核(NTS)	吸气相时放电
		受刺激则吸气
腹侧呼吸组(VRG)	疑核(NA)	呼气相时放电
	后疑核(NRA)	受刺激则呼气

3. 脑桥呼吸性神经元

主要分为上下两部分,分别有调整中枢与长吸中枢,使呼吸节律更加完善。

(二)呼吸节律形成机制

呼吸节律是延髓呼吸性神经元活动呈节律性变化的反映,延髓呼吸性神经元怎样产生节律性呼吸的问题至今尚未彻底明了。有人曾设想延髓呼吸性神经元犹如心脏起搏细胞那样,能自动地发放冲动,从而产生呼吸节律。但是由于在哺乳类动物还没有游离出延髓呼吸性神经元,因而无法证实这种假说。目前有2种假说解释延髓产生呼吸基本节律的机制。

1. 吸气性和呼气性神经元交互抑制假说

化学感受器传入冲动首先兴奋延髓的吸气性神经元(Ⅰ神经元),因为它的兴奋阈值较低,然后传到脊髓,使吸气肌运动神经元兴奋,吸气肌收缩产生吸气动作。在Ⅰ神经元兴奋时,还抑制呼气性神经元(E神经元)。当Ⅰ神经元疲劳时,停止放电,兴奋终止,解除对E神经元的抑制,故E神经元兴奋,产生呼气动作,直到E神经元疲劳为止。这样通过Ⅰ神经元与E神经元交互抑制便形成了延髓的呼吸节律,其中Ⅰ神经元起主导作用。但是近年的研究未能支持上述假说。Meirill指出在延髓中并不存在Ⅰ与E神经元的相互抑的解剖联系。此外,呼吸性神经元的疲劳假如说也难成立。例如,在长呼吸时,Ⅰ神经元可连续放电数分钟并不减弱。同时呼气性神经元抑制吸气性神经元也未能证实。

2. 吸气切断机制的假说

中枢性的呼吸节律主要是吸气性活动的节律,吸气是主动的,呼气是被动的。吸气相与呼气相转换好比电路中的闸刀开关,开关相通,引起吸气;切断开关,吸气停止,转为呼气。其调节机制如下:

(1)肺牵张反射参与吸气切断机制:气管、支气管平滑肌内有牵张反射感受器,当肺容积增大时(即吸气时肺扩张),牵张感受器受到刺激,通过第Ⅸ对脑神经(迷走神经)传入纤维兴奋$I_β$神经元。当吸气时,$I_β$神经元受到$I_α$神经元和肺牵张反射传来的2种兴奋,$I_β$神经元将二者整合后,反过来又抑制了$I_α$神经元的活动,使吸气被切断。在人类,切断吸气所需肺容积变化的阈值很高(即肺容积变化奢能引起肺牵张反射),所以在平静呼吸时,肺牵张反射并不参与吸气切断机制。

(2)脑桥上部的调整中枢抑制延髓中Ⅰ神经元活动使吸气被切断机制:调整中枢可以直接抑制延髓中Ⅰ神经元,也可以通过抑制脑桥下部的长吸中枢的活动而间接抑制Ⅰ神经元的活动。吸气时,Ⅰ神经元兴奋,使调整中枢兴奋,而调整中枢的兴奋反过来却抑制Ⅰ神经元的活动,这是呼吸节律产生的又一个负反馈机制。

二、大脑皮层对呼吸运动的调节

呼吸运动在一定限度内是一种随意运动,即RR,深度可以受人主观意志的控制,如暂时的屏气、唱歌、谈话时呼吸的控制是随意的。又如呼吸调节可以建立条件反射也是大脑皮质参与呼吸调节的证明。当受试者在高浓度的二氧化碳密室中时,肺通气增加,数次之后,再次进入该室,虽然室内已换成新鲜空气,受试者的肺通气量仍然增加,可见皮质下呼吸中枢的活动可受大脑皮质的影响。但是人的随意呼吸有一定限度,例如屏气不能过长,这是因为呼吸运动有其自己的节律性。

随意控制呼吸的冲动是来自大脑皮质的运动区与运动前区,在皮质脊髓束下传,与呼吸的不随意控制系统的传导通路是分开的。对呼吸的随意控制和不随意控制系统两者传出的冲动在脊髓的不同水平进行整合。

由此可见,中枢神经对呼吸的调节是在脑干中各呼吸性神经元进行的,延髓的吸气性神经元的活动起着主导作用。延髓的呼吸性神经元能产生基本的呼吸节律,但受到脑桥中调整中枢、长吸中枢活动的抑制,而使呼吸节律更加完善。大脑皮质能在一定限度内随意控制呼吸。

三、呼吸的神经反射性调节

神经系统活动的基本方式是反射,神经系统对呼吸的调节也是通过反射进行的。反射过程包括感受器、传入神经、中枢、传出神经和效应器5部分。中枢神经系统接受各种感受器传入的冲动而实现对呼吸的调节,我们称之为"呼吸的神经反射性调节"。其中以机械刺激(肺容量的变化)与化学刺激(液体中PCO_2、PO_2和pH的变化)引起的反射为最重要。

在日常生活中,突然的光、声刺激、冷刺激、剧烈的疼痛刺激以及肌肉关节的本体感受性刺激都能影响呼吸。婴儿出生后,如无自动呼吸,用手掌拍打臀部可以激起呼吸;针灸穴位可引起肺通气量的变化等,这些都表明呼吸的反射性调节对机体适应外界环境,维持正常的呼吸功能十分重要。

(一)肺牵张反射

肺扩张或缩小而引起的呼吸反射叫肺牵张反射。1868年由Hering与Breuer证实,又称黑-伯反射。这个反射的结果是吸气受到抑制,故又称"吸气抑制反射"。其生理意义在于协助切断吸气,使吸气不致过深过长。肺牵张反射是通过两条途径来抑制吸气活动的。肺牵张感受器接受了总支,通过迷走神经传入纤维兴奋延髓中的$I_β$神经元,从而抑制$I_α$神经元的活动而协助切断吸气。另一方面,通过动物实验得知,肺牵张反射与脑桥的调整中枢共同抑制长吸中枢,使呼吸节律更加完善。肺牵张反射主要抑制吸气,但是适当的条件下,还能短时间兴奋吸气,称为"喘气反射"(gasp);即在肺扩张时,短期兴奋吸气中枢产生一、两次吸气。同一种肺牵张反射产生两种不同的结果是因为传入两支在两种不同的迷走传入纤维中进行。粗的有髓鞘A类纤维传入总支能引起吸气抑制反射;细的无髓鞘C类纤维引起"喘气"反射。初生婴儿能表现吸气抑制反射和"喘气"反射。如人工吹气使婴儿肺扩张,开始有一二次深吸气动作("喘气"反射),随后吸气抑制而出现呼气。婴儿的"喘气"反射对肺的扩张有益。成年人在呼吸一段时间以后,往往不自觉地进行一二次"喘气"反射对保持肺的扩张具有重要意义。

在肺水肿或肺炎等病理情况下,肺组织弹性降低,顺应性下降,肺泡不易扩张,肺牵张感受器受到增强的刺激,牵张反射增强。由于肺牵张反射的主要作用在于减少潮气量并代偿性增加呼吸频率,因此在上述病例中出现浅而速的呼吸。

(二)呼吸肌肉的本体感受性反射

这是指呼吸肌本体感受器传入冲动所引起的反射性呼吸变化。呼吸肌(肋间肌、膈肌)和其他骨骼肌一样,除有大量肌纤维外,还会有少量肌梭,与一般肌纤维平行排列。

肌梭是肌肉的本体感受器,当肌纤维受到牵拉时,肌梭感受器受到兴奋将冲动由脊神经背根传到脊髓中枢,再由脊髓前角γ运动神经元传到肌梭引起收缩。同时,脊髓前角α运动神经元传到肌纤维引起收缩。

当呼吸道内阻力增加时,例如支气管哮喘发作时,呼吸肌负荷增加,本体感受器传入的冲动就增加,呼吸肌活动也随之增强。这可以保持潮气量不变,也是调节呼吸的一个反馈机制。这个反射的生理意义在于机体能够随着呼吸肌负荷增加而相应地加强呼吸运动。

外科医生切断脊神经背根(例如,膈肌本体感受器传入神经在颈段第3～5节神经背根中),使呼吸肌(包括膈肌)运动减弱或消失,从而减轻某些癌症患者因呼吸、横膈运动而引起的剧烈疼痛,就是以本体反射为理论依据。

(三)防御性呼吸反射

1. 咳嗽反射

呼吸道黏膜上的感受器受到机械或化学刺激引起咳嗽反射。喉的气管对机械性刺激特别敏感,应用纤维支气管镜检查时特别要做好上呼吸道的麻醉。二级支气管以下的部位对化学刺激(如组胺、氨、乙醚和二氧化硫等)特别敏感。此外,冷空气的刺激以及咽、食道和胸膜等部位受到刺激时,也能引起咳嗽反射。咳嗽反射的中枢可能在延髓,刺激沿迷走神经传入,至中枢后再经传出神经到声门和呼吸肌等处,发生咳嗽动作。咳嗽反射是防御性反射,它有助于保持呼吸道的清洁与通畅。当然,长期频繁的咳嗽对机体不利。

2. 喷嚏反射

由鼻黏膜上的感受器受到刺激而引起,兴奋是由三叉神经传入至脑干中枢的。喷嚏反射的动作与咳嗽不同,它是腭垂下垂,舌根压向软腭,使气流主要从鼻腔冲出,以清除鼻腔中的刺激物。

3. 屏气反射

突然吸入冷空气或刺激性化学性气体可以反射性引起呼吸暂停,声门关闭,支气管平滑肌收缩。

4. 其他

内外感受器引起的呼吸反射 1970年 Paintal 提出 J 型感受器(juxtapulmonary capillary receptors),位于肺的毛细血管旁,但尚未得到组织学上的确认。肺的毛细血管扩张时,J 型感受器受到刺激,沿迷走神经传入到延髓呼吸性神经元,可表现与本反射有关,例如肺充血时有呼吸困难的感觉即为本反射所致。正常人本反射作用尚不清楚。

呼吸中枢与心血管运动中枢都在脑干网状结构中,解剖部位比较接近,所以上述的一些呼吸反射可以与心血管运动反射同时出现。当体循环收缩压升高时,颈动脉窦和主动脉弓的压力感受器接受冲动,反射性抑制呼吸,使通气不足;而收缩压下降时,可引起过度通气。当刺激腔静脉和右心房壁上的压力感受器时,也可反射性增强呼吸,例如心力衰竭时可出现过度通气,引起呼吸性碱中毒。

在支气管与细支气管上皮细胞之间有刺激性感受器(irritant receptors)。当支气管壁突然扩张或萎陷,支气管平滑肌收缩、肺不张或肺的顺应性增加时,这些感受器接受冲动而反射性地引起过度通气和支气管收缩。有人认为这种反射是呼吸困难的病理生理基础,它在健康人正常呼吸中的作用尚不清楚。

另外,吞咽时的反射性呼吸抑制和针刺穴位(足三里)引起的通气量与氧耗量增加等,皆与此反射机制有关。

四、呼吸的化学性调节

肺正常的通气和换气可使动脉血中 PO_2、PCO_2 和 pH 维持相对的稳定,而动脉血中 PO_2、PCO_2 和 pH 的改变又可影响肺的通气功能,即呼吸的化学性调节,能及时改变肺的通气,以适应机体代谢的需要。

化学感受器按其部位不同可分为中枢性和周围性两大类。在延髓表面的腹外侧有对 CO_2 敏感株细胞,它们不同于延髓的呼吸神经元,是另一类型的细胞。周围化学感受器为颈动脉体和主动脉体。周围性化学感受器的部位和产生的效应等可见表 1-6-2。

表 1-6-2　周围化学感受器

	颈 动 脉 体	主 动 脉 体
部位	颈总动脉、颈内外动脉分支动脉、主动脉弓上	分散的细胞群(左右锁骨下、颈总动下方主动脉弓与肺动脉之间)
传入神经	舌咽神经(窦神经)	迷走神经(主动脉神经)
中枢	延髓	延髓
传出神经	脊髓呼吸肌运动神经元	脊髓呼吸肌运动神经元
效应	呼吸反应为主 ①通气频率、深度、每分钟通气量增加;②体循环血管收缩;③心动过速;④血压增高;⑤支气管紧张度增加;⑥肺血管阻力增加;⑦肾上腺髓质与皮质分泌增多	心血管反应为主 ①通气频率、深度、每分钟通气量增加;②体循环血管收缩;③心动过缓;④血压增高

(一) CO_2 对呼吸的调节

不同浓度的 CO_2 对通气量的影响不同。吸入气体中含有 15% 以下的 CO_2 时,有兴奋呼吸的作用,使通气量增加,排出 CO_2 以保持肺泡中气体成分的相对稳定,有利于机体的代偿;当 CO_2 含量增至吸入气的 20% 时,作用相反,呼吸受到抑制、通气量显著下降。

肺源性心脏病患者于通气严重障碍时,CO_2 潴留,呈现中枢性的呼吸抑制,临床上称为 CO_2 麻醉。患者出现"麻醉"症状时的 $PaCO_2$ 不尽相同,CO_2 积聚急速者,由于适应性差,虽然 $PaCO_2$ 仅略高于正常值,也可出现症状;长期有 CO_2 潴留的患者,经常保持较高的 $PaCO_2$,也可无特殊症状。

延髓表面的中枢性化学性感受器直接与脑脊液接触,对脑脊液中的 H^+ 浓度变化敏感。当动脉血中 $PaCO_2$ 升高时,CO_2 分子易于透过血-脑脊髓液屏障。由于 $CO_2+H_2O \rightarrow H_2CO_3 \rightarrow H^+ + HCO_3^-$,使脑脊液中 H^+ 浓度随之增高,刺激中枢性化学感受器,通过一定的神经联系,兴奋延髓内部的呼吸性神经元,使通气增强。由于 CO_2 较易进入脑脊液,而 H^+ 不易通过血-脑脊液屏障,所以血中 $PaCO_2$ 变化较 H^+ 浓度变化能更快地影响通气。动脉血 $PaCO_2$ 只要变化 2~3 mmHg 就可以影响通气,故血液中的 CO_2 是维持正常呼吸节律的重要因素。

(二)缺氧对呼吸的调节

PaO_2 为 100 mmHg 以上时,对肺泡通气

量的影响很小。但随 PaO_2 下降,肺泡通气量随之增加,可达正常的 5 倍,说明缺氧有一定程度的兴奋呼吸作用。但是,在海平面,正常人的呼吸调节中没有缺氧的兴奋作用参与。只是在缺氧状态下,例如高原,吸入气中氧含量仅为 12%,PaO_2 降至 50~60 mmHg 和 SaO_2 降至 80% 时,才能产生肺泡通气量增加。此外,吸入纯氧,能使肺泡通气量减少,这是氧治疗中不主张吸纯氧的理由之一。

缺氧对通气的兴奋,是通过周围性化学感受器实现的。缺氧对中枢的直接作用是抑制,不同于中等量 CO_2 对呼吸中枢的直接兴奋作用。缺氧刺激周围化学感受器的机制尚不清楚,在颈动脉体与主动脉弓两个化学感受器中,前者更重要。动物实验证明,仅有主动脉体单独存在而切断窦神经或切除颈动脉体,缺氧时不产生通气增强。此外,化学感受器本身对缺氧的耐受力甚强。

高度缺氧所能引起的最大通气量远不及 CO_2 过多时的最大通气量。所以,CO_2 是有效的呼吸兴奋剂。缺氧兴奋呼吸中枢的作用不如 CO_2 强,可能的原因如下:①周围性化学感受器接受缺氧的刺激阈值较高,即对缺氧的敏感性较差。②缺氧使通气增强后,血中 PCO_2 下降,又抑制了中枢性化学感受器,部分地抵消了缺氧的兴奋作用。③缺氧能直接损害中枢神经系统细胞,削弱了呼吸中枢的功能。

(三)血液和脑脊液中 H^+ 浓度对呼吸的调节

1. 血液中 H^+ 浓度增加

可以兴奋呼吸,使肺泡通气量增加。以人工配制的溶液灌注颈动脉体用动物实验,如灌注液的 PO_2 与 PCO_2 不变,温度不变,仅 H^+ 浓度增高,动物呼吸的频率与浓度均增加,说明 H^+ 可以兴奋外周性化学感受器。临床上,酸中毒患者过度通气就是证明。H^+ 增加的兴奋呼吸作用的机制与 CO_2 相似,也是通过刺激延髓中枢性化学感受器和周围性化学感受器而起作用的。

2. 脑脊液中 H^+ 浓度

正常脑脊液的 pH 值是 7.32。脑脊液的 pH 由 HCO_3^- 浓度与 H^+ 浓度的比率决定,HCO_3^- 与 H^+ 都不易自由地通过血-脑脊液屏障,而 CO_2 分子却能自由通过。当 CO_2 分子进入脑脊液,形成碳酸,解离出 H^+,成为对延髓中枢化学感受器的有效刺激。所以,CO_2 通过血-脑脊液屏障的两侧达到动态平衡是调节脑脊液的 H^+ 浓度的重要途径,也是维持正常呼吸的重要因素。

人工脑脊液灌注延髓表面,H^+ 浓度增加,呼吸增强;H^+ 浓度减少,呼吸减弱。延髓的化学感受器阈值较低,对 H^+ 浓度的变化十分敏感。所以,维持脑组织细胞内、外液和脑脊液中的 H^+ 浓度相对稳定,是维持正常呼吸的基本条件。任何疾病影响这个环节,就可以影响呼吸。

一般来说,脑脊液与血液的 pH 是一致的,但由于 HCO_3^- 不易通过血-脑脊液屏障,致使脑脊液 pH 变化较缓。如 CO_2 潴留患者,使用机械通气能很快被纠正,虽然血中 $PaCO_2$ 已降至正常,但临床上患者仍可能表现为呼吸抑制,原因可能就是脑脊液尚未得到充分代偿,而仍然呈酸性。

脑脊液中碳酸酐酶含量较血液少,由 $CO_2 + H_2O \rightarrow H^+ + HCO_3^-$ 的反应慢,即脑脊液中产生 H^+ 的反应不如血液迅速。所以,有时患者血中 $PaCO_2$ 虽高,而其通气并未增强反受抑制,其原因之一也可能是这时的脑脊液 pH 尚在正常或碱性范围,尚未达到足以兴奋呼吸的水平。

此外，脑脊液中蛋白含量较低，不如血液含有大量血红蛋白（它们是重要的缓冲体系），所以脑脊液的缓冲能力较血液弱。一旦脑脊液中 H^+ 浓度发生变化，其影响较血液更显著。可见，维持脑脊液 pH 相对稳定更为重要。

$PaCO_2$ 增高、PaO_2 降低、H^+ 浓度增加对呼吸皆有兴奋作用，三者之间相互影响。在各种生理与病理条件下，三个因素不是单独发生变化，三者的变化也不总是平行的。因此，不能独立地、静止地看待某一因素，而要辨证地、动态地观察和分析三个因素对呼吸的影响，能更全面、更深入地了解呼吸的化学性调节机制。在以上三个因素中，$PaCO_2$ 对中枢性化学感受器的直接兴奋作用是主要的，其变化对周围性化学感受器也有兴奋作用；缺氧的呼吸兴奋作用由周围化学感受器完成，对中枢为抑制作用。由于 CO_2 可以自由通过血-脑脊液屏障，与 H_2O 结合而解离出 H^+，故 $PaCO_2$ 对中枢性化学感受器的作用，实质上是由脑脊液中 H^+ 浓度的变化所致。

五、呼吸调节的临床意义

（一）呼吸节律变化

呼吸节律（型式）的改变常常反映神经调节机制的异常，主要是中枢神经调节机制的异常。

1. 周期性呼吸

周期性呼吸是指呼吸加快加深与减慢减弱交替出现的一种呼吸形式。常为呼吸中枢功能降低的反映。

（1）潮式呼吸：呼吸幅度逐渐地缓慢地由小到大，然后又缓慢地由大再到呼吸暂停一段时间，如此反复。潮式呼吸发生的原理尚不完全清楚，简略归纳为呼吸中枢缺氧时，兴奋性下降，结果 PaO_2 下降，刺激外周性化学感受器，同时 $PaCO_2$ 也上升到刺激中枢性与外周性化学感受器，故呼吸中枢由抑制转入兴奋，呼吸运动逐渐增快加强，缺氧状态得以改善，使呼吸中枢功能完全恢复。此刻血 PaO_2 上升对外周化学感受器的兴奋减弱，呼吸运动再一次削弱，造成缺氧状态又一次出现。这种呼吸节律可见于健康小儿和老年浅睡时，在高原地区也可出现轻度潮式呼吸，病理情况见表 1-6-3。

（2）比奥呼吸：为不规则的间歇呼吸，一段时间加强呼吸，以后呼吸突然停止，然后又突然开始，反复交替。发生机制不太清楚，也是呼吸中枢敏感性显著降低的征象。

2. 长吸式呼吸

表现为吸气又长又强，与呼吸暂停交替的一种呼吸型式，相当于脑桥中部切断，失去了调整中枢对长吸气中枢的抑制、长吸气中枢兴奋占优势而出现的一种病理性呼吸节律。

3. 双呼吸或成组呼吸

双呼吸或成组呼吸是在数秒的呼吸暂停中穿插以二、三次的呼吸。常见于新近登山者，可能与这些人的中枢 CO_2 兴奋阈值高于正常人有关。

4. 中枢性过度通气

呼吸形式如代谢性酸中毒时所见的 Kussmaul 呼吸，病因见表 1-6-3。

表 1-6-3　呼吸节律形式变化的病因举例

呼吸节律形式的变化	病因举例
周期性呼吸	中枢神经系统疾病（脑动脉硬化、脑出血、颅内肿瘤、脑膜炎等颅内压增高）
潮式呼吸	尿毒症昏迷、糖尿病昏迷、中毒（吗啡、巴比妥）、心力衰竭等
比奥呼吸	脑膜炎、重症脑循环障碍、尿毒症等
长吸式呼吸	脑血管栓塞、出血、肿瘤压迫而损坏脑桥前部的脑组织
双呼吸或成组呼吸	新近登山者
中枢性过度通气	中脑基底动脉的血栓形成、栓塞或脑桥腹侧内侧盖坏死
Ondine curse	选择性延髓压迫，延髓灰白质炎早期、双颈段脊髓前侧柱切开术
只有自主呼吸节律而完全不随意控制呼吸	延髓和脊髓高位颈段水平的双侧锥体束破坏

5. Ondine curse

这是一种不能产生自主呼吸节律，只能靠患者清醒时主观用力呼吸来维持生命，入睡则呼吸停止的临床现象。这种呼吸节律型式见于三种临床情况：

(1) 选择性延髓压迫：破坏了呼吸自主律的形成而保留呼吸的随意控制。

(2) 延髓脊髓灰质炎的早期，延髓中孤束核、疑核或后疑核受到损害，不能形成自主的呼吸节律。

(3) 为减轻疼痛而施行的双侧颈段的脊髓前侧柱切开术。患者从麻醉复苏后可以按照命令而开始努力地呼吸。这类患者不能形成自主呼吸节律是因为来自延髓呼吸性神经元以及延髓中部网状核的下传运动纤维都被手术截断。

出现 Ondine cures，说明呼吸的随意控制系统和不随意控制系统在延髓与脊髓水平分开的二个通路。

6. 只有自主呼吸节律而完全不能随意控制呼吸

见于延髓和脊髓高位颈段水平的双侧锥体束破坏的患者。这些患者颈部以下全部随意活动均丧失，而保留呼吸节律。

（二）药物对呼吸神经调节影响

1. 中枢兴奋药

咖啡因、尼可刹米、戊四氮、二甲弗林、贝美格等直接兴奋延髓呼吸中枢，洛贝林、野靛碱等通过颈动脉体化学感受器间接兴奋呼吸中枢。

2. 催眠镇静药

大量巴比妥抑制呼吸中枢兴奋性；大量鸦片和吗啡亦使呼吸中枢兴奋性降低，从而呼吸频率减慢；镇静剂量的哌替啶使呼吸中枢兴奋性降低，从而 V_T 减少。

3. 麻醉药

吸入麻醉药如乙醚、氟烷等随着麻醉程度的加深,呼吸中枢对吸入 CO_2 的兴奋性反应逐渐下降。因此,在使用麻醉药物时,应密切注意呼吸的节律的变化。

在临床实践中,当观察到患者有呼吸形式、频率或深度异常时,应仔细分析,寻找病因,并在正确鉴别诊断之后,进行合理治疗。

(宋志芳　陈振和)

参 考 文 献

1　Crofton J. et al. Respiratory diseases. 2nd edition. London:Blackwell Scientific Publications,1975:368~376
2　Kazemi H. Disorder of the respiratory system. New York:Grune & Stratton,1976:6~52
3　Shible EM,et al. Respiratory emergencies. Copyright. C. V. Mosby,1977:1~74
4　West JB. Respiratory Physiology-the essentials. 2nd edition. Baltimore:William & Wilkins,1979:12~113
5　朱元珏,陈文彬.呼吸病学.第1版,北京:人民卫生出版社,2003,26~40,128~166

第2章

缺氧与二氧化碳潴留病理生理

Pathologicphysiology of Hypoxia and carbondioxide retention

缺氧(hypoxia)与二氧化碳潴留(carbondioxide retention)是危重病最常出现的临床表现,很多疾病都可能引起缺氧与二氧化碳潴留,并由此引起各种临床症状和体征。缺氧与二氧化碳潴留纠正不及时,导致多脏器功能不全(MODS)或死亡十分常见。充分认识缺氧与二氧化碳的运输和组织呼吸的原理,有助于加深对缺氧与二氧化碳潴留发生与发展机制的理解。了解和掌握缺氧与二氧化碳潴留的病理生理,认识到对机体的危害,能提高预防缺氧与二氧化碳潴留发生的警惕性,是危重病急救医学重要的基础知识。

第1节 氧与二氧化碳运输

空气中的氧,通过人体肺的外呼吸功能,进入血液,再由血液输送至机体的各个器官与组织,是氧的运输;二氧化碳由组织细胞代谢产生后,进入血液,再随血液运送至肺泡的过程,是二氧化碳的运输。二氧化碳经肺排出体外,是由机体的外呼吸功能承担。氧与二氧化碳在血液与组织间的运输,统称为气体的运输,是机体内呼吸功能的重要环节。虽然氧与二氧化碳的运输,均主要依靠血液和血液中的血红蛋白(Hb),但两者尚具有不同的生理特征。

一、氧的运输

(一)氧分压(PO_2)

PO_2是气体弥散与运输的重要因素。分压可以指气体在各种混合气体中所占的分压,也可以指某种气体以物理溶解方式溶解在某种液体中产生的分压。

1. 吸入气氧分压(P_IO_2)

海平面,空气中的氧含量为20.9%,大

气压为 760 mmHg，37℃时的水蒸气压为 47 mmHg。所以，人体的 P_IO_2 为 149 mmHg，即 $P_IO_2=(760-47)\times20.9\%=149$ mmHg。

2. 肺泡气氧分压（P_AO_2）

虽然 P_IO_2 为 149 mmHg，但由于正常人呼气时，不可能将肺泡内所有的气体均呼出，肺内总会残留一部分气体，平静呼气末肺内残留的气体为功能残气量（FRC），用力呼气末肺内残留的气体残气量（RV）。吸入气进入肺泡后，必然与这部分残留气体混合，使 PO_2 降低。因此，一般正常 P_AO_2 为 105 mmHg。

3. 动脉氧分压（PaO_2）

由于正常情况下，肺内也存在右至左的生理分流，加之重力造成的肺内通气/血流（$\dot{V}_A/\dot{Q}$）分布不均，PaO_2 较 P_AO_2 降低 5~15 mmHg。因此，正常人在海平面，呼吸空气时的 PaO_2 平均为 95 mmHg。

4. 组织与静脉血氧分压（P_tO_2 与 P_vO_2）

氧被运输至血液后，由于大部分氧被组织和细胞摄取与利用，P_tO_2 与 P_vO_2 急剧下降，一般为 40 mmHg。

（二）氧的运输方式

氧在血液中的运输方式有两种，分别为物理溶解和与血红蛋白（Hb）结合，氧与 Hb 结合形成的氧合血红蛋白（HbO_2）是氧运输的主要方式。虽然物理溶解的氧运输属于次要，但它直接影响着 PaO_2 和血液中的 HbO_2 含量，即动脉血氧饱和度（SaO_2），同时又决定了血浆与组织间 PO_2 差大小，故直接影响组织的氧摄取和氧利用。

1. 物理溶解方式下的氧

任何气体以物理溶解方式溶解在血液中的含量，受气体的分压与某种气体溶解系数的影响。

(1) 氧的溶解系数：氧气在血液中的溶解系数较低，仅为 0.0031，即在 38℃条件下，血液中可溶解 0.0031 ml/(100 ml·mmHg)(PO_2)氧气。

(2) PaO_2：正常人 PaO_2 平均为 95 mmHg。

2. 与 Hb 结合的氧运输

HbO_2 是氧运输的主要形式。血液中物理溶解的氧以扩散方式自由通过红细胞膜，进入红细胞后立即与 Hb 结合，这种结合为可逆性，每个 Hb 分子可结合 4 个氧分子，结合位点在 2 价铁离子上，无电子变化，故不属于氧化反应。氧合和解离、氧饱和度改变主要受血液中 PO_2 控制和调节，反应式表示如下。

$$Hb+O_2 \underset{PO_2\downarrow}{\overset{PO_2\uparrow}{\rightleftharpoons}} HbO_2$$

（三）氧含量（$C\text{-}O_2$）

$C\text{-}O_2$ 是指 100 ml 血液内所含氧的含量，包括物理溶解方式溶解在血液内的氧和与 Hb 结合的氧。

1. 以物理溶解形式携带的氧

正常人 100 ml 血浆中，以物理溶解形式携带的氧仅为 0.29 ml，即 0.0031×95，仅占动脉血氧含量的 1.5%。随大气压增加，物理溶解在血液内的氧可增加，临床应用高压氧仓治疗，就是提高氧在血液内的物理溶解度。正常人吸入 3 个大气压的高压氧时，血浆中溶解的氧可增至 6.6 ml%。由于 PaO_2 和 SaO_2 的提高，增加了血液运输氧的能力，同时也能促进氧向组织细胞的弥散。物理溶解在血液中的氧，直接影响着 PaO_2。

2. 与 Hb 结合的氧

Hb 是氧运输的主要携带载体。血液中

由 Hb 携带的氧受多种因素影响，其中主要是 Hb 含量与 SaO_2。标准状态下，每克 Hb 可结合 1.39 ml 氧。按人均 Hb 15 g，SaO_2 96% 计算，动脉血中依靠 Hb 携带的氧含量约 20 ml%（1.39×15×96%）。

3. 动脉血氧含量（CaO_2）

CaO_2 为物理溶解氧与 Hb 携带氧的总和，即 CaO_2 = 1.39×15×96% + 0.0031×95 = 20.3 ml%，其中 98.5% 的氧由 Hb 携带。

（四）HbO_2 解离曲线

HbO_2 解离曲线（图 2-1-1）反映 Hb 与氧分子结合或分解的能力。氧离曲线下降，表示在同样水平的 PaO_2 下，Hb 与氧分子的结合能力下降，氧分子与 Hb 易于分解；氧离曲线升高，表示在同样水平的 PaO_2 下，Hb 与氧分子的结合能力增强，氧分子与 Hb 不易于分解。正常情况下，HbO_2 解离曲线具有一定的生理特征，HbO_2 解离曲线的偏移也受多种因素影响。

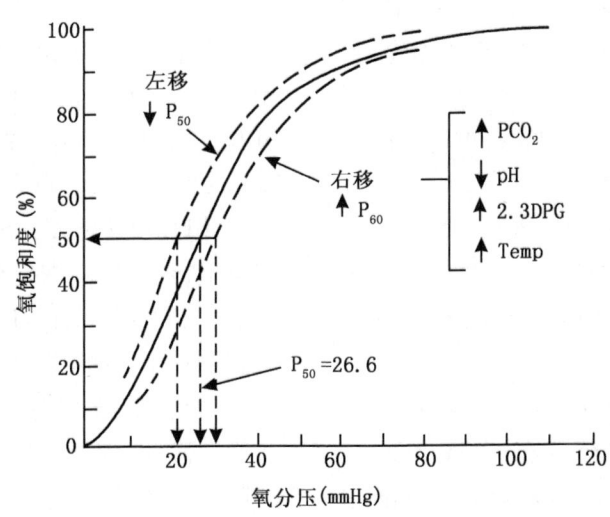

图 2-1-1　氧离曲线与影响因素

1. HbO_2 解离曲线的生理特征

Hb 与氧分子结合或分解的能力，主要通过 SaO_2 与 PaO_2 之间的关系表示。由于 Hb 与氧分子的结合或解离具有变构特性，两者的关系并不呈直线形，而是 S 形曲线，其形态具有重要的生理意义。

（1）曲线平坦段：即当 PaO_2 60～100 mmHg 时。此段 HbO_2 解离曲线相对平坦，当 PaO_2 从 100 mmHg 降至 70 mmHg 时，SaO_2 仅从 98% 降至 93%，减少约 5%。因此，对轻度呼吸功能不全或高原居住者，虽然血中 PaO_2 轻度下降，但 SaO_2 改变不明显，这就能保证机体得到较多的氧供给；同样，此时即使增加吸氧浓度（FiO_2），对 SaO_2 改善也不明显。

（2）曲线的陡直段：即 PaO_2 60 mmHg 以下时。此段曲线的坡度陡直，即 PaO_2 轻微下降，就能促使大量氧与 Hb 离解，SaO_2 下降显著；当 PaO_2 为 10～40 mmHg 时，坡度更陡。这种特点有利于组织摄取氧，特别是当组织代谢活跃、氧需求增加时。当 PaO_2 轻度上升，会产生大量的氧合，这有利于血液在肺的氧交换。此时，即使患者吸入少量的氧使

PaO_2 升高，SaO_2 也会明显升高。氧气疗法将给氧的指征定为 $PaO_2 < 60$ mmHg 时，就是根据此原理。当 $PaO_2 > 60$ mmHg 时，即使给予氧疗，使 PaO_2 升高，SaO_2 改善并不明显；相反，当 $PaO_2 < 60$ mmHg 时，氧疗后 PaO_2 轻度升高，就可使 SaO_2 明显改善。

2. P_{50} 与氧离曲线左右移

(1)P_{50}：指血液 pH 值为 7.40，$PaCO_2$ 为 40 mmHg、温度为 37℃ 条件下，SaO_2 为 50% 时的 PaO_2，正常人约为 26.6 mmHg。其主要意义在于反映 HbO_2 离曲线的位置，P_{50} 值增大表明曲线右移，Hb 与氧的亲和力降低；P_{50} 值减小则曲线左移，Hb 与氧的亲和度增加。P_{50} 测定可用氧分压电极法，也可用以下公式计算：

$$P_{50}(mmHg) = 26.62 \times PO_2c/PO_2s$$

其中 PO_2c 为按 pH7.40，温度 37℃ 校正后的 PO_2，PO_2s 为据测得的 SaO_2 得到的相应的 PaO_2。

(2)氧离曲线左、右移：氧离曲线在不同的状态下，可以发生左移或右移（图 2-1-1）。左移意味着 O_2 与 Hb 不易解离，血液中 HbO_2 不易向组织细胞中释放 O_2，即使 SaO_2 正常，组织细胞也不易获取足够的 O_2；右移意味着 O_2 与 Hb 易于解离，血液中 HbO_2 容易向组织细胞中释放 O_2，即使 SaO_2 稍低于正常，组织细胞也容易从血液中获取 O_2。从组织细胞摄取氧的角度考虑，氧离曲线右移较左移有益。因此，临床应尽量避免存在使氧离曲线左移的因素。

3. 影响氧离曲线的因素

(1)$PaCO_2$：①$PaCO_2$ 升高能使氧离曲线右移，即 Hb 对氧的亲和力降低，同样 PaO_2 条件下，氧合血红蛋白减少，SaO_2 降低；组织内 CO_2 和酸性产物在一定程度内增多，可使氧离曲线右移，这有利于组织从血液中获得氧。②$PaCO_2$ 降低能使氧离曲线左移，即 Hb 与氧亲和力增加，同样 PaO_2 条件下，氧合血红蛋白增加，SaO_2 上升；在肺部，因 CO_2 排出，使血 $PaCO_2$ 降低，这有利于 Hb 结合更多的氧；但在病理状态下，氧离曲线左移不利于组织从血液中摄取氧，会加重组织细胞的缺氧。

(2)pH：氧离曲线的移动也与血液中的氢离子浓度有关。氢离子可促使血红蛋白各肽链间盐键的形成，结构变得较为稳定，使氧离子不易与之结合，造成氧离曲线右移。故当 pH 降低时，氧离曲线右移，氧与 Hb 的亲和力减低；反之，pH 升高时，氧离曲线左移，氧与 Hb 的亲和力增高。这就是所谓的 Bohr 效应，该效应具有重要的生理意义。据报道，pH 每降低 0.1，P_{50} 可升高 15%。在组织水平，细胞代谢产生大量 CO_2，使血浆和红细胞内 PCO_2 升高，pH 降低，氧离曲线右移，从而有利于 O_2 的释放。

(3)温度：温度升高，可促进氧离，使氧离曲线右移；温度降低时，则相反。在发热、剧烈运动时，组织温度升高使氧离曲线右移，组织氧摄取功能明显增加。温度改变对氧离曲线的影响，可能与氢离子活动度有关。

(4)2,3-二磷酸甘油酸(2,3-DPG)：是红细胞内糖酵解的正常产物，主要存在于红细胞内，也是影响氧离曲线左、右移的重要因素之一。2,3-DPG 增加，氧离曲线右移；2,3-DPG 减少，氧离曲线左移。①影响氧离曲线偏移的机制：2,3-DPG 能与 Hb 结合，使 Hb 的分子结构稳定而不易与 O_2 结合，增高时使氧离曲线右移；此外，2,3-DPG 本身就是一种有机酸，其增加可使细胞内 pH 降低，氧离曲线右移。②影响 2,3-DPG 浓度的因素：使 2,3-DPG 浓度增高的因素有贫血、缺氧、碱中毒、体内某些激素增加等，使

2,3-DPG浓度降低的因素有酸中毒、输入库存血、血清无机磷酸盐减少、某些遗传性酶缺陷等。

(5) 其他：Hb总量减少时，结合氧的总量减少，血液运输氧、氧供给亦减少。血红蛋白总量正常，但发生质变时，血红蛋白与毒性物质结合如一氧化碳、氰化物等，血红蛋白自身结构改变如某些血液性疾病等，均降低了氧与血红蛋白的结合能力，造成血液氧输送能力下降。

(五) 氧传递或称氧输送

氧传递或称氧输送(oxygen delivery, DO_2)又称氧供给，指单位时间内，循环系统向全身组织输送氧的量，表示为：

$DO_2 =$ 动脉血氧含量(CaO_2) × 心脏指数(CI) × 10，

$CaO_2 = 1.39 × Hb × SaO_2 + 0.0031 × PaO_2$。

公式中CI、Hb、PaO_2、SaO_2等，任何一项改变，均可影响DO_2。正常人为520～720 ml/(min·m²)。

二、二氧化碳(CO_2)的运输

CO_2是组织细胞代谢的产物，它从组织进入血液，由循环和肺内气体交换进入肺泡，再被呼出排出体外。其中，CO_2由组织运至肺泡的过程，就是CO_2的运输。CO_2的运输形式多种，且也受多种因素的影响。

(一) CO_2的运输形式

正常人安静时，肺呼出的CO_2约200 ml/min；随运动量和代谢水平的增加，CO_2的产生量可急剧增加，甚至达2000 ml/min。血液循环是CO_2运输的主要媒介。在血液中，CO_2的运输形式主要有两种。

1. 物理溶解

以物理溶解状态存在于血液中的CO_2，约占血液中总CO_2量的6%～8%。正常人$PaCO_2$为40 mmHg，均由物理溶解在血液中的CO_2产生。在38℃条件下，CO_2在血液中的物理溶解系数为0.0301 mmol/(L·mmHg)。因此，溶解于动脉血液中的CO_2为1.2 mmol/L或100 ml血液中能溶解2.7 ml CO_2，仅占全血CO_2总量的5%。物理溶解在血浆中的CO_2虽少，却是CO_2弥散的驱动力，直接影响着血液的酸碱平衡或pH值。肺是调节血液中CO_2含量的主要因素，血液中CO_2水平也可直接影响机体的呼吸功能，两者互为因果，具有重要生理意义。

2. 化学结合

化学结合即CO_2与血液中某种化学物质结合的状态下进行运输。此状态是CO_2运输的主要形式，一般有两种。

(1) 与碳酸氢盐(HCO_3^-)结合：溶解于血浆的CO_2，大部分扩散入红细胞，在碳酸酐酶的作用下，迅速与H_2O结合，形成H_2CO_3，继后解离为H^+与HCO_3^-，后者约占动脉血CO_2总量的87%。

(2) 与Hb结合形成氨基甲酸血红蛋白：虽然仅占血液中CO_2总量的7%，但由于其具有可变和易于交换的特性，在CO_2的运输中起着重要作用。

(二) CO_2离解曲线

CO_2离解曲线与氧合血红蛋白离解曲线相同，是表示Hb与CO_2结合与离解能力的曲线。

1. CO_2离解曲线的生理特征

与氧合血红蛋白(HbO_2)的S形完全不

同。在生理范围内的 $PaCO_2$（30～50 mmHg）条件下，血液中的 CO_2 含量与 $PaCO_2$ 基本上呈线性关系（图 2-1-2），即血液中 CO_2 含量与 $PaCO_2$ 成正比关系。

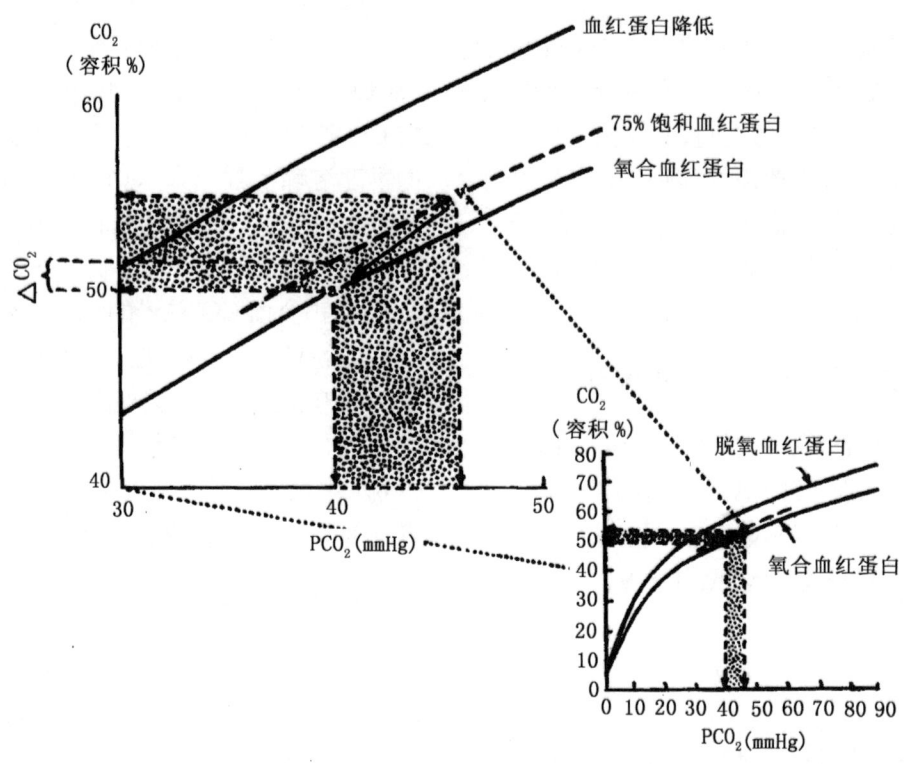

图 2-1-2 CO_2 离解曲线与影响因素

2. 影响 CO_2 离解曲线的因素

(1) HbO_2 含量：CO_2 与 Hb 的结合能力，主要受 Hb 氧合作用的调节。脱氧血红蛋白增多，促使 CO_2 与 Hb 结合，CO_2 离解曲线左移；HbO_2 增多，促使 CO_2 与 Hb 解离，CO_2 离解曲线右移。CO_2 离解曲线的此种特征，对 CO_2 在血液的运输，具有重要的生理意义。因为在组织水平，SaO_2 降低，脱氧血红蛋白增多，有益于脱氧血红蛋白与 CO_2 结合，并将 CO_2 运送至肺循环；在肺循环内，HbO_2 增多，CO_2 容易与 Hb 解离，继通过呼吸将 CO_2 排出体外。肺排除 CO_2 的效率很高，约有 20%～30% 的 CO_2 以此方式排出。

(2) 酸中毒：体内酸性产物产生过多，H^+ 与 Hb 结合后，可降低 Hb 的缓冲能力，Hb 与 CO_2 结合减少，CO_2 离解曲线右移。

(3) 温度：温度升高时，CO_2 的溶解度降低，Hb 与 CO_2 结合减少，CO_2 离解曲线右移。

（三）红细胞内 Hb 对 CO_2 的运送作用

物理溶解的 CO_2 较少，仅靠血浆运输 CO_2 的能力十分有限，红细胞与 Hb 使 CO_2 运输能力提高数十倍。红细胞内有丰富的碳酸酐酶，能将大量 CO_2 变为 H_2CO_3 与 HCO_3^-；Hb 本身也能与 CO_2 结合，形成氨基甲酸血红蛋白；两者均在 CO_2 的运输过程中起重要作用。CO_2 在组织细胞代谢中产生，由血液运送至肺循环。在组织和肺泡水平，

CO_2 与 Hb 结合与解离的途径完全相反,同时伴有 Cl^- 的移动。

1. 组织水平(图 2-1-3A)

CO_2 由组织扩散到血浆和红细胞内,在碳酸酐酶(CA)的作用下形成 HCO_3^- 和 H^+,HCO_3^- 少部分留于红细胞内,大部分通透至血浆进行运输。为保持细胞内外的离子平衡,在 HCO_3^- 向外转移的同时,伴有 Cl^- 向细胞内移动。由于组织的 PO_2 低,HbO_2 释放出 O_2 后,Hb 酸性减弱,能与 H^+ 和 CO_2 结合为 $HHbCO_2$。

2. 肺泡水平(图 2-1-3B)

$HHbCO_2$ 释放出 H^+ 与 CO_2,与 O_2 结合形成 HbO_2;释放出的 H^+ 与 HCO_3^- 结合形成 H_2CO_3,在碳酸酐酶的作用下,又分解为 H_2O 和 CO_2。CO_2 经红细胞、血浆扩散至肺泡内;$HHbCO_2$ 释放出的 CO_2,通过弥散作用,直接经血浆进入肺泡。同样,为保持细胞内外的离子平衡,当红细胞内 HCO_3^- 不断减少的同时,血浆中 HCO_3^- 不断进入红细胞,而 Cl^- 却离开红细胞进入血浆。由此可见,CO_2 的运输在组织和细胞水平,是两种截然不同的过程。

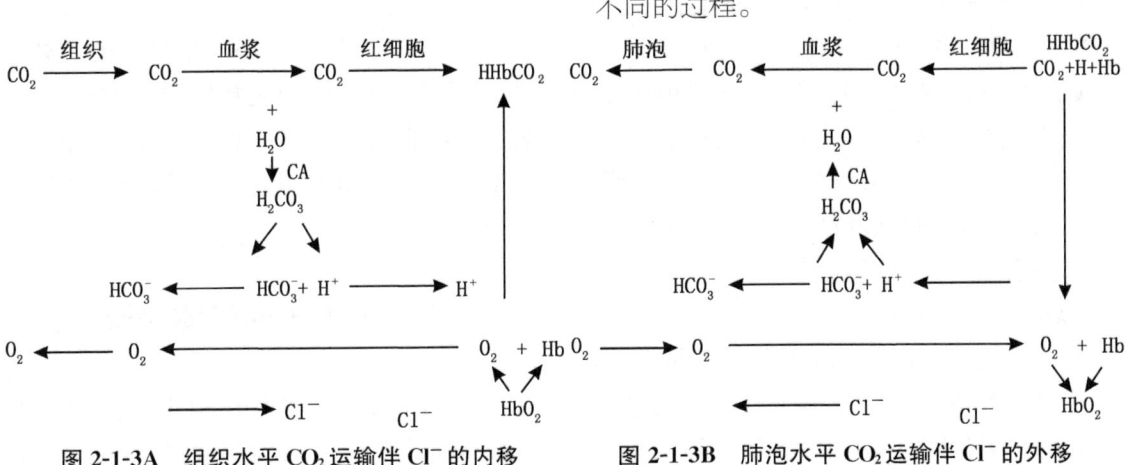

图 2-1-3A 组织水平 CO_2 运输伴 Cl^- 的内移   图 2-1-3B 肺泡水平 CO_2 运输伴 Cl^- 的外移

第 2 节 组织呼吸

一般临床所指的呼吸功能,主要是指由肺脏承担的呼吸功能。严格地讲,组织呼吸也是人体呼吸功能的重要组成部分。组织呼吸的主要场所并不在肺脏,而是在组织与细胞水平。与肺脏的呼吸功能相同,组织呼吸的主要功能也是摄入 O_2 与排除 CO_2。O_2 是机体营养物质代谢的基本必备条件,CO_2 是机体营养物质代谢的产物。在组织与细胞水平摄取 O_2 与排除 CO_2,是组织呼吸的重要内容。

组织呼吸涉及的内容和环节较多,如细胞的形态与结构、物质的代谢与生物氧化、各种代谢酶类的活性等。此外,组织呼吸涉及的内容,均发生在人体的细胞水平,许多机制十分复杂。因此,目前人们对组织呼吸的许多机制和环节了解得还十分有限。本节仅就已经基本明确的有关组织呼吸的某些内容与环节,简介如下。

一、组织呼吸的场所

(一)细胞线粒体

细胞线粒体是组织呼吸的主要场所。O_2进入细胞后,90%在线粒体内被利用。线粒体内的PO_2较低,仅 0.5 mmHg。线粒体内含有各种代谢所需的氧化与还原催化酶系,营养物质如糖类、脂肪、蛋白质的生物氧化,均在线粒体中进行。在其基质内进行的三羧酸循环反应,是这些营养物质彻底氧化的共同代谢途径。糖原分解成丙酮酸后进入线粒体,经脱氢酶催化形成乙酰辅酶A,进入三羧酸循环代谢;脂肪分解为脂酰辅酶A后,进入线粒体,最后形成的乙酰辅酶A,大部分参与三羧酸循环,仅在肝脏内有少量酮体形成;氨基酸则在线粒体内分解为α-酮酸及氨,前者参与糖、脂类代谢或三羧酸循环,后者则被排泄或利用。

三羧酸循环中脱下的氢原子经酶系作用,分解为氢离子和自由电子。电子通过呼吸链各种传递体给氧,并使之活化;氢离子经传递体,最后与活化的氧结合生成水;同时,呼吸链释放的能量,通过 ADP 与磷酸化的偶联作用生成 ATP。呼吸链实际是线粒体内由多种酶、辅酶按各自的氧化还原标准电位渐增顺序排列而成,主要作用是传递氢离子和电子,以完成彻底氧化过程。CO_2主要由三羧酸循环反应中,不断脱羧产生。1 mol 葡萄糖经彻底有氧氧化可获得约 2 883 kJ 能量。

(二)细胞胞浆

细胞胞浆也是组织呼吸的场所之一。胞浆内含有许多酶系统,如水解酶、单胺氧化酶等。虽然这些酶的耗氧量仅占细胞总耗氧量的 10%,但却与某些关键性的代谢途径有关。与线粒体不同的是,线粒体酶系在极低的PO_2(<1 mmHg)下也可以进行O_2的摄取与利用,而上述胞浆内的酶却需要较高的PO_2(30 mmHg)。当组织水平缺氧时,这些酶系统很容易受到损害,妨碍组织细胞的O_2摄取和利用,影响组织呼吸的正常进行。

(三)无氧酵解

无氧酵解也是在细胞胞浆内进行,其与线粒体内O_2的利用关系密切。当细胞缺氧、线粒体O_2的摄取率减少时,无氧酵解作用增强,以补充能量的供给。虽然在正常情况下,机体氧供充足,酵解不是能量来源的主要途径,但对有些细胞,如成熟的哺乳类红细胞,酵解是细胞能量的惟一来源。无氧酵解产生的能量少,1 mol 葡萄糖无氧酵解产生的能量仅为 208 kJ。

二、组织中的气体交换

毛细血管内血液与组织细胞之间的气体交换与肺内的呼吸气体交换,均是通过扩散方式进行。肺内的气体需通过肺泡上皮与基膜、肺间质、毛细血管内皮等,进入血浆与红细胞,最终送达内脏的组织与细胞完成交换;组织中气体则需经线粒体膜、细胞质液、细胞膜、细胞间液、毛细血管内皮、血浆与红细胞、肺脏等路径。根据 Fick 第一扩散定律 $M = D(P_1 - P_2)$,M 表示为扩散流量,P 为供扩散的面积,D 为扩散介质层厚度,$(P_1 - P_2)$为扩散两侧的气体分压差,D 为介质层和扩散气体间的比例因子。

由公式可看出,血液中PO_2和PCO_2大小在组织气体交换中起源动力作用,气体向组织细胞的扩散距离,毛细血管网的数量,密度及血流量等均可影响气体交换效果。在组织炎症反应时,由于组织间液的水肿,组织间纤维组织的增生使扩散距离增宽,微循环淤血、微血栓形成,减少了毛细血管的流量及毛细血管分布密度,使气体在组织内的交换受影响,由于 CO_2 比 O_2 扩散能力大 20~25 倍。故 O_2 的交换比 CO_2 更易遭受阻碍,使细胞摄取氧能力降低,从而影响正常的代谢过程。

三、组织的氧代谢

(一)组织氧消耗或氧需求($\dot{V}O_2$)

按 Fick 原则,氧消耗(oxygen consumption, $\dot{V}O_2$)或组织氧需求(oxygen requirements of the tissues, $\dot{V}O_2$)可表示为血流量(Q)和流入动脉与流出静脉间的氧含量之差,即 $\dot{V}O_2 = (a-v)CaO_2 \times Q$。

$\dot{V}O_2$ 取决于细胞功能和代谢状态,不同器官或同一器官的不同组织区域的 $\dot{V}O_2$ 不同。机体在安静状态下,心肌组织、脑灰质、肝脏和肾皮质的 $\dot{V}O_2$ 较大,而骨骼肌、脾、脑白质较小。当发热、炎症或器官活动功能增强时,由于能量代谢的增加,组织细胞 $\dot{V}O_2$ 增加。活动时心肌 $\dot{V}O_2$ 比安静时升高 3~4 倍,骨骼肌则可高达 20~50 倍;体温每升高 1℃,机体器官组织的 $\dot{V}O_2$ 可增加 2~3 倍。影响组织氧供给的因素主要有以下三种:

(1) PaO_2 降低:可因肺部通气、换气功能障碍引起。

(2)血液氧容量降低:失血、血红蛋白合成障碍或毒性物质与血红蛋白结合均可使动脉血氧容量下降,影响血液氧的输运能力。

(3)局部缺血导致的器官血流量减少:正常情况下,器官组织的血流量与其代谢状态是相适应的,代谢率高则血流量大,一些疾病如休克可引起循环衰竭,机体通过神经-体液调节作用使血流重新分布,组织动-静脉短路开放导致血液分流,这均可造成局部的缺血。氧供给不足时,组织通过提高氧摄取、氧利用率来补偿其氧的需要,出现静脉血氧含量明显减少,动-静脉短路开放时例外。当超过组织代偿能力时就会造成线粒体内的氧缺乏。

(二)氧传递(DO_2)

DO_2 是单位时间血流提供给组织氧的量,用公式表示为 $DO_2 = CaO_2 \times Q$。机体的大多数组织均不具有贮存氧的功能,骨骼肌、心肌等的肌红蛋白虽然可与氧可逆性结合,有暂时储氧作用,但储存量很少,故组织需时刻不停地摄取血液中提供的氧而维持功能,未被利用的氧随静脉回流。

(三)氧利用率或摄取率(OER 或 ERO_2)

氧利用率或摄取率(oxygen extraction ratio, OER 或 ERO_2)是 $\dot{V}O_2$ 与 DO_2 的比值,公式表示为 OER 或 $ERO_2 = \dot{V}O_2/DO_2$。

临床能影响 $\dot{V}O_2$、DO_2、OER 或 ERO_2 的因素很多,细胞代谢率决定 $\dot{V}O_2$。运动时代谢率增加,$\dot{V}O_2$ 增加;危重病的呼吸窘迫,能使 $\dot{V}O_2$ 到 30%,适当应用镇静和抗焦虑药物,能降低危重病患者的 $\dot{V}O_2$,也能通过降低代谢率来改善局部组织氧合状况。OER 或 ERO_2 大小主要与组织氧需求有关,病理状态下利用率可明显提高。

(四)$\dot{V}O_2$ 与 DO_2 关系(图 2-2-1)

1. 生理性氧供依赖关系

正常情况下,$\dot{V}O_2$ 与 DO_2 关系如图 2-2-1 中的 ABC,当代谢率增加造成 $\dot{V}O_2$ 增多或 DO_2 减少(C-B)时,OER 升高以满足有氧代谢的需要,$\dot{V}O_2$ 不依赖于 DO_2,B 点为临界

DO_2(critical DO_2, cDO_2),即所能达到的最高 OER 点,通常为 60%～70%。超过此点后,任何程度的 $\dot{V}O_2$ 增加或 DO_2 下降,都可能导致组织缺氧。事实上,作为 $\dot{V}O_2/DO_2$ 关系的一个家族,每个组织/脏器都有固定的 $\dot{V}O_2/DO_2$ 关系,它们的最大 OER 值随应急和疾病的状况而变。虽然目前还缺少切实可行的能监测危重病各个脏器这种特异性关系的技术,但充分认识到这些结论与各个脏器衰竭的发生关系密切十分重要。

早在 1977 年就有学者首先报道全身 DO_2 与 $\dot{V}O_2$ 呈双相变化。正常基础状态下,DO_2 能满足于机体各组织代谢的需求,仅有约 1/4 的 DO_2 被组织细胞摄取和利用。当 DO_2 在一定范围内降低时,组织通过提高 OER 或 ERO_2,以满足氧需要,使 $\dot{V}O_2$ 不依赖于 DO_2 而保持相对不变,此现象称非氧供依赖,当 DO_2 降低到某一 cDO_2 时,增高的氧摄取功能不能满足组织需求,出现无氧酵解和产生乳酸,$\dot{V}O_2$ 则随 DO_2 的下降而呈线性降低,这种关系称生理性氧供依赖,cDO_2 被认为是区分全身组织有氧与无氧代谢的标志。有研究认为,正常人的 cDO_2 为 330 ml/(min·m²),此时对应的 ERO_2 为 0.33,全身 DO_2 正常值是 520～720 ml/(min·m²),$\dot{V}O_2$ 为 100～180 ml/(min·m²)。

2. 病理性氧供依赖关系

在一些危重病如感染性休克、失血性休克、ARDS 及呼吸衰竭、肺动脉高压、急性肝衰竭等临床与实验研究中证实,全身 DO_2 与 $\dot{V}O_2$ 关系亦呈这种双相变化,但 cDO_2 明显高于生理时的 cDO_2,而此时的 ERO_2 却低于生理时,这种氧供依赖关系称病理性氧供依赖。

危重病 $\dot{V}O_2/DO_2$ 变化如图 2-2-1 中所示,DEF 的线性关系断裂,最大 OER 下降的斜率(DE 和 AB)反映了组织利用和摄取氧的能力减低,正常状况下存在的平段(plateau)不复存在;因此,DO_2 继续增加(E-F),直到达到超常水平(supranormal levels),故被称为病理性氧供依赖(supply dependency),这种依赖被认为隐藏着氧债(oxygen debt)的存在,提高 DO_2 有可能使氧债减少。

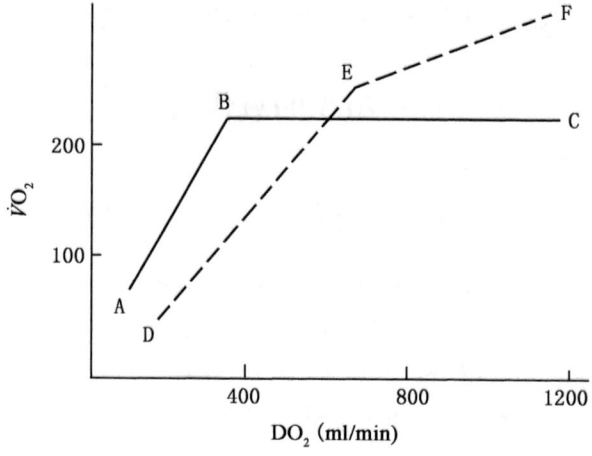

图 2-2-1　$\dot{V}O_2$ 与 DO_2 关系

有学者采用"氧冲击"或"氧负荷(oxygen flux test)"试验来判断或测量患者是否存在病理性氧供依赖,即短时间内(30min)提高全身 DO_2 后,如出现全身 $\dot{V}O_2$ 亦增加,则认为存在病理性氧供依赖,全身组织存在氧债,即有缺氧存在。有研究发现,存在这种病理性氧供依赖及全身 DO_2、$\dot{V}O_2$ 明显下降的患者,病死率显著高于不存在病理性氧供依赖者;如果提高 DO_2 能增加 $\dot{V}O_2$,就可能提高生存率。有人提出用维持"超正常值"(supernormal values)方法来保证组织的氧需求和纠正缺氧,以提高生存率,其标准为 CI > 4.5L/(min·m²),DO_2 > 600 ml/(min·m²),$\dot{V}O_2$ > 170 ml/(min·m²)。最近也有人报道,在感染性休克患者中,提高这些指标并不能改善患者的生存率,因为影响感染性休克患者预后的因素很多、很复杂,该问题有待于今后进一步地研究与探讨,以便得出更科学的结论。

四、组织氧合的监测

缺氧是临床上许多疾病的共同病理生理基础,及时了解组织细胞的有氧代谢状况,了解组织即时的 $\dot{V}O_2$、DO_2、cDO_2、OER 或 ERO_2,对于指导临床危重病患者的救治具有重要意义。临床测定组织细胞内氧量比较困难,目前尚无较理想的监测、评价方法。以往采用的监测血液乳酸浓度、动-静脉血氧含量差、静脉血氧分压(venous oxygen partial pressure,PvO_2)或静脉氧饱和度(venous oxygen saturation,SvO_2)等指标,均存在不同程度的缺陷,近来有人用监测骨骼肌细胞内的 PO_2 来判断组织氧合状态,但因肌肉组织的氧阈值低、耐受性强,无法反映其他器官组织状况。

(一)Sawn-Ganz 导管

过去的 20 年,危重病患者 $\dot{V}O_2$ 与 DO_2 关系受到极大的关注,有学者发现,早期手术后患者的 $DO_2/\dot{V}O_2$ 值能提示预后,$DO_2/\dot{V}O_2$ 值高生存率高;有随机对照研究发现,如果 $DO_2 > 600$ ml/(min·m²)和 $SvO_2 > 70\%$,就能达到早期研究制定的生存治疗目标(goal directed therapy)。这个证据获得后,更加鼓励人们对晚期感染性休克和脏器功能不全的患者应用提高 $\dot{V}O_2$ 作为目标性治疗策略预防 MODS。通过液体复苏(vigorous intravenous fluid loading)和应用多巴酚丁胺正性心肌收缩力的作用提高 DO_2,许多研究用普通方法测定 Qt 和 CaO_2,再应用数学计算 $\dot{V}O_2$ 和 DO_2,揭示收缩力增加对代谢的影响而提高 $\dot{V}O_2$ 和 DO_2 的生理状况和使其紊乱的影响因素,并令很多学者借助肺动脉(Sawn-Ganz)导管直接指导治疗。十余年后,随着方法学上的问题,导致一些相互矛盾证据的出现。两个重要的随机对照研究最终显示,对那些晚期休克患者使用 Sawn-Ganz 导管监测 $\dot{V}O_2$ 和,力图提高 DO_2,并达到超常水平(supranormal levels),非但无益,反而有害,导致病死率增高。这些患者的 DO_2 本身就可能增加,对治疗的反应性也差,预后不良,提示晚期休克患者,基础细胞单位功能障碍导致的心肌和其他脏器衰竭,生理储备能力差,是预后不良的主要原因。可以想像,晚期休克患者内皮细胞通透性增加和心肌功能障碍造成的液体负荷增加,能引起广泛的组织细胞水肿,肺内气体交换障碍和氧弥散,说明为获得超正常水平 DO_2 采用 Sawn-Ganz 导管,并不能改善生存率,还可能带来很多副作用。

有研究发现,许多疾病当 DO_2 在临界点之上时,仍可出现 DO_2 与 $\dot{V}O_2$ 呈线性依赖关系,并被称为病理性氧供依赖。氧供依赖的出现被认为是缺氧和氧债存在的表现,有此依赖关系的患者病死率高。提高患者的 DO_2 与 $\dot{V}O_2$,消除病理性氧供依赖关系可能改善缺氧,提高生存率。但是,由于方法学上的困难,利用 DO_2 与 $\dot{V}O_2$ 关系来估价机体总的组织氧合情况,多数仍局限在理论水平,进一步研究尚待继续。

(二)混合静脉血氧分压(oxygen partial pressure of mixed venous,$P\bar{v}O_2$)与混合静脉血氧饱和度(mixed venous oxygen saturation,$S\bar{v}O_2$)

很早人们就开始重视 $S\bar{v}O_2$,认为是危重病机体氧代谢或利用($\dot{V}O_2$)的重要标志,主张对危重病患者进行常规监测,计算或判断 $\dot{V}O_2$ 与肺内 $\dot{Q}_s/\dot{Q}_t$。还有学者认为,$S\bar{v}O_2$ 能判断脓毒血症(septic shock)与心衰患者的预后,提高 $S\bar{v}O_2$ 可以被作为干预治疗的目标。近来有学者通过肺动脉导管(pulmonary artery catheter, PAC)测定 $ScvO_2$ 与 $S\bar{v}O_2$，并计算 $ScvO_2$ 氧消耗($\dot{V}O_2 cv$)与 $S\bar{v}O_2$ 氧消耗($\dot{V}O_2 v$)，发现了两者的不一致性(lack of equivalence)，认为 $ScvO_2$ 之所以明显高于 $S\bar{v}O_2$，可能是由于心房和冠状动脉窦血液的掺杂(mixing of atrial and coronary sinus blood)。因此，该差异可能作为心肌细胞 $\dot{V}O_2$ 的标志。其他研究也相继提示了 $S\bar{v}O_2$ 的价值与重要性，但遗憾的是 $S\bar{v}O_2$ 测定需要 PAC，费用与并发症增加使 PAC 的临床开展受到限制，目前仍不主张作为危重病常规监测手段在临床开展，$S\bar{v}O_2$ 的监测与应用始终还停留在研究和极少数临床应用阶段，其真正价值与评价尚待进一步探讨。

(三)骨骼肌细胞内的 PO_2 监测

有学者利用监测骨骼肌细胞内 PO_2 来判断氧合状态，但因该组织对氧耐受性强，骨骼肌细胞内 PO_2 无法真正反映其他器官组织氧合状况，临床应用很受局限。

(四)胃黏膜细胞内 pH 监测

20 世纪 80 年代后期，人们开始使用一种带有离子通透囊膜的三腔胃管置入胃内，胃黏膜细胞内的二氧化碳可向囊内的生理盐水弥散，待平衡后取囊内液体测定 pH，实验证明其与胃黏膜细胞内值基本一致，由于胃肠道对缺血、缺氧极为敏感，且代谢变化较早，无氧酵解能导致氢离子和二氧化碳浓度增加，通过了解胃黏膜细胞内 pH 变化能够早期监测机体组织的氧合状况。该方法属于无创检查，操作简便，易于应用，已有一些作者报告能较精确地反映组织缺氧及病情的即时变化，有一定临床应用前景。

(五)磷^{31}-磁共振光谱仪监测细胞能量代谢指标

国外采用高能量磁场技术可以无创而精确地测量细胞内高能磷酸盐的浓度(三磷酸腺苷、磷酸肌酸、无机磷等)，可以精确地测定细胞内液 pH(pHi)，可以观察细胞内无机磷与磷肌酸峰浓度间的关系，高能磷酸盐浓度是判断细胞氧合和线粒体功能的敏感指标，如细胞缺氧则三磷酸腺苷、磷酸肌酸含量及 pHi 迅速降低，无机磷却升高，此方法能测定组织平均 pHi 而反映器官整体的 pHi，由于磁共振光谱仪体积大、不易搬动，现此方法多用于动物实验，如何向临床应用过渡是目前的研究课题。

(单红卫　宋志芳)

第 3 节　缺氧病理生理

缺氧对机体造成的损害程度取决于缺氧发生的速度、程度、持续时间和机体代谢状态。人体一旦出现缺氧，便可产生一系列代偿性反应，通过增加氧的供应和提高对氧的利用程度，保证细胞正常的生物氧化所需；如果通过代偿仍不能满足正常的生理所需，就会引起细胞代谢和脏器功能的障碍，严重时可直接导致死亡。虽然缺氧可以引起一系列病理生理改变，但在所有脏器中，心、脑、肺血管对缺氧最为敏感。

一、对呼吸功能影响

(一)呼吸频率增加

呼吸中枢对缺氧极为敏感。缺氧时,位于颈动脉体和主动脉弓的外周化学感受器可产生兴奋,并刺激呼吸中枢;同时,缺氧也可以产生直接的呼吸中枢兴奋作用。当 PaO_2 低于 60 mmHg 时,外周化学感受器受到刺激,将冲动传入呼吸中枢,使呼吸中枢兴奋;此外,缺氧除可以直接刺激呼吸中枢外,还可通过使血液中氢离子浓度的增高,间接地刺激呼吸中枢。这些兴奋或刺激的结果,均使呼吸频率明显增加。因此,缺氧患者临床最突出的表现,首先是呼吸频率的增加。

(二)肺通气量增加

缺氧在增加呼吸频率同时,也使肺的通气量明显增加。虽然呼吸中枢对缺氧的敏感性远较对二氧化碳为低,但当 PaO_2 低于 60 mmHg 或 $FiO_2 < 16\%$ 时,肺的通气量开始增加;FiO_2 为 10% 时,通气量增加 50%;FiO_2 为 8% 时,通气量将增加 3 倍。缺氧增加肺通气量的主要途径,是通过刺激颈动脉体和主动脉弓的化学感受器。血液性缺氧和组织中毒性缺氧,由于 PaO_2 正常,所以一般没有呼吸加强反应。循环性缺氧可由于循环容量减少,压力降低;或腔静脉,右心房淤血,通过颈动脉窦或腔静脉,右心房的压力感受器,反射性地引起呼吸加强。非常严重的缺氧,可使呼吸中枢的兴奋性降低,呼吸减弱,呼吸节律不规则,甚至呼吸中枢麻痹和呼吸停止。

机体在高原时的代偿反应,主要是通过加深呼吸来实现的,而呼吸频率加快并不明显,通过加深呼吸可使肺泡每分钟通气量增加,从而提高了 P_AO_2。容易发生高原反应的人,对缺氧环境反应较弱,没有明显的呼吸加深,因此缺氧症状比较严重。

缺氧引起的呼吸功能改变是机体重要的保护性反射,它可以通过增加呼吸频率和肺通气量来纠正缺氧。然而,这种保护性反射的作用是有限的,当缺氧严重或持续时间长,超过机体的代偿能力时,呼吸频率和肺通气量均会明显降低或减少,以至呼吸节律变慢、幅度变浅,最终呼吸完全停止。

二、对循环功能影响

缺氧对循环功能的影响主要包括对心脏与血管的影响。

(一)心 脏

缺氧对心脏功能的影响,早期主要反映在心率和心律方面的改变,晚期还可出现心脏组织结构的改变,如心腔扩大或心肌肥厚等。

1. 心率

缺氧时,心率增加是最常出现的临床表现。在心率增加的同时,心肌收缩力和心排血量也可能增强和增加,这些均可能是缺氧刺激交感神经兴奋的结果。严重缺氧或缺氧的晚期,组织和细胞得不到充分的氧气供应或当发生严重代谢性酸中毒时,组织与细胞摄取氧和利用氧的能力也随之下降,心率将减慢,心收缩力下降,心排量减少,甚至很快出现心搏停止。

2. 心律

心肌组织对短暂的缺氧有一定的耐受性。因此,急性缺氧很少引起心脏明显的节律改变。随缺氧时间延长,必然导致心肌组织不可逆性的损伤,如心肌脂肪样变、组织坏死、局部缺血等。缺氧的心肌由于传导系统高度不稳定,很易受到激惹,因而容易出现心律失常。缺氧引起心律失常的类型很多,房性或室性的均可,尤其当合并其他容易引起心律失常的因素时更容易发生,如低血钾或应用洋地黄制剂时等,严重者可发生室颤或传导阻滞,甚至造成心搏骤停。

3. 心肌肥厚或心脏扩大

慢性缺氧时,由于长时间回心血量增多、外周阻力增加、红细胞生成增多等,使心脏负荷加重,最终会导致心腔扩大和心肌肥厚。慢性肺源性心脏病和高原心脏病的发病机制中,缺氧引起的肺小动脉持续收缩、动脉压高压、右心负荷增加,是主要的发病因素。此外,慢性缺氧引起的红细胞生成增多、血液黏滞性增加,也是导致心脏负担加重的主要因素。

(二)血 管

缺氧引起血管系统改变的范围很广,如冠状血管、肺血管、动脉血管、微循环血管等,以下将分别叙述。

1. 冠状循环

心肌活动所消耗的能量主要来自有氧代谢,正常成年人在静息状态下,冠状血流量约为 $300\sim500$ ml/min,占心排血量的 $4\%\sim5\%$;心肌的耗氧量多,约 10 ml/(100g·min),其中 2/3 用于心肌收缩,1/3 用于其他代谢。心肌在缺氧时,主要是依靠冠状血管扩张,增加单位时间内的冠状血流量,以此来提高对心肌的氧供。冠脉血管扩张由局部代谢产物如腺苷、氢离子、钾离子等与冠状动脉平滑肌中 β-肾上腺能受体占优势所致,腺苷发挥了最重要的作用。当心肌细胞缺氧时,由 ATP、ADP 分解生成 AMP 增多,而 AMP 又在 5'-核苷酸酶的作用下生成腺苷;同时在缺氧情况下,腺苷脱氨酶的活性降低,使腺苷灭活减少,导致腺苷进一步增多,腺苷作用于冠状血管,使之扩张。此外,缺氧引起的交感神经兴奋和儿茶酚胺的增多,也可使冠状血管扩张。

2. 肺血管

缺氧能引起广泛性肺小动脉痉挛、肺循环阻力增加、肺动脉压升高。缺氧引起肺血管收缩的机制较复杂,目前尚未完全阐明,各研究结果也有相互矛盾的地方。一般认为缺氧与肺血管收缩的机制主要有以下几个方面:

(1)交感神经兴奋:缺氧可致交感神经兴奋,作用于肺血管的 α-受体,引起血管的收缩。

(2)体液因素:缺氧可使肺组织内的肥大细胞、巨噬细胞、血管内皮细胞释放各种血管活性物质,如组胺、前列腺素、白三烯等。所释放的这些物质有些起血管收缩作用,有些起血管扩张作用,两者的力量对比决定了肺血管收缩反应的强度,如组胺作用于 H_1 受体,可使肺血管收缩;作用于 H_2 受体,可使之扩张。在缺氧性肺血管收缩反应中,组胺释放主要作用于 H_2 受体,以限制肺血管的收缩。

(3)缺氧直接对血管平滑肌的作用:有实验表明,在缺氧条件下,血管平滑肌细胞膜对钠离子和钙离子的通透性增高,使上述离子内流增加,导致肌细胞的兴奋性与收缩性增强。对于缺氧,肺血管和体血管的反应不一样,肺泡缺氧以及混合静脉血氧分压的降低,都可引起肺小动脉痉挛收缩,从而使缺氧的肺泡血流量减少。若是由于肺通气量减少引起的肺泡缺氧,则肺小动脉的收缩有利于维持通气与血流的适当比例,可维持较高的 PaO_2。

3. 体动脉血管

对缺氧的主要反应也是收缩,加上缺氧引起的心率增加和心收缩力增强,共同作用的结果将是动脉血压升高。因此,缺氧患者的症状性高血压在临床十分常见。

4. 脑血管循环

PaO_2 低于 50 mmHg 时,脑组织内的乳酸和腺苷含量增多,使脑血管扩张、脑血流增加。有实验证明:血压下降、脑血流量减少,可导致脑组织内腺苷含量增高,软脑膜的小动脉和微动脉对腺苷反应存在量效关系。如果 PaO_2 的降低同时伴有 $PaCO_2$ 的升高,将会使脑血管失去自身调节作用,脑血流量就将随动脉压的高低而变化;如果 PaO_2 降低同时伴有 $PaCO_2$ 的降低,由于脑血管舒缩主要受 CO_2 的调节,$PaCO_2$ 降低可使脑血管收缩,进一步加重缺氧。

5. 微血管循环

缺氧时,微循环的代偿反应主要表现在微动脉扩张、毛细血管开放的数目增多、血流量增加。研究表明:缺氧时腺苷生成增多,腺苷的含量与血管扩张和微循环血流量增加呈平行关系。此外,氢离子浓度的增加,也可使微动脉和毛细血管扩张。

三、对血液系统影响

(一)红细胞和血红蛋白增多

慢性缺氧造成人体红细胞和血红蛋白增多的主要原因,是骨髓造血功能的增强。当低氧血流经肾脏(特别是肾小球旁器)时,可促使其产生促红细胞生成素或促红细胞生成因子,促红细胞生成因子又使血浆中促红细胞生成素原转变为促红细胞生成素,刺激骨髓造血干细胞,使其向原红细胞分化增多,并促使其增殖和成熟,因而人体内红细胞和血红蛋白增多。当血浆中促红细胞生成素增高到一定程度时,可因红细胞的增多而导致缺氧在一定程度上的缓解,肾脏促红细胞生成素的产生可因此减少,通过这种反馈机制控制着血浆促红细胞生成素的含量。增多的红细胞可增加血液的氧容量和氧含量,也增加了组织的氧供。

(二)血液黏滞度升高

长期红细胞和血红蛋白增多的结果,是血液黏滞度升高和心脏的负担加重,并易形成血栓。

(三)血红蛋白的变化

正常人体内胎儿型血红蛋白含量不到 1%。研究证明:慢性缺氧可使患者体内的胎儿型血红蛋白(HbF、α_2、γ_2)增多,当 PaO_2 低于 60 mmHg 时,SaO_2 明显降低,而胎儿型血红蛋白与氧有着较大的亲和力。因此,在缺氧的情况下,仍可以维持较高的 SaO_2。同时,红细胞内的 2,3-DPG 也代偿性增多,红细胞内的 pH 降低,而 pH 下降通过 Bohr 效应可使血红蛋白与氧的亲和力降低,氧离曲线右移,在氧分压相同的情况下,组织能从血液摄取更多的氧。但肺泡内氧分压过低时,血红蛋白与氧的亲和力又降低,血液从肺摄取的氧就会更少。氧分压降低,氧合血红蛋白减少,脱氧血红蛋白增多,一旦脱氧血红蛋白在毛细血管中超过 5%,人体即可出现发绀。值得注意的是,如果人体严重贫血,血红蛋白含量低于 5%,即使很严重的缺氧也不会产生发绀;而有红细胞增多症的患者,因其血红蛋白含量超过 20%，即使 PaO_2 正常，毛细血管中脱氧血红蛋白的含量也超过 5%，也可出现发绀。

四、对细胞代谢影响

（一）无氧酵解增加

缺氧对细胞代谢的影响极大。严重缺氧时，线粒体中的能量代谢转为无氧酵解。由于无氧酵解产生的能量仅为有氧代谢的 1/20，所以各脏器组织细胞的能量供应显著减少，脏器功能下降。

（二）乳酸性酸中毒

无氧酵解增强的过程中，各种酸性产物生成增多，尤其是乳酸生成增加。大量乳酸产生，导致乳酸性酸中毒，可进一步降低细胞代谢和脏器功能。

（三）细胞内外的离子改变

缺氧时，由于 ATP 生成减少，供给细胞膜上的钠泵能量不足，导致钠泵功能障碍，向细胞外排钠能力减弱，细胞内钠离子增多，同时细胞内乳酸含量增多，pH 降低，细胞内渗透压升高，水分进入细胞，引起细胞水肿，功能活动减弱。严重时可使溶酶体膜稳定性降低，甚至破裂，溶酶体内各种酶释放，引起细胞坏死。

（四）肌红蛋白增加

慢性缺氧可使肌肉中的肌红蛋白增加，肌红蛋白和氧有着较大的亲和力，当氧分压下降时，肌红蛋白可释放出一定的氧以供细胞利用，它可能具有储存氧的作用。

五、对中枢神经系统的影响

正常成人脑血流量约为 50 ml/(min·100g)，占心排出量的 15%，静息状态下脑耗氧量为 3 ml/(min·100g)，约占全身总耗氧量的 20%。其能量的 85%～95%来自于血液中的葡萄糖和氧，脑内本身的能量储备很少，若脑血流完全阻断，10 s 内就可将毛细血管内的氧耗尽，2 min 即可将储备的葡萄糖耗尽。所以，脑对缺氧的耐受性很低，缺氧最容易导致脑功能障碍。

（一）中枢神经系统功能紊乱

由于缺氧，脑内 ATP 减少，AMP 生成增多，钠泵的转运功能出现障碍，脑细胞水肿，功能活动减弱，同时神经递质如乙酰胆碱，儿茶酚胺和 5-羟色胺等合成减少，导致中枢神经系统出现功能紊乱，初期表现为兴奋、判断力降低、共济功能失调，以后则由兴奋转为抑制，反应迟钝、表情淡漠、嗜睡，甚至意识丧失，出现昏迷、惊厥等，最后因呼吸，循环中枢的麻痹而死亡。脑电图主要表现为 α 波振幅降低、频率加快，少数可出现 β 波，以后随缺氧的加重，慢波占优势，并可出现高振幅的 δ 和 θ 波。

（二）脑水肿

由于氧化过程障碍，钠泵所需的能量不足，乳酸生成增多，pH 降低，使细胞内的钠离子明显增多，同时溶酶体也由于缺氧导致其包膜受损，分解代谢加强，这些均使细胞内渗透压明显升高，引起神经细胞和神经胶质细胞水肿；同时由于缺氧，脑内腺苷增多，使脑血管扩张，血流量相应增加，毛细血管流体静压和通透性升高，从而引起组织间液增多。严重的缺氧可使毛细血管周围的星形胶质细胞很快出现水肿,压迫毛细血管,使管腔变窄,甚至阻塞血管,进一步加重了脑缺氧和脑水肿。脑水肿可使颅内压升高,严重时可导致脑疝。

六、影响机体对缺氧耐受性的因素

影响机体对缺氧耐受性的因素有很多,如年龄、营养、机体的机能状态、锻炼、环境、气候等。这些因素主要是通过两个环节起作用。

(一)代谢耗氧率

代谢率高时,耗氧量多,需氧量也随之增多,对缺氧的耐受性将减低,如出现在精神紧张、高热、甲状腺机能亢进、抽搐等情况下;相反,代谢率低时,耗氧量少,需氧量也随之减少,可提高机体对缺氧的耐受能力,如冬眠或低温状况下,可降低组织代谢率,减少氧耗量,增加机体耐受缺氧的能力。

(二)机体的代偿能力

缺氧时,机体可以通过神经-体液调节机制,使呼吸增强、心率加快、心输出量增加等,纠正或代偿缺氧对机体各脏器功能所带来的一系列损害。上述代偿能力除了先天固有的以外,也可通过后天锻炼的方式获得或加以提高。当上述代偿能力减弱时,人体对缺氧的耐受性将明显降低。

(郭昌星　宋志芳)

第4节　CO_2潴留病理生理

CO_2潴留虽然不如缺氧在临床发生频繁,但一旦出现,也将会对人体产生许多不利影响。以下将分别介绍CO_2潴留对呼吸、循环、中枢神经系统及肾脏和酸碱平衡、水电解质代谢造成的影响。

一、对呼吸系统的影响

CO_2是强有力的呼吸兴奋剂,但CO_2对呼吸中枢的兴奋作用也是受吸入气中CO_2浓度的影响。当吸入气中CO_2浓度为1%时,呼吸中枢兴奋,通气量增加;吸入气CO_2浓度为5%时,通气量增加3~4倍;吸入气CO_2浓度为9%时,通气量显著增加,可能是静息状态下的10倍或10倍以上。一旦超过此浓度,通气量即开始明显减少;当吸入气中CO_2浓度增加至20%~30%时,通气量几乎回到原来水平;至40%时,通气量进一步受到抑制,并很快出现窒息死亡。

$PaCO_2$改变对呼吸中枢和通气量的影响也是如此。有报道$PaCO_2$每增加1 mmHg,分钟通气量增加2 L。$PaCO_2$主要通过对呼吸中枢化学感受器的刺激,使通气量增加。当$PaCO_2$在60~80 mmHg时,呼吸中枢兴奋,呼吸加深加快;当$PaCO_2$超过80 mmHg时,呼吸反而受到抑制。此时,呼吸运动主要依靠PaO_2降低对化学感受器的刺激得以维持。如果此时吸入高浓度的氧,使缺氧得以纠正,对外周化学感受器的刺激减弱,呼吸抑制后反而加重二氧化碳潴留。COPD患者缺氧再严重,均被主张以低流量(1~2 L/min)或低浓度(<40%)氧疗的原理就在于此。体内二氧化碳潴留严重时,可导致呼吸停止。此外,吸入高浓度氧使SaO_2升高后,由于霍尔登效应(Haldane effect),使CO_2解离曲线向右下移位,也可使$PaCO_2$进一步增高。

二、对循环系统的影响

CO_2潴留对循环系统最突出的影响是血管扩张,如周围皮肤血管、脑血管、冠状血管等。因此,临床上CO_2潴留患者经常可能出现球结膜水肿、面部潮红,患者常主诉头痛、头晕,严重时还可能出现血压下降,这些均可能是血管扩张的结果。

在一定程度内,$PaCO_2$升高也可刺激心、血管运动中枢和交感神经,使心率加快、心收缩力增强、心排血量增加、内脏血管收缩、血压升高。有文献介绍,在一定范围内,CO_2潴留程度与心排量增加成正比,即$PaCO_2$愈高,心排血量愈大,在急性呼吸衰竭造成CO_2潴留时尤为明显;然而,$PaCO_2$升高至一定水平,当出现脑功能障碍时,心排血量反而下降。严重CO_2潴留也可出现心律失常。

此外,CO_2潴留使脑血管扩张,却使肺与肾血管收缩。只有当CO_2潴留十分严重时,才普遍以血管扩张为主。

三、对中枢神经系统的影响

CO_2潴留对中枢神经系统的影响是CO_2麻醉(carbon dioxide narcosis),临床所遇到的肺性脑病就是典型的CO_2麻醉,即由于CO_2潴留引起的脑功能障碍或意识障碍。其切机制至今并不十分明确。可能与以下作用环节有关。

(一)CO_2对大脑皮层的直接作用

动物实验证实,电刺激的抽搐阈随吸入气中CO_2的浓度增加而升高,CO_2浓度升高至12.5%时为最高峰;以后虽然浓度增加,但抽搐阈值反而下降;至30%时已恢复至原来水平。这些现象提示,CO_2潴留对中枢神经系统的影响可能分为三个阶段,即开始时CO_2直接抑制大脑皮质,使皮质兴奋处于可耐受状态;随吸入气中CO_2浓度升高,皮质下层的刺激增强,间接引起皮质兴奋;最后吸入气中CO_2浓度继续升高,抑制皮质下层,使动物处于完全麻醉状态。临床所见的肺性脑病患者,在出现CO_2麻醉之前,常见失眠、精神兴奋、烦躁不安等先兆症状,与上述现象相符。

(二)CO_2使脑血管扩张的作用

CO_2是强有力的脑血管扩张剂。有报告,$PaCO_2$增加10 mmHg,脑血流量增加50%。脑血管扩张后,脑血流量增加,脑组织体积增加,颅内压升高,早期不但出现头痛、头晕、嗜睡,晚期还可出现昏迷、谵妄、精神错乱、视神经乳头水肿、扑翼样震颤及脑电图异常等颅高压的症状与体征。然而,大量临床资料表明,这些症状与体征的出现,并不一定与CO_2潴留的程度有关,更重要的可能还是CO_2潴留发生的速度。因此,急性CO_2潴留可能更容易引起CO_2麻醉,而COPD引起的慢性CO_2潴留,一般均得发展至相当程度才引起意识障碍,其中的个体差异可能主要与CO_2潴留发生的速度和个体对CO_2潴留的耐受程度有关。

(三)CO_2潴留引起脑细胞酸中毒的作用

临床报道,单纯的高CO_2所致的高碳酸血症并不一定均会出现 CO_2 麻醉,可能与 CO_2 潴留是否引起酸中毒对中枢神经系统的作用有关。当 CO_2 潴留发生较快时,$PaCO_2$ 急剧增加,肾脏尚来不及保留过多的 HCO_3^-,血中 HCO_3^-/H_2CO_3 下降,pH 也随之降低,酸中毒发生。酸中毒可使脑血管内皮细胞受损,通透性增强,导致脑间质水肿,加重原有脑血管扩张所致的颅内压增高;随着颅内压不断增高,脑血管进一步受压,更加重了脑细胞的缺氧与缺血,并由此引起恶性循环,严重时甚至可发生脑疝。

此外,脑神经细胞内酸中毒可增加谷氨酸脱羧酶活性,使 γ-羟基丁酸生成增多,抑制中枢神经系统功能;同时也增强了磷脂酶活性,使溶酶体水解酶释放,引起脑神经组织的破坏。

还有学者认为,脑脊液的缓冲能力比血低,脑脊液的 pH 较低,仅为 7.33～7.40,但脑内 $PaCO_2$ 却比血液高 8 mmHg。当 CO_2 潴留使 $PaCO_2$ 升高后,脑内 pH 下降更甚。脑细胞内酸中毒,致使细胞内线粒体分解,释放出各种溶酶体酶,如蛋白酶、核酸酶、磷酸酶等,进入胞浆后促使细胞自溶或死亡。这些酶也可漏入组织间液,作用于 γ 球蛋白,可生成缓激肽,使血管对交感素失去反应,造成血液淤滞;加之大量 Na^+ 移入细胞内,使细胞内含钠量增加,脑水肿加重。

总之,CO_2 潴留对中枢神经系统功能影响的途径可能较多,有些还不完全明了。

四、对酸碱平衡与血电解质的影响

(一)CO_2 潴留对酸碱平衡的影响

CO_2 是机体物质代谢过程中产生的主要挥发酸,绝大部分均经呼吸道排除体外。CO_2 是维持或调节机体酸碱平衡的主要物质,体内 CO_2 的多寡直接影响着机体的酸碱平衡状况与内环境稳定。CO_2 排除受阻引起的 CO_2 潴留可以引起多种类型的酸碱失衡。

1. 呼吸性酸中毒

多见于 CO_2 潴留急剧发生,肾脏尚来不及保留足量的 HCO_3^- 以抵消 $PaCO_2$ 的升高幅度,使血中 HCO_3^-/H_2CO_3 维持在 20:1 水平,故 pH 降低,酸中毒发生;也可见于 CO_2 潴留严重,超过的肾脏代偿能力,血 HCO_3^-/H_2CO_3 下降,pH 降低,酸中毒发生。

2. 呼吸性酸中毒合并代谢性酸中毒

多见于 CO_2 潴留伴严重缺氧、休克或肾功能不全时,除了 CO_2 潴留使 $PaCO_2$ 升高,体内产酸过多或排酸障碍等使 HCO_3^-/H_2CO_3 进一步下降,pH 降低较单纯呼吸性酸中毒更加明显。

3. 呼吸性酸中毒合并代谢性碱中毒

多发生在 CO_2 潴留同时,伴有电解质紊乱,如低血钾或低血氯等。血钾降低后,肾小管内 K^+-Na^+ 交换减少,H^+-Na^+ 交换增加,H^+ 排出过多,HCO_3^-/H_2CO_3 增加,pH 升高,碱中毒发生;血氯减低时,为保持细胞内外阴、阳离子总和相等,即电中性原理,为抵消 Cl^- 降低,HCO_3^- 相应增加,HCO_3^-/H_2CO_3 增加,pH 升高,碱中毒发生。

4. 代谢性碱中毒

多见于 CO_2 潴留患者,接受呼吸机治疗后,CO_2 在短时间内被大量排出,机体原先代偿性过多保留的 HCO_3^- 尚未来得及排出,故 HCO_3^-/H_2CO_3 增加;此外,排钾利尿药和肾上腺皮质激素的使用,使血钾和氯降低,也可加重或诱发原有的代谢性碱中毒。

（二）CO_2潴留对血电解质影响

血电解质在体内的变化遵循三条原则，即阴、阳离子等量以维持电中性规律、维持等渗渗透压规律和保持体液 pH 正常的规律。因此，血液酸碱平衡与离子改变相互影响，关系密切。CO_2潴留造成呼吸性酸中毒时，对血电解质的影响如下。

1. 血钾增加或正常

血钾随 pH 增加而升高，pH 上升 0.1，血钾升高 0.5～0.7 mmol/L。CO_2潴留引起呼吸性酸中毒时，在代偿阶段，pH 仍可保持正常，故血钾正常；在失代偿阶段，pH 升高，血钾也可随之升高。具体方式是通过细胞内外离子交换，如细胞外每 3 个 H^+ 进入细胞内，细胞内就有 2 个 Na^+ 与 1 个 K^+ 转入细胞外。

2. 血氯减低或正常

呼吸性酸中毒时，机体为保持 pH 正常，依靠肾脏代偿性地保留相应数量的 HCO_3^-，以使 HCO_3^-/H_2CO_3 维持在 20∶1 水平。HCO_3^- 增加，Cl^- 必然应相应地减少，故血氯降低。但当 CO_2 潴留引起呼吸性酸中毒时，如果由于时间急或肾功能不全，肾脏不能代偿性地保留相应数量的 HCO_3^-，HCO_3^- 增加不明显，血氯也可以正常。多数情况下，还是血氯降低较多，其中除了由于肾脏代偿性地保留相应数量的 HCO_3^- 以外，还与这类患者摄入减少或应用利尿剂和糖皮质激素造成的低血氯有关。当 CO_2 潴留引起呼吸性酸中毒时，低血钾与低血氯经常并存，共同导致代谢性碱中毒。由于血 K^+ 在细胞内外移动慢的特点，故碱中毒时，此两种离子改变以血氯更为敏感。

3. 血钠改变

呼吸性酸中毒时，血钠改变不恒定，原因是 Na^+ 与血酸碱平衡关系不十分密切。这类患者低血钠的原因多为摄入减少或应用利尿剂。

五、对肾和胃肠道功能影响

高碳酸血症对肾和胃肠道功能的影响尚无定论。虽然有 CO_2 潴留的患者常出现肾功能损害和消化道出血，如尿中出现蛋白和红、白细胞，严重时还可出现急性肾功能衰竭、呕血或黑便；但这些并不能完全排除同时存在的缺氧引起的肾和胃肠道功能损害。因此，CO_2 潴留对肾和胃肠道功能的影响，有待于今后进一步探讨。

六、关于可容许性高碳酸血症

虽然高碳酸血症对人体有很多不利影响，但鉴于机械通气治疗过程中可能出现各种相关性肺损伤，人们提出了可容许性高碳酸血症(permissive hypercarbia, PHC)概念，即可以允许 $PaCO_2$ 波动在正常高值或稍高于正常的水平上，以减少为增加 CO_2 排除或降低 $PaCO_2$ 至正常水平而带来高 V_T 引起高峰压和气压伤等造成的肺损伤，但这并不意味着就允许 $PaCO_2$ 持续波动在较高水平。

（郭昌星　宋志芳）

参 考 文 献

1. Kazemi H. Disorder of the respiratory system. New York: Grune & Stratton, 1976; 6~52
2. Shible EM, et al. Respiratory emergencies. Copyright. C. V. Mosby, 1977; 1~74
3. Leach RM, Treacher DF. The pulmonary physician in critical care • 2: Oxygen delivery and consumption in the critically ill. Thorax 2002, 57: 170~177
4. Hebert PC, Wells G, Blajchman MA, et al. A multicentre, randomized, controlled clinical trial of transfusion requirements in critical care. N Engl J Med 1999, 340: 409~417
5. Schumacher PT, Cain SM. The concept of a critical DO_2. Intensive Care Med 1987, 13: 223
6. Bihari D, Smithies M, Gimson A, et al. The effect of vasodilation with prostacyclin on oxygen delivery and uptake in critically ill patients. N Engl J Med 1987, 317: 397~403
7. Vincent JL, Roman A, De Backer D, et al. Oxygen uptake/supply dependency. Am Rev Respir Dis 1990, 142: 2~7
8. Shoemaker WC, Appel PL, Waxman K, et al. Clinical trial of survivors cardiorespiratory patterns as therapeutic goals in critically ill postoperative patients. Crit Care Med 1982, 10: 398~403
9. Connors AF, Speroff T, Dawson NV, et al. The effectivenss of right heart catheterisation in the initial care of critically ill patients. JAMA 1996, 276: 889~897
10. Karimova A, Pinsky DJ. The endothelial response to oxygen deprivation: biology and clinical implications. Intensive Care Med 2001, 27: 19~31
11. Gutierrez G, Palizas F, Doglio G, et al. Gastric intramucosal pH as a therapeutic index of tissue oxygenation in critically ill patients. Lancet 1992, 339: 195~199
12. Huang TYC. Monitoring Oxygen Delivery in the Critically Ill. Chest. 2005, 128: 554S~560S
13. Chawla LS, Zia H, Gutierrez G, et al. Lack of equivalence between central and mixed venous oxygen saturation. Chest. 2004, 126: 1891~1896
14. Marik P, Varon J, Rao R. B, et al. Acid-Base Disorders, N Engl J Med 1998, 338: 1626~1629
15. Nahas GG, Sutin KM, Fermon C, et al. More on Acid-Base Disorders. N Engl J Med 1998, 339: 1005~1006
16. Amato MBP, Barbas CSV, Medeiros DM, et al. Beneficial effects of the "open lung approach" with low distending pressures in acute respiratory distress syndrome: a prospective randomized study on mechanical ventilation. Am J Respir Crit Care Med 1995, 152: 1835~1846
17. Amato MBP, Barbas CSV, Medeiros DM, et al. Hemodynamic effects of permissive hypercarbia with high PEEP and low tidal volume in ARDS. Am J Respir Crit Care Med 1994, 149: Suppl: A75~A75
18. Cardenas VJ Jr, Zwischenberger JB, Tao W, et al. Correction of blood pH attenuates changes in hemodynamics and organ blood flow during permissive hypercapnia. Crit Care Med 1996, 24: 827~834
19. Marik P, Varon J, Rao RB, et al. Acid-Base Disorders, N Engl J Med 1998, 338: 1626~1629
20. Jubran A, Mathru M, Dries D, et al. Continuous recordings of mixed venous oxygen saturation during weaning from mechanical ventilation and the ramifications thereof. Am. J Respir Crit. Care Med. 1998, 158(6): 1763~1769

第 3 章

危重病内环境紊乱及救治策略
Intra‐environment disturbance with mangerment

内环境是机体赖以生存的内在环境,内环境稳定是保障各脏器功能正常运行的基本条件。水、电解质和酸碱平衡,是维持人体内环境稳定的三个重要因素,血糖、渗透压也影响内环境稳定的维持。论及内环境稳定维持与调节,这五个因素是不可缺少的。危重病综合救治过程中,内环境稳定是任何时候和阶段都不能忽视的环节。

能影响和调节内环境稳定的因素很多,许多因素的调节机制还不十分清楚,有些也是目前医疗手段所不能测试的,调节与影响机制复杂,还有待于今后继续深入细致地研究、探讨与揭示。鉴于这些因素受不同专科疾病的影响和调节,人们通常将水、电解质、酸碱平衡、血糖、渗透压等分别论述,有关内容也分别在不同的医学领域,如水、电解质、酸碱平衡多落实在外科,血糖多落实在内分泌科,渗透压多落实在内分泌或脑外科。近年来,随着急救与危重病医学事业的发展,人们越来越认识到内环境直接关系到患者的生命,内环境紊乱给人体带来的危害,严重时足以造成患者死亡。鉴于它们相互影响与制约的复杂内在关系与作用,共同起着维持内环境稳定、保障生命和脏器功能的作用,维持内环境稳定逐渐成为一门独立、重要的临床边缘学科,并日益受到重视。本章将其作为独立的章节集中论述,除了试图简介它们独立的生理与病理生理特点外,还将介绍它们之间内在的调节机制,为临床纠正内环境紊乱、维持内环境稳定提供诊断和治疗依据。

第 1 节 水、电解质紊乱与治疗策略

水与电解质是人体细胞内、外液的重要组成部分,其中水占的比例更多,两者的分布与调节机制关系密切而复杂。水与电解质紊乱能直接导致患者死亡,也可以通过影响其

他内环境稳定因素,如酸碱平衡等,间接给患者带来危害。维持水与电解质平衡,是从事急救与危重病医学学者经常面临的重要课题。

一、水与电解质分布和调节

(一)体液分布与调节

水是细胞内、外液的重要组成部分,正常人体液含量占体重的60%~70%,随年龄、性别、胖瘦,个体差异较大。影响内环境稳定的体液是细胞外液,即有效血容量。这部分体液虽少,仅占体重的5%,却直接影响着患者的生命。任何引起血容量急剧增加或减少的因素,都有可能在短时间内危及患者生命。此外,存在于第三间隙的体液,即正常不应该积聚的体腔内积聚了大量体液,也会影响体液的平衡,如消化液、汗液、胸腹腔渗液或漏出液等。正常情况下这部分体液丢失量少而恒定,可以忽略不计;病理情况下,这部分液体大量丢失,同样可以降低细胞外液,降低有效循环血量。在危重病综合救治的过程中,不能忽视这部分特殊液体的丢失。

维持有效循环血容量是维持循环功能的主要因素,血容量增加或减少至一定程度,均可能引起循环功能障碍。及时排除或补充血容量、防止血容量进一步增加或丢失,是恢复有效血容量、保障循环功能的主要措施。短期内大量输液或输血,是最常见的血容量增加因素;长期慢性缺氧所致的红细胞增多,也是引起血容量增加的常见因素;急、慢性肾功能衰竭和心力衰竭时,体液排除障碍,水分在体内大量潴留,也是使血容量增加的主要因素。能引起血容量减少的因素也很多,如失血与脱水(呕吐、腹泻、出汗、大面积烧伤、利尿、降颅压)。

人体调节水平衡的机制很多,正常与疾病状态下的需水量和排水量截然不同。正常人每日需、排水量 2 000~2 500 ml,其中饮水 1 000~1 500 ml,饮食中含水 700 ml,体内代谢氧化产生水 300 ml;每天排水量与需水量相同,其中尿量 1 000~1 500 ml,大便中含水 150 ml,皮肤蒸发(不显性失水)500 ml,呼吸道和肺部蒸发 350 ml。疾病状态下,依据疾病类型和严重程度不同,每日失水量明显不同,应该补充的水分量也随之增减。一般除考虑生理需水量外,还应考虑额外损失或丢失量,如呕吐、腹泻、水肿、多尿、高温出汗等平时可以忽略不计的体液丢失均明显增加。此外,呼吸衰竭时出现的过度通气和为治疗呼吸衰竭所采用的气管切开和呼吸机应用等,也均使通过呼吸道和肺蒸发的水分明显增加。虽然精确地计算这部分体液丢失的数量,多数情况下并不困难,如记录 24 h 尿量、呕吐、腹泻及胃肠减压量等,但某些特殊情况下,精确统计这部分体液丢失量,也并不是件十分容易的事情。如麻痹性肠梗阻,相当部分液体可能积聚在肠腔内;肝硬化腹水和胸腔积液时,也会有相当数量的体液积聚在胸、腹腔内。危重病全身炎症反应综合征时的毛细血管渗漏,可造成大量血管内液渗入组织和细胞间隙,引起体液或有效循环血容量的减少。这些体液丢失的量很难估价,一般只能依靠经验或治疗、补液效果综合分析和评定。

疾病时水分丢失的途径,也依据疾病的种类不同而异。泌尿系统是正常人水分排泄的主要途径,也是疾病状态下水分丢失的主要途径,常见于尿崩症、糖尿病患者经常出现的多尿和应用利尿、脱水剂后引起的大量排尿;急性肾功能衰竭多尿期患者也常出现大量排尿,严重时可使循环血容量明显减少。胃肠道是机体摄入水分的主要场所,每日分泌的消化液约 8 200 ml(唾液 1 500 ml,胃液 2 500 ml,胆液 500 ml,胰液 700 ml,肠液 3 000 ml),大部分在回肠和结肠近端被重吸收。对正常人来说,这部分体液的出、入量可以忽略不考虑。当有疾病时,消化道消化液的排出或吸收障碍,如临床出现的呕吐、腹泻,将造成大量体液由消化道丢失。汗液是人体通过皮肤出汗的过程,正常人皮肤不出汗时,也有少量体液丢失,这种水分丢失的方式被称为皮肤的不显性失水,其丢失水分的数量已经被计入生理需要的水分之中。当机体没有出汗的过程时,这部分体液的丢失可以忽略不计;但当各种原因造成机体大量出汗时,如高温季节的出汗和疾病状态下的大汗淋漓等,均可造成大量体液由皮肤出汗而丧失。应引起足够重视,否则有可能引起循环血容量减少。

机体是个复杂的机器,能对水分的摄与排有较完善的调节机制,使人体能自动地将水分的摄入与排泄处于动态平衡状态。口渴思饮是机体调节水分摄入的最简便方式,许多因素均刺激机体产生口渴感,促使机体主动摄入水分;血浆渗透压也是重要的调节机制,任何原因造成体内水分丢失、血浆渗透压升高时,位于上视神经核与室旁神经核的渗透压感受器受刺激,并将兴奋传向大脑皮层,产生口渴。所有可以引起血浆渗透压增高的因素,均可刺激机体产生口渴,如高血糖、高血钠等,引起人体主动饮水的动作。有效循环血容量减少,如急性失血时,虽然血浆渗透压尚无明显改变,但由于胸腔内大静脉和右心房的容量感受器受到刺激,将兴奋传向下丘脑也可刺激产生口渴感。肾脏是调节水分排泄的主要器官,其次是皮肤,受多种因素影响,如抗利尿激素、肾素-血管紧张素-醛固酮系统、交感神经系统等。抗利尿激素(ADH),又名加压素,由下丘脑合成,储存于垂体后叶,是垂体后叶素的重要组成部分,是调节水分排泄的主要内分泌激素。许多调节水分排泄的因素,均通过该途径使 ADH 分泌或释放增多或减少,调节肾脏的排水量。ADH 分泌或释放增多时,肾脏排水量减少;反之,则明显增加。ADH 作用的部位可能是远端肾小管。一般情况下,ADH 的主要刺激是来自水分丢失后细胞外液渗透压的增加,以求通过肾小管的作用减少水分的丢失。但 ADH 分泌和释放也可能受其他因素影响,如恐惧、疼痛、急性感染、创伤、外科手术、麻醉药品等,其中急性感染和创伤、外科手术引起的急性应激反应,均可刺激 ADH 分泌与释放,且可能与细胞内液中钾离子丢失和渗透压降低有关。醛固酮系统是调节血容量和细胞外液容量的激素,主要作用是调节肾脏对钠、水再吸收的功能。肾上腺分泌醛固酮的刺激可能来自血容量和细胞外液容量的减少,其感受器的部位尚不明了,推测可能在丘脑下部。醛固酮发生作用的部位在远端肾小管,当肾小管再吸收钠的同时,必然保留一定量的水分以维持等渗溶液,其结果则是血容量的增加。相反,当血容量增加时,醛固酮分泌减少,促使远端肾小管减少或停止对钠和水的重吸收,较多的钠离子和水分由尿中排出,血容量减少。这种醛固酮分泌机制对机体是保护性作用,在疾病的情况下,醛固酮分泌增加引起的血容量增加却未必均对机体有利。如充血性心衰时出现的醛固酮分泌增加,结果是加重心衰,并由此造成恶性循环。交感神经系统主要通过皮肤蒸发和出汗等增加体液的排除,也是机体重要水分排泄机制。病理的情况下,交感神经兴奋受多种疾病因素的影响。

(二)电解质分布与调节

电解质分布依细胞内、外液及各种不同

体液,所含的浓度不尽相同。了解电解质在不同部位体液中的含量,有助于分析和判断不同部位体液丢失后电解质丢失的情况,为及时补充所缺电解质提供依据。然而,现有的常规方法尚不能测定细胞内液电解质的含量,故常以血清的电解质数值代表细胞外液的电解质含量,并以此作为判断、纠正电解质紊乱的依据。这在相当程度上限制了对细胞内液电解质真实含量的了解,尤其是对那些主要存在于细胞内液的电解质,如细胞内液钾(K^+)含量由血浆或血清 K^+ 含量测定所代替,血浆或血清 K^+ 含量降低不能完全代表细胞内缺 K^+ 的状况,血清 K^+ 增高也不能代表细胞内一定高 K^+。在判断与纠正高、低血钾时,必须综合判断,全面考虑。

1. 电解质分布

(1)细胞内、外液:细胞内、外电解质分布差异是由于细胞代谢产生着能量维持细胞膜"离子泵"作用。病理情况下能源不足,"离子泵"功能障碍,细胞内外离子可以重新分布,如库血中"钠泵"作用被阻滞,细胞内、外的 K^+ 和 Na^+ 相互弥散,血浆 K^+ 含量明显升高,故高血钾患者不宜多使用库血,确切机制尚待探讨。①细胞外液:主要阳离子是 Na^+,约占体内总钠含量的90%,其余为少量 K^+、Ca^{2+}、Mg^{2+} 等;主要阴离子为 Cl^- 和 HCO_3^-。②细胞内液:主要阳离子是 K^+,浓度是 150~160 mmol/L,约占体内总钾含量的98%,是细胞外钾浓度的30余倍,其余为 Na^+、Mg^{2+};主要阴离子为磷酸盐($BHPO_4$),蛋白质占主要成分,少量硫酸盐($BHSO_4$);Cl^- 只在少数组织细胞内含微量,而大多数组织细胞内缺如,因为 Cl^- 不易渗入细胞内。

虽然细胞内、外电解质分布种类不尽相同,但以 mmol/L 为单位,任何部位体液内阴、阳离子总数必须相等,这就是所谓的电中性规律。电解质在细胞外液的浓度可以通过化学的方法测得,故以细胞外液,即血液或血清电解质含量为例(表 3-1-1)。

表 3-1-1 血浆或细胞外液电解质浓度

阳离子	浓度 mg%	浓度 mmol/L	阴离子	浓度 mg%	浓度 mmol/L
Na^+	326.0	142	HCO_3^-	60.5	27
K^+	20.0	5	Cl^-	365.7	103
Ca^{2+}	10.0	5	HPO_4	3.4	2
Mg^{2+}	2.4	2	SO_4	1.6	1
			有机酸	17.5	5
			蛋白质	6 500.0	16
合计	358.4	154	合计	6 948.7	154

(2)组织间液:电解质含量与细胞外液或血浆极为相似,惟一重要区别是蛋白质的含量。正常血浆蛋白质含量是 70 g/L,而组织间液仅为 0.05%~0.35%,原因是蛋白质不易透过毛细血管。其他电解质和分子较小的非电解质可以自由透过,这就影响膜内外可

透过离子的分布,使膜内外的电解质浓度稍有差异,即血浆内 Na^+ 浓度稍高于组织间液,而血浆内 Cl^- 浓度稍低于组织间液。

(3)胃肠道分泌液:胃肠道各段分泌液所含电解质的浓度不同。胃液中,H^+ 为主要阳离子,Cl^- 为主要阴离子;小肠液中,Na^+ 为主要阳离子,HCO_3^- 为主要阴离子。胃肠道各段分泌液均含一定量的 K^+,一般估计胃液中 K^+ 的浓度比血清高 2~5 倍,小肠液电解质中 K^+ 的浓度则与血清大致相等。

由于胃肠道各段分泌液中电解质浓度很不一致,当大量丢失胃肠液后,依据所丢失胃肠道各段分泌液的不同,丢失电解质的类别也不同。如大量丢失胃液后,损失较多的是 H^+ 与 Cl^-;而丢失大量肠液后,损失较多的是 HCO_3^- 与 Na^+;两者丢失均可造成不同程度 K^+ 丢失。因此,临床上多依照所丢失胃肠分泌液的部位和数量,判断和估价电解质紊乱的性质和程度,并做相应地处理。

(4)尿液:主要以排 Na^+ 和 K^+ 为主,其中排 K^+ 的意义尤为突出,因为人体丢失 K^+ 的主要途径是通过泌尿道的尿液。

(5)汗液:分显性排汗和非显性排汗。非显性排汗以排水为主,电解质含量甚微,可以只当作丢失水分看待;显性排汗是汗腺活动的结果,虽然含有 Na^+、K^+、Cl^- 离子,但以排 Na^+、Cl^- 为主,浓度是 10~70 mmol/L,仅含少量 K^+。

2. 电解质需要量与调节

(1)钠:正常血清 Na^+ 为 134~145 mmol/L,平均 142 mmol/L。正常人每日钠的需要量约为 6.0 g,从普通饮食中获得的钠足以维持。Na^+ 主要由尿液中排出,少量由汗和粪便中排出。人体保留钠的能力较强,排钠的原则是少食少排、多食多排;禁食后,如完全停止钠的摄入,2 天后钠的排出可减至最低限度。

(2)钾:正常血清 K^+ 3.5~4.5 mmol/L,平均 4.0~5.5 mmol/L。正常人每日需钾量为 80 mmol,相当于 KCl 6 g,即 74.5 (35.5+39)×80 mmol=5.96 g≈6 g。动、植物食物和水中均含有足量的钾,一般不至于缺乏。85%~90% 的 K^+ 由尿中排出,其余由粪便排出,仅微量由汗排出。人体保留钾的能力远不如保钠的能力强,K^+ 不断由尿中排出后,当 K^+ 摄入不足时,钾的丢失仍继续进行,每日有 30~50 mmol(或 1.2~1.95 g)的 K^+ 由尿中排出,最终可导致低血钾。临床上,多数危重病患者摄食少,发生低血钾的机会远比发生低血钠的机会多,原因就在于机体对钾的排泄原则是不食仍排。

(3)钙:正常血清钙 2.25~2.75 mmol/L。血清钙 50% 以游离状态存在,是维持生理作用的主要部分;另外 50% 与蛋白质结合。正常人每日需钙量尚未查到准确记载,但 500 ml 牛奶中所含钙量即足够。99% 钙沉积在骨骼及牙齿内,1% 为细胞外液,细胞内液仅含少量钙。①影响钙吸收因素:食物中含钙量,即摄入多寡,机体吸收、利用程度也受多种因素影响,如足量维生素 D、正常胃液酸度,促进可溶性钙盐吸收;正常的脂肪消化与吸收等。食物中钙、磷比例,当脂肪消化、吸收不良时,钙与脂肪结合成不溶性物,由粪便排出。正常情况下,约 80% 钙呈不溶性盐类由粪便排出,20% 由尿中排出。②影响钙排泄因素:钙的摄入量;肾脏的酸碱调节机制;骨骼大小;内分泌因素:甲状腺、甲状旁腺、性激素、脑垂体。此外,胃肠道分泌物内含大量钙盐,当发生胃肠道功能紊乱、肠瘘、肠梗阻、严重腹泻时,钙吸收减少,低钙血症产生。

(4)镁:正常血浆镁 1.5~2.5 mmol/L,平均 1.6~2.1 mmol/L,每日需要 0.3~0.35 mmol,主要由小肠吸收。每日由饮食

摄入镁,为 10~20 mmol/L,故一般不会发生镁缺乏症。人体镁 50%沉积在骨骼中,50%存在于细胞内。血浆中镁 65%为游离形式存在,35%与蛋白质相结合。

(5)氯:血清氯 98~108 mmol/L,平均 103 mmol/L。每日需氯量 3.5~5 g,相当于 0.9%生理盐水或 5%葡萄糖盐水 500 ml。大量丧失胃液,如上消化道梗阻、胃肠减压、呕吐等,则大量 Cl^- 丢失。Cl^- 与机体酸碱平衡有着密切的联系。

(6)HCO_3^-:HCO_3^- 与 Cl-均是细胞外液主要阴离子,正常血清 HCO_3^- 24 mmol/L,血清 HCO_3^- 高低,直接反映机体酸碱平衡状况。

3. 调节机制

(1)肾上腺皮质激素:①盐皮质激素:即醛固酮系统,主要通过对肾小管远曲小管和收集管对 Na^+ 的重吸收增加和 K^+ 的分泌增加,促进 Na^+ 的重吸收和 K^+ 的排出,起着保钠排钾的作用。这种作用并不局限于肾脏,也在唾液、汗液及胃肠道液的分泌中起作用。②糖皮质激素:也有类似于醛固酮的保钠排钾作用,只是作用较醛固酮弱得多。该激素分泌受脑垂体促肾上腺皮质激素(ACTH)和丘脑下部调节性多肽的控制和影响。

(2)甲状旁腺:能分泌降钙素,主要抑制肾小管和胃肠道对钙的重吸收,降低血钙。此外,在抑制肾小管对钙重吸收的同时,也可抑制肾小管对磷、钠、钾的重吸收,使这些离子从尿中排泄增多。因此,甲状旁腺能调节多种血电解质水平。

二、水与电解质的生理功能

(一)水的生理功能

水是人体重要养料,人如绝食,但只要饮水,尚能生存数十日;但如缺水,则只能生存数天。

1. 调节体温

人体依靠生物氧化产生大量热,可维持机体的体温不受外界影响,始终保持在 37℃ 左右。当机体代谢率因正常体力活动增加或疾病等因素增高时,所产生的热量也随之增多,这时机体可借助水的作用,以出汗的形式,将多余的热量排出,使机体温度仍然保持在 37℃ 左右;夏季气候炎热时,机体同样通过出汗,大量散热,使体温不受外界温度升高的影响。如果此时机体没有足够的水分,机体将会因为脱水而无法调节体温,引起临床经常出现的脱水热。

2. 运输物质

机体由呼吸道和消化道汲取的营养物质,均是依靠血液循环运输到靶器官和组织;同样,机体代谢产生的代谢产物,也均是通过尿液、粪便、汗液等排出体外,这些过程均需要水分的参与。任何造成机体严重失水的因素,均可引起机体营养物质的吸收障碍和代谢产物的排泄障碍。

3. 促进物质代谢

机体物质代谢时,需要水参与。

4. 溶解物质

在机体物质代谢过程中,需要水溶解物质和促进代谢。

5. 减少摩擦、润滑、缓冲作用

许多脏器需要少量水分以维持正常功能和润滑、缓冲、减少摩擦等作用,如唾液、关节液、胸膜腔液、呼吸道和胃肠道黏液等,均是这些器官正常生理功能不可缺少的物质。当这些部位的水分减少时,必然引起不同程度的功能障碍,如口腔唾液减少,可引起口腔干燥,食物溶解和咀嚼受限;胃肠道消化液减少,可引起消化功能障碍;呼吸道黏液减少,也可造成支气管纤毛运动障碍和清除功能减弱等。

(二)电解质的生理功能

各种电解质均是机体维持生命和脏器功能不可缺少的物质。电解质种类不同,所起的生理功能也有所不同。

1. 钾的生理功能

(1)维持细胞的新陈代谢:钾的生理功能与细胞的新陈代谢有密切关系。细胞内许多酶的活动,需要一定浓度钾的存在,尤其是在糖代谢中,钾的作用十分重要。糖原合成时,需要一定量的钾随之进入细胞内;血中糖及乳酸的消长与钾有平行趋势;蛋白质分解时,钾的排出增多;每克氮分解时,可释放出2.7~3 mmol钾,钾:氮为(2.7~3):1。

(2)保持神经-肌肉应激(兴奋)性功能:神经-肌肉系统正常的应激性能力需要钾离子,钾与其他电解质对神经-肌肉应激性影响的关系用下列比例式表示(图3-1-1)。钾浓度过高时,神经-肌肉兴奋性增高;反之,则下降,如低血钾所致的肠麻痹和肌无力就是较好的例证。

(3)对心肌细胞功能作用(图3-1-2):与骨骼肌和平滑肌相反,钾对心肌细胞有明显的抑制作用,血钾浓度过高可使心肌停止在舒张状态;相反,血钾过低时,心肌的兴奋性增加。心肌异位节律点兴奋性增加,能引起一系列不同类型的心律失常。因此,在危重病救治过程中,由低血钾引起的心律失常十分多见,严重时可直接危及患者生命,如低钾引起的室性心动过速(室速)与室性纤维颤动(室颤),其中室颤是最常见心搏骤停的原因。

$$\text{神经-肌肉应激(兴奋)性} = \frac{Na^+,K^+(提高兴奋性)}{Ca^{2+},Mg^{2+},H^+(抑制兴奋性)}$$

图 3-1-1 神经-肌肉应激(兴奋)性与钾离子关系

高血钾 低血钾
↓ ↓
心肌收缩力下降 心脏兴奋,异位节律点兴奋
↓ ↓
心脏停止在舒张状态 心律失常(早搏)

图 3-1-2 心肌细胞功能与钾离子关系

(4)维持酸碱平衡:钾与酸碱平衡密切相关,并互为因果。血钾增高或降低能引起酸碱平衡失调,酸碱平衡失调也能引起血清钾的改变。因此,钾在维持机体酸碱平衡状况中起着重要作用。

2. 钠的生理功能

(1)维持细胞外液容量和渗透压:钠是细胞外液中的主要阳离子,在维持细胞外液容量和渗透压方面起重要作用。血钠增高,血浆容量可随之增加,血浆渗透压也随之升高;反之则相反。

(2)缓冲盐:在维持机体酸碱平衡中起主要作用的血浆缓冲系统,如 HCO_3^-,常受钠离子增减的影响而消长,故钠离子总量对体液的酸碱平衡亦具有重要作用。

(3)神经-肌肉应激性:体液中各种离子保持一定的比例,是维持神经-肌肉正常应激功能的必要保障,钠离子浓度正常是保证其功能的重要因素。此外,血钠减低时,患者可能出现倦怠、乏力、定向力减低等精神神经系

统症状。

3. 镁的生理功能

镁也是体液中重要的阳离子。随着对镁的临床研究增多,镁代谢的生理功能日益受到重视,目前已经明确的功能如下。

(1) 细胞活动与代谢:镁是重要的辅酶。在试管内,镁能激活许多重要的酶,如胆碱酯酶、胆碱乙酰化酶、磷酸酶、碱性磷酸酶、羧化酶、己糖激酶等。在细胞的代谢活动中,均需要镁的参与;许多酶的功能活动也需要镁的作用。

(2) 镁对心血管抑制作用:与钾对心肌细胞的抑制作用类似,低镁时也可出现心动过速、心律失常等。此外,镁能通过激活与ATP代谢有关的酶,刺激心肌线粒体内氧化磷酸化的过程,并影响细胞膜的 Na^+-K^+-ATP酶,而后激活心肌中的腺苷酸环化酶。镁还能通过参与肌原纤维对ATP的水解和肌凝蛋白的凝固以及肌浆网对钙离子的释放和结合,参与心肌的收缩过程。

(3) 与钾代谢有关:临床上,低血钾的同时,多合并低镁;有时低血镁得不到较好地纠正,低血钾也很难纠正。这说明镁代谢可能与钾的代谢有关。

(4) 对血管和胃肠道平滑肌作用:镁能扩张血管使血压下降,镁也能解除胃肠道平滑肌痉挛,有较好的利胆和导泻作用。

(5) 中枢神经系统作用:镁有抗惊厥和镇静作用。低血镁时,患者可出现激动、神经错乱及不安。

(6) 抑制呼吸:镁过量或中毒能引起呼吸抑制,并造成呼吸衰竭。

4. 钙的生理功能

(1) 对心肌作用:与钾对心肌的作用相反,Ca^{2+}能增加心肌收缩力,提高心肌兴奋性,应用强心苷时禁用。

(2) 神经-肌肉应激性:与钾对骨骼肌应激性作用相反,钙离子抑制骨骼肌的兴奋性。当血钙降低时,患者可出现手足搐搦、肌肉抖动或震颤等一系列神经-肌肉应激性增高的症状。

(3) 参与磷的代谢:钙、磷代谢密切相关,共同参与骨骼的发育和生长。

5. 氯的生理功能

主要功能体现在调节和维持酸碱失衡方面。如低氯性代谢性碱失衡(代碱)和高氯性代谢性酸失衡(代酸),原理在于机体体液的电中性原理,即细胞外液的阴离子主要为 Cl^- 与 HCO_3^-,两者互为消长。当其中某一个离子减低时,必然引起另一个离子的增加。高氯时,HCO_3^- 减少而引起代酸;低氯时,HCO_3^- 增加而引起代碱。同样,代酸时,HCO_3^- 减少而引起高氯;代碱时,HCO_3^- 增加而引起低氯。

三、水与电解质紊乱治疗策略

(一) 补液的基础知识

补液量及种类主要指危重病短期内不能进食或手术前后禁食的患者。

1. 液体量

2 500~3 000 ml,不包括额外消耗或损失量,如有高热、出汗、呕吐、腹泻、胃肠减压或应用呼吸机、气管切开等,应根据额外损失的液体量,酌情增加补液数量。

2. 电解质

Na^+(NaCl)4~5 g,相当于 0.9% NaCl 500 ml;K^+(KCl)2~4 g;Ca^{2+}(葡萄糖酸钙

1 g；Mg^{2+}（硫酸镁）1g，同样不包括额外消耗或损失量。如有额外损失，应根据额外损失体液的类型，补充相应的电解质。如脱水和利尿的患者，每日尿量明显增加，补充电解质时，除了应适当增加 NaCl 的补充外，更重要的还是增加 K^+ 的补充。按照经验，每增加 1 000 ml 尿量，至少应增加补充 KCl 2.0 g。补充 K^+ 的同时，不能忽视对 Mg^{2+} 的补充，因为低钾多合并不同程度的低镁，不纠正低镁，低钾也很难得以纠正。

3. 热量（热卡 1kcal=4.184kJ）

25～30 kcal/kg，至少 12 kcal/kg，给予葡萄糖至少 100 g 以上。但是，近年来对危重病患者的热卡供给，越来越主张从低热卡开始，一般 20～25 kcal/kg 就足够了。根据患者的具体情况，必要时还可以减低。为减少并发症、副作用与费用，多主张胃肠道补充营养。如果一定需要静脉补充热卡，多主张用 3 L 袋装营养液混匀后补充。

（二）脱水的治疗策略

1. 补充钠与糖比例

依据脱水的类型，补充相应比例的钠与糖。

（1）低渗性脱水：以失钠为主，即低血钠，以补 NaCl 为主。

（2）高渗性脱水：以失水为主，即高血钠，以补等渗葡萄糖（5%）为主。

（3）等渗性脱水：水与钠同等程度地丢失，血钠正常，钠与糖以正常比例补给。

2. 补充液体的数量

补液量必须能满足三个方面要求，如已丢失量、继续异常丢失量、生理需要量。具体补液方法：

（1）根据缺水日数和临床表现估计缺水量。

（2）根据发病以来体重减轻量估计失水量，如 3 kg，则补液 3 000 ml。

（3）依血清钠升高数补液。

男性：需水量(ml)＝4×体重(kg)×血钠增高量(mmol/L)

女性：需水量(ml)＝3×体重(kg)×血钠增高量(mmol/L)

（4）需水量(ml)＝体重(kg)×(血钠实测值－142 mmol/L)

按照公式求得的需水量是理论上计算的数据，实际操作过程中应分 2～3 天补足，以免发生水中毒。临床实际操作过程中，应用最多的计算补液方式，还是依据每日体液丢失量和补液疗效综合判断。

3. 补充液体的途径

危重病患者常存在不同程度心功能不全，即便是青壮年、平素无器质性心脏病患者也是同样。因此，任何时候都需要控制静脉补液量，原则上是能从胃肠道补充的液体，一般不从静脉补充，尤其是水分。这样操作的好处是减轻心脏负荷、避免心功能不全或心衰导致的肺水肿，同时，还推动了胃肠道功能的恢复。如果能尽快恢复饮食，还能促进胃肠道菌群失调改善，减少或降低菌群失调或移位（translocation）造成的医院获得性感染。此外，经胃肠道补充液体安全，多少均可以通过患者自身调节达到满意的水平。

（三）电解质紊乱治疗策略纠正方法

1. 低钠血症（≤130 mmol/L）

（1）低钠血症分度：依据血钠水平(mmol/L)，可分为轻、中、重度低钠血症，具体标准为①轻度低钠血症：120～130 mmol/L；

②中度低钠血症：110～120 mmol/L；③重度低钠血症：＜110 mmol/L。

(2) 补 Na^+ 公式：(142－血 Na^+ mmol)×体重(kg)×0.6＝体内缺 Na^+ mmol 数。

(3) 补 Na^+ 原则：①分次补给，第 1 天补 Na^+ 总量 1/3 或 1/2，以后酌情；②补 Na^+ 可不足，而切勿过量；③补 Na^+ 应慢，50 mmol/h 以下，以免加重心脏负担。

生理盐水（0.9%）1 ml 含 Na^+ 约 0.154 mmol，1L 含 Na^+ 约 154 mmol；NaCl 分子量＝58.5，6.5 ml≈1 mmol，严重低钠血症可给予高渗盐水（10% NaCl）。

2. 低血钾（≤3.5 mmol/L）

(1) 尽早去除引起低血钾的原因，如恢复正常饮食，尤其是多食含钾丰富的天然食品；避免应用排钾利尿药和脱水药。

(2) 口服补钾：10% KCl 或 10% 枸橼酸钾，含钾丰富的饮料。值得重视的是，危重病人因多种因素影响，一般均很难奏效，加之 KCl 或枸橼酸钾口服均容易引起胃肠道反应。因此，在疾病的急性期，仍以静脉补钾为主，口服补钾为辅。

(3) 静脉补钾：一般补钾 3～6 g/d，严重缺钾时可达 8～16 g/d。

补钾公式：钾缺乏(mmol)＝(4.5－实测血钾)×体重(kg)×0.4

每克 KCl 含 K^+、Cl^- 各 13.4 mmol（10% KCl 10 ml 含 K^+ 约 13.4 mmol）。此外尚需加上每日钾的继续丢失，肾脏每天排钾约 40 mmol，相当于 KCl 3 g。

由于钾主要存在于细胞内，血钾测定不能如实反映细胞内缺钾的情况。因此，依据血钾水平补钾并不可靠。对各种危重病患者，临床只要没有排钾障碍的因素，低血钾发生率远多于高血钾的发生率。因此，补钾还应以丢钾的程度，结合钾的生理需要量综合判定。尿是钾的主要排泄途径，一般每增加 1 000 ml 尿量，需增加补钾至少 2 g。以后再参考血钾测定结果，结合低钾常出现的临床表现，如心律失常、肠鸣音减低等症状改善情况，综合评价补钾疗效。

(4) 补钾原则：①见尿补钾：每日尿量 500 ml 以上时，可以补钾，否则一定要谨慎；②补钾浓度：3～4.5 g/L（40～60 mmol/L）；③补钾速度：＜20 mmol/h，(10 mmol≈0.7 ml 10% KCl)；④一般每日静脉补钾量在 8 g 以下，其余以口服形式给予；危重病患者口服补钾效果不肯定时，仍以静脉补钾为主；必要时可以用输液泵或注射泵控制后，补充＞3～4.5 g/L KCl 溶液；⑤低钾患者补充钾的同时一定要常规补充镁，顽固低钾难以纠正时，应注意是否有低镁存在；⑥细胞内血钾恢复缓慢，一般血钾正常仍需继续补钾 4～6 天才能巩固，严重病例尚需 10～15 天以上才能纠正缺钾状态；⑦注意细胞内缺钾。补钾同时，促进钾向细胞内移，如适当补足胰岛素及葡萄糖等。

3. 低血氯（≤90 mmol/L）

多与低钠和低钾并存，此时补充适量 NaCl 和 KCl，就可以纠正低血氯。有的低钠和低钾不明显，而主要表现为低氯，且合并低氯性代碱，发生机制尚不明，可采取以下措施：

(1) 口服氯化铵。

(2) 补充 10% 盐酸精氨酸注射液：每 10 g 可补 Cl^-、H^+ 48 mmol，既能补 Cl^-，又能纠正碱中毒。一般 10～20 ml 10% 盐酸精氨酸加入 5%～10% 葡萄糖注射液或生理盐水 500 ml 中静脉滴注，20～40 g/24 h。该溶液不含钠，不会加重水肿，无导致心衰之虑，并有降低血氨作用，因其催化尿素合成，有去除 NH_4 作用，能促进神志恢复，非常适用于低氯性代碱或单纯低氯的患者。

(3) 纠正呼吸性酸中毒(呼酸)：有些低氯是呼酸时 $PaCO_2$ 增高、肾脏代偿性保留 HCO_3^- 所致，故 Cl^- 为继发性降低。此时只需纠正呼酸，低氯自然会恢复。

(4) 静脉补氯化铵：计算公式：(85－血氯实测值)×体重(kg)×0.2＝补氯(mmol)

静脉静滴氯化铵用5%～10%葡萄糖注射液稀释成0.4%～0.9%浓度，但肝功能损害、肝硬化、右心衰者忌用，氯化铵在体内分解成 NH_4^+ 和 Cl^-，NH_4^+ 在肝脏与 CO_2 结合转化成尿素，产生 H^+，因而有酸化体液作用。对于静脉补充氯化铵，笔者尚缺少临床第一手资料。按照笔者的经验，低血氯患者很少需要静脉补充氯化铵，一般在纠正低钠和低钾的前提下，纠正呼酸、适当补充精氨酸后，任何原因和程度的低血氯均可得以纠正。

4. 低血钙

(1) 口服葡萄糖酸钙。

(2) 多进含钙食物(鱼、肉、骨头汤)。

(3) 补充钙：10%葡萄糖酸钙注射液10～20 ml，静脉注射1～2次/天。

5. 低血镁

此类患者多不能进食，故应以胃肠外补镁为宜。一般25%硫酸镁注射液20～40 ml，加入500～1000 ml 5%葡萄糖注射液中静滴，深部肌内注射补镁的方式已经不再采用了。门冬酸甲镁中镁的含量低，一般不作为补镁的制剂。

6. 高钠血症($\geqslant$150 mmol/L)

临床多见于脑功能障碍(脑外伤、脑血管意外、脑部手术后等)的患者，是高渗血症的主要原因，主要治疗策略是补充不含钠的葡萄糖液体，直至钠血钠恢复正常，治疗的关键是原发病。

7. 高血钾($\geqslant$5.0 mmol/L)

主要是指血清钾水平的异常升高，能直接威胁患者生命。能引起高血钾的因素很多，最常见的为肾功能障碍，尤其是少尿性肾衰竭，治疗的关键在以下几个方面：

(1) 排尿：应用利尿药，必要时可以借助血液净化技术，如人工肾和持续肾脏替代治疗(CRRT)等，排出水分的同时，直接将多余的钾离子从体内排除或清除，其中血液净化技术是最有效和安全的措施。

(2) 促进钾离子向细胞内转移：适当补充胰岛素和葡萄糖，必要时还可补充高渗葡萄糖($\geqslant$10%)，通过促进糖原合成的方式，降低血钾水平，纠正高血钾。

(3) 原发病治疗：引起高血钾的原因很多，纠正和去除原发病对纠正高血钾至关重要，其中酸碱平衡失调也是引起高血钾的原因之一，尤其是酸中毒。

8. 高血氯($\geqslant$110 mmol/L)

常与高钠血症并存，也是高渗血症的主要原因，同样多见于脑功能障碍的患者。此外，肾小管性酸中毒患者，高氯血症常见。治疗的策略与高钠血症相同，避免输注氯化钠和氯化钾，治疗原发病。

第 2 节　酸碱平衡

一、酸碱平衡的基本概念

人体酸碱平衡实指血液的酸碱度，即 pH 值。正常生理状态下，pH 维持在 7.35～7.45，即为酸碱平衡；否则，则为酸碱失衡。如 pH>7.45 为碱血症，pH<7.35 为酸血症。pH 主要取决于 HCO_3^- 与 H_2CO_3 二者的比例，凡能影响两者比例的因素均能影响 pH 值。

二、酸碱平衡调节

人体具有十分完善的酸碱平衡调节机制，主要由血液缓冲系统、肺、肾三部分组成。

（一）血液缓冲系统

血液缓冲系统是人体对酸碱失衡调节的第一道防线，由于血液缓冲物的贮存量有限，血液缓冲系统调节酸碱失衡的作用也十分有限。血液缓冲系统由 5 对缓冲对组成，如碳酸-碳酸氢盐（H_2CO_3-HCO_3^-）、磷酸二氢钠-磷酸氢二钠（NaH_2PO_4-Na_2HPO_4）、血浆蛋白酸-血浆蛋白根（Hpr-Pr^-）、还原血红蛋白酸-还原血红蛋白根（HHb-Hb^-）、氧合血红蛋白酸-氧合血红蛋白根（$HhbO_2$-HbO_2^-）。每一对缓冲对均由弱酸与弱碱组成，其中弱酸能中和强碱，弱碱能中和强酸。

$HCl + NaHCO_3 \rightarrow NaCl + H_2CO_3$
（强酸变为弱酸）
$NaOH + NaH_2PO_4 \rightarrow Na_2HPO_4 + H_2O$
（强碱变为弱碱）

1. 碳酸-碳酸氢盐（H_2CO_3-HCO_3^-）

碳酸-碳酸氢盐是机体作用最大的缓冲对，在细胞内、外液中均起作用。H^+ 与 HCO_3^- 结合成 H_2CO_3 后，H_2CO_3 极不稳定，绝大多数分解成 CO_2 与 H_2O，CO_2 通过呼吸排出体外。

2. 磷酸二氢钠-磷酸氢二钠（NaH_2PO_4-Na_2HPO_4）

在细胞外液中含量不多，作用小，主要在肾脏排 H^+ 过程中起较大作用。

3. 血浆蛋白酸-血浆蛋白根（Hpr-Pr^-）

主要在血液中起缓冲作用。对 H^+ 调节作用是通过 CO_2 运输来完成。当代谢产生的 CO_2 进入血浆后，Pr^- 可对 H_2CO_3 起缓冲作用，形成解离度更差的蛋白酸（Hpr）和 $NaHCO_3$。$NaHCO_3$ 又可成为 $NaHCO_3$/H_2CO_3 缓冲对中的成分。

4. 氧合血红蛋白酸-氧合血红蛋白根（$HhbO_2$-HbO_2^-）

成人每天产生 400 L CO_2，在血液中以物理溶解、碳酸盐形式及与 Hb 结合的氨基甲酸化合物形式运输。从血浆进入红细胞的 CO_2 在碳酸酐酶的催化下，不断生成 HCO_3^- 和 H^+。$HhbO_2$ 是强酸，在组织释放出 O_2 后成为弱酸，有助于与 CO_2 反应过程中生成的 H^+ 结合。

5. 还原血红蛋白酸-还原血红蛋白根（HHb-Hb^-）

主要在 CO_2 的运输中起作用。

（二）肺的调节

1. 调节方式

肺是通过增加或减少肺泡通气，即改变 CO_2 排出的数量来改变 H_2CO_3，调节酸碱平衡，使 HCO_3^-/H_2CO_3 比例维持在 20∶1 水平。正常情况下，倘若体内酸产生增加，H^+ 增加，肺则代偿性过度通气，排出多余的 CO_2，致 pH 仍在正常范围；若体内碱多，H^+ 减少，则呼吸浅慢，减少 CO_2 排出，增加 H_2CO_3，维持 pH 在正常范围。

2. 调节特点

作用发生快，但调节范围有限。当机体出现代谢性酸碱失衡时，肺在数分钟内即可代偿性地增快或减慢呼吸频率或幅度，以求增加或减少 CO_2 排出，代偿代谢性酸碱失衡过程中出现的 H_2CO_3 过多或减少。这种代偿可在数小时内达到高峰，一旦代谢紊乱得以纠正，肺的通气可在数分钟内恢复正常。但肺只能通过排出 CO_2 来改变血浆中 H_2CO_3，故调节范围有限。

（三）肾脏调节

肾脏在维持酸碱平衡方面起着很重要的作用，其调节方式与特点均与肺脏完全不同。

1. 调节方式

肾脏调节酸碱失衡的主要方式是保留肾小球滤液中的 HCO_3^-，同时排出 H^+。具体通过 3 条途径排 HCO_3^- 保 H^+。

（1）碳酸氢钠（$NaHCO_3$）重吸收：即通过 H^+-Na^+ 交换机制，将肾小球滤液中的 Na^+ 重吸收，并与肾小管细胞中的 HCO_3^- 相结合生成 $NaHCO_3$ 重吸收回血液循环。肾小管细胞中的 HCO_3^- 并不是来自肾小球滤液，而是来自肾小管细胞中 CO_2 与 H_2O 结合生成的 H_2CO_3。后者在碳酸酐酶的作用下，分解成 H^+ 与 HCO_3^-，其中 H^+ 被排泄出肾小管细胞后与来自肾小球滤液中 $NaHCO_3$ 的 HCO_3^- 结合生成 H_2CO_3，并转变为 CO_2 与 H_2O，CO_2 可扩散回到血液循环，H_2O 则成为终尿中的主要成分，由尿排出体外。这种将原尿中 $NaHCO_3$ 转变为 H_2CO_3 的过程，实质上是 H^+-Na^+ 交换形式下的 $NaHCO_3$ 重吸收过程，在此过程中并无 CO_2 丢失。$NaHCO_3$ 重吸收受多种因素影响：①$PaCO_2$：增高时，$NaHCO_3$ 重吸收增加。②细胞外液容量减少：已有实验表明：细胞外液容量增多时，醛固酮分泌减少，尿钠排出增多，水分也随之排出增多；相反，当细胞外液容量减少时，醛固酮分泌增加，尿钠排出减少，除水分随之排出减少外，HCO_3^- 或 $NaHCO_3$ 重吸收增加。③低血钾：肾脏 H^+-Na^+ 与 H^+-K^+ 交换是互相竞争与拮抗的，当 H^+-Na^+ 交换减少时，H^+-K^+ 交换必然增多；反之，H^+-Na^+ 交换增多时，H^+-K^+ 交换必然减少。低血钾时，H^+-K^+ 必然减少，H^+-Na^+ 交换必然增多；H^+-Na^+ 交换增多后，$NaHCO_3$ 重吸收也随之增多。④碳酸酐酶活性：动物实验中提示，给予碳酸酐酶抑制剂后，尿中可滴定酸立即减少，且肾小球滤液中 50% 的 $NaHCO_3$ 不能被再吸收，而从尿中排出。原因是碳酸酐酶活性被抑制后，CO_2 与 H_2O 的结合障碍，H_2CO_3 生成受限，断绝了 H^+ 来源，H^+-Na^+ 交换无法进行，$NaHCO_3$ 再吸收减少。临床应用碳酸酐酶抑制剂治疗代谢性碱中毒的机制也就在于此。

（2）尿液的酸化：即借助肾小管细胞内 H^+-Na^+ 交换机制，使肾小球滤液中 Na_2HPO_4 变成 NaH_2PO_4 的过程。该过程可使原尿的 pH 由 7.4 降为终尿 4.4～6，故被称为尿液的酸化。当终尿 pH 4.4 时，所含

H^+可能比血浆多1 000倍。

(3)远端肾小管泌氨与铵盐生成：是远端肾小管细胞重要的功能之一，表现在当尿经远端肾小管时，尿中的氨盐逐渐增加。泌氨的过程实质上是强酸排泄的过程，即同样借助H^+-Na^+交换机制，将来自肾小管细胞内谷氨酰胺及其他氨基酸的NH_3^+与来自肾小球滤液中Cl^-和来自肾小管细胞内H^+结合为氯化铵(NH_4Cl)，并由终尿中排出体外。远端肾小管泌氨率可能与尿的H^+浓度成正比。尿越呈酸性，氨的分泌越快；尿越呈碱性，氨的分泌越慢。所以，氨的分泌率与尿的pH成反比，氨的分泌越多，尿的pH越低，尿越呈酸性；反之，氨的分泌越少，尿的pH越高，尿越呈碱性。正常远端肾小管泌氨作用，同样也是排酸或尿液酸化的过程。在远端肾小管内所合成的氨的前驱物质是谷氨酰胺及其他某些氨基酸，从谷氨酰胺及其他氨基酸制造氨，需要谷氨酰胺酶和氨基酸氧化酶两种酶的参与。

2. 调节特点

与肺的调节方式相比，肾脏调节酸碱平衡的特点如下：

(1)慢而完善：肾脏调节酸碱失衡的功能完善、彻底，但作用缓慢，常需72 h才能逐步完善。

(2)调节酸的能力强：肾脏调节酸的能力大于调节碱的能力，故一般原则为宁酸勿碱，补碱慎用，小量分次，避免矫枉过正。

(3)远曲肾小管H^+-Na^+与K^+-Na^+交换机制：肾脏远曲肾小管除能分泌H^+外，尚能分泌K^+，K^+与原尿中一部分Na^+交换，称K^+-Na^+交换，也是肾脏调节酸碱失衡的基本环节。因此，所有肾脏调节酸碱失衡的途径均涉及H^+-Na^+交换与K^+-Na^+交换。两者间始终存在着竞争机制，即当H^+-Na^+交换增多时，K^+-Na^+交换必然减少；反之，K^+-Na^+交换增多时，H^+-Na^+交换也必然减少。

由于H^+-Na^+交换与K^+-Na^+交换间的竞争机制，构成电解质紊乱与酸碱失衡之间的关系，即电解质紊乱可以引起酸碱失衡，酸碱失衡也可以引起电解质紊乱。临床较常出现的低血钾与碱中毒、高血钾与酸中毒就是这种机制的产物。①酸中毒时的高血钾：酸中毒时，H^+-Na^+交换增多，K^+-Na^+交换必然减少；K^+-Na^+交换减少后，K^+排出减少，血钾增高，容易出现高血钾。②碱中毒时的低血钾：碱中毒时，H^+-Na^+交换减少，K^+-Na^+交换必然增多；K^+-Na^+交换增多后，K^+排出增多，血钾减低，容易出现低血钾。③低血钾时的碱中毒：低血钾时，K^+-Na^+交换减少，H^+-Na^+交换必然增多；H^+-Na^+交换增多后，H^+排出增多；H^+排出增多后，容易引起碱中毒。

(4)碳酸酐酶作用影响：碳酸酐酶活性降低时，肾小管分泌H^+过程减弱；H^+-Na^+交换减少后，K^+-Na^+交换增多；K^+-Na^+交换增多后，K^+排出增多；K^+排出增多后，血钾降低。故碳酸酐酶抑制药如乙酰唑胺纠正碱中毒机制，就在于减少H^+分泌，减少H^+-Na^+交换，但可能会由此而加重原有的低血钾。因为低血钾本身就可能因H^+-Na^+交换增多引起碱中毒。

三、酸碱失衡判断指标

(一)动脉血气分析

动脉血气分析是判断呼吸衰竭与酸碱失衡最客观指标。

1. 呼吸衰竭

根据动脉血气分析提供的PaO_2与

$PaCO_2$,不但能诊断呼吸衰竭,还能将其分为Ⅰ型和Ⅱ型呼吸衰竭。

(1)Ⅰ型呼吸衰竭:标准为海平面平静呼吸空气的条件下 $PaCO_2$ 正常或下降,$PaO_2 < 60$ mmHg。

(2)Ⅱ型呼吸衰竭:标准为海平面平静呼吸空气的条件下 $PaCO_2 > 50$ mmHg,$PaO_2 < 60$ mmHg。吸 O_2 条件下,若 $PaCO_2 > 50$ mmHg,不管 PaO_2 多高,均可诊断为吸氧条件下Ⅱ型呼吸衰竭。若 $PaCO_2$ 正常或下降时,需计算氧合指数(oxygen index),即 PaO_2/FiO_2。当 $\frac{PaO_2}{FiO_2} < 300$ mmHg,提示可能存在Ⅰ型呼吸衰竭。

2. 酸碱失衡

动脉血气分析除了能提供 PaO_2 与 $PaCO_2$ 外,还能提供 pH 及碳酸氢根(HCO_3^-)、CO_2 总量($T\text{-}CO_2$)、碱剩余或碱储备(BE)等参数。依据这些参数,能判断患者是否存在酸碱失衡与其类型。通常,$PaCO_2$,pH,BE 是作为判断呼吸性酸碱失衡的主要指标,pH,BE,HCO_3^-,$T\text{-}CO_2$ 等是作为判断代谢性酸碱失衡的主要指标。

(1)呼吸性酸碱失衡:主要依据 $PaCO_2$ 与 pH。

①$PaCO_2$:增高($\geq 45 \sim 50$ mmHg)提示呼吸性酸中毒(呼酸),减少($\leq 30 \sim 35$ mmHg)提示呼吸性碱中毒(呼碱)。②pH:与 $PaCO_2$ 共同协助判断代偿或失代偿性呼吸性的酸碱失衡。当 $PaCO_2 \geq 45 \sim 50$ mmHg 时,如果 pH 尚在正常范围,则提示代偿性呼吸性酸中毒;如果 pH ≤ 7.35,提示失代偿性呼吸性酸中毒。相反,当 $PaCO_2 \leq 35$ mmHg 时,如果 pH 尚在正常范围,提示代偿性呼吸性碱中毒;如果 pH ≥ 7.45,提示失代偿性呼吸性碱中毒。

(2)代谢性酸碱失衡:所需要的指标较多,如 pH,$T\text{-}CO_2$,HCO_3^-,BE 等,其中以 pH,HCO_3^-,BE 3 项指标最为重要。①HCO_3^- 与 BE:主要用于代谢性酸碱失衡的诊断。HCO_3^- 与 BE 增高提示代谢性碱中毒,二者减低提示代谢性酸中毒。代谢性酸碱失衡的程度与这两项指标的增高和降低幅度密切相关,HCO_3^- 与 BE 降低愈明显,提示代谢性酸中毒愈严重;反之,HCO_3^- 与 BE 增高愈明显,提示代谢性碱中毒愈明显。呼吸性酸中毒时,肾脏代偿性地保留过多的碱性物质时例外。②pH:同样为代偿或失代偿性代谢性酸碱失衡的诊断依据。当 HCO_3^- 与 BE 增高而 pH 正常时,提示代偿性代谢性碱中毒(代碱);当 HCO_3^- 与 BE 增高而 pH 也增高时,提示失代偿性代谢性碱中毒。相反,当 HCO_3^- 与 BE 减低而 pH 正常时,提示代偿性代谢性酸中毒;当 HCO_3^- 与 BE 减低而 pH 也减低时,提示失代偿性代谢性酸中毒。③$T\text{-}CO_2$:与 HCO_3^- 的价值相同,协助判断代谢性酸碱失衡。增高提示碱中毒,降低提示酸中毒。

(二)阴离子间隙

阴离子间隙(anion gap,AG)是 20 世纪 70 年代末应用于临床的判断酸碱失衡的指标。该指标在酸碱领域的应用,使临床酸碱失衡的判断水平有了明显提高。

1. AG 值计算

由 $Na^+ - (HCO_3^- + Cl^+)$ 计算所得,真实含义是反映体内未测定阳离子(uC)与未测定阴离子(uA)之差。AG 升高的最常见原因是体内存在过多的 uA,即乳酸根、丙酮酸根、磷酸根、硫酸根等。当这些未测定阴离子在体内堆积,必定要取代 HCO_3^-,使 HCO_3^- 下降,称之为高 AG 代谢性酸中毒

(代酸),临床上重要意义就是 AG 升高代表了高 AG 代酸。

2. 高 AG 代酸临床类型

AG 在酸碱失衡判断中主要用途是可判断以下六种类型的酸碱失衡:
(1)高 AG 代酸。
(2)代碱并高 AG 代酸。
(3)混合性代酸。
(4)呼酸并高 AG 代酸。
(5)呼碱并高 AG 代酸。
(6)三重酸碱失衡(triple acid base disorders,TABD),分呼酸型 TABD 与呼碱型 TABD。

3. 注意事项

在临床上实际应用 AG 时,必须注意以下四点:

(1)计算 AG 时,强调同步测定动脉血气与血电解质,因为 AG 是根据 Na^+、Cl^-、HCO_3^- 三项参数计算所得,此三项参数中任何一项参数的测定误差均可引起 AG 假性升高,强调同步测定动脉血气与血电解质能减少实验误差引起的假性 AG 升高。

(2)要结合临床,综合判断。

4. AG 升高的标准

国内外文献报道,AG 正常范围为 8~16 mmol/L,凡是 AG>16 mmol/L,应考虑高 AG 代酸存在。根据笔者的临床经验,只要 AG>16 mmol/L,结合临床,可以判断为高 AG 代酸,特别强调是动态监测 AG 意义更大。

5. AG 可揭示的规律

必须明确,AG 之所以能判断所有含有高 AG 代酸的混合性酸碱失衡,关键是体内所有电解质变化均应符合电中和原理,即阴、阳离子电荷总数相等及维持阳离子或阴离子电荷总数在一相对恒定数。

(1)根据电中和原理,可揭示以下规律:① 高 AG 代酸: $\Delta HCO_3^- \downarrow = \Delta AG \uparrow$。② 高 Cl^- 性代酸: $\Delta HCO_3^- \downarrow = \Delta Cl^- \uparrow$,呼碱引起的代偿性 HCO_3^- 下降也符合此规律。③ 代碱: $\Delta HCO_3^- \uparrow = \Delta Cl^- \downarrow$,呼酸引起的代偿性 HCO_3^- 增高也符合此规律。

(2)一旦 $\Delta HCO_3^- \downarrow \neq \Delta AG \uparrow$ 或 $\Delta HCO_3^- \downarrow \neq \Delta Cl^- \uparrow$,均应考虑混合性酸碱失衡的可能。即① 混合性代酸时,$\Delta HCO_3^- \downarrow = \Delta Cl^- \uparrow + \Delta AG \uparrow$。② 代碱+高 AG 代酸时,$\Delta HCO_3^- \neq \Delta AG$,其中 ΔHCO_3^- 与 ΔAG 差值部分应考虑为代碱。③ TABD 时,影响 HCO_3^- 的因素有三种,呼吸因素引起 HCO_3^- 变化符合 $HCO_3^- = \Delta Cl^-$;代碱引起 HCO_3^- 变化也符合 $\Delta HCO_3^- \uparrow = \Delta Cl^- \downarrow$;高 AG 代酸符合 $\Delta HCO_3^- \downarrow = \Delta AG \uparrow$。三者混合在一起,必定是 $\Delta HCO_3^- \neq \Delta AG$,$\Delta HCO_3^- \downarrow \neq \Delta Cl^-$,$\Delta HCO_3^- = \Delta AG \uparrow + \Delta Cl^- \downarrow$。

(三)潜在 HCO_3^-

潜在 HCO_3^- (potential bicarbonate)是指排除并存高 AG 代酸对 HCO_3^- 掩盖作用之后的 HCO_3^-,用公式表示为潜在 HCO_3^- = 实测 $HCO_3^- + \Delta AG$。其意义可揭示代碱+高 AG 代酸和三重酸碱失衡中的代碱存在。若忽视计算 AG,潜在 HCO_3^-,常可延误混合型酸碱失衡中的代碱的判断。要理解上述意义,必须牢记:

(1)高 Cl^- 性代酸: $\Delta HCO_3^- \downarrow = \Delta Cl^- \uparrow$,$\Delta AG$ 不变。

(2)高 AG 代酸: $\Delta HCO_3^- \downarrow = \Delta AG \uparrow$,$Cl^-$ 不变。

(3) 代碱和呼酸时 HCO_3^- 代偿升高，符合 $\Delta HCO_3^- \uparrow = \Delta Cl^- \downarrow$，AG 不变。

(4) 呼碱时 ΔHCO_3^- 代偿下降，符合 $\Delta HCO_3^- \downarrow = \Delta Cl^- \uparrow$，AG 不变。

根据上述代偿规律，呼酸型 TABD 时，呼酸引起的 HCO_3^- 代偿升高，符合 $\Delta HCO_3^- \uparrow = \Delta Cl^- \downarrow$；高 AG 代酸时，$\Delta HCO_3^- \downarrow = \Delta AG \uparrow$；代碱时，$\Delta HCO_3^- \uparrow = \Delta Cl^- \downarrow$。三者混合必定符合 $\Delta HCO_3^- = \Delta Cl^- + \Delta AG$。即 HCO_3^- 变化反映了呼酸引起的代偿性 $HCO_3^- \uparrow$；代碱的原发 $HCO_3^- \uparrow$；高 AG 代酸的原发 $HCO_3^- \downarrow$。由此可见，实测 HCO_3^- 包括了高 AG 代酸时引起的 HCO_3^- 下降。为了正确反映高 AG 代酸时等量 HCO_3^- 下降，提出了潜在 HCO_3^- 此概念，假如机体没有高 AG 代酸时，体内应有 HCO_3^- 值，即潜在 HCO_3^- = 实测 $HCO_3^- + \Delta AG$。因此，在判断 TABD 中呼酸或呼碱代偿程度时应该用潜在 HCO_3^- 与预计 HCO_3^- 值相比，不应用实测 HCO_3^-。潜在 HCO_3^- 的作用就是揭示被高 AG 代酸所掩盖的 TABD 中的代碱存在。

举例：一名患者的动脉血气及血电解质结果为 pH7.40，$PaCO_2$ 40 mmHg（5.33kPa）、HCO_3^- 24 mmol/L、K^+ 3.8 mmol/L、Na^+ 140 mmol/L、Cl^- 90 mmol/L。分析 AG = 140 − (24 + 90) = 140 − 114 = 26 > 16 mmol/L，提示高 AG 代酸；$\Delta AG = 26 - 16 = 10$ mmol/L，潜在 HCO_3^- = 实测 $HCO_3^- + \Delta AG = 24 + 10 = 34 > 27$ mmol/L，提示代碱；结论是代碱并高 AG 代酸。此时若不计算潜在 HCO_3^- 及 AG，必误认为无酸碱失衡。

（四）酸碱失衡预计代偿公式

20 世纪 70 年代开始酸碱失衡预计代偿公式应用于酸碱失衡领域，使酸碱失衡判断由定性进入定量判断。判断方法简便、精确、临床实用价值大。

在临床使用酸碱失衡预计代偿公式时，一定要考虑到酸碱失衡的代偿程度及代偿极限。反映酸碱失衡代偿程度的定量指标是酸碱失衡预计代偿公式。目前，临床上所用的酸碱失衡预计代偿公式均是根据严格选择的单纯性酸碱失衡患者的酸碱参数，经统计学处理所推算出的直线回归方程（表 3-2-1）。代谢性酸碱失衡主要经肺脏代偿，时间快，无急慢性之分。呼吸性酸碱失衡患者主要是肾脏代偿，因肾脏最大代偿能力发挥需 3～5 天，因此，在临床上对呼吸性酸碱失衡按时间小于 3 天或大于 3 天，分成急、慢性呼酸和呼碱。急、慢性呼酸或呼碱之间代偿程度差异极大，慢性呼吸性酸碱失衡代偿程度大于急性呼吸性酸碱失衡，其中慢性呼碱代偿程度最大。在临床上，对于呼吸性酸碱失衡判断时一定要考虑到时间因素。另外，也必须考虑到代偿极限。所谓代偿极限，即为机体发挥最大代偿能力所能达到的代偿值。各型酸碱失衡预计代偿公式均有代偿极限，若超过此极限，不管 pH 正常与否，均应判断为混合性酸碱失衡。目前在临床上所使用的酸碱失衡预计代偿公式较多，但要正确使用公式必须要遵从以下步骤。

(1) 必须首先通过动脉血 pH，PCO_2，HCO_3^- 三个参数，并结合临床确定原发失衡。

(2) 根据原发失衡选用合适公式。

(3) 将公式计算所得结果与实测 HCO_3^- 相比做出判断。凡落在公式计算代偿范围内判断为单纯性酸碱失衡，落在公式计算代偿范围外判断为混合性酸碱失衡。

(4) 若为并发高 AG 代酸的混合性酸碱失衡，则应计算潜在 HCO_3^-，将潜在 HCO_3^- 替代实测 HCO_3^- 与公式计算所得的预计 HCO_3^- 相比。

表 3-2-1　常用酸碱失衡预计代偿公式

原发失衡	原发化学变化	代偿反应	预计代偿公式	代偿极限
代酸	$HCO_3^- \downarrow$	$PCO_2 \downarrow$	$PCO_2 = 1.5 \times HCO_3^- + 8 \pm 2$	10 mmHg
代碱	$HCO_3^- \uparrow$	$PCO_2 \uparrow$	$\Delta PCO_2 = 0.9 \times HCO_3^- \pm 5$	55 mmHg
呼酸	$PCO_2 \uparrow$	$HCO_3^- \uparrow$	急性：代偿引起 $HCO_3^- \uparrow$	30 mmol/L
			慢性：$\Delta HCO_3^- = 0.35 \times \Delta PCO_2 \pm 5.58$	42～45 mmol/L
呼碱	$PCO_2 \downarrow$	$HCO_3^- \downarrow$	急性：$\Delta HCO_3^- = 0.2 \times \Delta PCO_2 \pm 2.5$	18 mmol/L
			慢性：$\Delta HCO_3^- = 0.49 \times \Delta PCO_2 \pm 1.72$	12～15 mmol/L

（5）用单纯性酸碱失衡预计代偿公式判断。

（6）结合临床表现、病史综合判断。

四、酸碱失衡判断方法

（一）分清原发与继发（代偿）变化

1. 酸碱失衡代偿规律

（1）PCO_2，HCO_3^- 任何一个变量的原发性变化均可引起另一个变量的同向代偿变化，即原发 HCO_3^- 升高，必有代偿的 PCO_2 升高；原发 HCO_3^- 下降，必有代偿 PCO_2 下降；反之亦相同。

（2）原发酸碱失衡变化必大于代偿变化。

2. 结论

（1）原发酸碱失衡决定了 pH 值是偏碱或偏酸。

（2）PCO_2，HCO_3^- 呈相反变化，必有混合性酸碱失衡存在。

（3）PCO_2，HCO_3^- 明显异常伴 pH 正常，应考虑有混合性酸碱失衡存在。

牢记上述代偿规律和结论，对于正确判断酸碱失衡极为重要。根据上述代偿规律和结论，一般地说，单纯性酸碱失衡的 pH 是由原发的酸碱失衡所决定。如 pH<7.40，提示原发酸碱失衡可能为酸中毒；pH>7.40，提示原发酸碱失衡可能为碱中毒。

（二）分析单纯性和混合性酸碱失衡

1. 根据代偿规律

$PaCO_2$ 升高同时伴 HCO_3^- 下降，肯定为呼酸合并代酸；$PaCO_2$ 下降同时伴 HCO_3^- 升高，肯定为呼碱合并代碱；$PaCO_2$ 和 HCO_3^- 明显异常同时伴 pH 正常，应考虑混合性酸碱失衡的可能，进一步确诊可用单纯性酸碱失衡预计代偿公式。

2. 具体步骤

正确认识混合性酸碱失衡的关键是要正确地应用酸碱失衡预计代偿公式、AG 和潜在 HCO_3^-。动脉血气分析虽然对酸碱失衡的判断甚为重要，但单凭一张血气分析报告单作出的诊断，有时难免有错误。为使诊断符合患者的情况，必须结合临床、其他检查及多次动脉血气分析的动态观察。

（三）联合使用预计代偿公式、AG 和潜在 HCO_3^-

必须牢记混合性酸碱失衡判断时需联合使用预计代偿公式、AG 和潜在 HCO_3^-。具体步骤为：

(1) 先用预计代偿公式计算出 HCO_3^- 抑或 $PaCO_2$ 代偿范围,判断其是单纯性抑或混合性酸碱失衡。

(2) 计算 AG,判断是否并发高 AG 代酸。

(3) 计算潜在 HCO_3^-,揭示代碱合并高 AG 代酸和 TABD 中的代碱存在;即判断并发高 AG 代酸的混合性酸碱失衡中代碱存在,必须计算潜在 HCO_3^-,用潜在 HCO_3^- 与预计代偿公式计算所得的预计 HCO_3^- 相比,若潜在 HCO_3^- 大于预计 HCO_3^-,即可判断并发代碱存在。

(4) 结合临床综合分析判断。

五、常见酸碱中毒原因

(一) 酸中毒

1. 呼吸性酸中毒

主要原因是 CO_2 排出受阻,致 $PaCO_2$ 增高,pH 下降。

2. 代谢性酸中毒

主要原因有三个。

(1) 酸性产物排泄受阻:最有代表性的是肾功能不全和衰竭,使酸性产物排除受限,在体内积聚后造成代谢性酸中毒。

(2) 碱性物质丢失过多:如呕吐、腹泻等,尤其是腹泻,可造成大量肠液丢失。肠液是弱碱性的,肠液丢失后,可因碱性物质丢失过多造成酸中毒。

(3) 酸性产物生成过多:缺氧、休克及分解代谢增加等,能造成酸性产物生成过多,当超出机体的排泄机能时,就有可能引起酸中毒。这在休克伴微循环障碍缺氧造成无氧代谢增加时十分常见。

(二) 碱中毒

1. 呼吸性碱中毒

CO_2 排出过多,致 $PaCO_2$ 下降,pH 增高。

2. 代谢性碱中毒

主要原因有三个。

(1) 酸性产物丢失过多:如呕吐后胃酸丢失过多,HCO_3^- 增高。

(2) 碱性物质补入过多:pH 升高。

(3) 低 K^+ 性碱中毒:除与 H^+-Na^+ 增多有关外,还涉及细胞内外的离子交换。当低 K^+ 时,K^+ 可由细胞内外移,H^+ 和 Na^+ 由细胞外向细胞内移,故细胞外 H^+ 减少,pH 增高。

(4) 利尿剂应用:利尿剂有较强排 K^+、排 Cl^- 及排 Na^+ 作用,当 K^+ 过多后,可引起低 K^+ 性碱中毒;此外,依照电中性原理:细胞内外阴阳离子必须相等。Cl^- 与 HCO_3^- 是细胞外液中的主要阴离子,当利尿剂使 Cl^- 排出过多后,Cl^- 的减少必然导致 HCO_3^- 增加;HCO_3^- 增加后,pH 升高。因此,大剂量应用利尿药造成的电解质紊乱,主要是低 K^+ 与低 Cl^-,是引起代谢性碱中毒的主要因素。

六、酸碱失衡类型与判断

传统认为,酸碱失衡类型仅有代酸、代碱、呼酸、呼碱、呼酸并代碱、呼酸并代酸、呼碱并代碱、呼碱并代酸八种类型。随着 AG 和潜在 HCO_3^- 概念在酸碱失衡领域中的应用,认为尚有以下几种酸碱失衡存在,如混合性代酸,即高 AG 代酸并高 Cl^- 性代酸;代酸并代碱,包括高 AG 代酸并代碱和高 Cl^- 性代酸并代碱；三重性酸碱失衡，包括呼酸型 TABD(呼酸＋代碱＋高 AG 代酸)和呼碱型 TABD(呼碱＋代碱＋高 AG 代酸)两型。必须强调，迄今为止，在临床上只能对并发高 AG 代酸的 TABD 做出判断，而对伴有高 Cl^- 性代酸的 TABD，从理论上讲可以存在，但尚缺乏有效的判断手段。

(一)代 酸

原发的血浆 HCO_3^- 减少称为代酸，动脉血气特点：pH 下降、HCO_3^- 原发下降、$PaCO_2$ 代偿性下降，且符合 $PaCO_2 = 1.5 \times HCO_3^- + 8 \pm 2.0$。其代偿极限为 10 mmHg。临床上常按 AG 将代酸分为高 AG 代酸和 AG 正常型代酸，即高氯性代酸。不管何种代酸，均应符合上述动脉血气特点，其不同点是：高 AG 代酸的 HCO_3^- 下降必有等量 AG 升高，即 $\Delta HCO_3^- = \Delta AG$；正常 AG 型代酸 HCO_3^- 下降必有等量 Cl^- 升高，而 AG 不变，即 $\Delta HCO_3^- = \Delta Cl^-$。

(二)代 碱

原发的血浆 HCO_3^- 升高称为代碱，动脉血气特点是 pH 升高、HCO_3^- 原发升高、$PaCO_2$ 代偿性升高，且符合 $PaCO_2 =$ 正常 $PaCO_2 + 0.9 \times \Delta HCO_3^- \pm 5.0$，其代偿极限为 55 mmHg。

(三)呼 酸

原发血浆 $PaCO_2$ 升高为呼酸，动脉血气特点是 pH 下降、$PaCO_2$ 升高、HCO_3^- 代偿性升高，且因代偿时间不同分为急、慢性呼酸。急性呼酸代偿时间 <3d，HCO_3^- 代偿性增加为 3~4 mmol/L，即 $HCO_3^- < 30$ mmol/L；慢性呼酸代偿时间 >3 d，$HCO_3^- =$ 正常 $HCO_3^- + 0.35 \times \Delta PaCO_2 \pm 5.58 = 24 + 0.35 \times \Delta PaCO_2 \pm 5.58$ mmol/L；国内外常用预计代偿公式与此颇为一致。

(四)呼 碱

原发血浆 $PaCO_2$ 下降为呼碱，动脉血气特点是 pH 升高、$PaCO_2$ 下降、HCO_3^- 代偿性下降，且可因代偿时间不同分为急慢性呼碱。急性呼碱代偿时间 <3 日，符合 $HCO_3^- =$ 正常 $HCO_3^- + 0.2 \times \Delta PaCO_2 \pm 2.5 = 24 + 0.2 \times \Delta PaCO_2 \pm 2.5$ mmol/L，代偿极限为 18 mmol/L；慢性呼碱代偿时间 >3 日，符合 $HCO_3^- =$ 正常 $HCO_3^- + 0.49 \times \Delta PaCO_2 \pm 1.72 = 24 + 0.49 \times \Delta PaCO_2 \pm 1.72$ mmol/L，代偿极限为 12~15 mmol/L。

(五)混合性代酸

此型酸碱失衡为高 AG 代酸并高氯性代酸，动脉血气特点与单纯代酸完全相同，pH 下降、HCO_3^- 原发下降、$PaCO_2$ 代偿性下降，且符合 $PaCO_2 = 1.5 \times HCO_3^- + 8 \pm 2$。但检测 AG 可揭示此型酸碱失衡存在。单纯性高氯性代酸符合氯升高数(ΔCl^-) = HCO_3^- 下降数(ΔHCO_3^-)，若在此基础上再合并高 AG 代酸，HCO_3^- 继续下降数(ΔHCO_3^-) = AG 升高数(ΔAG)，其结果为 $\Delta HCO_3^- = \Delta Cl + \Delta AG$。因此，一旦出现 AG 升高时伴有 $\Delta HCO_3^- > \Delta Cl^-$ 或 $\Delta AG < \Delta HCO_3^-$，应想到混合性代酸存在可能。

(六)代碱并代酸

此型酸碱失衡的动脉血气变化复杂。pH、HCO_3^-、$PaCO_2$ 均可表现为升高、正常或降低，主要取决于两种原发失衡的相对严重程度，按 AG 正常与否，可分为 AG 升高型及 AG 正常型。

1. AG 升高型

此型酸碱失衡为代碱并高 AG 代酸，AG

及潜在 HCO_3^- 是揭示此型失衡的重要指标。高 AG 代酸时，$\Delta AG \uparrow = \Delta HCO_3^- \downarrow$，$Cl^-$ 不变。而代碱时，$\Delta HCO_3^- \uparrow = \Delta Cl^- \downarrow$，AG 不变。当两者同时存在时，则 $\Delta HCO_3^- = \Delta Cl^- + \Delta AG$；而潜在 HCO_3^- = 实测 $HCO_3^- + \Delta AG$ 必大于正常 HCO_3^-（24 mmol/L）；$\Delta HCO_3^- < \Delta AG$。而代碱严重时，AG 升高同时并不伴有 HCO_3^- 下降；HCO_3^- 反而升高。相反当高 AG 代酸严重时，HCO_3^- 下降与 Cl^- 下降同时存在。

2. AG 正常型

此型酸碱失衡为代碱并高 Cl^- 代酸。在临床较难识别，很大程度上依赖详尽的病史。例如急性胃肠炎病人同时存在腹泻与呕吐，腹泻可引起高 Cl^- 代酸，呕吐可引起低 K^+ 低 Cl^- 性代碱，详尽病史及低 K^+ 血症存在能帮助作出较正确的判断。

（七）呼酸并代酸

急、慢性呼酸符合不适当 HCO_3^- 下降或者代酸符合不适当 $PaCO_2$ 升高，均可称为呼酸并代酸。pH 下降，$PaCO_2$ 升高、下降、正常均可，HCO_3^- 下降、升高、正常均可。主要取决于呼酸和代酸两种失衡的相对严重程度，大致有以下三种组合：

（1）$PaCO_2$ 升高 > 40 mmHg，HCO_3^- 下降 < 24 mmol/L，即所谓 $PaCO_2$ 升高同时伴 HCO_3^- 下降，肯定为呼酸并代酸。

（2）$PaCO_2$ 升高伴 HCO_3^- 升高，但符合 HCO_3^- < 正常 HCO_3^-（24 mmol/L）+ 0.35×$\Delta PaCO_2$ − 5.58。此时需要结合临床综合判断，若起病不足 3 天，应考虑为单纯呼酸；若起病超过 3 天，应考虑呼酸并相对代酸。

（3）HCO_3^- 下降伴 $PaCO_2$ 下降，但符合 $PaCO_2$ > 1.5×$HCO_3^- + 8 − 2$，即所谓代酸并相对呼酸，上述代酸 AG 为高 AG 代酸，AG 升高常是揭示并发代酸的重要指标。

（八）呼酸并代碱

急、慢性呼酸复合不适当升高的 HCO_3^- 或者代碱复合不适当升高的 $PaCO_2$，均可诊断为呼酸并代碱。动脉血气特点为 $PaCO_2$ 升高，HCO_3^- 升高，pH 升高、下降、正常均可。其 pH 主要取决于呼酸和代碱两种失衡的相对严重程度。若两者相等，pH 正常；若以呼酸为主，pH 下降；若以代碱为主，pH 升高。常见于下述三种情况：

（1）急性呼酸时，只要 HCO_3^- > 30 mmol/L，即可诊断呼酸并代碱。

（2）慢性呼酸为主时，$PaCO_2$ 原发升高，HCO_3^- 代偿升高，且符合 HCO_3^- > 正常 HCO_3^-（24 mmol/L）+ 0.35×$\Delta PaCO_2$ + 5.58，或 HCO_3^- > 45 mmol/L，pH 下降或正常。

（3）代碱为主时，HCO_3^- 原发性升高，$PaCO_2$ 代偿性升高，且符合 $PaCO_2$ > 正常 $PaCO_2$（40 mmHg）+ 0.9×$\Delta HCO_3^- + 5$ 或 $PaCO_2$ > 55 mmHg，pH 升高或正常。

（九）呼碱并代酸

呼碱伴有不适当下降的 HCO_3^- 或代酸伴有不适当下降的 $PaCO_2$，即可诊断呼碱并代酸。其动脉血气特点为 $PaCO_2$ 下降，HCO_3^- 下降，pH 下降、升高、正常均可。其 pH 主要取决于呼碱和代酸两种失衡的相对严重程度。临床上常见于以下两种情况：

1. 以急性呼碱为主的重度失衡

pH 升高，$PaCO_2$ 下降，HCO_3^- 下降，且符合 HCO_3^- > 正常 HCO_3^-（24 mmol/L）+ 0.2×$\Delta PaCO_2 − 2.5$；慢性为 HCO_3^- > 正常 HCO_3^-（24 mmol/L）+ 0.49×$\Delta PaCO_2 − 1.72$。

2. 以呼碱为主的轻度失衡或代酸为主的失衡

pH 正常或下降，HCO_3^- 下降，$PaCO_2$ 下降，且符合 $PaCO_2^- < 1.5 \times HCO_3^- + 8 - 2$。此型失衡并发的代酸常为高 AG 代酸。因此，AG 升高是揭示高 AG 代酸的重要指标。

（十）呼碱并代碱

呼碱伴有不适当的 HCO_3^- 下降或代碱伴有不适当的 $PaCO_2$ 下降，均可诊断呼碱并代碱。呼碱与代碱并存可引起严重碱血症，预后较差。有报道 pH7.60～7.64 时，死亡率为 65%；pH＞7.64，死亡率为 90%。pH 7.64 时，动脉血气特点为 pH 明显升高，$PaCO_2^-$ 下降、升高、正常均可，HCO_3^- 升高、正常、轻度下降均可。其 pH 主要取决于呼碱和代碱的严重程度，临床上常见于以下三种情况：

(1) $PaCO_2^-$ 下降＜40 mmHg，同时伴有 HCO_3^- 升高＞24 mmol/L，肯定为呼碱并代碱。

(2) $PaCO_2^-$ 下降，HCO_3^- 轻度下降或正常，且符合急性：$HCO_3^- >$ 正常 HCO_3^- (24 mmol/L) + $0.2 \times \Delta PaCO_2 + 2.5$；慢性：$HCO_3^- >$ 正常 HCO_3^- (24 mmol/L) + $0.49 \times \Delta PaCO_2 + 1.72$，即所谓呼碱并相对代碱。

(3) HCO_3^- 升高并 $PaCO_2$ 轻度下降或正常，且符合 $PaCO_2^- <$ 正常 $PaCO_2$ (40 mmHg) + $0.9 \times \Delta HCO_3^- - 5$，即所谓代碱并相对呼碱。

（十一）TABD

1. 动脉血气分析的特点

TABD 是指同时混合存在三种原发失衡，目前临床所指的是呼酸型 TABD(呼酸+代碱+代酸)与呼碱型 TABD(呼碱+代碱+代酸)，各型动脉血气特点为：

(1) 呼酸型 TABD：pH 下降、正常均可，少见升高；$PaCO_2^-$ 升高；HCO_3^- 升高或正常；AG 升高，$\Delta AG \neq \Delta HCO_3^-$；潜在 HCO_3^- = 实测 $HCO_3^- + \Delta AG >$ 正常 HCO_3^- (24 mmol/L) + $0.35 \times \Delta PaCO_2 + 5.58$。

(2) 呼碱型 TABD：pH 升高、正常，少见下降；$PaCO_2^-$ 下降；HCO_3^- 下降或正常；AG 升高，$\Delta HCO_3^- \neq \Delta AG$；潜在 HCO_3^- = 实测 $HCO_3^- + \Delta AG >$ 正常 HCO_3^- (24 mmol/L) + $0.49 \times \Delta PaCO_2 + 1.72$。

AG 与潜在 HCO_3^- 是揭示 TABD 存在的重要指标。必须指出，至今为止，在临床上只能对并发高 AG 代酸的 TABD 作出判断，而对伴有高 Cl^- 性代酸的 TABD，从理论上讲可以存在，但尚缺乏有效的判断手段。

2. 判断方法

TABD 的判断必须联合使用预计代偿公式、AG 和潜在 HCO_3^-。其判断步骤可分为以下三步：

(1) 首先确定呼吸性酸碱失衡类型，选用呼酸抑或呼碱预计代偿公式，计算 HCO_3^- 代偿范围。

(2) 计算 AG，判断是否并发高 AG 代酸，TABD 中的代酸一定为高 AG 代酸。

(3) 应用潜在 HCO_3^- 判断代碱，即将潜在 HCO_3^- 与呼酸抑或呼碱预计代偿公式计算所得 HCO_3^- 代偿范围相比。虽然临床上往往存在两种情况：①不使用潜在 HCO_3^-，仅使用实测 HCO_3^- 即可检出 TABD 中的代碱存在。②必须使用潜在 HCO_3^- 才能检出 TABD 中的代碱存在。

但为避免漏检 TABD，笔者主张常规使用潜在 HCO_3^-。举例：pH7.33、$PaCO_2$

70 mmHg、HCO_3^- 36 mmol/L、Na^+ 140 mmol/L、Cl^- 80 mmol/L。判断方法：①$PaCO_2$ 70 mmHg>40 mmHg、HCO_3^- 36 mmol/L>24 mmol/L、pH 7.33<7.40，示呼酸。按呼酸预计代偿公式计算：$\Delta HCO_3^- = 0.35 \times (75-40) \pm 5.58$，预计 $HCO_3^- = 24 + 10.5 \pm 5.58 = 34.5 \pm 5.58 = 28.92 \sim 40.08$ mmol/L。②AG=140-(80+36)=24>16 mmol/L，示高 AG 代酸。③潜在 HCO_3^- =实测 HCO_3^- + ΔAG = 36+(24-16) = 36+8 = 44>40.08 mmol/L，示代碱。

结论：呼酸+代碱+高 AG 代酸，即呼酸型 TABD。若不计算潜在 HCO_3^- 和 AG，容易误诊为单纯性呼酸。

第 3 节 水、电解质紊乱与酸碱失衡

电解质与酸碱平衡的关系密切，临床上常互为因果，即电解质紊乱可导致酸碱失衡，酸碱失衡也可以伴随着电解质紊乱。其主要原因在于它们受着两个理论规律（电中性和等渗定律）和一个生理规律（维持 pH 值正常）的控制。

一、三个规律

（一）电中和（电中性）规律（定律）

体内任何部位体液内阴、阳离子必须相等，如血浆阳离子总浓度是 154 mmol/L，则阴离子总浓度也必须是 154 mmol/L。以细胞外液阴、阳离子浓度为例，未测定阳离子(uC) + Na^+ =未测定阴离子(uA) + HCO_3^- + Cl^-，Na^+ = HCO_3^- + Cl^- + AG。

(1) 正常情况下，若 AG 不变，Na^+ 与 HCO_3^-、Cl^- 总合相等。

(2) 当低 Na^+ 血症时，若 AG 不变，HCO_3^- 或 Cl^- 相应减少或二者同时作相应减少，以求阴阳离子总合相等。

(3) 碱中毒时，HCO_3^- 增加，Cl^- 相应减少；当 Cl^- 减少时，不是 HCO_3^- 增加，就是 Na^+ 作相应减少。

(4) 其他情况下，如酮血症、AG 增加等，Na^+ 可无变化。

（二）等渗规律（定律）

在能够互相进行水交换的各种体液系统之间，其渗透压必须相等，其中有一个系统体液的渗透压改变则必须达到一个新的平衡为止。体液渗透压由体液中所含溶质（电解质、非电解质、葡萄糖）形成，渗透压大小与质颗粒的多少成正比，体液渗透压等于体液中阴阳离子所引起渗透压的总和（表 3-3-1）：

表 3-3-1 血浆中各类电解质含量与渗透压

阳离子	mmol/L	渗透压	阴离子	mmol/L	渗透压
Na^+	142	142	Cl^-	103	103
K^+	5	5	HCO_3^-	27	27
Ca^{2+}	5	5	HPO_4^{2-}	2	2

续表

阳离子	mmol/L	渗透压	阴离子	mmol/L	渗透压
Mg^{2+}	3	1.5	SO_4^{2-}	1	0.5
			有机酸	6	6
			蛋白质	16	0.8
总量	155.0	153.5	合计	155.0	140.3

291.8 毫渗分子(mOsm)

1 毫克分子葡萄糖在 1 L 溶液中产生渗透压为 1 mOsm/L,1 毫克分子 NaCl 在 1 L 溶液中可解离成 Na^+、Cl^- 各 1 mg 离子,故能产生 2 mOsm/L。血浆渗透压正常范围=290(280)~320 mOsm/L,<280 mOsm/L 为低渗;>320 mOsm/L 为高渗;0.9% NaCl 为 308 mOsm/L(mg%×10÷原子量(分子量)×2),是等渗液体;11.2% 乳酸钠为 2 000 mOsm/L,是高渗液;血浆电解质中 Na^+ 含量最大,故临床常根据血浆中 Na^+ 浓度来判断体内处于何种渗透状态。高于 150 mOsm/L 时为高渗(高渗状态),低于 130 mOsm/L 时为低渗状态。

计算方法为血浆中含量加 10×2 即得(加 10 是代表除 Na^+ 以外阳离子,乘以 2 是把阴离子以等量看待)。公式为:血浆渗透压=(血钠+10)×2。单价元素 1 毫当量等于 1 毫渗分子,双价元素 1 毫当量等于 0.5 毫渗分子(2 毫当量才能产生 1 毫当量分子渗透压)。

(三)维持 pH 正常生理规律

人体维持酸碱平衡,通过三种形式调节 H^+ 浓度,这三种形式均与电解质分布有密切关系:

1. 缓冲作用

血中 HCO_3^- 升高,机体为维持电中性,Cl^- 常发生继发性下降。

2. 细胞内、外离子交换

K^+、Na^+、H^+ 在细胞内、外转移。

(1)酸中毒时,不是细胞内 $3K^+$ 转移出细胞外换回 $2Na^+$ 和 H^+,就是细胞外 $3H^+$ 由细胞外进入细胞内,并换回 $2Na^+$ 和 K^+。

(2)碱中毒时,细胞内 $3H^+$ 转移出细胞外,并换回 $2Na^+$ 和 K^+。

3. 肺、肾调节

肺对挥发酸 H_2CO_3 排除直接影响着 HCO_3^- 的多少,并间接影响着其他阴离子。肾小管对 H^+ 的摄舍与 Na^+ 及 K^+ 密切相关,随时影响着 K^+ 及 Na^+ 浓度。

二、酸碱失衡与电解质紊乱

(一)酸中毒与电解质

酸中毒与电解质可以互为因果,即酸中毒可以引起某些电解质紊乱,某些电解质紊乱也可以引起酸中毒。

1. 酸中毒与血钾

pH 与血 K^+ 呈负相关，pH 每降低 0.1，血 K^+ 升高 0.4～1.2 mmol/L，平均 0.6～0.7 mmol/L，故酸中毒常合并高血钾。酸中毒时，血 K^+ 升高的原因是细胞内外离子交换和肾小管 H^+-Na^+ 交换增加、K^+-Na^+ 交换减少的结果。总之，酸中毒时高血钾是假象，体内总 K^+ 量并不一定增高，相反却可能同时存在细胞缺 K^+，故在纠正酸中毒后应充分补 K^+，以免造成因酸中毒被纠正，K^+ 向细胞内转移，引起低血钾并诱发心律失常，而导致病人死亡。

2. 酸中毒与血钠

酸中毒时血钠多在正常范围，原因是高血钠和降低血钠的因素互相抵消，如酸中毒时肾小管排 H^+ 多而 Na^+ 及 K^+ 回吸收增加，血钠增高；细胞内 K^+ 与细胞外 Na^+-H^+ 交换，血 Na^+ 下降。

3. 酸中毒与血氯水平明显相关

高氯性代酸，即 HCO_3^- 下降，Cl^- 增高；肾小管性酸中毒时，血氯增高，肾小管泌 H^+ 障碍所致，血钾降低，肾小管排 K^+ 增加。

4. 酸中毒与血钙

酸中毒时，将使蛋白结合钙转变为游离钙，致血钙升高，肌肉-神经应激性降低，而心肌应激能力增强，心肌收缩力增强。

总之，酸中毒与血 K^+ 和 Cl^- 的关系最为密切，而与 Na^+、Cl^-、Ca^{2+}、Mg^{2+} 关系不是很大。

（二）碱中毒与电解质

1. 碱中毒与血钾

碱中毒与低血钾关系密切，二者常互为因果，即碱中毒易造成低血钾，低血钾可以引起碱中毒（低钾性碱中毒）。

（1）碱中毒引起低血钾原因：①细胞内外离子交换。②肾小管 H^+-Na^+ 交换减少，K^+-Na^+ 交换增加；排钾过多后，血钾降低。

（2）低血钾引起碱中毒机制：①细胞内外离子交换。②肾小管 K^+-Na^+ 交换减少，H^+-Na^+ 交换增加，排 H^+ 过多后，出现碱中毒。由血 K^+ 异常为原发病，引起酸碱中毒时常出现矛盾尿，即酸中毒时出现碱性尿，碱中毒时出现酸性尿。尿酸碱浓度对由原发性血 K^+ 异常引起的酸碱失衡有一定参考价值，尤其是低血 K^+ 性碱中毒，值得探讨。

2. 碱中毒与血钠

（1）肾小管对 H^+ 回吸收增加，K^+ 及 Na^+ 从尿中排出增多，故易造成血 Na^+ 及 K^+ 减少。

（2）Na^+ 及 K^+ 向细胞内移，H^+ 向细胞外移，血 Na^+ 降低。碱中毒常同时出现低血钠，低血钠严重时也可出现碱中毒，但也有时低血钠严重而确无碱中毒。总之，碱中毒与钠的关系不恒定。

3. 碱中毒与血氯

碱中毒常合并低血氯，低血氯又能引起碱中毒（低氯性碱中毒），根据电中性原理，Cl^- 与 HCO_3^- 为细胞外液主要阴离子，二者互相消长，血 Cl^- 降低，HCO_3^- 代偿性增高（碱中毒）；血 HCO_3^- 升高，血氯继发性下降。Cl^- 与 K^+ 关系密切，二者任何一种离子缺乏，都将引起另一种缺乏，临床上常同时缺乏，如低 K^+ 及低 Cl^- 性碱中毒等。原发性 Cl^- 下降，如大量使用排 Cl^- 性利尿剂，为保持阴离子平衡，肾脏代偿性对 HCO_3^- 重吸收增强，此时 Cl^- 下降明显。低氯性碱中毒分两种情况：

(1) 呼酸：$PaCO_2$ 增加，肾代偿性 HCO_3^- 排出减少，继发性 Cl^- 降低，单补氯无效。

(2) 利尿剂：Cl^- 丢失减少，为原发性低 Cl^-，HCO_3^- 常继发性增高，即碱中毒，单补氯有效。测定尿氯对鉴别原发性或继发性低 Cl^- 有诊断意义。①原发性低 Cl^- 性碱中毒：正常人每日尿排氯 40～120 mmol/L。原发性低 Cl^- 性碱中毒，尿排氯明显下降，尿氯 10 mmol/(L·d) 以下，补氯疗效好。②继发性低 Cl^- 性碱中毒：尿排氯随饮食摄入量多少而增减；每日尿氯随等于饮食中入量，为继发性低氯，补氯疗效差。

4. 碱中毒与钙

碱中毒时钙的离解作用受抑制，血中游离钙下降，可产生手足搐搦症。

第 4 节 酸碱失衡治疗策略

酸碱失衡的判断和估价是一门学科，酸碱失衡的纠正也是门重要学科。在对各种类型酸碱失衡作出正确判断得基础上，酸碱失衡纠正的原则是首先去除原发因素和病因，如缺氧、休克、感染及电解质紊乱等，其次是针对酸碱失衡的类型采取相应的措施，如补碱、去酸等。

一、原发病因和因素处理

能引起酸碱失衡的原发病因和因素很多，纠正酸碱失衡的原则是首先去除这些病因和因素。

（一）严重缺氧

引起缺氧的疾病主要分为两类，一是既往呼吸功能正常的危重病，如休克、心衰、败血症、严重感染、消化道出血、肝性脑病等，尤其当并发 ARDS 时缺氧会更加明显；另一类是既往呼吸功能正常的肺部疾患，如肺炎、哮喘、气胸、胸腔积液、间质性肺纤维化等。缺氧能引起多种类型的酸碱失衡。

1. 呼碱

缺氧是强有力的呼吸兴奋因素，各种原因造成的缺氧均可刺激呼吸中枢产生过度通气；加之 CO_2 固有的弥散特点，更使 CO_2 在过度通气的过程中排出过多。因此，缺氧是呼碱最主要和最常见的因素。呼碱的程度也与缺氧严重程度有关，缺氧越严重，呼碱的程度也愈重。尤其当患者并发 ARDS 时，缺氧加重，呼碱也随之显得更为突出。

2. 代酸

缺氧能刺激机体代谢率增加，也能使机体无氧酵解增加，这些均可造成机体产酸过多；当缺氧危及脏器功能，尤其是肾脏功能时，还可引起排酸障碍。这些均可造成代酸。

3. 呼碱并代碱

在缺氧引起呼碱的基础上，如果患者因病情危重，不能摄入足够饮食而造成低钾和低氯，可引起代碱；不适当地补碱、使用利尿药和肾上腺皮质激素，常可加重原有的代碱；呼碱并代碱使 pH 极度升高，氧离曲线左移，组织和器官缺氧加重，又可加重原有的呼碱。此外，碱中毒引起的脑功能障碍多表现为兴奋型，患者躁动、神经精神错乱可增加机体氧耗量，更加重缺氧和由缺氧引起的一系列功能障碍。

4. 呼碱型 TABD

呼碱并代碱使 pH 极度升高后,氧离曲线左移,组织和器官缺氧加重,能引起不同程度的代酸,这种代酸多是高 AG 性代酸。当高 AG 性代酸与呼碱和代碱并存时,就构成了呼碱型 TABD,即呼碱+代碱+高 AG 性代酸。

5. 呼酸并代酸

多见于疾病的晚期。早期缺氧可由于机体的代偿功能及 CO_2 本身的物理特性,使 CO_2 排出过多。随病情发展、加重,机体的代偿能力逐渐减退,肺脏对 CO_2 的弥散和排出功能也会受到妨碍。当 CO_2 排出障碍和潴留后,就可能导致呼酸合并代酸。

纠正缺氧是治疗上述酸碱失衡的根本措施,较常应用的方法是治疗缺氧的原发疾病和合理应用呼吸机。

(二) 休 克

休克也是引起各种类型酸碱失衡的常见因素。休克主要通过造成组织和器官缺氧和功能障碍引起酸碱失衡,如休克引起的 ARDS 及肾功能不全和衰竭等。此外,休克还可因微循环障碍引起细胞水平的缺氧和功能障碍。这些均可造成与缺氧相同的酸碱失衡,纠正和控制休克,去除休克的原发病因同样是治疗上述酸碱失衡的根本措施。常采用的方法是治疗休克的原发疾病和合理应用血管活性药,自始至终保障重要脏器的有效血流灌注,预防脏器因缺血、缺氧造成的功能障碍。

(三) 慢性呼吸衰竭

在各种慢性疾病中,慢性呼吸衰竭是引起各种类型酸碱失衡的主要因素。常见的疾病中有慢性支气管炎、阻塞性肺气肿、支气管扩张、肺心病等。

(四) 电解质紊乱

电解质与酸碱失衡之间的关系如前所述。常见的如低钾低氯性代碱、高氯性代酸等。纠正电解质紊乱是治疗这些类型酸碱失衡的主要环节,一般情况下,只要电解质紊乱被纠正,这些类型的酸碱失衡将随之改善。当然,在纠正电解质紊乱的同时,引起电解质紊乱的因素必须得尽可能地被去除,如频繁呕吐、胃肠减压和引流、腹泻、大剂量应用利尿和脱水剂等。

(五) 高血糖

高血糖是引起不伴缺氧和二氧化碳潴留性代酸和高 AG 代酸的主要疾病,控制血糖是治疗纠正这类代酸得基本环节。常用方法是适当应用一定比例的胰岛素或各种降糖药,促进糖原合成,血糖下降。

(六) 肾功能不全或衰竭

肾脏是排除酸性代谢产物的主要途径,肾功能不全或衰竭时,排酸能力减退,必然导致酸性产物积聚造成的代酸。血液净化是治疗这种类型代酸的有效方法,常用的血液净化方式有血液透析、腹膜透析、床边持续动静脉超滤等。

二、补 碱

补碱主要用于治疗酸中毒,但并不是所有酸中毒均是补碱的适应证。依酸中毒的类型不同,补碱的指证、方法和数量也各有所不同。

(一) 补碱适应证

1. 代酸

各种类型的代酸,如单纯性代酸、高 AG

性代酸、高 Cl^- 性代酸等,均是补碱的绝对适应证,尤其是对那些短期内无法去除原发病和因素的患者。如缺氧、休克或严重感染引起的代酸,由于这些因素在短期内无法得以控制,产生代酸的因素也就持续存在,间断补碱是纠正这类代酸的唯一可靠途径;急、慢性肾功能不全,由于病情危重致搬运困难或同时存在接受血液净化治疗的禁忌证,间断补碱也是治疗这类代酸的唯一途径。

2. 严重单纯性呼酸

一般来说,呼酸不是补碱绝对适应证。治疗呼酸的主要方法是改善通气,增加 CO_2 排出,如抗感染、解痉平喘、祛痰、应用呼吸机或呼吸兴奋剂等。只有当严重呼酸失代偿期时,pH 下降明显(<7.20)才可考虑适当、谨慎、分次、小剂量补碱。

$$补碱量(mmol) = (-3 - 实测\ ABE\ 值) \times 0.2 \times 体重(kg)$$

$$补碱量(mmol) = \frac{体重(kg) \times 实测\ ABE\ 值}{5}$$

$$补碱量(mmol) = (正常\ HCO_3^- - 实测\ HCO_3^-) \times 0.2 \times 体重(kg)$$

2. 依据 CO_2CP

$$补碱量(mmol) = \frac{(正常\ CO_2CP - 实测\ CO_2CP) \times 0.2 \times 体重(kg)}{2.24}$$

依据上述公式计算所得的补碱量还需换算为相应数量的碱性药物。临床最常应用的碱性药物是 5% 碳酸氢钠($NaHCO_3$),5% $NaHCO_3$ 0.6 mmol/ml,即 1.66 ml 5% $NaHCO_3$ = 1.0 mmol。

一般首次仅补充计算所得剂量的 1/3 或 1/2,以后结合临床或动脉血气分析结果和 CO_2CP 酌情追补。

3. 依据临床经验

主要依据动脉血气分析中的 ABE 值或 HCO_3^-。

3. 呼酸并代酸

许多疾病的晚期或慢性呼吸功能不全合并严重缺氧、休克、脏器功能不全等,可引起呼酸并代酸,此时 pH 下降更加明显,有时可能会使 pH<7.10 或 7.20,这些情况均是补碱的绝对适应证。

(二)补碱方法

可采用的方法很多,一般主要依据动脉血气分析,借助计算公式或临床经验补碱;缺乏血气分析装置和设备的单位,也可依据血液生化检查的 CO_2CP 计算补碱的数量。

1. 依据动脉血气分析

主要依靠 ABE 值或 HCO_3^-。

ABE<-8 mmol 或 $HCO_3^-<18\sim 20$ mmol:一次补充 5% $NaHCO_3$ 125 ml,2 h 后复查动脉血气分析,并依靠复查结果继续酌情补碱。

ABE>-10 mmol 或 $HCO_3^-<15$ mmol:每次可补充 5% $NaHCO_3$ 250 ml,2 h 后复查动脉血气分析,同样依靠复查结果继续酌情补碱。

该方法较粗疏,适用于具有原发代酸因素补碱量不需要掌握得十分精确的患者。

上述所有方法均不适用于单纯呼酸的患者,即使呼酸严重,补碱也得十分小心、谨慎,一般对失代偿性单纯呼酸患者,pH<7.10～7.20时,静脉补充5% NaHCO₃注射液每次50～60 ml,以后仍依靠动脉血气复查酌情分次、小量补碱。

三、去 酸

去酸也是纠正酸中毒的主要措施。依据酸中毒的类型,采用的去酸方法和途径各不相同。

1. 呼吸机

主要适用于所有由严重缺氧所致代酸和急性呼吸道阻塞或慢性呼吸功能不全所致呼酸的患者。呼吸机不但能有效地纠正缺氧,减少由缺氧造成的产酸过多和排酸障碍,纠正和控制代酸,也可通过增加和改善肺泡通气,加速或增加 CO_2 排除,纠正呼酸。

2. 血液净化

主要适用于肾功能不全所致酸性产物排除障碍的代酸患者,是目前最有效的纠正由肾功能不全所致代酸的方法和途径。

3. 控制含氮饮食

对有肾功能不全的患者,除了借助血液净化增加排酸,必要时还应控制含氮饮食以减少氮质血症造成的代酸。

4. 胃肠道泻药

该方法是借助胃肠道,增加酸性代谢产物的排泄,减少机体对含氮物质的吸收,对不能及时接受血液净化治疗的患者尤为合适。

总之,酸碱失衡的诊断和治疗是门十分重要的临床技术,可贯穿于各种危重病救治的全过程,并直接关系着危重病救治的成败。掌握和作好这项临床技术,不但需要特殊的仪器设备,还需要扎实的专业知识和丰富的临床经验。维持酸碱平衡、纠正酸碱失衡是危重病救治成功的基本保障,所有从事危重病医学工作的医护人员均应努力掌握并作好这项工作。

第 5 节 血糖与血浆渗透压

血糖和血浆渗透压也是机体内环境稳定的重要内容,论及危重病内环境稳定的维持,也必须重视血糖和血浆渗透压的监测与维持。

一、血 糖

正常人之所以能使血糖始终维持在一个恒定的水平,是因为机体有足够的调节功能,能使升高和降低血糖的各个因素,始终维持在相对平衡的状态。危重病能使血糖升高和降低的因素多,当机体调节机能障碍,不足以将血糖控制在一个相对恒定的水平,血糖就可能明显升高和降低。即使平时没有糖尿病的危重病患者,血糖升高的现象也十分普遍。当借助外源性胰岛素补充来调节血糖时,危重病的个体差异增加,对胰岛素的反应各不相同,这些都是造成血糖变化大的重要原因。一旦发生血糖异常地升高和降低,如果得不到及时发现与纠正,就可能酿成不可挽回的后果,高、低血糖都可引起休克和脑功能障碍,时间过久还可造成不可逆性损害。因此,危重病血糖监测与维持十分重要。

(一)血糖调节机制与影响因素

人体调节血糖的主要机制是胰岛素分泌与水平。影响因素通常分为两类,一类与糖尿病有关,即胰岛素分泌绝对不足;另一类与糖尿病无关,仅是胰岛素分泌相对不足而造成,即各种致病因素导致血糖升高,如脑血管意外、急性心肌梗死、严重感染等。因此,危重病患者无论是否有糖尿病,都可能出现的血糖的异常。通常有糖尿病的患者可能表现得更加明显,因为他们可能同时存在两种类型的因素。

1. 血糖升高的因素

危重病能使血糖升高的因素很多,归纳如下。

(1)胰岛素分泌不足:多为中老年,尤其是老年2型糖尿病患者,有胰岛素不足,有时也可见于年龄较轻的1型糖尿病患者,少数患者可能尚未明确有糖尿病。由于胰岛素减少,组织对葡萄糖的摄取和利用减少,肝脏葡萄糖的产生增多。

(2)应激激素增加:危重病应激状态下,很多应激激素分泌增加,如胰升糖素、儿茶酚胺、糖皮质激素、生长激素等,一方面可加重胰岛素的不足状态,拮抗胰岛素的效应或减少胰岛素的分泌,肾上腺素能α受体的激活对胰岛素分泌起抑制作用,β受体可以起兴奋作用,但是肾上腺素和去甲肾上腺素分泌的影响主要是通过α受体起抑制作用;另一方面,多种应激激素本身,就可以通过使肝脏的糖元生成增加和组织利用糖能力减弱而使血糖升高。

(3)糖摄入增加:也是血糖升高的原因。当患者因血浆渗透压升高,口渴感加剧,如不知道已经患有糖尿病,就可能摄入大量含糖饮料;偶尔在不知患者有糖尿病的情况下,医生也可能会给病人输入葡萄糖液。

(4)分解代谢亢进:机体在遭受严重感染、创伤(包括手术或麻醉)、休克等打击的状况下,分解代谢亢进,糖原分解多于合成,可能是血糖升高不可忽视的因素之一。此外,某些严重疾病,如急性心肌梗死、心力衰竭、分娩、精神紧张或严重刺激等,也可以通过一定途径引起血糖升高。

(5)药物的影响:中老年患者常用的药物,可通过不同的作用机制使血糖升高,如糖皮质激素、肾上腺素能β受体抑制剂,β受体兴奋胰岛素的分泌被阻滞时,可使胰岛素的分泌更为减少;此外,噻嗪类利尿药和抗癫痫药苯妥英钠,也可使血糖升高,二者皆可抑制内源性胰岛素的分泌。

(6)肾脏对糖的排泄减少:其原因可能是合并肾脏损害。糖尿病患者可合并多种肾脏损害,包括糖尿病性肾小球病变、肾小动脉硬化、尿路感染,最严重为肾乳头坏死。肾排糖减少的另一重要原因,是水与电解质大量丧失后,血容量减少使肾血流量减少。

(7)周围组织对胰岛素抵抗:高渗昏迷患者存在葡萄糖转运子(Glut)功能障碍,肝脏$Glut_2$将葡萄糖运至血液循环增多,肌肉和脂肪$Glut_4$将葡萄糖转运至肌肉和脂肪细胞内的葡萄糖减少,两者均可引起高血糖。此外,胰岛素受体异常和受体后信号转导异常也可能参与高血糖的形成。

2. 血糖降低的因素

与血糖升高的因素相仿,危重病能使血糖降低的因素也很多,但临床最常见的低血糖,还是以糖尿病治疗不当引起的最多。

(1)器质性疾病:主要为胰岛或胰外原发病,如胰岛β细胞增生或肿瘤引起的胰岛功能亢进性低血糖;内分泌疾病,如肾上腺皮质功能、甲状腺功能、垂体前叶功能低下引起的低血糖,生长激素缺乏、胰高血糖素分泌减少引起的低血糖;胰外肿瘤异常增生造成糖耗量增加或分泌胰岛素样生长因子等,均能降低血糖;肾性糖尿病因糖丢失过多和(或)各种原因得不到及时补充引起低血糖;严重感染脓毒血症时微生物耗糖量增加,因同时存在消化道疾病补充不足等。

(2)功能性低血糖:消化功能异常,胃肠排空加速,葡萄糖吸收快刺激细胞产生大量胰岛素使血糖下降;降糖药物应用不当,如胰岛素和口服降糖药等,有时能使血糖降低;饥饿、严重营养不良、小肠吸收不良综合征、慢性肠炎等,也可因糖摄入不足造成低血糖。

(3)反应性低血糖:与迷走神经兴奋使胰岛素分泌增多有关,原因不明的是特发性低血糖,女性多见;也可见于胰岛素分泌细胞反应迟钝,常见于轻型肥胖者或2型糖尿病的早期。

(二)血糖监测与控制

1. 血糖监测

危重病血糖监测已经成为重症监护与治疗(ICU)的常规项目,一般为4~8 h,严重时甚至需要1~2 h一次。对危重病患者,血糖高一点并不可怕,血糖异常降低导致的不可逆性脑功能损害是十分严重的并发症。因此,动态监测血糖变化,及时调整外源性胰岛素补充的剂量是控制血糖的基本措施。

2. 血糖控制

危重病患者血糖的控制,主要依靠补充外源性胰岛素的量和速度,原则上是在严密监测血糖变化的同时,不断调整胰岛素用量;通常胰岛素与糖的比例可以从1:4开始,血糖升高时1:3、1:2、1:1,血糖降低后调整至1:5、1:6、1:7等;血糖异常升高时,可以以1~6 U/h速度直接补充胰岛素,但一定要经常监测血糖变化,一旦血糖降低至10 mmol/L,就要谨慎,严防血糖继续下降。危重病患者,引起血糖升高和降低的因素不断改变,仅凭借临床观察与分析,有时很难预测血糖水平,唯一的选择只能是在严密监测血糖变化基础上,不断调整静脉补充胰岛素的用量和速度。低血糖的处理并不复杂,发现与处理及时是治疗的关键,通常静脉注射50%高渗葡萄糖和口服高糖食品是首先考虑的处理方案,必要时还需要借助胰高血糖素和抑制胰岛素分泌的药物(二氮嗪、奥曲肽),积极治疗原发病也是不可忽视的环节。

二、血浆渗透压

(一)血浆渗透压调节机制与影响因素

渗透压分晶体与胶体两种,血浆胶体渗透压主要由血浆蛋白含量构成,血浆蛋白减少是胶体渗透压降低的主要原因;通常所指的体液渗透压就是血浆渗透压,主要来自血浆晶体渗透压,其中90%~95%源于单价钠、氯、碳酸氢离子,其余5%~10%由葡萄糖、氨基酸、尿素氮等构成,能影响这些成分变化的因素,均可以影响血浆渗透压的变化。血浆渗透压调节机制与影响因素很多,归纳起来主要为中枢神经系统-下丘脑、内分泌、脏器(肾脏)功能,这三者的有机联系、相互制约、共同协调是维持体液渗透压的主要途径。

1. 中枢神经系统-下丘脑

有学者认为,难以纠正的高渗血症,常预示后果不良,可能与脑功能障碍的中枢性调节机制有关。葡萄糖大量堆积造成细胞外液高渗,同时引起渗透性利尿,导致水和电解质丢失更为严重,从而进一步加重高渗状态;细胞外液容量减少,进一步加重肾功能损害,同时兴奋应激激素的过量释放,造成恶性循环。本综合征多见于老年人,其中有些患者同时合并不同程度的脑动脉硬化,可使下丘脑口渴中枢不敏感,加以高渗状态也可降低口渴中枢的敏感性。因此,这类病人虽然失水,但却可能无口渴感,不能相应地通过饮水而补充所丢失的水分,使高渗状态进一步加重。中枢性高渗血症多见于脑外伤、脑肿瘤、脑血管意外、脑部疾病等。

2. 内分泌紊乱

机体内分泌是调节血浆渗透压的主要因素,内分泌疾患引起血浆渗透压改变最有代表性疾病就是酮症酸中毒与非酮症性高渗性昏迷,患者的意识障碍均与高渗血症有关;其次垂体后叶激素分泌减少导致的尿崩也是临床常见的内分泌紊乱导致的高渗血症。前者通过增加血糖和酮体等酸性产物造成高渗血症,后者通过影响水、钠代谢造成高渗血症。

3. 肾功能障碍

肾功能与水、钠、糖、氨基酸、尿素氮等代谢均关系密切,肾功能障碍造成血浆渗透压改变十分常见。

4. 水、电解质代谢

虽然机体调节渗透压的方式通常是通过水、钠代谢的途径,但也可以直接由水、钠代谢紊乱造成高、低渗血症。中暑、渗透性利尿、呕吐、腹泻、发热等,可以通过呼吸和皮肤水分丢失过多,导致高渗血症,由脑细胞脱水引起意识障碍等一系列神经系统受损临床表现;不适当的大量补充低钠液体,也可以造成水中毒(低渗血症),由脑细胞水肿导致脑功能障碍。机体脱水的途径不同,钠水丢失的比例也不同,血钠浓度变化多样,可为正常、升高或者降低。血钠水平受多种因素影响,一方面水分经肾脏等途径丢失后造成细胞外液浓缩,血钠升高;另一方面血中大量葡萄糖的堆积所致的高渗状态,可促使细胞内液外移,其后果是,细胞内脱水和血钠下降;血糖也影响血钠水平,血糖每升高 100 mg/dl,可使血钠下降约 1.6~3 mmol/L。因此,有时虽然患者血钠正常,但实际上可能已有高钠血症,只是可能被细胞内水分外移所掩盖;血钠升高,通常提示脱水严重;血钠偏低,多表示在脱水的同时,也有较多钠丢失。这些变化都会影响血浆渗透压的变化,值得警惕。

(二)血浆渗透压监测与控制

1. 血浆渗透压监测

血浆渗透压(mOsm/L)可以通过特殊仪器直接监测,正常值为 280~320 mOsm/L,>320 mOsm/L 为高渗血症,<280 mOsm/L 为低渗血症。国内拥有血浆渗透压监测仪器的单位不多,通常利用下列公式计算估计:

$$血渗透压(mOsm/L) = 2(血 Na^+ + K^+) mmol/L + \frac{血葡萄糖(mg/dl)}{18} + \frac{血尿素氮(mg/dl)}{2.8}$$

也可采用更简捷的计算方法:

$$血浆渗透压 = 2 \times Na^+ (mmol/L) + 血糖(mg/dl)/18$$

危重病血浆渗透压监测十分重要,频度依病情而异,一般 1~2 次/日。

2. 血浆渗透压控制

调整和维持血浆渗透压正常的方法,除了原发病治疗外,控制血糖与血钠水平、维持肾脏功能、保持水钠代谢平衡非常重要。顽固性高钠血症多预示脑功能障碍严重,治疗的根本疗效还取决于原发病。

维持和调整危重病内环境稳定是十分细致的临床工作,影响的因素多,造成和带来的后果严重,是危重病医学不能忽视的环节。虽然调节机制复杂,很多原理还不十分明确,但及时预见与处理是唯一的选择。危重病综合救治过程中,内环境稳定的维持和调整至关重要,也有一定的难度,做好这项工作的前提就是严密监测下的相应处理。

(宋志芳　钱桂生)

参 考 文 献

1. Shoemaker WC, Ayres SM, Grenvik A, et al. Testbook of Critical Care. Harcourt Asia W. B. Saunders, 2000, Fourth Edition, 828~908
2. Adrogué HJ, Madias NE. Management of life-threatening acid-base disorders. N Engl J Med 1998, 338:26~34
3. Marik P, Varon J, Rao RB, et al. Acid-Base Disorders. N Engl J Med 1998, 338:1626~1629
4. Nahas GG, Sutin KM, Fermon C, et al. More on Acid-Base Disorders. N Engl J Med 1998, 339:1005~1006
5. 钱桂生主编. 现代临床血气分析. 北京:人民军医出版社, 2002:104~160, 358~366
6. 刘仁树, 黄建群, 史以珏主编. 现代急诊内科学. 北京:人民军医出版社, 2003, 205~207、449~461
7. 王一镗主编. 现代临床急诊医学. 北京:中国医药科技出版社, 2002:995~1032
8. Hindman BJ. Sodium bicarbonate in the treatment of subtypes of acute lactic acidosis: physiologic considerations. Anesthesiology 1990, 72:1064~1076

第4章

危重病抗感染治疗策略
Anti-infection strategy with basic knowledge

感染是危重病十分棘手的问题,也是影响抢救成功率的重要因素。合理选择和使用抗菌药物,是控制感染的主要手段和途径,是危重病急救医学的重要内容。

抗菌药物使用分预防性使用、经验治疗和目标治疗。由于病原菌检测需要时间,而危重感染的治疗不容等待,所以危重病临床总是以经验性选择用药为主。初始治疗药物选择正确与否,与预后密切相关。选择正确,抢救成功率高,病死率低。危重病患者感染起病急,病情凶险,很多患者因为有基础疾病,并发症发生率高,能够给我们策略性换药的时机十分有限,经验性选择用药错误,不但造成经济上不必要的损失,而且可能会因为病情反复与迁延,增加各种并发症的发生率与死亡率。合理选择和使用抗菌药物原则是高效、低毒、价廉,看似简单,但要真正做到合理、准确用药,并不容易,有时还十分困难,它需要多方面知识与经验的结合。

第1节 抗菌药物应用基础知识

一、药物动力学(PK)与药效学(PD)

药物动力学(pharmacokinetics,PK)也可称为药物代谢动力学,是反映药物在体内吸收、分布、代谢与排泄的过程;药效学(pharmacodynamiccs,PD)也可称为药物效应动力学,是研究药物剂量对药效的影响。药物对临床疾病的效果,是指药物进入机体后,经过吸收、分布、代谢而产生作用的过程;PK与PD是研究药物进入机体后,吸收、分布、代谢、排泄,并产生作用的一系列动态过程,是临床药理的重要内容。

任何一种药物,一旦进入体内,就有其特有的吸收、分布、代谢方式,了解、掌握、研究不同药物的 PK 与 PD 特点,能指导临床合理使用各种药物,是目前抗菌药物临床应用过程中十分受关注的课题。PK 与 PD 涉及的专业知识多,为便于理解,将与 PK 与 PD 有关的基本概念简介如下。

(一)PK

PK 是研究药物如何在生物体内被有效利用的过程,是机体对药物的处理过程,常用的临床指标很多,如药物浓度时间(药时)曲线下的面积(area under the concentration time curve, AUC)、生物利用度(bioavailability)、半衰期或半减期(biological half life, $t_{1/2}$)等。

1. AUC

药时曲线是反映药物进入人体后,浓度随时间变迁的情况,是一种量化的指标。

2. 生物利用度

主要针对血管外给药患者,如口服或肌内注射等,反映有活性药物进入血液循环的量和速度,反映该药物吸收的程度;血管外给药后,吸收完全者称为生物利用度高,反之则低。

3. 半衰期或半减期

半衰期或半减期是药物自体内消除半量所需要的时间,称为生物半衰期或 $t_{1/2}$,分吸收 $t_{1/2}$ 和消除 $t_{1/2}$,半衰期长的药物在体内消除缓慢;肾功能减退患者,应用主要从肾脏排泄的药物排出减慢,$t_{1/2}$ 明显延长,并可在体内积聚。

4. 血药峰浓度(maximal concentration, Cmax)

指某种药物在循环血液中的最高浓度,不同种类的药物或通过不同途径进入体内的药物,依据吸收程度和速度不同,C_{max} 不同。

(二)PD

PD 是研究药物剂量对药效的影响,以及药物治疗疾病的效果,抗菌药物 PD 研究药物对机体内致病菌的作用,主要是考察和研究药物在机体内如何发挥作用,常用指标为最低抑菌浓度(minimal inhibitory concentration, MIC)、最低杀菌浓度(minimal cidal concentration, MCC 或 minimal bactericidal concentration, MBC)、血药浓度高于病原菌 MIC 时间(time above MIC, %T>MIC)。

1. MIC/MCC

抗菌药物能否起作用,主要取决于抗菌药物能否抑制或杀灭体内感染病灶中的病原体。药物在血液或其他体液和组织中所能达到的抑制或杀灭细菌浓度,被认为是有效药物浓度。在一批实验中,能抑制 50% 或 90% 受试菌所需的 MIC,分别称为 MIC_{50} 或 MIC_{90}。能使活菌总数减少 99% 或 99.9% 以上,被称为 MCC 或 MBC。对于抗菌药物类药物,考察 PD 的主要指标是药物的 MIC 值;MIC 值低,表明病原菌对该药敏感;药物的 MIC 值高,表明病原菌对该药敏感性差或者耐药。抗菌药物的抗菌疗效,受 MIC 值和血药浓度影响,一般组织和体液的抗菌药物浓度低于血药浓度,仅为血药浓度的 1/10～1/2,若要使感染病灶内药物浓度达到有效杀菌或抑菌水平,血药浓度应为 MIC 值的 2～10 倍,至少 2 倍。一般情况下,各类抗菌药物应用常规剂量后,血药浓度范围是已知的,而药物对病原菌的 MIC 值则各不相同。因此,需要根据药物敏感试验,即药物对细菌的 MIC 值,选择相应的抗菌药物。

2. %T>MIC

在感染性疾病的治疗中,为更有效地使用抗菌药物,一般要综合 PK 与 PD 指标。近年来,随着众多有关抗菌药物临床疗效的 PK 与 PD 指标相关研究,人们已经逐渐掌握了大量关于%T>MIC、C_{max}/MIC、AUC/MIC 等一系列与临床疗效密切相关的 PK 与 PD 指标。这些与抗菌药物临床疗效相关的 PK 与 PD 指标,也会依据抗菌药物种类不同有所变化。β-内酰胺类(β-lactams)药物是时间依赖类抗菌药物,目前认为评价这类药物临床疗效相关 PK 与 PD 最好指标是血药浓度高于 MIC 时间,即%T>MIC,其中以碳青霉烯类(carbapenems)需要的%T>MIC 最低,为 40% %T>MIC,青霉素类(penicilins)需要 50% %T>MIC,头孢类(cephalosporine)最高,为 60%~70% %T>MIC;对氨基糖苷类和喹诺酮类等浓度依赖的抗菌药物,与临床疗效相关的 PK 与 PD 指标是 C_{max}/MIC、AUC/MIC。

二、抗菌药物的浓度依赖与时间依赖

根据 PK 与 PD 特点,抗菌药物大致可被分成浓度依赖与时间依赖两大类。虽然浓度与时间依赖抗菌药物,临床抗菌疗效分别与浓度或时间关系相对密切,但并不意味着浓度依赖的抗菌药物就不需要考虑给药的时间、时间依赖的抗菌药物就不需要考虑药物的浓度,此点应该引起足够的重视,不能造成错觉。

(一)浓度依赖的抗菌药物

浓度依赖的抗菌药物主要为氨基糖苷类、喹诺酮类、大环内酯类药物,对致病菌的杀菌作用取决于 C_{max},即 C_{max} 越高,清除致病菌的作用越强,提高临床疗效的主要方法是提高抗菌药物的 C_{max},评价 PK 与 PD 的主要参数为 AUC 0~24 h/MIC、C_{max}/MIC。动物实验和临床资料显示,C_{max}/MIC>8~10,AUC 0~24 h/MIC>100~125,临床可以获得良好治疗效果,并可以防止用药过程中出现耐药菌株。

(二)时间依赖的抗菌药物

时间依赖的抗菌药物临床抗菌作用与药物在体内浓度大于对病原菌 MIC 的时间相关,当血药浓度>4~5 倍 MIC 时,其杀菌效果就达到饱和程度;继续增加血药浓度,杀菌效应也不再增加;只有延长或提高 T>MIC,才能增加疗效;而且时间越长,抗菌疗效越好。属于这类抗菌药物的主要是 β-内酰胺类(β-lactams),分别是碳青霉烯类、青霉素类和头孢类,天然大环内酯类、糖肽类。评价这类药物 PK 与 PD 的相关参数是%T>MIC,即超过 MIC_{90} 浓度维持时间(h)占给药间隔时间的百分比,用%T>MIC 表示。

三、蒙特卡洛模型

同样剂量的抗菌药物在人群中的 AUC 分布存在个体差异,常规剂量给药,只能考虑大多数人群,把整个人群的 PK 资料与 MIC 结合起来一起考虑,对选择抗菌药物和给药方案十分有帮助,蒙特卡洛模型(monte carlo model)就是近年来用于研究抗菌药物 PK 与 PD 的新手法。它将药物的 PK 与 MIC 相结合,预测最佳的抗菌药物暴露的达到概率(target attainment)%(TA%)。蒙特卡洛模型可预测整个患者群可能发生的事情,有助于临床医生设计出细菌学效果优异、防止细菌产生耐药的给药方法。具体操作是根据抗菌药物的血药浓度变化和对细菌的 MIC 分布的总集数据,用计算机对 1 000 例、5 000 例或 10 000 例的血药浓度变化与 MIC 进行模拟,并将他们进行各种组合,计算获得抗菌药物有效性的条件。例如获得%T>MIC(24h 内超过 MIC 的时间比例)达到 30%或 50%的概率,对该抗菌药物及其给药方法的有效性进行定量评价的方法。以往对 β-内酰胺类抗菌药物的抗菌疗效判断,是根据各给药后血药浓度变化、折点数值和 MIC_{50}、MIC_{90} 等计算%T>MIC、预测治疗效果,但无论是血药浓度变化,还是 MIC 值,各病例都有不同数据的分布集合。因此,近年来考虑到这种分布情况,为了更准确地预测疗效,常采用蒙特卡洛模型。对于难治的细菌,即 MIC 较高的细菌,安全性高的药物可以使用充足的剂量,使抗菌药物在血液和组织中保持足够的浓度,使%T>MIC40%以上的达到概率增加,从而提高抗菌疗效。

四、药物敏感(药敏)测定

各种致病菌对不同抗菌药物的敏感性不同,同一种病原菌的不同菌株对不同抗菌药物的敏感性也可有差异。抗菌药物应用广泛,耐药菌株随之增加,药敏测定对临床选择有效药物至关重要,与临床疗效关系密切。其中如何分析和判断药敏测定结果也很重要,前提是要了解药敏方法与结果表达。

(一)药敏测定原理

测定抗菌药物在体外对病原菌有无抑制作用的方法称为药敏试验,有的以抑制病原菌生长为评定结果的标准,如 MIC;有的以杀灭病原菌生长为评定结果的标准,如最低杀菌浓度(minimal bactericidal concentration,MBC)。在一批实验中,能够抑制 50%和 90%受试病原菌生长所需 MIC,分别被称为 MIC_{50} 和 MIC_{90};能使受试病原菌总数减少 99%或 99.9%以上,被称为 MBC。

(二)药敏测定方法

常用的药敏测定有两种方法,即稀释法和扩散法。

1. 稀释法

以一定浓度的抗菌药物与含有被试菌株的培养基进行一系列的不同倍数稀释(通常为 2 倍稀释),经培养后观察 MIC。用肉汤培养基进行实验,然后用肉眼观察试管内肉汤浑浊度判定结果的为试管稀释法;用微量板进行的为微量稀释法;以琼脂平皿代替肉汤管进行试验,过夜培养后,以无菌落生长的平皿所含最低药物浓度为 MIC,该法为琼脂稀释法。这些方法最大的优点是精确,缺点是费时、费力、费材料。

2. 扩散法(纸片法)

将浸有抗菌药物的纸片贴在涂有病原菌的琼脂平板上,抗菌药物在琼脂内向四周扩散,其浓度呈梯度递减,纸片周围一定距离(范围)内的病原菌生长受到抑制,过夜培养后形成一个抑菌圈,其直径大小与药物浓度的对数成线性关系。从抑菌圈的大小,推知药物的 MIC。纸片法操作简单,所需材料、人力和时间都少,是目前临床应用最广泛而普遍的方法。

3. E-测定法(E psilometer test,E-Test)

E-测定法是从琼脂扩散法的基础上改良而成。方法是将抗菌药物放置于 5 mm× 50 mm 的不透明薄形塑料带上,浓度按 log 2 梯度递减,共含 15 个不同稀释度的抗菌药物。塑料带的反面是相应的药物浓度,标记为 256 μg/ml、128 μg/ml、……、0.016 μg/ml。将含药塑料带代替抗菌药物纸片，操作步骤与琼脂扩散法相同。每个直径为 9 mm 的琼脂平皿可放含药塑料带 1～2 条，直径为 14～15 mm 的可放 4～6 条。过夜培养后在塑料带周围形成一个抑菌圈，其边缘与塑料带交叉处的药物浓度标记就是该药对该病原菌的 MIC。本法与琼脂稀释法、微量稀释法、琼脂扩散法等测定结果符合率达 95% 以上，还可用于营养要求高、生长缓慢或需要特殊培养条件病原菌的药敏检测，唯一缺点是价格高。

4. 自动化药敏测定仪

20 世纪 70 年代后国外相继开发了自动化药敏测定仪，如 Micro Scan（Auto Scan）、ATB 系统、Vitek 系统等，基本原理是利用光学测定法测定抗菌药物对病原菌的作用，即透光量与菌液浓度成反比。优点是快速、适用于生长快速的病原菌，药敏试验可在 3～5 h 完成，重复性好，节省人力，但仪器设备和试剂盒价格昂贵。

（三）药敏测定结果表达

根据美国 National Committee of Clinical Laboratory Standard（NCCLS）规定的药敏结果判断标准，分三级划分法。通常用 MIC 或通过 MIC 与常用剂量时所能达到的血药浓度表达，分敏感、中敏和耐药。

1. 敏感（S）

指常规剂量下，药物达到的血药浓度超过 MIC5 倍以上，常用量有效。

2. 中敏（I）

指常规剂量下，药物达到的血药浓度相当于或略高于 MIC，给予大于常规剂量才有效，或者对有药物浓缩部位（如胆汁、尿液等）的感染才有效。

3. 耐药（R）

指药物可达到的全身浓度，低于 MIC 或者会被细菌灭活。

（四）药敏结果评判

获得药敏结果需要时间，对药敏结果的解释与判断也并不容易。首先，药敏是依据病原学检查结果。虽然能被检出的病原菌一定存在，但却不一定是致病菌。因为经验性选择抗菌药物有时是在药敏检测结果出来之前，有效抗菌药物应用的结果，一定是敏感的致病菌受到抑制，可能无法被检出，被发现的病原菌却可能是所用抗菌药物不敏感或无效的，却有可能被检出。因此，完全依据病原学检查结果选择抗菌药物有时也会有出入。况且，试管内做出的药敏结果，与临床不一定完全符合。药敏试验敏感、临床疗效差，药敏试验不敏感、临床有效的情况经常发生。

1. 药敏试验敏感而临床无效

除考虑用药方案不妥，如给药途径、间隔时间、疗程等，最常见的是检出的病原菌不是真正的致病菌，至少不是主要致病菌。因为危重病各种病原体感染发生的机会多，除革兰阴性菌，真菌、革兰阳性菌、军团菌、厌氧菌，甚至衣原体、支原体等感染都有可能，抗感染治疗效果不佳，该点为主要考虑因素。此外，还可能有其他因素，如病灶引流不通畅、宿主自身抵抗力差等，甚至有药物热、肺栓塞等非感染性疾病误诊为感染的情况。

2. 药敏试验耐药而临床有效

可能仍是病原菌诊断有误。此外，所谓的药敏提示耐药，并不是药物对病原菌的作用完全丧失,而是在常规剂量或药物浓度病原菌被抑制的作用差,提高用药剂量或浓度,有时也能达到治疗的效果。

五、病原菌定植与移位

微生物在宿主体表或黏膜表面定居、生长和繁殖的现象是定植(colonization);定植在特定部位的正常菌群,从原来部位转移到其他部位,导致感染为移(易)位(translocation);口咽部位定植菌误吸和胃肠道菌群移位是危重病感染的主要发病机制,是肺炎和脓毒血症最常见的表现形式,减少病原菌定植和移位,是预防和治疗感染的措施之一。对危重病患者,笔者主张半卧位,保持呼吸道、泌尿、伤口或感染病灶引流通畅,注意口腔护理,维持胃肠道功能正常等,这些均是预防和治疗感染的有效措施。

致病菌与定植菌鉴别有时十分困难,主要还是依据临床伴随症状和体征,胸片、CT等客观检查异常征象对鉴别也很有帮助。当临床症状缓解、胸片与CT提示病灶吸收的情况下,反复培养发现的病原菌就可能是定植菌;标本来源的类型对鉴别致病菌与定植菌也很重要,一般来自口咽部、皮肤、呼吸道或人工气道的标本就很容易检出定植菌,来自血、尿、导管、引流液的标本,多为致病菌。

六、联合用药疗效评判

某些病原菌对各种抗菌药物都不十分敏感,有时感染严重或诊断不明的感染,需要联合用药,提高药物的疗效。评价联合用药的疗效,分以下四种可能。

1. 协同作用

两种药物联合后,抗菌活性显著大于单药的抗菌作用,即"1+1>2"。

2. 相加作用

两种药物联合后,抗菌活性较任意一种单药的抗菌作用增加或增强,即"1+1=2"。

3. 无关作用

两种药物联合后,抗菌活性不受另一种药物的影响,即"1+1=1"。

4. 拮抗作用

一种抗菌药物的作用被另一种药物作用削弱,即"1+1<1"。

联合用药的目的是提高疗效,如果不能达到提高或增加疗效的目的,这种联合用药就是不可取的。临床实际运用过程中,难点在于对联合用药结果的评判,必要的基础研究是解决这一难点的主要途径。

第 2 节 危重病感染特点

危重病的特点是病情重,无论原发病是否与感染有关,一旦发生感染,病情较普通人群更加凶险,死亡率更高。重症监护治疗病房(intensive care unit, ICU)是医院危重病最集中的部门,原发病为感染性疾病的危重病患者多,各种有创抢救与治疗的措施也多,如气管插管或切开、机械通气、深静脉置管、留置导尿等,这些均是导致院内感染的重要因素。此外,感染也早已成为住院患者死亡率高的首要病因。危重病抗感染治疗的前提,是对危重病的感染特点有足够的认识和了解,才能从各个环节和层面,预防和控制好感染。

一、易感(患)因素

导致危重病感染的易感(患)因素很多,机体非特异性防御系统被各种创伤或手术、侵入性诊疗措施等破坏,病原菌入侵;广谱抗菌药物和激素等免疫抑制药物大量使用等,还能降低宿主的自身抵抗力;宿主体液和细胞免疫功能障碍,是导致感染发生或不容易救治的主要原因。

(一)机体非特异性防御系统破坏

正常情况下,人体有很完善的感染防护系统,能抵御外来的各种病原菌侵入。危重病的这种非特异性防御系统,总是会受到不同程度的损害;当这些防护系统受到破坏,病原菌入侵,就可能引起感染。

1. 呼吸道防御系统破坏

呼吸道是人体与大自然交流的正常途径,空气中含有的病原菌对人体造成危害十分常见,正常人依靠鼻腔空气净化、湿化和调温,呼吸道黏膜中黏液-纤毛运载系统、咳嗽反射等,构成强有力的廓清机制,会厌和声门协调构成的机械屏障,呼吸系统细胞和体液免疫等,构筑了层层防线,使机体免于感染。危重病的很多因素,较普通患者更容易发生感染。

(1)意识障碍:危重病患者常合并不同程度的意识障碍或昏迷,麻醉和镇静剂治疗也是妨碍保持清醒的重要因素,咳嗽和吞咽反射减弱或消失可损伤呼吸系统的机械性屏障的保护作用,严重时可直接导致误吸危及患者生命。咽喉部定植菌和胃肠道移位(translocation)菌是引起肺炎或脓毒血症的重要机制,半卧位,注意口腔护理,保持呼吸道痰液引流通畅,维持胃肠道功能正常,是预防下呼吸道感染的有效措施。

(2)人工气道(气管插管或切开):危重病抢救与治疗需要,建立人工气道固然对控制感染、保持痰液吸引有好处,但反复气管内吸引或纤维支气管镜检查等,导致内源和外源的微生物污染下呼吸道也很常见;呼吸机相关性肺炎(ventilation associated pneumonia, VAP)的主要影响因素就是机械通气治疗的时间,气管切开和插管,使呼吸道防御功能丧失,湿化不足同样能损害黏液-纤毛的廓清机制,导致感染。

(3)咳嗽排痰能力减退:随着社会人口老年化,危重病患者中老年人的比例也在增加,这些患者都不同程度的存在肺功能和主动咳嗽排痰能力减退,如若没有及时建立人工气道或足够的生活护理,呼吸道分泌物聚集和引流不通畅就可能导致肺部感染。

(4)呼吸道感染与慢性肺疾患:有基础疾病和老年患者,呼吸道感染的致病菌可能与身强力壮的正常人完全不同,由于致病菌毒力不强,临床症状不突出(发热、咳嗽等),即使已经存在着严重的肺部感染,也很少被关注,一旦合并其他疾病(心衰、心律失常、心肌梗死、急腹症、外伤),原本就有的肺炎与这些疾病互为因果,共同左右着病情的发展;原有慢性肺疾患的患者(慢性支气管炎、肺气肿、支气管扩张、哮喘等),呼吸系统防御系统不完善,引起这些情况的可能性就更显得突出。

2. 胃肠道防御系统破坏

胃肠道蠕动和胃肠液化学屏障作用、黏膜分泌性免疫系统和黏膜下、肠系膜淋巴组织中的细胞和体液免疫、肠道菌群均是人体的防御系统,危重病胃液缺乏或胃酸下降,肠梗阻或肠麻痹引起的肠蠕动减弱,胃肠黏膜缺血和胃屏障受损,肠道菌群失调或紊乱,生物屏障破坏等,均可能导致胃肠道防御系统破坏;管饲和肠道器械性检查,同样能影响胃肠道防御功能;胃肠道防御系统破坏,肠道菌群可以直接进入血液循环造成脓毒血症,也可以通过释放毒素透过黏膜屏障进入血液循环,导致一系列肠源性感染,这些都是危重病感染的重要因素。危重病患者注意保持胃肠道功能,是完善防御系统、减少感染的有效措施。

3. 泌尿系统防御系统破坏

泌尿系统也有强有力的防御机制,输尿管定向蠕动、膀胱排空、尿道开放与关闭是机械性保护屏障,泌尿系统黏膜的体液与细胞免疫是生物性保护屏障。尿液是良好的细菌培养基,残余尿与菌尿症关系密切。危重病泌尿系统感染增加的主要原因为导尿术与长期留置导尿、膀胱镜检查、尿潴留、摄入液体量减少等,肠道菌群失调也能影响泌尿系统特异功能。

4. 皮肤防御系统破坏

皮肤的防御系统是机械屏障和由皮脂腺、汗腺分泌物中的抑菌物质构成的化学屏障、皮肤组织的细胞和体液免疫等,均是重要的防御功能。危重病循环障碍和长期卧床压迫造成的皮肤受损、压疮,手术切口和创伤伤口,穿刺、注射和静脉输液,深静脉穿刺和置管等,都可能使皮肤的完整性受到影响,防御系统破坏,经皮肤进入机体引起的感染危险性更高。

危重病机体非特异性防御系统被破坏,防不胜防,充分认识这一特点,及时采取各项有效措施积极预防和治疗,是抗感染治疗过程中必须考虑的因素。

(二)感染源与感染途径多

危重病患者因病情需要,接触感染源和感染的传播途径远多于普通患者,如手术、钢板、支架、各种介入治疗、呼吸机、雾化吸入器、透析器、各种导管等现代诊疗器材,均可能增加危重病患者的感染源与感染途径;带菌的医护人员和被污染的仪器设备,是造成医院内交叉感染的主要媒介;有研究表明,接受人工气道和呼吸机治疗患者院内获得性肺炎的发病率是其他患者的7~21倍。

(三)宿主特异性免疫功能下降

危重病是感染的易感人群,宿主本身抵抗力下降是很重要的原因,也常是治疗失败的主要原因。机体在受到意外打击时,免疫状况改变是正常的保护性机制,有基础疾病、长期接受免疫抑制治疗、高龄患者等,原本自身抵抗力下降就很明显,受到意外伤害和疾病发作的影响后,免疫功能紊乱更加突出。在机体免疫功能严重受损的情况下,单凭抗菌药物的抗感染治疗,临床疗效很难保证。感染人类免疫缺陷病毒(HIV)的 AIDS,多重病原菌混合感染是最突出的问题。

二、感染病灶和致病菌不明确

(一)感染病灶不明确

危重病感染病灶不明确十分常见,病灶不明确,无法清除,抗感染治疗较难奏效,是治疗失败的常见原因。很多情况下,明知是感染,但就是无法找到感染病灶。发生在腹腔(膈下或肠间隙)、胆道、肠腔的感染最难明确,即使是CT扫描,有些感染病灶也很难发现。加上有的患者病情危重,生命体征不稳定,无法承受手术探查,导致治疗迁延,病情反复。

(二)致病菌不明确

抗感染治疗的对象是病原菌,病原菌不明确,常是抗感染治疗效果不佳的主要原因。影响病原菌鉴定的因素很多,标本来源与污染、鉴别能力与水平、采集病原菌标本前是否已经用抗菌药物等,均可能导致病原菌检出困难和错误。有许多病原菌,至今还不能被鉴定,如军团菌分离较困难,临床上一般只能检测血清抗体,病毒分离与鉴定更加困难,厌氧菌和真菌类型的鉴别不是所有医院均能操作的。感染的致病菌不明确,选择相应抗菌药物就显得十分困难,这是目前抗感染治疗过程中最难逾越的障碍。

三、多部位、混合感染发生率高

(一)多部位感染

虽然呼吸系统是危重病感染最常被波及的部位,但同时合并泌尿道、导管、胆道、头颅、腹腔、皮肤等其他部位感染的情况也很常见。感染部位不同,病原菌多不相同,除非发生系统性感染,如结核菌和真菌就是最容易发生全身系统性感染的病原菌,可以同时存在于多个脏器或系统,引起全身或局部的临床症状和体征。

(二)混合感染

危重病感染的易患因素多,发生多种类型病原菌混合感染的机会更多。即使是单纯的肺部感染,也可能是多种病原菌混合感染,最常见的革兰阳性菌基础上合并革兰阴性菌和真菌感染或革兰阴性菌基础上合并革兰阳性菌和真菌感染,病毒或结核感染基础上合并革兰阳性、革兰阴性和真菌等混合感染的机会,也时有发生。混合感染发生可以同时,也可以有先后,多与是否有基础疾病有关。急性起病的危重病,两种或两种以上病原菌混合感染,多发生在先后,相继发生不同致病菌感染;有基础疾病的危重病,感染易患因素多,混合感染可以发生在先后,也可以同时发生。

虽然有一些研究指出,真正发生混合感染的机会并不多,同时分离到多种微生物可能与污染或定植有关,但鉴于目前尚无确切有效的方法判断污染或定植,仍不能轻易判定检出的微生物是污染或定植。

四、耐药菌株多

危重病常规接受抗感染治疗非常普遍,反复多次应用多种抗菌药物,是病原菌产生耐药的重要机制;医院和ICU是危重病患者最集中的场所,在医院和ICU内获得的感染,耐药菌株发生率高;这些都是危重病感染中耐药病原菌发生率高的主要原因。耐药菌株多,严重影响抗菌疗效;抗菌疗效不佳,感染加重,继续更换抗菌药物和增加抗菌药物剂量,均可能诱导耐药菌株产生;如此周而复始构成的恶性循环,是医院感染失控的重要环节。

五、药物过敏或脏器功能障碍

(一)药物过敏

由于对某些药物过敏,致使很多抗菌药物无法选择,在危重病综合救治过程中经常发生。如一旦对青霉素过敏,很多青霉素类药物就无法选择。由于青霉素类药物与头孢菌素类药物有交叉过敏,不少医疗机构对青霉素过敏的患者,不敢选择头孢菌素类药物。倘若青霉素类和头孢类抗菌药物不能选择,余下抗菌药物的可选范围就非常小了。考虑到临床高估青霉素过敏现象很多,在有足够空间进行生命器官支持的前提下,笔者曾经审视过青霉素过敏试验,发现很多患者并不是真正的青霉素过敏后,在严密观察和作好一切防范措施的条件下,重新进行青霉素皮试,迄今尚未发生任何意外,证实很多原先的"青霉素过敏"是误判。在当前严峻的医疗市场和医患矛盾十分紧张的情况下,这样的选择风险很大,并不是所有的医疗机构均能实施的,笔者也不提倡。需要注意的是对药物过敏判断的慎重和严格,不能太轻易评判患者对青霉素过敏。否则,后面的医疗机构无法轻易否定原先的结论,势必给患者的救治带来困难。

(二)脏器功能障碍妨碍抗菌药物选择

危重病合并不同脏器功能障碍很常见,有些是原发病造成,有些是原先就存在的基础疾病,还有些与药物治疗有关。无论产生脏器功能障碍的缘由如何,都会给治疗过程中的药物选择带来困难。由原发病造成的脏器功能损害,抗菌治疗控制感染,能有效控制原发病,减少对脏器功能的继续损害,用药后非但脏器功能障碍不会加重,反而可能明显改善,鉴别脏器功能损害原因对正确使用抗菌药物十分有益。很多抗菌药物均是通过肾脏和肝脏代谢或排泄,当患者同时存在不同程度的肾、肝功能不全时,多数情况下无法区分,治疗中的矛盾十分突出,兼顾脏器功能的惟一选择就是减少药物剂量,并适时监测,随时撤除或更换。

第3节 病原菌变迁和耐药

人类与病原菌存在的微生物世界,始终是相互依赖、相互对抗的整体,人类生存依赖微生物,微生物中的致病菌,侵袭人的机体,引起很多感染和非感染性疾病,严重损害人类的健康,威胁人类生命。为了有效控制感染,人类生产创造了很多抗菌药物,尤其是20世纪末,各种类型和档次的抗菌药物相继出现,给临床抗感染治疗提供了更多的选择。然而,随着抗菌药物不断更新与飞速发展,病原微生物也在发生着相应的变化,为了抵御人类的药物作用,致病菌的种类在发生变化,根本环节是耐药菌株的产生和耐药机制的多样化和复杂化,这是近年来抗感染治疗过程中十分突出的问题。

一、病原菌分类与致病

(一)正常菌群

正常菌群是指那些通常寄生于人体各个部位,如皮肤、口咽鼻、阴道、结肠等,但不致病的微生物。正常菌群对保持人体生态平衡和内环境稳定有重要作用,不但参与物质代谢、营养转化和合成、胆汁代谢、胆固醇代谢和激素转化等,而且能作为抗原,刺激机体产生抗体,增强机体免疫能力,构成防止外来病原菌入侵的生物屏障。

(二)致病微生物

致病微生物又被称为致病菌,是指那些能引起人类感染后致病的微生物。存在于外界环境中的病原微生物很多,但真正能致病的,只是其中极少数的一部分。

致病微生物种类也很多,如细菌、真菌、病毒、支原体、衣原体、立克次体、螺旋体、原虫、蠕虫等。其中细菌的分类最多,依据革兰阳性(G^+)或阴性(G^-)分为G^+和G^-菌,依据需氧或不需氧分为需氧或厌氧菌,依据细菌形态特点又分为球菌或杆菌。那些正常存在于环境中或寄居于人体表或体腔内的病原菌,当宿主因受伤、患病、接受各种治疗或意外打击造成抵抗力下降时,就可能引起机体患病。病原菌导致感染的途径和形式多样,菌群失调、内源性感染、病原菌移(易)位是最常见的感染形式。

1. 菌群失调

通常指正常寄居在肠道的病原菌菌群,由于受饮食或药物等因素影响发生紊乱,引起一系列胃肠道功能紊乱的临床表现,如腹泻或结肠炎等,严重时还可以引起二重感染(super-infection)。

2. 内源性感染(endogenous infection)、自身性感染(self infection, auto-infection)、机会感染(opportunistic infection)

指那些通常寄居于肠道、口、咽、阴道等部位的正常菌群,由于各种因素的影响,引起使宿主不同部位的感染,有免疫缺陷的宿主更容易发生,如获得性免疫缺陷性疾病(AIDS)即艾滋病。这些正常不致病的菌群,在特殊情况下引起机体感染,又被称为条件致病菌。

3. 交叉感染(cross infection)

指在医院内,从他人(患者和工作人员)处获得而引起的病原菌感染。

4. 病原菌移(易)位(translocation)

前面也已经提及,定植在特定部位的正常菌群,可以在这些部位定居、生长、繁殖,但一定不致病,此现象就是前面提及的定植;当这种定植在宿主体表或腔内而并不致病的病原菌,从原来部位转移到其他部位,引起的感染,被称为病原菌移(易)位,最多见的是肠道病原菌移(易)位至下呼吸道,引起肺炎;移(易)位至泌尿道,可以引起肾盂肾炎、膀胱炎;小肠上部细菌数量突然增加时,能引起脂肪和B族维生素缺乏等。

5. 环境感染(enviromental infection)

指接触污染环境中的物品或器械,包括微生物气溶胶在内而获得的感染。

由此可见,微生物的致病性是相对的,致病菌数量少的时候可以不致病,非致病菌数量多的时候也可以致病。消灭或清除致病菌,就可能达到治愈疾病的目的;但正常菌群引起的内源性感染,不可能消灭菌群,主要是限制侵入其他部位或血液循环,并采取相应措施,调整菌群。目前有研究认为,寄居在肠道的需氧菌是潜在的致病菌,需氧菌的优势繁殖有利于耐药因子的传递;肠道的厌氧菌,主要是脆弱类杆菌,在抑制潜在致病菌-需氧菌中起重要作用,抑制或消灭厌氧菌,有利于潜在或外来致病菌的定植和繁殖;宿主肠道抵抗细菌定植能力降低,容易引起二重感染。因此,抑制需氧菌繁殖,保护厌氧菌,能调整肠道菌群,提高肠道抵抗致病菌的定植,帮助控制感染。

二、病原菌分布与致病菌分类

(一)病原菌分布

每种感染性疾病均有特异性病原菌,检

出病原菌是确诊感染和选择相应有效治疗措施的依据，了解病原菌在人体各部位的分布，有助于判断所采集标本和分离出病原菌是否为真正致病菌，还是被污染的病原菌。人体不同部位正常菌群分布见表 4-3-1。

表 4-3-1　人体不同部位正常菌群

部位	正常微生物
皮肤	葡萄球菌属、八叠球菌、JK 群棒状杆菌、铜绿假单胞菌、痤疮丙酸杆菌、厌氧 G^+ 球菌、青霉菌属等
口腔	表皮葡萄球菌、α 型溶血或溶血链球菌、肺炎球菌、肠球菌属、奈瑟球菌属、卡他莫拉菌、大肠埃希菌、嗜血杆菌属、乳杆菌、类白喉杆菌、真杆菌属、梭杆菌属、类杆菌属、厌氧 G^+ 和 G^- 球菌、白色念珠菌等
鼻咽腔	葡萄球菌属、α 型和 β 型溶血链球菌、肺炎球菌、奈瑟球菌属、嗜血杆菌属、大肠埃希菌属、变形杆菌属、厌氧球菌、白色念珠菌等
眼结膜	表皮葡萄球菌、JK 群棒状杆菌、丙酸杆菌属等
肠道（空肠末端、回肠、结肠）	大肠埃希菌、产气杆菌、变形杆菌属、铜绿假单胞菌、葡萄球菌属、八叠球菌、肠球菌属、产气荚膜杆菌、类杆菌属、双歧杆菌、真杆菌属、梭杆菌属、消化球菌、消化链球菌、白色念珠菌、艾柯病毒、腺病毒等
前尿道	表皮葡萄球菌、JK 群棒状杆菌、非致病抗酸杆菌、肠球菌属等
阴道	乳杆菌、JK 群棒状杆菌、大肠埃希菌、类杆菌属、肠球菌属、奈瑟球菌属、厌氧球菌等

（二）致病菌分类

临床常见的致病菌很多，按照致病菌类型不同，分类如下：

1. G^+ 与 G^- 需氧球菌

G^+ 需氧球菌有金黄色葡萄球菌、表皮葡萄球菌、α 型溶血链球菌（草绿色链球菌）、β 型溶血链球菌（A 组和 B 组）、非溶血链球菌、肺炎球菌、肠球菌属等；G^- 需氧球菌有脑膜炎球菌、淋球菌、卡他莫拉菌等。

2. G^- 需氧杆菌

G^- 需氧杆菌又称非发酵菌，其中有不动杆菌属（无硝不动杆菌、洛菲不动杆菌）、假单胞菌属（铜绿假单胞菌、荧光假单胞菌、恶臭假单胞菌）、嗜麦芽窄食单胞菌、粪产碱杆菌、布鲁菌属、百日咳杆菌、军团菌属。

3. G^- 兼性厌氧杆菌

种类很多，肠杆菌科中有埃希菌属（大肠埃希菌）、枸橼酸杆菌属（弗劳地枸橼酸杆菌、异型枸橼酸杆菌）、克雷伯菌属（肺炎克雷伯菌、臭鼻克雷伯菌、产酸克雷伯菌）、肠杆菌属（阴沟肠杆菌、产气肠杆菌、聚团肠杆菌、杰哥维肠杆菌）、沙雷菌属（黏质沙雷菌）、变形杆菌属（普通变形杆菌、奇异变形杆菌）、沙门菌属（伤寒杆菌、副伤寒杆菌、猪霍乱杆菌、鼠伤寒杆菌、肠炎杆菌）、志贺菌属（痢疾志贺菌），弧菌科有弧菌属（霍乱弧菌、El Tor 弧菌、副溶血弧菌、河弧菌）等。

4. 厌氧球菌

消化球菌、消化球球菌、费氏（韦容）球菌。

5. G⁻厌氧杆菌

脆弱类杆菌、核酸杆菌等。

6. 形成与不形成芽孢的细菌

形成芽孢的细菌有炭疽杆菌、蜡样杆菌、破伤风杆菌、产气荚膜杆菌、肉毒杆菌、难辨梭菌等，不形成芽孢的 G⁻ 杆菌有单核细胞增多性利斯特菌、红斑丹毒丝菌等。

7. 分枝杆菌与棒状杆菌科

分枝杆菌有结核杆菌、麻风杆菌，棒状杆菌科有白喉杆菌。

8. 各类真菌

分外源性孢子吸入肺部真菌，例如曲霉菌、奴卡菌、隐球菌、荚膜组织胞浆菌；寄生在体表或体内的真菌，当机体免疫力下降引起肺部感染，例如念珠菌（白色念珠菌、热带念珠菌、克柔念珠菌、光滑念珠菌、近平滑念珠菌、葡萄牙念珠菌）。

9. 其他

与人类有关的致病菌还有放线菌属、奴卡菌属、立克次体属、支原体属、衣原体属、各种病毒、原虫（卡氏肺孢子虫、弓形体等）。

三、致病菌变迁

随着时代的推移、科学的发展，致病菌为了抵御人类的抗菌药物，也在发生巨大的变迁，归纳其特点如下。

（一）G⁻菌感染率显著升高

1990 年美国默克公司建立了医院内病原菌耐药性监测系统（Nosocomial Pathogen Resistance Surveillance, NPRS），1994 年我国开始参加 NPRS 系统工程；1998 年，我国成立了细菌耐药监测研究组（CBRSSG）；陈民均等代表中国医院内病原菌耐药监测网报道了中国重症监护病房 G⁻ 菌耐药性连续 7 年监测研究；上海、广州等大城市，也多次报道了地区的病原菌与耐药情况。所有监测的结果均显示，G⁻菌感染率显著升高也是致病菌变迁的主要特征，其中以铜绿假单胞菌、肠杆菌科属（肺炎克雷伯菌、大肠埃希菌、阴沟肠杆菌、费劳地枸橼酸杆菌、黏质沙雷菌、普通变形杆菌、雷极普鲁菲登斯菌等）和不动杆菌属（鲍曼、醋酸钙不动）为主要致病菌。

（二）社区获得性肺炎（CAP）与医院获得性肺炎（HAP）的病原菌越来越相似

以往 CAP 中，主要以 G⁺ 菌感染为主，尤其是下呼吸道感染，肺炎链球菌是主要致病菌，青霉素敏感；随着时代变迁，社区人口老龄化，CAP 中，G⁺ 菌感染率在下降，G⁻ 菌感染率在上升。从近期上海地区病原菌流行病学调查的资料表明，青霉素不敏感肺炎链球菌检出率在逐年上升，从儿童分离出的菌株中显得尤为显著。笔者收集比较了一组重症 CAP 和 HAP 的临床病原学资料，发现 CAP 与 HAP，均以铜绿假单胞菌为主要致病菌，但这些患者多为 60 岁以上、有基础疾病（COPD、糖尿病、高血压、慢性心功能不全）、在门诊经常用抗菌药物治疗。

（三）真菌感染呈上升趋势

作为条件致病菌，真菌感染发生率也在

逐年升高,尤其在院内获得性感染中。虽然与以往相似,真菌感染中,仍以白色念珠菌为主要致病菌,但近年来,一些耐氟康唑的非白色念珠菌真菌逐渐增多,如克柔念珠菌、近平滑念珠菌、热带念珠菌、光滑念珠菌,曲霉菌也时有发生。尤其对年老、病程长、免疫力低下、有基础疾病、接受有创检查和治疗患者,易患因素多,发生率更高。一些肿瘤、血液、脏器移植患者,曲霉菌感染发生率远远超过其他危重病患者。

(四)结核菌感染增加

主要发生在社区感染的患者中。由于病情发展迁延,临床症状隐晦,常不被觉察。多数情况下,是合并感染后才出现临床症状和体征。鉴于结核菌病原学诊断困难,试验性抗痨治疗又存在一定风险,感染很难得到及时控制。一旦在结核菌感染基础上合并混合感染,单纯抗菌治疗很难取得良好临床疗效。

(五)耐药菌株与多重耐药菌株(multiple resistant drug,MRD)增加

染色体(chromosome mediated β-lactamase)或质粒介导(plasmid mediated β-lactamase)的β-内酰胺酶,如超广谱β-内酰胺酶(extended broad-spectrum β-lactamase,ESBLs)、高产头孢菌素酶(AmpC酶)、碳青霉烯类酶、金属酶不断出现,细菌耐药率迅速上升,多重耐药菌增多,其中G^+球菌与G^-杆菌的耐药问题尤为突出。耐药谱极广的耐甲氧西林金黄色葡萄球菌(MRSA)和表皮葡萄球菌(MRSE),已成为G^+主要病原菌;产ESBLs的肠杆菌科属,多重耐药的铜绿假单胞菌和鲍曼不动杆菌等,成为危重病感染的主要致病菌;几乎对所有抗菌药物均不敏感的嗜麦芽窄食单胞菌和黄杆菌的感染,也经常发生。虽然这些病原菌多是毒力较低的条件致病菌,但导致感染播散或流行的却是其中产生毒力和耐药性的特殊菌株。细菌耐药可分为天然和突变产生的耐药性和获得性耐药性,突变耐药性是染色体介导,获得性耐药性是质粒介导,后者在临床容易传播,在临床起重要作用。

1. 染色体介导耐药性

在自然界存在的例子很多,如G^-菌产生的头孢菌素酶(cephaloaporinase);肺炎杆菌和催产克雷伯菌产生的青霉素酶,因而对氨卞西林和羧卞西林耐药;金黄色葡萄球菌对甲氧西林耐药株,肺炎球菌对青霉素耐药株,细菌对萘啶酸的耐药株等。

2. 质粒介导耐药性

质粒是一种染色体外的DNA,耐药质粒广泛存在于G^+和G^-细菌中,几乎所有的致病菌都具有耐药质粒。因此,通过耐药质粒传递的耐药性非常普遍,也非常严重。耐药质粒分为接合型(conjugative plasmid)和非接合型(non-conjugative plasmid),能通过细菌间接合(conjugative)方式转移为接合型。

(1)接合型质粒:耐药因子包括两部分,耐药决定因子和耐药转移因子。耐药决定因子具有1至数个耐药基因,通过破坏抗菌药物、改变细菌细胞壁、细胞膜的通透性、阻断抗菌药物到达作用靶位等机制,使抗菌药物产生耐药性。耐药转移因子负责耐药因子转移时需要物质的准备与合成,最主要为性纤毛(sex pili),是接合的必须物质,如细菌的纤毛脱落,就不会出现接合过程。此外,耐药转移因子尚与质粒DNA复制、接合过程中耐药基因转移有关。

(2)非接合型因子:仅有耐药决定因子,而无耐药转移因子,故不能通过细菌接合转移,而是通过转化、转导、接合型质粒动员等

方式转移。

①转化(transformation)：耐药菌溶解后释放出的 DNA 进入敏感菌的体内，其耐药基因与敏感菌体内的同种基因重新组合，使敏感菌成为耐药菌。此种传递方式基本限于 G^+ 菌，G^- 中嗜血杆菌就是这种方式传递耐药。转化进行的过程中，需要一定量的供体菌和受体菌，发生率与一定范围内受耐药菌释放出 DNA 的量成正比。由于进入敏感菌体内的 DNA 量很少，一般很少有两种以上耐药基团同时被传递，由转化传递的耐药基因在临床和自然界中无重要性。

②转导(transduction)：耐药菌通过噬菌体将耐药基因转移给敏感菌，转导是金黄色葡萄球菌耐药性转移的唯一方式。金黄色葡萄球菌产生青霉素酶的特性借助噬菌体转移给敏感菌，使之对青霉素耐药；对氯霉素、链霉素、四环素、大环内酯类抗菌药物的耐药也是通过转导的方式。除金黄色葡萄球菌外，转导的方式很少在其他细菌中发生。噬菌体有特异性，耐药性转导现象只能发生在同种细菌内；通过噬菌体传递的 DNA 很少，通常只能传递对一种抗菌药物耐药的基因，故耐药基因转导除对金黄色葡萄球菌有意义，对其他细菌意义不大。

③接合(conjuction)：由接合传递的耐药性也称感染性耐药(infectious resistant)，系通过耐药菌和敏感菌体的直接接触，由耐药菌将耐药基因转移给敏感菌。接合转移的方式主要在 G^- 菌，尤其是肠道细菌中。通过接合方式，一次可以完成对多种抗菌药物耐药性的转移。不仅在同种细菌间进行，也可以在属间不同种细菌中进行。动物的肠道细菌有广泛的耐药质粒转移现象，这种耐药菌可以传递给人。

④易位(translocation)和转座(transporsion)：即耐药基因由一个质粒转座到另一个质粒、从质粒到染色体、从染色体到噬菌体的过程。耐药基因转座方式可在不同属、种细菌间进行，甚至从 G^+ 转座到 G^-，能显著扩大耐药性传播的宿主范围，是造成 MRD 的重要原因。

(六)耐药机制日益复杂

1. 各种灭活或钝化酶的产生

致病菌一旦与抗菌药物接触后，就可以通过耐药因子产生能破坏抗菌药物使之失去抗菌作用的酶，使药物在作用于菌体前就被破坏或失败。已经分离出的钝化酶如下：

(1)β-内酰胺酶(β-lactamase)：各种需氧和厌氧菌、G^+ 或 G^- 菌，接触 β-内酰胺类抗菌药物后，均能产生 β-内酰胺酶，使 β-内酰胺类抗菌药物不同程度地被水解或灭活。由质粒介导的 β-内酰胺酶是一种密闭环状双股超螺旋结构的 DNA，是染色体外具有遗传功能的基因成分，存在于胞浆内，带有耐药基因的质粒为耐药质粒，广泛存在于 G^+ 或 G^- 菌，几乎所有的致病菌均有耐药质粒。细菌耐药现象中，通过耐药质粒转化、转导、接合、易位等方式转移，是造成多重耐药和播散传递的最主要途径，分原生型 β-内酰胺酶和 ESBLs 两种，原生型 β-内酰胺酶包括 TEM 和 SHV 两大家族，分别为 TEM-1、TEM-2 和 SHV-1 型酶为代表，大多数 G^- 杆菌都能产生，主要水解青霉素和头孢菌素，但对第三代头孢菌素和单环类抗菌药物无影响。TEM-1、TEM-2 和 SHV-1 型酶中第 1~4 个氨基酸酶发生改变，就形成了 ESBLs(如 TEM-3 和 TEM-5)，与原生型 β-内酰胺酶相比，ESBLs 能水解更多的底物，对第二代、第三代头孢菌素和单环类抗菌药物均有耐药，对头霉素类(如头孢西丁、头孢美唑)和碳青霉烯类抗菌药物保持敏感，能被 β-内酰胺酶抑制剂如克拉维酸灭活。由染色体介导的β-内酰胺酶分别是高产头孢菌素酶（AmpC酶）和金属酶，AmpC酶因含AmpC基因而得名，又称为Ⅰ类酶，具有很强的诱导作用，因而又被称为诱导酶（inducible enzyme），即带有Ⅰ类酶的菌株，在不接触β-内酰胺类抗菌药物时，只产生少量的Ⅰ类酶，一旦接触有诱导作用β-内酰胺类抗菌药物，Ⅰ类酶产生就会显著增多。几乎所有的G^-杆菌均能产生染色体介导的Ⅰ类酶，但菌种间有差异，大部分肠道杆菌均能产生较多的Ⅰ类酶，但大肠埃希菌、奇异变形杆菌、志贺菌属却只产生极少的Ⅰ类酶。金属酶也是染色体介导的β-内酰胺酶，能产生水解碳青霉烯类的β-内酰胺酶，因为酶的活性部位有2价金属离子，故被称为金属酶，主要由嗜麦芽窄食单胞菌、某些单胞菌、黄杆菌属等产生。由于对青霉素、头孢菌素、碳青霉烯类及常用β-内酰胺酶抑制剂，均有广泛的耐药，是抗感染治疗的难点。

（2）氨基糖苷类钝化酶的产生：是临床细菌对氨基糖苷类抗菌药物耐药的主要原因，分三类，乙酰转移酶（AAC），使游离氨基乙酰化；磷酸转移酶（APH），使游离羟基磷酸化；核苷转移酶（AAD），使游离羟基核苷化。三种酶又按照所破坏抗菌药物不同和作用点不同分为很多种，每种还包括多种异构酶。不同氨基糖苷类抗菌药物可被同一种酶钝化，同一种抗菌药物可被不同酶钝化。钝化酶产生由质粒控制，并可通过接合转移和转座子转移到其他敏感菌。产生钝化酶的细菌对被钝化酶的氨基糖苷类抗菌药物耐药，导致治疗失败。但有时产生钝化酶的细菌也不一定耐药，因有时经钝化后的抗菌药物仍具有相当的抗菌活性，如妥布霉素和庆大霉素均可被AAC钝化，妥布霉素被钝化的速度慢（仅为庆大霉素1/4），临床产生AAC钝化酶的菌株，对庆大霉素已经耐药，但对妥布霉素仍可敏感。

（3）氯霉素乙酰转移酶：某些金黄色葡萄球菌、表皮葡萄球菌、D族链球菌、G^-杆菌可产生氯霉素乙酰转移酶，使氯霉素转化为无抗菌活性的代谢物，此酶为一种胞内酶，由质粒或染色体基因编码。

（4）红霉素酯化酶：细菌对红霉素和其他大环内酯类耐药的机制是细菌核糖体的靶位发生改变，但最近也分离获得数种灭活酶，如从大肠埃希菌分离到的红霉素酯化酶，可以水解红霉素中的内酯环，而使其失去抗菌活性。此酶为一种体质酶，由质粒介导，导致对红霉素高度耐药；从溶血性链球菌、金黄色葡萄球菌中分离出质粒介导的灭活酶，可使大环内酯类、林可霉素和链阳性霉素核苷化、乙酰化或水解而灭活。

产生灭活酶是细菌耐药的重要机制，产酶菌往往表现出明显的耐药，MIC常为普通给药剂量所能达到的血药浓度数倍以上，导致临床治疗失败。由于G^+菌的β-内酰胺酶是胞外酶，细菌产生的β-内酰胺酶很快被释放至细菌的细胞外，细菌数量将影响酶的浓度和抗菌药物被破坏的量，如细菌量少，则产酶金黄色葡萄球菌的药敏试验结果可能对青霉素无明显耐药，但青霉素存在能诱导细菌产生大量β-内酰胺酶，从而导致治疗失败。因此，只要是产β-内酰胺酶的金黄色葡萄球菌，无论体外药敏试验结果如何，均应视为对青霉素耐药而改用其他抗菌药物。

2. 青霉素结合蛋白改变

通过对细菌细胞膜的深入研究，发现细菌细胞膜上具有特殊蛋白，能与青霉素类和头孢菌素类结合，是β-内酰胺类抗菌药物作用的靶位点，称为青霉素结合蛋白（penicillin binding protein，PBP）。各种细菌细胞膜上PBP数量、分子量、对β-内酰胺类抗菌药物敏感性不同,但分类相似的细菌,PBP类型和生理功能相似。不同PBP有不同的功能,PBP1a、PBP1bs与糖肽合成有关,使细胞伸长;PBP2与细菌的形态有关;PBP3与细菌的分类有关,PBP4、PBP5、PBP6与羧肽酶的活性有关。β-内酰胺类抗菌药物与PBP结合后,先引起细菌的形态改变,阻碍肽桥的形成,并激活细胞壁降解酶-自溶素(autolysin),影响正常分裂繁殖,最终导致溶菌死亡。不同抗菌药物与PBP结合的部位不同,多数青霉素类抗菌药物与PBP1和PBP3结合,形成丝状体和球状体,然后使细菌发生变形、萎缩,逐步溶解死亡。通常细菌PBP改变有两种方式:

(1)PBP先天性耐药:PBP发生突变,与β-内酰胺类抗菌药物亲和力下降,如屎肠球菌的PBP,对所有β-内酰胺类抗菌药物具有先天耐药,葡萄球菌的PBP对头孢菌素亲和力也较差。

(2)PBP获得性耐药:这是MRSA对β-内酰胺类抗菌药物耐药的机制。这类细菌能产生一种新的PBP-2,与β-内酰胺类抗菌药物亲和力降低,所以对所有β-内酰胺类抗菌药物耐药,只对万古霉素敏感。

3. 膜孔蛋白学说

G^-杆菌的外膜上存在很多膜孔蛋白(porin)组成的通道,与药物摄取有关。细菌细胞壁异常或膜通透性改变,抗菌药物无法进入细胞膜至作用的靶位,就难以发挥抗菌效果,这是铜绿假单胞菌和其他G^-菌耐药的主要原因。细菌细胞膜通透性改变受质粒控制,使很多抗菌药物(四环素、氯霉素、磺胺类、氨基糖苷类)难以进入细胞内,细菌获得耐药性。

4. 抗菌药物泵出机制

有研究表明,细菌的细胞膜上存在能量依赖的泵出系统,由Tet膜蛋白介导,G^+菌与G^-菌对四环素的耐药就是由于这种泵出系统,使菌体内药物减少,产生耐药。这种现象也可见于氯霉素、红霉素和喹诺酮类耐药菌和表皮葡萄球菌对大环内酯类耐药菌。

第4节 各类抗菌药物与特点

目前世界范围内,已经生产并在临床应用的抗菌药物品种很多,可能有数百种。虽然大多数均属于广谱抗菌药物,但依据化学结构与生物活性、作用机制与环节、剂型与剂量等,临床产生不同的治疗效果。

一、抗菌药物分类

(一)按生物活性分类

依据抗菌药物生物活性,抗菌药物可被分为广谱和窄谱抗菌药物;广谱抗菌药物中,依据侧重于G^+菌或G^-菌,又被分为作用于G^+球菌的抗菌药物和作用于G^-杆菌的抗菌药物;窄谱抗菌药物中,主要为抗结核分枝杆菌的抗菌药物、抗厌氧菌的抗菌药物等。该分类有利于了解各种抗菌药物的药理性能和作用范围,但鉴于许多抗菌药物兼有多种性能和抗菌谱,抗菌作用范围和耐药均有交叉和重叠,临床常不易划分。

(二)按作用机制分类

不同化学结构的抗菌药物作用机制可以完全不同,大多数的药物,是通过影响或抑制病原菌的细胞壁合成发挥抗菌疗效,如青霉素类、头孢菌素类、糖肽类(万古霉素)、碳青霉烯类等;有些药物是通过影响病原菌细胞浆通透性起作用,如两性霉素、制霉菌素、多黏菌素 B 等;还有些药物是通过抑制病原菌蛋白质合成,阻止遗传信息复制等方式抑制病原菌生长和繁殖(如喹诺酮类、灰黄霉素等)、损伤遗传信息翻译(氯霉素、红霉素、林可霉素、四环素、氨基糖苷类、利福平等);有些药物是通过抗代谢作用起抗菌效果,如磺胺类、异烟肼、乙胺丁醇、对氨水杨酸等。

(三)按化学结构分类

按化学结构分类是临床应用最普遍的分类方法,大致可以分为 11 种。

1. β-内酰胺类(β-lactams)

是抗菌药物类抗菌药物中最大的一类,其中又可分为:

(1)青霉素类(penicillins)。
(2)头孢菌素类(cephalosporins)。
(3)碳青霉烯类(Carbapenems)。
(4)头霉菌素类(cephamycins)。
(5)单环类抗菌药物等。

(6)β-内酰胺酶抑制剂。

2. 氨基糖苷类抗菌药物(aminoglycosides)。
3. 大环内酯类(macrolides)、林可酰胺类(lincosamides)。
4. 糖肽类

万古霉素(vancomycins)与替考拉林等。

5. 四环素类(tetracyclines)。
6. 喹诺酮类(quinolones)。
7. 磺胺类(sulphonamides)。
8. 硝基呋喃类(nirtrofurans)。
9. 抗结核分枝杆菌(antimycobacterial agents)。
10. 抗真菌药物。
11. 其他(others)。

二、β-内酰胺类抗菌药物

β-内酰胺类抗菌药物是指化学结构式中具有和 β-内酰胺环的一大类抗菌药物(表 4-4-1),其中包括的抗菌药物很多。共同的特点是特异地作用于细菌胞壁,对无胞壁微生物其不敏感,对生长繁殖期(肽聚糖合成活跃)细菌其更敏感,为繁殖期杀菌药,细菌耐药性产生与 β-内酰胺酶有关,其中还包括一些 β-内酰胺抑制药。

表 4-4-1 β-内酰胺类抗菌药物及 β-内酰胺酶抑制药分类

1. 青霉素类(penicillins)	萘夫西林(Nafcillin)
(1)天然青霉素(natural penicillins)	异噁唑基青霉素(Isoxazoly Penicillins)
青霉素 G (Penicillin G)	氯唑西林(Cloxacillin)
青霉素 V (Penicillin V)	双氯西林(Dicloxacillin)
非奈西林(Phenethicillin)	氟氯西林(Flucloxacillin)
(2)耐青霉素酶青霉素(penicillinase resistant penicillins)	苯唑西林(Oxacillin)
	(3)氨基青霉素(aminopenicillins)
甲氧西林(Methicillin)	氨苄西林(Ampicillin)

续表

阿莫西林(Amoxicllin)	头孢孟多(Cefamandole)
巴坎西林(Bacampicillin)	头孢呋辛(Cefuroxime)
环己西林(Cyclacillin)	头孢克罗(Cefaclor)
依匹西林(Epicillin)	头孢尼西(Cefonicid)
海他西林(Hetacillin)	头孢地尼(Cefdinyl)
匹氨西林(Pivampicillin)	头孢替安(Ccefotiam)
酞氨西林(Talampicllin)	头孢齐尔(Cefprozil)
(4)抗假单胞菌青霉素(antipseudomonas penicillins)	(3)第三代(third generation)
羧基青霉素(Carboxypenicillins)	头孢甲肟(Cefmenoxime)
羧苄西林(Carbenicillin)	头孢噻肟(Cefotaxime)
苄茚西林(Indanyl carbenicillin)	头孢唑肟(Ceftizoxime)
卡非西林(Carfecillin)	头孢三嗪(Ceftriaxone)
酰脲基青霉素(Ureidopenicillins)	头孢地嗪(Cefodizime)
磺苄西林(Sulbenicillin)	头孢克肟(Cefixime)
呋苄西林(Furbenicillin)	头孢布稀(Ceftibuten)
阿洛西林(Azlocillin)	头孢泊姆(Cefepime)
美洛西林(Mezlocillin)	头孢泊肟(Cefprodoxime)
呋洛西林(Furazlocillin)	头孢他美(Cefetamet)
哌拉西林(Piperacillin)	(4)第四代(forth generation)
(5)脒基青霉素(amidino penicillins)	头孢吡肟(cefepime)
美西林(Amdinocillin)	(5)有强大抗假单胞菌活性的第三代头孢菌素(third
匹美西林(Pivamdinocillin)	generation with enhanced antipseudomonas activity)
2. 头孢菌素类/头霉菌素类	头孢哌酮(Cefoperazone)
(cephalosporins/cephamycins)	头孢他啶(Ceftazidime)
(1)第一代(first generation)	头孢咪唑(Cefpimizole)
头孢噻吩(Cephalothin)	头孢匹胺(Cefpiramide)
头孢噻啶(Cephaloridine)	头孢磺定(Cefsulodin)
头孢氨苄(Cephalexin)	头孢匹罗(Cefpirome)
头孢唑啉(Cefazolin)	(6)头霉菌素类/氧头孢烯类(cephamycins)
头孢吡啉(Cephapirin)	头孢替坦(Cefotetan)
头孢羟氨苄(Cefadroxil)	头孢西丁(Cefoxitin)
头孢拉定(Cephradine)	头孢美唑(Cefmetazole)
(2)第二代(second generation)	头孢米诺(Cefminox)

续表

3. 单环 β-内酰胺菌素类	阿莫西林/克拉维酸(Augmentin)
氨曲南(Aztreonam)	替卡西林/克拉维酸(Timentin)
卡卢莫南(Carumonam)	(2)舒巴坦(Sulbactam)
4. 碳青霉烯类(carbapenems)	氨苄西林/舒巴坦(Unasyn)
亚胺培南(Imipenem)	头孢哌酮/舒巴坦(Sulpepazon)
美洛培南(Meropenem)	阿莫西林/舒巴坦
5. β-内酰胺酶抑制剂(β-lactamase inhibitors)	(3)他唑巴坦(Tazobactam)
(1)克拉维酸(Clavulanic Acid)	哌拉西林/他唑巴坦(Zosyn)

（一）青霉素类(penicillins)

种类很多，其中青霉素 G 是最早应用于临床的抗菌药物(20 世纪 40 年代)，钾盐和钠盐稳定，易溶于水，是高效、低毒、药理学特性好的广谱抗菌药物，能作用于 G^+ 和 G^- 菌、嗜血杆菌属和各种致病的螺旋体。G^+ 中，对 A 组溶血性链球菌仍很敏感(MIC $0.005\sim 0.01$ mg/L)，对 B 组链球菌敏感性较 A 组低 10 倍，对草绿色链球菌也很敏感，对肠球菌属敏感性较差；以往肺炎球菌对青霉素高度敏感(MIC<$0.005\sim 0.03$ mg/L)，但近来出现中(MIC $0.1\sim 2.0$ mg/L)高度耐药的菌株金黄色葡萄球菌对青霉素耐药仍十分严重，2003 上海地区细菌耐药监测发现，青霉素不敏感肺炎链球菌检出率在逐年上升，6 岁以下儿童分离菌中尤为显著，但对白喉杆菌、炭疽杆菌及 G^+ 厌氧杆菌，如产气荚膜杆菌、破伤风杆菌等，仍保持着很好的敏感性。主要缺点是可能发生严重的变态反应，严重时因休克而致命，少数有肝脏或肾脏毒性。青霉素不耐酸，口服后吸收差，主要是肌内注射和静脉给药。吸收后迅速分布至组织中，以肾、肺、横纹肌、脾脏含量高，也能进入浆膜腔、关节腔、胆汁、胎儿循环等，中枢神经系统、骨骼、母乳、唾液、脓肿等处含量低，大多数经肾小管排泄，与丙磺舒等有竞争作用；部分经胆道排泄，其中哌拉西林、美洛西林、氨苄西林在胆汁可浓缩。青霉素类品种很多，按其来源或结构可分为五种，特点如下。

1. 天然青霉素(natural penicillins)

主要为青霉素 G(钾盐或钠盐制剂)，对多数革兰阳性菌(包括厌氧菌)活性最高，对革兰阴性球菌、螺旋体及放线菌也有效，杀菌力强，毒性反应小，抗菌谱窄，对肠道阴性杆菌无效，口服不吸收，不耐酸，有变态反应，休克多见。

2. 口服不耐酶青霉素

以青霉素 V 为代表，又称苯氧青霉素，抗菌谱与青霉素相同，抗菌活性差，对青霉素敏感的革兰阳性菌的活性比青霉素 G 低 10 倍，多数耐酸，口服吸收好，对耐青霉素的葡萄球菌也有效，但对 MRSA、MRSE 无效。

3. 耐酶青霉素(penicillinase resistant penicillins)

包括甲氧西林(Methicillin)、萘夫西林(Nafcillin、Isoxazoly Penicillins)，主要特点是耐青霉素酶，可用于耐药金黄色葡萄球菌感染。虽然甲氧西林是第一个应用于临床的耐青霉素酶青霉素，但由于其抗菌活性不强，不良反应多,国内已停止生产。MRSA 具有多重耐药性,对耐酶青霉素、红霉素、四环素、氯霉素、林克霉素、庆大霉素等均有耐药。萘夫西林为耐酸、耐酶的青霉素,对耐青霉素葡萄球菌的抗菌活性与苯唑西林相仿,口服吸收不规则,肌内注射和静脉滴注后血药浓度上升迅速,在肝脏内灭活快,可用于产酶金黄色葡萄球菌所致的各种感染,但国内应用不多。异噁唑基青霉素也是耐酸、耐酶的耐酶青霉素,主要包括苯唑青霉素(苯唑西林,Oxacillin)、氯唑青霉素(邻氯青霉素、氯唑西林,Cloxacillin)、双氯西林(Dicloxacillin)、氟氯西林(Flucloxacillin);苯唑西林对金黄色葡萄球菌的抗菌活性较甲氧西林强 11 倍,对青霉素敏感细菌如 A 组溶血性链球菌、肺炎球菌、草绿色链球菌、表皮葡萄球菌等 G^+ 球菌抗菌作用较青霉素差;对粪肠球菌耐药;口服、肌内注射、静脉滴注均能达到有效血药浓度,肝、肾、肠、脾、胸腔积液均能达到有效血药浓度,腹水和痰液中含量低,肝脏内灭活快,主要通过肾脏排泄;限用于产青霉素酶金黄色葡萄球菌和凝固酶阴性葡萄球菌引起的感染,也可以用于预防葡萄球菌感染,对MRSA 耐药。

4. 广谱青霉素

包括广谱氨基类青霉素(aminopenicillins),是青霉素侧链 α 位增添氨基后,形成对 G^- 杆菌抗菌活性增强,如氨苄西林(Ampicillin)、阿莫西林(Amoxicllin)、海他西林(Hetacillin)等;广谱羧基类青霉素(Carboxypenicillins),如羧苄西林(Carbenicillin);广谱磺基类青霉素,如呋苄西林(Furbenicillin)和哌拉西林(Piperacillin)。这类药物主要增强对某些 G^- 杆菌的抗菌疗效,如对某些 G^- 杆菌(流感嗜血杆菌、沙门菌属、痢疾志贺菌、大肠埃希菌、奇异变形杆菌),但对克雷伯菌属和假单胞菌属无效;羧苄青霉素对铜绿假单胞菌和吲哚阳性变形杆菌属也有效;哌拉西林抗菌谱广,抗菌作用强,可抑制 70%的大肠埃希菌、100%的奇异变形杆菌、81%的吲哚阳性变形杆菌和 82%的铜绿假单胞菌,奈瑟菌属和嗜血杆菌属(包括产 β-内酰胺酶菌株)和多种厌氧菌对本品也高度敏感。

5. 抗 G^- 杆菌青霉素

主要是脒基青霉素(Amidino Penicillins),是 6 位侧链有脒基的半合成青霉素,代表产品有美西林(Mecillinam、Amdinocillin)、替莫西林(Temocilin)、匹美西林(Pivamdinocillin)等,抗菌谱窄,主要对 G^- 菌,尤其对肠杆菌科有效,对假单胞菌与厌氧菌无抗菌活性,副作用较多;因其以不同于其他青霉素的作用方式与青霉素结合蛋白-2(PBP-2)结合,因而与其他 β-内酰胺类有协同作用。

(二)头孢菌素类抗菌药物

头孢菌素类抗菌药物(cephalosporins)是一种广谱半合成抗菌药物,具有抗菌作用强、耐青霉素酶、临床疗效高、毒性低、过敏反应少等优点。根据 β-内酰胺酶的稳定性和对 G^- 菌的抗菌活性,按发明年代先后,头孢菌素被分为四代(表 4-4-1)。第一代头孢菌素虽然对青霉素酶稳定,但仍可被许多 G^- 菌产生的 β-内酰胺酶水解,主要用于产青霉素酶的金黄色葡萄球菌和其他敏感的 G^+ 球菌和 G^- 杆菌;第二代头孢菌素虽然对多数 β-内酰胺酶稳定,抗菌谱广,对 G^- 杆菌的抗菌活性较第一代头孢菌素明显增强,但对肠杆菌科和铜绿假单胞菌等,抗菌活性仍然很差;第三代头孢菌素对多数 β-内酰胺酶稳定,对 G^- 杆菌的抗菌活性强,部分品种对铜绿假单胞菌有良好作用;第四代头孢菌素抗菌谱广,对金黄色葡萄球菌等 G^+ 菌的抗菌活性增强,对β-内酰胺酶尤其是超广谱质粒酶和染色体酶稳定。

尽管具有高度抗菌活性的新β-内酰胺抗菌药物不断研制成功,但由于细菌耐药性的发生,使这些抗菌药物临床应用一段时间后,疗效就降低。细菌耐药,与其能大量产生大量可诱导的、染色体介导的头孢菌素酶和质粒介导的、可水解第三代头孢菌素酶有关。

1. 第一代(first generations)头孢菌素

相比较而言,第一代头孢菌对 G^+ 球菌作用强,但对 MRSA 及肠球菌作用弱,对假单胞菌无效。主要产品是头孢噻吩(Cephalothin)、头孢噻啶(Cephaloridine)、头孢氨苄(Cephalexin)、头孢唑啉(Cefazolin)、头孢吡啶(Cephapirin)、头孢羟氨苄(Cefadroxil)、头孢拉定(Cephradine),对各种β-内酰胺酶稳定性较差,有一定的肾毒性,与氨基糖苷类及强利尿剂合用时尤需注意。

2. 第二代(second generation)头孢菌素

对 G^+ 球菌与第一代相仿或不及第一代,抗酶性增强,对 G^- 杆菌有较广的抗菌活性,对厌氧菌有效,但对假单胞菌属、不动杆菌、沙雷菌、屎肠球菌等无效,肾毒性小。主要产品是头孢孟多(Cefamandole)、头孢呋辛(Cefuroxime)、头孢克罗(Cefaclor)、头孢尼西(Cefonicid)、头孢地尼(Cefdinyl)、头孢替安(Cefotiam)、头孢齐尔(Cefprozil)。

3. 第三代(third generation)头孢菌素

对 G^+ 菌作用不及一、二代,对肠道 G^- 菌有较强抗菌活力,对假单胞菌有效,对厌氧菌有中等度抗菌活力,对屎肠球菌、难辨梭状芽孢杆菌等无效;对β-内酰胺酶高度稳定,易诱导产生头孢菌素酶和其他β-内酰胺酶,易产生耐药性和引起二重感染;肾毒性则逐代减弱,基本无毒性;主要产品有头孢曲松、头孢噻肟、头孢哌酮(Cefoperazone)、头孢他啶(Ceftazidime)、头孢咪唑(Cefpimizole)、头孢匹胺(Cefpiramide)、头孢磺啶(Cefsulodin)、头孢匹罗(Cefpirome)、头孢三嗪。价格较贵,不良反应有胃肠道反应和菌群失调、肝毒性、肾损害、造血系统毒性、凝血功能障碍和戒酒硫样反应,后者即在用药期间饮酒或用含乙醇药物,可出现恶心、呕吐、头痛、面红、呼吸困难和低血压等表现。

4. 第四代(four generation)头孢菌素

以头孢吡肟为代表,可较为稳定地抑制β-内酰胺酶的产生,但未列入美国国家实验室标准化委员会(Nationnal committee for clininal laborotory standarts, NCCLS)抗ESBL抗菌药物的范围内。目前,国内对ESBL的规范性治疗主要是来源于NCCLS指定的标准。按照NCCLS的规定,凡实验室确诊的 ESBL 的菌株都应报告为对所有的头孢菌素(包括三、四代头孢)和氨曲南耐药。三代头孢菌素大量应用,特别是头孢曲松及头孢噻肟在社区和外科预防与治疗中应用,耐药率增加,并选择出持续高产 AmpC 酶和 ESBLs 耐药株。许多研究显示,在常规 MIC 折点为 8 μg/ml 情况下,80%以上的产 ESBL 大肠埃希菌和肺炎克雷伯菌对头孢吡肟敏感;头孢吡肟为低耐药潜能抗菌药物,对产 AmpC 酶和部分产 ESBL 菌以及铜绿假单胞菌有良好抗菌活性,而且作为策略性换药可以降低三代头孢菌素的耐药率,定位应在三代头孢菌素和碳青霉烯类抗菌药物之间(Gap);头孢吡肟的良好作用是重症肺炎(CAP 和 HAP),多数情况(三代头孢菌素耐药较严重,而尚不具备碳青霉烯类使用指征)下的第一线用药;有人主张,应用头孢吡肟策略性替换三代头孢菌素,减少耐药菌株产生。

头孢吡肟对鲍曼不动杆菌,嗜麦芽窄食单胞菌疗效欠佳。

(三) β-内酰胺酶抑制药(β-lactamase inhibitors)与复合制剂

目前临床应用的有克拉维酸、舒巴坦、他唑巴坦等,这类药本身含有 β-内酰胺环,是 β-内酰胺酶 Ⅱ、Ⅲ、Ⅳ、Ⅴ 型不可逆抑制剂。β-内酰胺酶抑制剂本身只有较弱的抗菌活性,但与其他 β-内酰胺类抗菌药物联合使用,可发挥抑酶增强作用,不但能增强抗菌活性,还能扩大抗菌谱,临床多见的是 β-内酰胺酶抑制药与青霉素和头孢菌素的复合制剂。

1. 克拉维酸(Clavulanic acid)

克拉维酸是从链霉素的培养液中得到,对各种 β-内酰胺酶的抑制作用有差异,对金黄色葡萄球菌产生的 β-内酰胺酶和广泛存在于肠杆菌科细菌、流感杆菌、奇异变形杆菌、普通变形杆菌、脆弱杆菌所产生的染色体介导的 β-内酰胺酶有较强的抑制作用,对铜绿假单胞菌等染色体介导的 β-内酰胺酶抑制作用差,主要制剂是阿莫西林/克拉维酸(Augmentin)、替卡西林/克拉维酸(Timentin)。

2. 舒巴坦(Sulbactam)

舒巴坦为半合成的 β-内酰胺酶抑制剂,对染色体介导的 β-内酰胺酶较质粒介导 β-内酰胺酶作用强,主要制剂有氨苄西林/舒巴坦(Unasyn)、阿莫西林/舒巴坦、头孢哌酮/舒巴坦(Sulperazon)。

3. 他唑巴坦(Tazobactam)

他唑巴坦又称三唑巴坦,是舒巴坦的衍生物,抑酶作用优于克拉维酸和舒巴坦,且对部分染色体介导的 Ⅰ 型酶也有抑制作用,主要制剂有哌拉西林/他唑巴坦(Tazocin)。

随着病原菌变迁,多重耐药铜绿假单胞菌和鲍曼不动杆菌发生率升高,成为危重病感染的主要致病菌,β-内酰胺酶抑制药与青霉素和头孢菌素复合制剂在临床应用的价值逐渐提高,2002—2003 年中国 G^- 耐药监测显示,碳青霉烯类仍是 G^- 最强的抗菌药物(嗜麦芽窄食单胞菌、黄杆菌除外),其次是两个酶抑制剂复合剂头孢哌酮/舒巴坦、哌拉西林/他唑巴坦、头孢吡肟;头孢哌酮/舒巴坦是唯一 12 种 β-内酰胺类嗜麦芽窄食单胞菌敏感率>50%、耐药率< 25%的药物。

(四) 头霉菌素类(cephamycins)

头霉素类和氧头孢烯类:相当于二代或三代头孢菌素,但抗厌氧菌作用较突出。常用制剂有头孢替坦(Cefotetan)、头孢西丁(Cefoxitin)、头孢美唑(Cefmetazole)、头孢米诺(Cefminox)、头霉拉坦(Latamoxef)、头孢西丁相当于二代,头孢美唑介于二、三代之间,而头孢米诺和头孢替坦则相当于三代,耐酶性能更强。

(五) 单酰胺环类(monobactam)

主要有氨曲南(Aztreonam)和卡芦莫南(Carumonan),特点是广谱,对多种质粒介导和染色体介导的 β-内酰胺酶稳定,主要作用于产酶耐药的 G^- 杆菌,包括铜绿假单胞菌;不动杆菌属、产碱杆菌属和各种厌氧菌敏感性差;体内分布广,可通过血-脑脊液屏障;与青霉素等其他药物无交叉过敏;不良反应少,不影响凝血功能,价格较便宜。

(六) 碳青霉烯类(carbapenems)

碳青霉烯类是一种强有力的广谱抗菌药物,主要有硫霉素类(Thienamycins),目前临床应用的主要有亚胺培南(Imipenem)、美洛培南(Meropenem),对产 ESBL 和 AmpC 酶均有良好作用,特点是广谱,高效,对β-内酰胺酶高度稳定。碳青霉烯类抗菌药物一般不作为重症感染的一线用药,重症感染导致器官功能损害、威胁生命、高APACH评分、严重产ESBL菌感染,特别是已应用过多种抗菌药物患者、严重免疫抑制患者并发重症感染。与头孢菌素比较,对G^-菌作用与三代头孢相似,但对G^+菌有显效,对多种厌氧菌抗菌活力强,与甲硝唑相似,适宜于免疫力低下者、多种病原菌混合感染的首次经验性用药。对嗜麦芽黄单胞菌、葱头假单胞菌和屎肠球菌作用差,不能渗入到哺乳类的细胞内。肠杆菌科中产ESBL,首选碳青霉烯类,其次头孢哌酮/舒巴坦、哌拉西林/他唑巴坦;铜绿假单胞菌耐药中,碳青霉烯类16.9%～24.5%,头孢他定20%,头孢吡肟酮16.7%。目前铜绿假单胞菌和鲍曼不动杆菌耐药增加是十分令人关注的问题,降阶梯治疗在相当程度上也是为了防止其过度使用和耐药。

近年来对碳青霉烯类药物PK与PD研究显示,%T>MIC是评价这类药物抗菌活性的主要指标,保持%T>MIC>45%～55%,能显著提高碳青霉烯类抗菌活性,故主张持续静脉滴注给药,并维持2～3 h,8 h 1次。

三、氨基糖苷类抗菌药物

氨基糖苷类(aminoglycoside)为广谱抗菌药物,化学结构中都有一个氨基环和一个或多个氨基糖分子,由配糖键相连接。主要作用于细菌体内的核糖体30s亚单位,抑制蛋白质合成,破坏细菌细胞膜的完整性。对静止期细菌的杀灭作用强,属静止期杀菌剂。主要用于抗G^-杆菌的感染,包括铜绿假单胞菌和甲氧西林敏感的金黄色葡萄球菌,无抗厌氧菌活性,部分有抗结核菌作用。细菌对氨基糖苷类耐药可呈自然的和获得性耐药,产生机制可以通过染色体介导的细胞渗透性改变和细胞内转运异常,导致药物无法与细胞外膜结合进入细胞体内产生作用;也可以通过质粒传导产生钝化酶而形成,如乙酰转移酶(AAC)、磷酸转移酶(APH)、核苷转移酶(AAD)等,三种酶又可按照破坏的抗菌药物不同和作用点不同分为许多种,包括异构酶在内不下20余种;还可以通过作用靶位的改变,使抗菌药物进入细胞后不能与之结合而发挥作用;因此,不同氨基糖苷类药物间存在着不完全的交叉耐药性。氨基糖苷类抗菌药物对细菌的清除过程属于浓度依赖性的,为了提高疗效,减少不良反应(耳、肾毒性),目前主张单次给药。主要通过肾脏排泄,最严重的不良反应是耳和肾的毒性,有肾功能不全或损害时应减量。主要产品的品种很多(表4-4-2)。

表4-4-2 氨基糖苷类抗菌药物主要品种

链霉素 Streptomycin	庆大霉素 Gentamycin	卡那霉素 Kanamycin
妥布霉素 Tobramycin	卡那霉素B Kanamycin B	阿米卡星 Amikacin
地贝卡星 Dibekacin	西索米星 Sisomicin	巴龙霉素 Paromomycin
奈替米星 Netilmicin	核糖霉素 Ribostamycin	小诺米星 Micronomicin
新霉素 Neomycin	青紫霉素 Lividomycin	大观霉素 Spectinomycin
阿司米星 Astromicin	福提米星 Fortimicin	异帕米星 Isepamicin

（一）链霉素与卡那霉素

1. 链霉素（Streptomycin）

链霉素是最早用于临床的氨基糖苷类抗菌药物，系由放线菌属的灰链霉菌（streptomyces griseus）培养滤液中提取，除对结核杆菌有强大的抗菌作用，对其他许多 G^- 菌（大肠埃希菌、肺炎杆菌、肠杆菌属、沙门菌属、志贺菌属、布鲁菌属、巴斯德杆菌属等）也有抗菌作用，脑膜炎球菌和淋球菌对链霉素也敏感。对 G^+ 菌抗菌活性差，对肠球菌也无作用。与青霉素合用有协同作用，各组链球菌、铜绿假单胞菌、厌氧菌对链霉素无效。口服吸收少，主要通过肌内注射给药，不易通过血-脑脊液屏障。由于链霉素的很多不良反应，如过敏反应、耳和肾毒性等，目前临床已经很少应用，主要用于治疗结核杆菌。

2. 卡那霉素（Kanamycin）

系1957年发现，由 streptomyces kanamyceticus 产生，是继链霉素后的氨基糖苷类抗菌药物，对多数肠杆菌科如大肠埃希菌、肺炎杆菌、肠杆菌属、沙门菌属、枸橼酸杆菌属有良好的抗菌作用，对流感杆菌、布鲁菌属、脑膜炎球菌和淋球菌也大多数敏感，甚至对金黄色葡萄球菌也有效，结核杆菌对其同样敏感。同样是口服吸收少，主要通过肌内注射给药，由于耳、肾毒性较链霉素轻，曾广泛用于 G^- 杆菌感染。20世纪70年代初由于耐药菌株显著增多、耳毒性大、对铜绿假单胞菌无效，临床逐渐被其他氨基糖苷类抗菌药物抗菌药物（庆大霉素）替代，有时仍用于结核杆菌的治疗。

（二）庆大霉素

庆大霉素（Gentamycin）由放线菌属的小单胞菌（micromonospora purpura）发酵产生，1969年开始用于临床。属于广谱抗菌药物，对 G^+ 和 G^- 菌均有效，临床主要用于治疗包括铜绿假单胞菌在内的 G^- 菌感染，金黄色葡萄球菌和表皮葡萄球菌中对甲氧西林敏感的菌株中80%仍可为庆大霉素所抑制，甲氧西林耐药菌株多数耐药，肠球菌多对其耐药，但对炭疽杆菌、白喉杆菌、放线菌属多数敏感。庆大霉素对各种肠杆菌科细菌如大肠杆菌、肺炎杆菌及其他克雷伯菌属、变形杆菌属、沙门菌属、志贺菌属、肠杆菌属、铜绿假单胞菌均有良好的抗菌作用，对沙雷菌属部分耐药，对奈瑟菌属和流感杆菌中度敏感，对布鲁菌属、鼠疫菌属、无硝不动杆菌、洛菲不动杆菌、嗜肺军团菌也有菌作用，对铜绿假单胞菌以外其他假单胞菌多数耐药，对肺炎支原体有一定作用，但对结核杆菌无效。20世纪80年代后期，临床分离出耐药菌株迅速增多，加上具有强大抗菌活性的新 β-内酰胺类和喹诺酮类在临床广泛使用，包括庆大霉素在内的氨基糖苷类抗菌药物应用明显减少。近几年国内耐药监测显示，多数肠杆菌科和铜绿假单胞菌对庆大霉素耐药水平仍基本稳定，甚至略有下降。给药途径可以肌内注射或静脉滴注，不良反应与其他氨基糖苷类抗菌药物抗菌药物相仿。

（三）妥布霉素

妥布霉素（Tobramycin）系由链霉菌（streptomyces tenebrarius）的培养液滤液中获得，抗菌活性与庆大霉素相似，对大多数 G^- 杆菌和铜绿假单胞菌有良好作用，对铜绿假单胞菌作用较庆大霉素强，对肺炎杆菌、肠杆菌属、变形杆菌属、无硝不动杆菌的作用较庆大霉素稍强，但对沙雷菌属和沙门菌属的作用略差。妥布霉素可为多种 G^- 杆菌产生的钝化酶所破坏失活，肠球菌属和链球菌耐药,主要由于药物不能进入细菌菌体与核糖体结合。妥布霉素与庆大霉素有很大程度的交叉耐药,但其中60%～70%对阿米卡星仍然敏感。与青霉素和头孢霉素合用对铜绿假单胞菌和很多肠杆菌属有协同作用,与羧苄西林、哌拉西林联合应用对铜绿假单胞菌有协同作用。临床耐药监测显示,体外测试各种G^-菌对妥布霉素保持着良好的敏感,很多对新β-内酰胺类耐药的菌株,却对妥布霉素敏感。由于妥布霉素的毒副作用,阻碍着该药的广泛使用,致使实际临床疗效很难评价。

(四)阿米卡星

阿米卡星(Amikacin)为卡那霉素的半合成衍生物,对多种病原菌的抗菌活性与卡那霉素相似或略优。突出的优点是对许多肠道G^-菌产生的乙酰转移酶、磷酸转移酶、核苷转移酶稳定;临床分离的肠杆菌科对庆大霉素、妥布霉素、奈替米星等耐药的菌株中,70%仍对阿米卡星敏感;多重耐药的铜绿假单胞菌,也常对阿米卡星敏感。与半合成青霉素和头孢霉素类合用,临床协同疗效好;与青霉素合用,对肠球菌无效,因该菌产生质粒介导的APH(3′)酶。给药途径可以肌内注射或静脉滴注,不良反应与其他氨基糖苷类抗菌药物相仿,耳和肾毒性仍然是临床应用过程中最大的顾忌。

(五)西索卡星与奈替米星

西索卡星(Sisomicin)由放线菌属的小单胞菌(micromonospora inyoensis)的发酵液中获得,抗菌作用与庆大霉素相似,对铜绿假单胞菌作用稍优,因与庆大霉素相比,无显著优势,故国内应用不广,限于欧洲国家。奈替米星(Netilmicin)是西索卡星的半合成衍生物,抗菌作用也与庆大霉素相似,对肠杆菌细菌如大肠埃希菌、肺炎杆菌、肠杆菌属、变形杆菌属、志贺菌属、沙门菌属、枸橼酸菌属、沙雷菌属、铜绿假单胞菌、无硝不动杆菌等均有良好的抗菌作用,脑膜炎球菌和流感杆菌也多数对其敏感。一般来说,对沙雷菌属作用不如庆大霉素,对铜绿假单胞菌作用不如妥布霉素,但对葡萄球菌和其他G^+球菌,作用较其他氨基糖苷类抗菌药物优越,对部分MRSA有效,对肺炎球菌和个组链球菌作用差,对肠球菌属和厌氧菌属无效。最大的特点是不被G^-菌产生的AAD(2″)所钝化,不被金黄色葡萄球菌产生APH(2″)钝化,仍可被乙酰转移酶钝化失活。因此,对庆大霉素耐药的菌株远不如对阿米卡星敏感,多数铜绿假单胞菌、吲哚阳性变形杆菌、不动菌属对庆大霉素和妥布霉素耐药的,对奈替米星也耐药。奈替米星最大的优点是耳毒性较其他氨基糖苷类轻,肾毒性理论上也应该减轻,但临床实际效果不明显。给药途径为肌内和静脉注射给药,方法与庆大霉素、阿米卡星等相同。

四、大环内酯类抗菌药物

大环内酯类抗菌药物(macrolides)是一类化学结构中具有12～16碳环的抗菌药物,最早的代表品种是红霉素,应用于20世纪50年代初,广泛用于呼吸道和皮肤软组织感染的治疗,疗效肯定,无严重不良反应,缺点是口服吸收不完全,剂量过大时多,尤其是胃肠道反应多。近年来开发了很多新品种,如克拉霉素和阿奇霉素,抗菌疗效、吸收程度、减少不良反应方面都有所改进。目前应用的大环内酯类抗菌药物按照化学结构,14元环的有红霉素、克拉霉素、罗红霉素、地红霉素,15元环的有阿齐霉素,16元环的有麦迪霉素、螺旋霉素、乙酰螺旋霉素、交沙霉素、柱晶白霉素、乙酰麦迪霉素(米欧卡霉素)等,沿用品种有竹桃霉素、三乙酰竹桃霉素等、罗沙米星(玫瑰霉素)等,因抗菌活性低,不良反应多,临床已很少应用。

(一)各种大环内酯类抗菌药物特点

1. 红霉素(Erythromycin)

从红链霉菌的培养滤液中获得,不溶于水,遇酸即溶解灭活,临床多采用肠衣片和酯化物,红霉素乳糖酸盐可供静脉滴注。对金黄色葡萄球菌、表皮葡萄球菌、各组链球菌、G^+杆菌具有较强的抗菌活性,某些G^-菌如脑膜炎球菌、淋球菌、流感杆菌、百日咳杆菌、布鲁菌属等也敏感,对除脆弱杆菌以外的厌氧菌有相当强的抗菌作用,对部分耐青霉素酶的葡萄球菌属也有一定抗菌作用,但对流感杆菌作用差;对军团菌属、肺炎支原体、衣原体属、立克次体属有良好的作用。抗菌机制是作用于细菌50 s核糖体亚单位,通过阻断转肽作用和mRNA位移而抑制细菌蛋白质合成。随临床广泛应用,耐药现象严重,首先出现葡萄球菌耐药菌株,以后出现肺炎球菌、β溶血性链球菌等,目前应用较多的是针对支原体、衣原体、军团菌属等,疗效突出。口服后常有不同程度的胃肠道反应,如恶心、呕吐、上腹部不适等,随剂型改良,饭后服用胃肠道反应已明显减少;静脉用药后,主要在肝脏代谢,用药期间注意肝功能损害。

2. 克拉霉素(Clarthromycin)

克拉霉素为14元半合成大环内酯类,也称甲红霉素,因结构上其内酯环的6位羟基为甲氨基所替代,对增强酸稳定性和抗菌活性起了重要作用,也决定了其优良的药动力学特征。对G^+菌、流感杆菌抗菌活性均较红霉素强,对支原体、衣原体、军团菌属作用,是大环内酯类作用最强的。口服吸收完全,生物利用度55%,进食不影响其吸收;也有胃肠道反应,发生率为10.6%。临床多为口服剂型,主要用于治疗呼吸道、皮肤软组织、泌尿生殖系统感染。

3. 阿奇霉素(Azithromycin)

阿奇霉素为15元半合成大环内酯类,是氮环内酯类的第一个品种,结构特点是在14元环中插上一个氮原子而成为15环。抗菌谱与红霉素相仿,对金黄色葡萄球菌、肺炎球菌、链球菌属的抗菌活性较红霉素差,对G^-菌的抗菌活性明显增强,对流感杆菌、淋球菌的抗菌活性达红霉素的4倍以上,对卡他莫拉菌、弯曲菌属的抗菌活性也有增强;肠杆菌科细菌如大肠埃希菌、沙门菌属、志贺菌属等细菌中部分细菌敏感,对厌氧菌作用与红霉素相仿,对肺炎支原体作用是大环内酯类最强的。有口服和静脉滴注制剂,因半衰期长,给药次数和剂量均较红霉素少,临床主要用于流感杆菌引起的呼吸道感染,衣原体引起的泌尿生殖系统感染,也可用于单纯性淋病的治疗。

4. 罗红霉素(Roxithromycin)

罗红霉素为14元半合成新的大环内酯类,结构上与红霉素A14元环上9位的酮基为 O-[(2-甲氧乙氧基)甲基]肟所替代。对G^+菌与红霉素相仿或略差,对流感杆菌、卡他莫拉菌作用比红霉素弱,对厌氧菌作用与红霉素相仿,对军团菌属作用较红霉素略强,对肺炎支原体、衣原体有较好的作用。主要剂型也是口服,适应证与红霉素相同,主要用于呼吸道、非淋球菌性尿道炎与软组织炎。

5. 其他

如麦迪霉素、螺旋霉素、乙酰螺旋霉素、交沙霉素、柱晶白霉素、乙酰麦迪霉素(米欧卡霉素)等,均为口服制剂,抗菌谱与抗菌作用十分相似,临床应用十分普遍和广泛,主要适用于上、下呼吸道、泌尿道、皮肤、软组织感染的早期,一旦病情迁延,病程延长,合并其他类型病原菌混合感染存在,这些药物已经无法起作用了。

(二)生物被膜(biofilm,BF)

BF是指细菌吸附于生物材料或机体腔道表面,分泌多糖基质、纤维蛋白、脂蛋白等,包绕其中形成的膜样物,主要由细菌、高水化的多阴离子基质及被俘获的体外的大分子组成。铜绿假单胞菌(pseudomona aeruginosa,PA)感染是呼吸科常见的难治性感染,铜绿假单胞菌耐药机制中有产生β-内酰胺酶、孔道蛋白构象改变、阻碍抗菌药物进入细胞内和生物被膜(biofilm,BF)的屏障作用。BF确切的生化组成仍不清楚,PA的生物被膜主要由乙酰化β-D-甘露糖醛酸和α-L-葡萄糖醛酸(如藻酸)组成,形成胞外黏液多糖(mucoidexop olysaccharide,MEP),表面的生物被膜菌与浮游细菌相似,易获得养分和氧气,排出代谢产物,代谢活跃,菌体较大;位于被膜深部的细菌很难获得充足的养分和氧气,代谢低下,分裂迟缓,甚至处于休眠状态,菌体较小,对外界各种刺激不敏感;生物被膜在细菌表面形成的物理性屏障作用,多糖蛋白复合物基质可与药物起反应,中和药物的作用。生物被膜菌处于生长不活跃期,分裂迟缓,对抗菌药的通透性及敏感性较差。目前研究认为,生物被膜形成是难治性肺部感染的重要原因,尸检研究已经显示,电镜下观察PA在患者肺组织中形成微菌落,一些难治性细菌感染,如慢性支气管炎合并感染、弥漫性泛细支气管炎、慢性骨髓炎等病灶中,也有BF形成。上述几个因素利于生物被膜启动抗菌药物耐药基因,如β-内酰胺酶的表达及诱发耐药突变。

(三)大环类酯类抗菌药物抑制BF形成作用

由于生物被膜形成的药物渗透屏障是最主要的、最难对付的耐药机制,寻找能有效渗透生物被膜的药物是治疗的关键。体外实验发现,鱼精蛋白、磷霉素、克林霉素和14,15环的大环类酯类抗菌药物,可改善生物被膜的渗透性;动物实验及支气管肺泡灌洗液的细胞学分析证实,阿奇霉素可使藻酸免疫的小鼠气道周围的淋巴浸润减少;国外有研究表明,大环内酯类药物有效地抑制细菌BF的多糖蛋白复合物(GLX)的合成,从而使细菌间的黏液成分减少;目前国内外的动物在体实验和体外培养PA研究表明,大环内酯类抗菌药物可以抑制藻酸盐生物合成途径中的二磷酸甘露糖尿苷脱氢酶(GMD)的活性;Ichimiya等报道,阿奇霉素在低于MIC就可明显抑制体外培养的PA的藻酸盐的合成;并通过扫描电镜证实其抑制生物被膜的形成。国内也有研究发现,阿奇霉素对生物被膜抑制对氟罗沙星有增效作用。所以,仅用一种抗菌药物难以治愈与生物被膜相关的慢性感染,但联合用药则能有效去除生物被膜菌。

五、林可霉素和克林霉素

林可霉素(Licomycin)和克林霉素(Clindamycin)化学结构与红霉素不同,但抗菌谱、作用机制、耐药机制、临床药理均相似,克林霉素是以氯离子取代了林可霉素分子中第7位的羟基半合成而得的衍生物,又称氯林可霉素。林可霉素和克林霉素抗菌谱相同,细菌对两者呈完全交叉耐药严重,但克林霉素的抗菌作用较林可霉素强4~8倍。两药的抗菌作用机制均是作用于细菌核糖体50S亚单位,阻碍蛋白质合成,属生长期抑菌剂。对G^+球菌、布氏杆菌、军团菌、弯曲菌和某些厌氧菌有效,对螺旋体、支原体、立克次体和衣原体也有效,可用于这些较特殊的感染。不良反应是消化道症状、肝毒性、耳毒性,过敏和局部刺激、抑制茶碱代谢,临床应用静脉制剂较多。

六、糖肽类

(一)万古霉素(Vancomycin)

万古霉素属于糖肽类抗菌药物,对各种G^+菌,包括球菌和杆菌均具有强大的抗菌作用,对耐甲氧西林的金黄色葡萄球菌(MRSA)、耐甲氧西林的表皮葡萄球菌(MRSE)和肠球菌均属高度有效,也是对厌氧菌,包括脆弱杆菌作用最强的抗菌药物之一。万古霉素作用于细菌的细胞壁,与黏肽的侧链形成复合物,抑制细胞壁的蛋白合成;同时对胞浆中的RNA也有抑制作用,属于快效杀菌剂。万古霉素最突出的优点是对MRSA,目前国内还未发现耐万古的金黄色葡萄球菌(VRSA);临床棘手的是耐万古的肠球菌(VRE),肠球菌感染仍以粪肠球菌和屎肠球菌为主。VRE与质粒酶连接酶合成有关,使合成的细胞壁不能与万古霉素连接,但仍可以由肠球菌转肽酶交叉连结成为正常的细胞壁。这种耐药机制可以传递给MRSA,并已在体外得以证实。万古霉素口服不容易吸收,肌内注射可以引起明显不适和组织坏死;全身治疗需静脉滴注,蛋白结合率为30%~55%,广泛分布于组织液、胸、腹腔和脑脊液内。主要不良反应是肝、肾、耳毒性和红人综合征(red-man syndrome),即头颈面部皮肤潮红、瘙痒、血压下降甚至休克,可能与组胺释放导致的变态反应有关,抗组胺、激素等治疗有效。肝和耳毒性临床不常见,肾毒性应警惕,与氨基糖苷类合用时更加明显。主要剂型为万古霉素和去甲万古霉素(Norvancomycin, Demethyvancomycin),后者为国产药。成人静脉滴注1~2 g/d,严重感染3~4 g/d分2~3次给药,每次至少加200 ml液体在1 h以上缓慢滴注。

(二)替考拉林(Teicoplanin)

替考拉林又称壁霉素,分子结构、抗菌谱、抗菌活性均与万古霉素相似,对需氧和厌氧的G^+菌均有强大的作用,对大多数金黄色葡萄球菌作用较万古霉素强,对MRSA作用也较万古霉素强。作用机制与其他糖肽类相似,作用于分裂繁殖期敏感细菌的细胞壁黏肽,结合点在黏肽末端氨基酰-D-丙氨酸,从而抑制和杀灭细菌。虽然耐药菌株并不常见,但已经出现耐替考拉林的MRSA及凝固酶阴性葡萄球菌和肠球菌,尤其是粪肠球菌耐药菌株。耐药性一般不是质粒介导,但也有报道耐万古霉素和替考拉林的粪肠球菌耐药菌株具有VanA耐药性,且可由质粒介导转移。替考拉林一次剂量静脉注射后,半衰期长达72 h,故可每天给药1次;基本全部从肾脏排泄,但肾毒性远少于万古霉素。替考拉林与万古霉素有交叉过敏反应,但替考拉林很少引起红人综合征。临床适用于所有万古霉素适用的感染,不但抗菌作用强,而且肾毒性小,一次静脉注射给药,液体需要量少;与氨基糖苷类合用治疗金黄色葡萄球菌和表皮葡萄球菌有协同作用,但对肠球菌不呈协同作用;可以替代万古霉素和甲硝唑用于治疗难辨梭菌性伪膜性肠炎。静脉注射给药,成人0.4 g,1次/d,首剂加倍;有肝、肾功能不全时剂量减半。

七、四环素类抗菌药物

四环素类抗菌药物包括从链霉菌属发酵而来的四环素(Tetracyline)、金霉素(Chlortetracycline)、土霉素(Tetracyline)、地美环素(Demeclocycline)、多西环素(Doxycycline,强力霉素)、美他环素(Methacycline)、米诺环素(Minocycycline)等半合成四环素，为一类广谱、抑菌抗菌药物。由于近年来细菌耐药性急剧增加，大多数致病菌对该类药物的疗效显著降低，半合成四环素耐药菌株少，半衰期长，口服吸收好，给药次数少，不良反应轻，有取代四环素和土霉素的趋势。

四环素类抗菌药物抗菌谱广，除对 G^+ 菌或 G^- 需氧和厌氧菌敏感外，许多立克次体属、支原体属、非典型分枝杆菌属、螺旋体、阿米巴原虫和某些疟原虫对四环素也呈敏感。这些敏感的致病菌中，许多对作用于细胞壁的抗菌药物却耐药。四环素类抗菌药物中，米诺环素的抗菌作用最强，多西环素次之，四环素和土霉素最差。四环素类抗菌药物对 G^+ 菌的作用优于对 G^- 菌的作用，米诺环素对葡萄球菌的作用强，可用于甲氧西林敏感的葡萄球菌，但肠球菌耐药。化脓性链球菌和肺炎球菌对四环素类的耐药性在增高，但其他大多数 G^+ 菌，如炭疽杆菌、单核细胞增多性利斯特菌、梭状芽孢杆菌、奴卡菌属等，均对四环素类敏感。脑膜炎球菌和淋球菌对四环素类敏感，社区获得的大肠埃希菌、嗜麦芽窄食单胞菌、类鼻疽假单胞属、大多数弧菌属、布鲁菌属、某些流感嗜血杆菌等 G^- 菌的抗菌活性良好。对沙门菌属和志贺菌属作用有限，对铜绿假单胞菌、变形杆菌等无效。对厌氧菌作用以半合成的四环素类作用好，70%以上厌氧菌对多西环素敏感，但作用不如甲硝唑、克林霉素、氯霉素等，一般并不选用。四环素类抗菌作用机制与氨基糖苷类相似，属于快速抑菌药，药物经细胞外膜的亲水孔弥散和通过细胞内膜上能量依赖转移系统进入细胞内，与核糖体 30 s 亚单位在 A 位上特异性结合，阻止氨基酰-tRNA 联结，抑制肽链延长和蛋白质合成。此外，药物可引起细菌细胞膜通透性改变，使胞内的核苷酸和其他重要成分外漏，迅速抑制 DNA 复制。高浓度药物对细菌还有杀菌作用。细菌在体外对四环素产生耐药较慢，一旦对其中某种耐药，对其他也会有交叉耐药。肠杆菌科耐药主要通过耐药质粒介导，且可传递、诱导其他敏感病菌成为耐药，带耐药质粒细菌的细胞膜对四环素类药物泵出量增多。该类药物经胃和小肠吸收，各种品种吸收程度差异大，四环素、土霉素、地美环素为 60%～80%，金霉素仅为 25%～30%，多西环素和米诺环素最高，分别为 93% 和 100%。主要不良反应是胃肠道反应与肝功能损害，对牙齿和骨骼发育也有影响，动物实验研究中发现有致胎儿畸形作用。

八、喹诺酮类

喹诺酮类(quinolone)属化学合成抗菌药物，因含喹诺酮化学结构而得名。自 1962 年合成第一代产品萘啶酸以来，发展迅速，至今已出现很多品种，分第一、第二、第三代。第一代产品抗菌谱窄，仅对大肠埃希菌、变形杆菌、沙门菌属、志贺菌属的部分菌株具有抗菌作用，而且抗菌作用弱；对铜绿假单胞菌、不动杆菌属、葡萄球菌属均无抗菌作用；口服吸收差，不良反应多，已逐渐被替代。1974 年研制成第二代产品吡哌酸(Pipemedic Acid)，对 G^- 菌的抗菌活性较萘啶酸增高，尤其是对沙门菌属、志贺菌属等肠杆菌科细菌作用增强，其中也包括了铜绿假单胞菌，口服后少量吸收,不良反应减轻,但对葡萄球菌、肺炎球菌等 G^+ 菌仍呈耐药。1979 年合成诺氟沙星(Norfloxacin,氟哌酸)以来,相继合成了为数众多的含氟喹诺酮类衍生物,统称为氟喹诺酮类,属于第三代产品,主要品种有诺氟沙星、培氟沙星(Pefloxacin)、依诺沙星(Enoxacin,氟啶酸)、环丙沙星(Ciprofloxain,环丙氟哌酸)、氧氟沙星(Ofloxacin,氟嗪酸);近几年来又有一些半衰期长的产品上市,如洛美沙星(Lomefloxacin)、氟罗沙星(Fleroacin,多氟哌酸);也有对需氧 G^+ 球菌和厌氧菌抗菌作用增强的左旋氧氟沙星氨氟沙星(Levofloxacin)、妥舒沙星(Tosufloxacin,多氟啶酸)、司帕沙星(Sparfloxacin)。

第三代药物的抗菌机制是作用于细菌的 DNA 回旋酶,影响 DNA 正常形态与功能,阻断细菌 DNA 复制,而产生快速杀菌作用。回旋酶的作用是使 DNA 保持高度螺旋卷紧的形式存在细菌体内,以保证进行正常的 DNA 复制、转录、转运与重组。由于喹诺酮类药物的抗菌作用机制与其他 β-内酰胺类、氨基糖苷类不同,不受质粒传导耐药性的影响,突变耐药的发生率也较低,故与许多抗菌药物之间无交叉耐药。抗菌特点是抗菌谱广,作用强,尤其是对 G^- 菌的抗菌活性,如肺炎克雷伯菌、产气杆菌、阴沟杆菌、变形杆菌、沙门菌属、志贺菌属、枸橼酸杆菌属和沙雷菌属等肠杆菌科都具有强大的抗菌作用,流感杆菌也对此药敏感,对不动杆菌和铜绿假单胞菌等假单胞菌的作用较肠杆菌科细菌的作用差,但仍优于吡哌酸;对 G^+ 菌也具有抗菌作用,但抗菌作用明显比对肠杆菌科细菌差。药物学特性较佳,组织和细胞内药物浓度高,半衰期较长,多数品种可口服或注射;临床使用较安全,一般剂量下,不良反应少。主要不良反应是胃肠道反应、轻度中枢神经系统反应、变态反应等,偶有关节损害、癫痫样发作、精神症状等。不宜用于有中枢神经系统疾病的患者,尤其是癫痫。对软骨发育、生殖功能、胎儿等可能有潜在毒性,不宜用于小儿和孕、乳妇。与制酸剂、茶碱、咖啡因、碱性药物、利福平、氯霉素、类固醇类抗炎剂等联用,可能影响药物的代谢,降低作用或增加不良反应。

随着氟喹诺酮类的广泛应用,尤其是农畜牧行业也普遍应用,耐药性增长十分迅速,耐药最突出是对大肠埃希菌,其次对各种原本敏感的肠杆菌科细菌耐药率也很高,各品种间还有交叉耐药。耐药机制主要是细菌 DNA 回旋酶 A 亚单位突变,失去了与喹诺酮药药物的结合位点,药物无法与 DNA 回旋酶结合,失去杀菌作用;其次是反泵出机制造成,细菌在接触喹诺酮药物后,在细胞膜上诱导形成一个主动的流出系统,由一组复合蛋白(转运子、附加蛋白、外膜蛋白),进入菌体的喹诺酮药物,由需要能量的转运子将其从菌体内运至细胞浆与外膜之间附加蛋白形成的通道中,并泵出外膜,从外膜蛋白组成的通道流出菌体,细菌体内药物浓度达不到杀菌或抑菌的水平,就失去或降低了杀菌或抑菌的效果。氟喹诺酮类耐药率增加,严重影响了该药在危重病感染中的应用,尤其是发生在医院的感染,致病菌几乎均对氟喹诺酮类耐药。

九、磺胺类和磺胺增效剂

磺胺类药自 1933 年试用于临床至今已有 75 年历史,磺胺类药和磺胺增效剂为合成的广谱抑菌剂,干扰细菌的叶酸代谢,抗菌作用较弱,易产生耐药性,且同类间有交叉耐药。早在 20 世纪 70~80 年代前,磺胺类药临床应用十分普遍,主要用于呼吸和泌尿系统感染。以后由于磺胺类药过敏反应较多,且经常出现对血液系统、肝肾功能损害等，加上大量其他各种类型抗菌药物相继出现，磺胺类药临床应用日趋减少。目前在危重病领域，应用机会较多的磺胺甲噁唑（Sulfamethoxazole，SMZ）与甲氧苄氨嘧啶（TMP）的复合制剂，即复方磺胺甲噁唑注射液，TMP不但能增强SMZ的抗菌作用，还能减少耐药性；不仅可以用于一般轻症感染，还可用于诺卡菌病、卡氏肺囊孢子虫病和某些多重耐药菌的感染，尤其是嗜麦芽窄食单胞菌、黄单胞菌、铜绿假单胞菌等多重耐药菌株，有时能获得很好的临床疗效。应用过程中应注意监测肝肾功能损害。

十、硝基呋喃类和硝咪唑类

硝基呋喃类抑制细菌辅酶A，品种有呋喃西林、呋喃妥因和呋喃唑酮，主要用于泌尿道和肠道感染，呋喃唑酮对鞭毛虫、滴虫也有作用。硝咪唑类主要是甲硝唑，原用于抗滴虫和抗阿米巴原虫，近年广泛用于抗厌氧菌感染，因其有广谱的抗厌氧菌活性，对拟杆菌属、梭杆菌属、梭状芽孢杆菌属、部分真杆菌、消化球菌属和消化链球菌属均有作用，对丙酸杆菌无效。

十一、利奈唑胺

利奈唑胺（Linezolid）是一种合成抗菌药，为1987年合成的第一个噁唑烷酮类抗生素，2000年美国FDA批准上市，商品名为斯沃（ZYVOX），由美国辉瑞公司销售。利奈唑胺具有突破性作用机制和药代动力学优势，能全面覆盖G^+致病菌。

（一）作用机制

主要作用机制是抑制细菌蛋白质合成，与细菌核糖体50S亚单位的23S亚基结合，阻止50S亚基与30S亚基-mRNA结合形成70S核糖体复合物形成，从而抑制蛋白质合成的起始阶段。本药作用于蛋白质合成的早期，作用位点独特，与其他抗菌药物，如头孢菌素类、喹诺酮类或β-内酰胺类抗生素间几乎没有交叉耐药性。

（二）作用特点

1. 体液和组织穿透性强

斯沃可快速分布于灌注良好的组织，保证药物快速、足量达到肺及其他感染部位。血浆蛋白结合率约为31%，且呈非浓度依赖性。斯沃的组织和体液穿透率较高，尤其在上皮细胞衬液（ELF）中，其穿透率高达200%。对斯沃、万古霉素和替考拉宁组织浓度和血浆浓度的比例进行比较显示，斯沃在骨、ELF、炎性渗液、脑脊液和肌肉中的浓度均高于另外两种抗生素，再次突显了斯沃强大的组织和体液穿透性。

2. 口服生物利用度高

生物利用度约为100%，特殊患者无需调整用药剂量。口服给药后，斯沃吸收快速且完全，约1~2小时达到血浆峰浓度，绝对生物利用度约为100%。并且给药时无须考虑进食时间。斯沃有静脉和口服两种剂型，静脉滴注和口服序贯给药无需调整剂量，方便临床使用。

3. 代谢途径

约30%斯沃以原形药物的形式经肾脏清除，非肾脏清除率占总清除率的65%。在各种程度的肾功能不全患者体内，斯沃原形药物的药代动力学不发生改变。因此，肾功能不全患者无须调整剂量。此外，轻中度肝

4. 体外抗菌谱广泛

全面覆盖 G⁺ 病原菌。斯沃对大多数临床致病的 G⁺ 菌都有效。对全球 16 个国家和地区 42 个研究中心收集的 4 098 株 G⁺ 菌进行检测显示,斯沃对金黄色葡萄球菌、凝固酶阴性葡萄球菌、肠球菌、肺炎链球菌、β 溶血性链球菌和草绿色链球菌等均具有很高的抗菌活性。可用于治疗敏感菌引起的 HAP、复杂性皮肤和皮肤软组织感染,包括未并发骨髓炎的糖尿病足部感染、非复杂性皮肤和皮肤软组织感染、社区获得性肺炎及伴发的菌血症以及耐万古霉素的屎肠球菌引起的感染。

(三) 治疗 MRSA 新策略

20 世纪 90 年代以来,多重耐药 G⁺ 球菌感染发生率明显增高,这些细菌包括耐甲氧西林的金黄色葡萄球菌(MRSA)、耐甲氧西林的表皮葡萄球菌(MRSE)、耐万古霉素的肠球菌(VRE)、耐青霉素的肺炎链球菌(PRSP)、耐糖肽类金黄色葡萄球菌(GISA)等。这类感染用药选择少,治疗难度大,病死率高,尤其是耐万古的 MRSA。虽然在我国尚未发现耐万古的 MRSA 菌株,但抗 MRSA 感染仍是十分严峻的临床问题。MRSA 感染患者的菌血症、感染性休克发生率以及病死率显著高于非 MRSA 感染者,经验性治疗不合理,将对患者转归带来不利影响。斯沃是新一代噁唑烷酮类药物,具有独特的作用机制和较高的组织穿透性,作为 MRSA 所致医院获得性肺炎(HAP)或呼吸机相关性肺炎(VAP)的初始治疗,利奈唑胺可能是一项新的选择,能提高生存率和临床治愈率,明显改善患者转归,被认为是解决 MRSA 感染的新方向和新希望,尤其对感染 GISA 的患者,显得更为重要。

(四) 剂量与方法

利奈唑胺有静脉滴注与口服两种制剂,分别为 600 mg/300 ml 与 600 mg/片(白色、胶囊形薄膜包衣片)。推荐剂量为 600 mg/次静脉滴注或口服,12 h 1 次,总疗程 10～14 天。

十二、其他抗菌药物

其他抗菌药物还包括广谱抗菌药物氯霉素、磷霉素(Fosfomycin)和利福霉素类等,利福平可用于军团菌和 MRSA 感染,对某些病毒和衣原体也有效。此外,主要作用于 G⁻ 菌的抗菌药物还有多黏菌素 B、黏菌素等,虽然耐药率低,但因为毒副作用大。临床应用比较局限。

十三、抗真菌药物

随着医疗技术迅速发展,病原菌变迁,真菌感染率逐年升高,真菌成为日益受重视的致病菌。抗真菌治疗的需要,推动了抗真菌药物的发展,各种类型抗真菌药相继问世。目前,市场上拥有的各种抗真菌药品种逐年增多,抗菌疗效也获得显著提高。

(一) 多烯类真菌药

主要代表产品是两性霉素 B(Amphotercin B)和制霉菌素(Nystatin)。

1. 两性霉素 B

两性霉素 B 是由结节状链丝菌产生的多烯类抗菌药物,pH 为 7 时不溶于水,加入去氧酸钠使它溶解于水,可供静脉注射。临床应用最早,也最常用,几乎对所有深部真菌感染均有效,如念珠菌、隐球菌、曲霉菌、组织胞浆菌等,抗菌谱极广,是治疗真菌的首选药物。对细菌、立克次体、病毒无效。最大的问题是毒性大,尤其是肾毒性、肝毒性、低钾血症和心血管反应等。虽然抗组胺药和糖皮质激素可减轻某些不良反应,临床应用仍应从极小剂量开始,逐渐加量,但仍有较严重的是肝、肾功能损害,严重妨碍着两性霉素 B 的临床应用。近年来,两性霉素 B 脂质体(liposome amphotercin B, AMBL)产品的出现,为两性霉素 B 临床应用开辟了新的途径。两性霉素 B 脂质体是将两性霉素 B 包裹于脂质体中,即脂微粒两性霉素 B,可以改变药理特性,既能增加治疗效果,还能减少毒性反应。

两性霉素 B 抗真菌机制是作用于真菌细胞膜,与甾醇、麦角固醇结合,损失和改变细胞膜的通透性,导致细胞内基本代谢物质(核苷酸、氨基酸)、钾离子等内容物外漏,破坏细胞正常代谢,最终导致细胞溶解死亡,达到杀灭真菌的目的。这种作用在低浓度时是可逆的,主要抑制真菌细胞生长;但高浓度时不可逆,属于杀菌剂。因哺乳类细胞也含麦角固醇,推测两性霉素 B 可能是通过同样的作用机制造成人体细胞的损伤,引起各种不良反应。两性霉素 B 脂质体是通过包装,减少药物在肾脏组织的分布,降低毒性反应,故毒性作用远较普通两性霉素 B(去氧胆酸盐)低,输注过程中的发热反应也明显减轻。两性霉素 B 几乎不被肠道吸收,静脉给药较为理想,血浆蛋白结合率高,可通过胎盘屏障,血浆半衰期为 24 h,肾脏清除很慢。多数静脉给药,也可以椎管内注射。常用剂量普通两性霉素 B 是 0.5~1.0 mg/(kg·d),用量必须逐日增加,开始 1.0~5.0 mg 或 0.02~0.1 mg/(kg·d),以后每日或隔日增加 5.0 mg,最高单次剂量<1.0 mg/kg;椎管内给药剂量更小;两性霉素 B 脂质体用量较大,推荐剂量不等,有 1.0~3.0 mg/(kg·d)、3 mg/(kg·d)、3.0~6.0 mg/(kg·d),均为静脉滴注,且必须避光;两性霉素 B 脂质体不能用于椎管内给药,注意事项与传统两性霉素 B 制剂相同,同样需要严密监测肝、肾功能和血清钾水平,肾功能减退时应酌情减量,并避免与其他肾毒性药物合用。为减少输液过程内中不良反应,输注两性霉素 B 前,常规应用抗组胺药,如异丙嗪或糖皮质激素等。两性霉素 B 脂质体价格昂贵是临床应用的难题,肾毒性与半衰期长、停药后毒性逆转较慢也经常需要顾忌,外周血管输液仍有静脉炎的危险,通常仍需通过中心静脉给药。两性霉素 B 最大的优点是天然和获得性耐药性不多见,几乎对所有真菌均有效,毒性大、无法耐受是最大的缺点。

2. 制霉菌素

具有广谱抗真菌作用,但以对念珠菌属的作用最强,作用机制与两性霉素 B 相同。口服不易吸收,注射毒性大,基本不用全身药。临床外用机会多,如制成软膏治疗皮肤念珠菌感染,制成甘油悬液用于治疗口腔念珠菌感染,制成栓剂治疗阴道念珠菌感染等,也有口服治疗消化道念珠菌感染,但胃肠道反应大,容易引起恶心、呕吐、腹泻等消化道症状。

(二)吡咯类抗真菌药

吡咯类(azoles)抗真菌药包括咪唑类(imidazoles)和三唑类(triazoles),近年发展较快,品种较多。咪唑组中以酮康唑(Ketoconazole)应用较多,克霉唑(Clotrimazole)、咪康唑(Miconazole)、益康唑(Enconazole)因口服吸收差,基本目前主要是局部用药。

三唑类为氟康唑（Fluconazole）、伊曲康唑（Itraconazole）、伏立康唑（Voriconazole）等。咪唑类与三唑类均属于广谱抗真菌药，作用机制相同，均为直接损伤真菌细胞膜，使其通透性改变，导致内容物外漏真菌死亡，低浓度抑菌，高浓度杀菌。

1. 酮康唑（Ketoconazole）

酮康唑是咪唑类抗菌药物的主要代表，第一代产品是霉康唑，为广谱抗真菌药，毒性较多烯类小；酮康唑是第二代产品，抗菌作用较强，能在胃酸内溶解吸收，不易通过血-脑脊液屏障，血清蛋白结合率高，80%以上，主要由胆汁排泄，有肝功能损害。临床主要用于皮肤、阴道真菌感染。

2. 氟康唑（Fluconazole）

氟康唑属于三唑类抗真菌药，为广谱、高效的抗真菌药，抗真菌谱包括念珠菌属，主要为白色念珠菌，对光滑念珠菌活性降低，对克柔念珠菌无活性，新生隐球菌属对曲霉菌感染无效。主要适应证是深部念珠菌病，获得性免疫缺陷综合征（艾滋病）患者的急性隐球菌性脑膜炎，侵袭性念珠菌病的预防，对预防曲霉菌病无效果。主要作用机制是抑制真菌细胞色素 P450 3A 依赖的 C14-α-去甲基酶，导致消耗麦角固醇、毒性固醇物质聚集、细胞质膜损伤等。肝毒性较低，药物学特性较好，蛋白结合率低，脑脊液中浓度高，主要用于隐球菌病和全身念珠菌病。口服迅速吸收，进食对药物吸收无影响。蛋白结合率低，肾脏清除血浆半衰期为 20～30 h，血中药物可经透析清除。预防念珠菌病性治疗是 50～400 mg/d，侵袭性念珠菌病治疗是 200～400 mg/d，首剂加倍，治疗 5 天后，仍不能退烧或出现其他症状的缓解，则应换用其他抗真菌药物，总疗程不宜超过 2～3 周。最常见的不良事件来自胃肠道，长期治疗者也需监测肝功能，存在药物相互作用可能。近年来，耐氟康唑的真菌感染率日益增多，氟康唑抗真菌临床疗效受到挑战。氟康唑的缺点是抗菌谱窄、对霉菌没有作用，对某些非白念的念珠菌（如克柔念珠菌）具有内在耐药性（intrinsic resistance）。

3. 伊曲康唑（Itraconazole）

商品名为斯皮仁诺，由西安杨森制药有限公司生产，属于三唑类抗真菌剂。抗真菌谱包括曲霉菌、念珠菌属、隐球菌属和组织胞浆菌等主要致病真菌，对镰刀霉活性较低，对毛霉菌感染无效。适应证为曲霉菌、念珠菌属、隐球菌属和组织胞浆菌等引起的确诊及拟诊侵袭性真菌感染（IFI）的治疗以及 IFI 经验治疗，曲霉菌和念珠菌感染的预防治疗。

（1）作用机理：唑类抗真菌药能干扰依赖 CYP450 的羊毛甾醇 C14 位去甲基酶系统（P450 DM），从而抑制、干扰真菌细胞壁的重要要成分——麦角固醇的合成，使麦角固醇耗竭，并使羊毛甾醇和 C14-甲基固醇蓄积。其结果是真菌细胞膜的流动性、通透性发生改变；与细胞膜结合的酶，如壳质合成酶、ATP酶的活性发生改变；真菌内物质漏出，或受到宿主的细胞吞噬，使真菌死亡。

与其他唑类抗真菌药物相比，伊曲康唑有选择性抗真菌作用，伊曲康唑和人类、哺乳动物的 CYP450 亲和力很弱，而和真菌细胞的 P450 酶结合力很强，即高度选择性。所以毒性小，不良反应和药物间相互作用较少。

（2）在体内的分布与代谢：伊曲康唑为高度亲脂性化合物，在大部分体液内的浓度较低（脑脊液、泪液），而在组织内分布较广泛，表观分布容积为 11 L/kg，并在真菌感染的组织内积累；伊曲康唑在实体器官如肺、胃、肝、脾、肾、皮肤组织中的浓度比血液中浓度高很多,该特点适合于治疗系统性真菌感染;伊曲康唑主要从肝脏代谢,形成30多种代谢产物,主要的代谢产物—羟基伊曲康唑在体内的浓度比母体药物更高,且有同等的抗真菌活性;伊曲康唑的排出符合双相模型,终末相半衰期为20～24 h,稳态半衰期为30 h;大部分代谢产物从胆汁和尿中排泄。

伊曲康唑轻微抑制CYP450 3A酶系,可能导致口服抗凝药、地高辛、环孢素、甲泼尼龙、钙通道拮抗剂等药物的清除率下降,同时使用上述药物需要监测血清浓度;一些药物(利福平、卡马西平、异烟肼)可能增加伊曲康唑的清除率,使伊曲康唑达不到治疗浓度。

伊曲康唑有三种剂型,胶囊、静脉注射剂和口服混悬液,给治疗各种真菌感染提供了多种选择;亲脂性高,在水中溶解度低,单一胶囊剂型和不够理想的吸收曾长期限制了伊曲康唑在治疗系统性真菌感染中作用的发挥;采用β-环糊精技术的口服液比胶囊剂的生物利用度大幅提高,蛋白结合率为99%。β-环糊精的空间结构为锥体形,外面亲水,内面亲脂,包裹住伊曲康唑分子,可显著提高伊曲康唑的水溶性,改善生物利用度;采用β-环糊精作为辅料的静脉注射液和口服液提高了伊曲康唑在临床治疗SFI的价值。血浆半衰期为20～30 h。在肺、肝、肾、肌肉及骨骼等组织中的浓度则比血药浓度高2～3倍,脑脊液中含量很低。经肝P450酶系广泛代谢,代谢产物经胆汁和尿液排泄,其中羟基伊曲康唑具有和伊曲康唑同等的抗真菌活性。推荐剂量是400 mg/d,连续2天,之后200 mg/d,连续5～12天(静脉注射),序贯服用口服液400 mg/d,连续14天。

伊曲康唑对各种念珠菌的抗菌活性均高于氟康唑,好于或相当于两性霉素B;伊曲康唑对各种曲霉菌的抗菌活性均高于两性霉素B,个别和两性霉素B相当。抗菌谱,广谱抗菌活性好,对皮肤癣菌、白色念珠菌及其他念珠菌、曲霉菌、新生隐球菌、青霉菌、孢子丝菌等都有很好抗菌活性。对念珠菌中氟康唑耐药的克柔念珠菌、光滑念珠菌也有良好的抗菌活性。鉴于具有合适的剂型、优良的药物特性和广谱的抗真菌活性,伊曲康唑静脉注射液批准用于确诊的念珠菌病、曲霉菌病、组织胞浆菌病、隐球菌病(包括隐球菌脑膜炎)的治疗;疑有系统性真菌感染的中性粒细胞减少伴发热的经验性治疗。

4. 伏立康唑(Voriconazole)

商品名为威凡,由辉瑞制药有限公司生产,属于三唑类抗真菌药,抗真菌谱包括念珠菌属、新生隐球菌、曲霉菌菌属、镰刀霉属和荚膜组织胞浆菌等致病真菌,对接合菌无活性。

(1)适应证:免疫抑制患者的严重真菌感染、急性侵袭性曲霉菌病、由氟康唑耐药的念珠菌引起的侵袭性感染、镰刀霉引起的感染等。

(2)药物动力学:高危患者中呈非线性药物动力学,蛋白结合率为58%,组织分布容积为4.6 L/kg。代谢受基因多态性调控,因而在亚洲人群中的群体药物动力学行为变异较大;经静脉给予3 mg/kg的剂量后,清除半衰期为6～9 h。

(3)用法与用量:①负荷剂量:静脉给予6 mg/kg,12小时1次,连用2次。输注速率不得超过3 mg/(kg·h),在1～2小时输完,输液浓度不得超过5 g/L。②维持剂量:静脉给予4 mg/kg,12 h 1次。③治疗不耐受者:将维持剂量降至3 mg/kg,12h 1次。

(4)注意事项:中至重度肾功能损伤患者不得经静脉给药,用药后发生短暂视觉障碍的比例可达到30%以上,也可发生药物相互作用。

三唑类抗真菌药物虽然耐受性相对好，但是仅极少数药物具备抗曲霉菌的可靠临床疗效。氟康唑不具备有临床意义的抗曲霉菌活性，伏立康唑具备抗曲霉菌的临床疗效，伊曲康唑不具有一线抗曲霉菌的适应证。

（三）氟胞嘧啶（Fluorocutosine，5-FC）

氟胞嘧啶对念珠菌、隐球菌具有较强的抗菌活性，对少数曲霉菌也有一定抗菌活性。抗菌机制是通过真菌细胞的渗透酶系统进入细胞内，转换成氟尿嘧啶，替代尿嘧啶进入真菌的脱氧核糖核酸中，从而阻断核酸的合成；5-FC 的代谢产物 5-氟脱氧尿苷酸（dUMP），还可以通过干扰胸苷酸合成酶，抑制真菌细胞 DNA 合成。真菌对 5-FC 极易产生耐药，机制是由于转运胞嘧啶或 5-FC 进入细胞内的膜渗透蛋白丢失，以及脱氧胺酶或尿苷酸磷酸转移酶的活性下降。大多数白色念珠菌对 5-FC 的耐药是由于尿苷酸磷酸转移酶缺乏，这些酶的缺乏并不改变耐药菌株的致病性。因此，临床很少单独使用 5-FC，多与其他抗真菌药物联合应用，如两性霉素 B 联合应用，产生协同作用，提高抗菌疗效，降低耐药率发生。5-FC 口服吸收迅速而完全，0.5~2 h 可达血药高峰，组织分布均匀，不与血浆蛋白结合，能穿透血-脑脊液屏障，也可以进入腹膜、关节腔、房水等，在人体基本不代谢，原形从尿中排出。可以选择静脉滴注给药，主要不良反应是胃肠道反应与肝功能损害。

（四）卡泊芬净（Caspofungin）

商品名为科塞斯，由墨沙东制药有限公司生产，属于一类新型抗真菌药物，也被称为棘白菌素，抗真菌机制与其他抗真菌药不同，是葡聚糖合成抑制剂，抗菌谱广，疗效高，副作用小，但同样存在价格昂贵问题。

1. 作用机制

$β(1,3)$-D-葡聚糖对于许多真菌，包括曲霉菌和念珠菌属的细胞壁完整性至关重要，卡泊芬净特异性抑制 $β(1,3)$-D-葡聚糖合成，破坏真菌细胞壁的完整性，导致真菌细胞壁通透性改变，渗透压消失，细胞溶解。人类细胞中无 $β(1,3)$-D-葡聚糖合成，两性霉素 B 对于人类和真菌细胞的作用可以解释其严重的毒性，包括肾毒性；三唑抗真菌药对人类细胞的作用弱于真菌细胞，这使其耐受性较好；卡泊芬净基于其新型作用机制，不但具备理想的抗真菌疗效，抑制真菌细胞壁生物合成，与两性霉素 B 疗效相当，基于作用机制对人的细胞无损伤，故毒副作用小，耐受性明显优于两性霉素 B。

2. 适应证

卡泊芬净对多种丝状真菌和酵母菌，具备强效的体外抗菌活性，包括多种致病性念珠菌属和曲霉菌属真菌，其中念珠菌属包括白色念珠菌、光滑念珠菌、克柔念珠菌、近平滑念珠菌、热带念珠菌、假热带念珠菌、杜氏念珠菌、吉力蒙念珠菌、可鲁斯念珠菌、解脂念珠菌、葡萄牙念珠菌、皱褶念珠菌，曲霉菌属包括烟曲霉菌、黄曲霉菌、黑曲霉菌、构巢曲霉菌、土曲霉菌；对天然或获得性耐氟康唑、两性霉素 B 或氟胞嘧啶菌株，均有抗菌活性；实验室中发生，耐卡泊芬净的念珠菌很罕见，目前临床尚未分离到对卡泊芬净天然耐药的念珠菌菌株；主要适用于侵袭性念珠菌病、念珠菌血症及侵袭性曲霉菌病。对新生隐球菌和镰刀霉属、毛霉菌等无抗菌活性。

3. 药物动力学

卡泊芬净血药浓度与剂量呈等比例增长，蛋白结合率＞96%，组织分布以肝脏为高,经肝脏及肾脏排泄,脑脊液中几乎不能检出,清除半衰期为40～50h。

4. 用法与用量

侵袭性曲霉菌病第1天70 mg/d,之后50 mg/d;输注时间不得少于1 h,疗程依患者病情而定;侵袭性念珠菌病和念珠菌血症第1天:70 mg/d,之后50 mg/d,输注时间不得少于1 h,疗程依患者病情而定。

5. 注意事项

不适用于妊娠期妇女,除非十分必要,接受卡泊芬净治疗的女性不应当继续哺乳;肝功能不全患者,轻度不需要调整剂量,中、重度患者首剂70 mg后,推荐维持剂量为35 mg/d;食道和(或)口咽部念珠菌病患者,推荐剂量为35 mg/d,不需要首次负荷剂量;对于儿童患者的耐受性和疗效尚未明确,不推荐用于≤18岁患者;卡泊芬净不是细胞色素P450系统中任何酶类的抑制剂,与抗排异药物霉酚酸酯、他克莫司,与抗真菌药物两性霉素B、伊曲康唑,其他药物如奈非那韦、利福平无相互作用,但不推荐与环孢霉素共同使用,除非潜在利益显著高于潜在危险。疗程相对长,鉴于患者基础疾病的严重程度、免疫抑制恢复需要时间,临床疗效有时见效慢,有资料显示,需要疗程较长,至少28天;最大的顾忌还是费用问题。葡聚糖合成抑制药具备独特的作用机制,有良好的疗效和耐受性,临床研究表明,可以耐受卡泊芬净治疗最长可达162天。

在真菌感染发病率显著升高的今天,免疫抑制患者发病率更高,侵袭方式增多,曲霉菌是继念珠菌之后的第二常见真菌病原体,虽然经过治疗,免疫抑制患者的病死率仍可高达90%。卡泊芬净的抗菌疗效好而毒副作用小,为抗真菌治疗提供了新的选择,无疑给这些患者带来了福音,但病程长、治疗费用高,仍是令临床医师困惑的难题。

十四、抗病毒药

病毒是细胞内寄生的微生物,利用宿主细胞代谢系统进行繁殖复制,按照病毒基因提供的遗传信息合成病毒的核酸和蛋白质,然后再装配并从细胞中释放出来。多数抗病毒药物对宿主细胞也有伤害,近年来开发新的抗病毒药物试图从分子生物学水平寻找病毒与宿主代谢间的差异,发现抗病毒的靶点,如病毒酶抑制药、病毒吸附细胞、病毒基因组脱壳、子代病毒颗粒的装配、抑制病毒的核酸合成、选用针对病毒独有的特性与复制的薄弱环节药物,以避免损害宿主细胞。但通常抗病毒药,对处于隐匿状态的病毒均无效。此外,在病毒的治疗过程中,病毒基因组自然突变及药物治疗的选择性压力均是产生耐药毒株的主要原因,至今耐药机制仍不明确。多年来,AIDS与其病原菌——人类免疫缺陷病毒(HIV)的发现与研究,使抗病毒药物发展很快,但至今仍无疗效十分确切的抗病毒药物产生。

人类研制的抗病毒药物已经有很多种,依据抗病毒机制可分DNA病毒抑制药,如阿昔洛韦、更昔洛韦、碘苷、阿糖腺苷(Ara-A)、阿糖胞苷(Ara-C)、三氟尿苷、环胞苷等,其中阿昔洛韦主要用于单纯疱疹病毒和水痘-带状疱疹病毒、EB病毒等感染,更昔洛韦主要用于巨细胞病毒(CMV)感染;RNA病毒抑制剂,如金刚烷胺、金刚乙胺等,主要用于甲型流感的防治;广谱抗病毒药物,如叠氮胸苷(AZT)、三氮核苷、二脱氧胞苷(DDC)、二脱氧肌苷(DDI)、磷甲酸钠(Foscarnet)、吗啉胍、α-干扰素、γ-干扰素等,用于人类免疫缺陷病毒、巨细胞病毒(CMV)、呼吸道合胞病毒等感染。

危重病领域比较棘手的病毒感染是巨细胞病毒和呼吸道合胞病毒等感染,多见于脏器移植后患者的感染,诊断困难,治疗也很困难,关键在于早期预防。

第5节 抗感染治疗策略

一、抗感染治疗总策略

(一)预防性治疗策略

危重病感染来源分内源和外源性两类,又称为自身感染和交叉感染。控制传染源、切断传播途径、增强宿主免疫防御功能是主要预防措施。预防自身感染,重在减少病原菌定植和菌群易位;控制交叉感染,重在切断传播途径;增强抵抗力对两者都重要。此外,预防性用药,也很有必要。

随着医学事业发展,重大手术与介入治疗开展,高危患者增多,患病因素增加。预防性抗感染治疗合理,并发症少,治愈率高。预防性抗感染治疗的主要策略是加强物理治疗(翻身、拍背、保持半卧位、雾化吸入、理疗等),这些看似容易而平常的方法,实施得当,能起举足轻重、事半功倍的作用。但药物治疗,也不能忽视。感染途径和部位,与病原菌关系最密切。经由皮肤的感染,以 G^+ 菌为多;经由呼吸和消化道的感染,以 G^- 菌为多;经由泌尿道的感染,以真菌为多。鉴于是预防性抗感染,选择的抗菌药物级别,不必很高,通常二代头孢或氨基糖苷、喹诺酮类即可;预防真菌感染,合理使用抗菌药物是主要环节,同时加强物理治疗。鉴于真菌感染的主要类型仍然是白色念珠菌,选择唑类抗真菌药预防真菌感染十分必要。此外,合理用药、减少不必要的有创检查与治疗(有创与无创呼吸机治疗、深静脉置管)、缩短病程、加强器械与医护人员手消毒与洗涤,是预防感染不可缺少的手段。

(二)治疗性抗感染策略

危重病早期,病原菌不确切,抗感染治疗只能依靠经验选择药物。随着病程延长,待病原学检查结果出来后,再结合经验性治疗结果,综合分析,进行继续的目标性治疗和策略性换药。

1. 经验性治疗

危重患者接受经验性治疗,是成功的关键。治疗有效,患者转危为安,以后的目标性治疗和策略性换药可能根本不需要。病原学检查和药敏需要时间,危重病病情重、复杂,影响因素多,经验性选择抗菌药物很难保证准确。此过程需要大量临床经验和知识,最难掌握的环节,还是对致病菌的推测。时代变迁,抗菌药物应用得多而广,病原菌也在发生变化,耐药机制和耐药菌株产生复杂、多样化,给临床医师选择带来很多困惑。危重病感染不同于一般感染,不能采取逐步升级的办法,应开始就选用高效、敏感、抗菌谱广的药物,以求尽快控制感染。经验性选择抗菌药物,需要考虑的因素多,年龄、既往用药史、基础疾病、社区或院内感染、部位、临床特点、严重程度、ICU 类型、病原菌流行病学规律、耐药情况等,均在考虑的范畴内。所在医疗单位各种感染病原菌分布和药敏监测,对分析和判断可能致病菌也很重要。感染部位中,多部位和多种致病菌混合感染值得重视。以往发生在社区的感染,即使是多部位感染,通常也可能是一种致病菌。随着人口老年化,社区感染中老年患者的比例增多。由于基础疾病,混合感染的发生率在增加,这些都会给抗菌药物的选择带来困难。

(1) 抗菌药物种类:选择抗菌药物种类必须依据所推测的病原菌,G^+菌多选择β-内酰胺类,虽然青霉素类也是抗G^+菌的敏感药物,但随时间推移,耐青霉素的G^+菌日益增多,尤其是耐甲氧西林的金黄色葡萄球菌(MRSA)出现,只能选择糖(多)肽类(万古霉素、去甲万古霉素、替考拉林)抗菌药物;对非耐甲氧西林G^+菌,青霉素类、头孢菌素类、氨基糖苷类、喹诺酮类均可选择。G^-菌中,碳青霉烯类(泰能、美平)可能是最有效的抗菌药物;其次是头孢类,随代数增加,抗G-菌作用逐渐加强,抗G^+菌作用逐渐减弱。β-内酰胺酶抑制的复合制剂(头孢哌酮/舒巴坦、哌拉西林/他唑巴坦),适用于一些耐药菌株,如耐药的铜绿假单胞菌、耐碳青酶系列的嗜麦芽窄氏单胞菌等。氨基糖苷类抗菌药物,是静止期杀菌剂,目前是耐药菌株较低的抗菌药物,几乎适用于所有G^-菌治疗,惟一顾忌是肾毒性和对听神经的损害,轻、中度感染单独使用,严重感染须与其他抗菌药物联合应用,协同作用好。喹诺酮类适用于各种感染,但仍侧重于轻、中度G^+和G^-菌感染;对严重感染,也主张与其他抗菌药物联合应用。磺胺类药物,由于副作用大,目前临床已很少应用,但对多重耐药的病原菌,应用复方磺胺甲噁唑静脉注射,有时也能取得难以预料的疗效。大环内酯类抗菌药物,是治疗衣原体、支原体、军团菌的抗菌药物。糖肽类抗菌药物(万古霉素、去甲万古霉素、替考拉林),适用于MRSA感染。任何部位或全身的感染,(去甲)万古霉素和替考拉林是唯一的选择,两者的区别在于半衰期和对肾脏的损害。抗真菌药很多,最普遍的是嘧啶类,如氟胞嘧啶;氮唑类,如氟康唑、伊曲康唑、伏立康唑等;其次是多烯类,如两性霉素B与两性霉素B脂质体;最近问世的卡泊芬净(科赛斯),也是较好的抗真菌药。抗真菌治疗最大的困惑,一是真菌感染的确立和真菌类型的鉴别,二是抗真菌药的毒副作用与经济代价。

年龄不同,感染的病原菌不同,选择抗菌药物也不同。年轻患者,没有基础疾病,感染严重,肺部和全身感染以G^+菌居多;老年患者,多合并基础疾病,感染以G^-菌居多。感染部位也与感染病原菌有关,肠道、胆道、腹腔感染,任何年龄阶段,均以G^-菌居多;泌尿道感染,G^-菌和真菌居多;皮肤、软组织、骨的感染,G^+菌居多;脏器脓肿,G^+菌居多,其中MRSA多见。感染类型也很重要,以往发生在社区的感染,病原菌与医院获得性的感染可能完全不同,社区获得性肺炎以G^+菌为主,医院获得性肺炎以G^-菌为主;随着城镇人口老年化,社区获得性肺炎的病原菌几乎也均为G^-菌。此外,全身中毒症状也常是我们分析和判断病原菌类型的依据,通常G^+菌外毒素引起的全身中毒症状重,发生和合并MODS和MOF的机会多,出现早;G^-菌内毒素引起的全身中毒症状轻,发展迁延。既往的用药习惯是我们分析耐药菌株的主要依据,平时常用第三代头孢,感染耐药菌株的机会多,选择药物时应尽量避免耐药率高的抗菌药物,如头孢哌酮、头孢噻肟、头孢三嗪等。

(2) 给药方法(途径、次数、联合与单一):给药方法也是抗感染治疗的重要环节,包括给药途径、次数、联合与单一用药。ICU感染多为重症感染,给药途径主要为静脉;给药次数依据药物的半衰期,多数药物每8~

12 h 1次静脉注射,以保证血药浓度始终高于 MIC。对氨基糖苷类抗菌药物,多主张一次用药。是否联合用药,需考虑三个因素,一是需要覆盖不同的病原菌,二是需要协同作用,三是减少耐药菌株产生。除此以外,多以单一用药为主。少数特殊感染病例,除静脉给药外,还需要考虑腹腔、胸腔、气管、椎管内或脑室等局部用药,目的是增加局部药物浓度,提高疗效,但现在越来越不主张局部用药,目的是减少耐药菌株产生。

(3)给药剂量与疗程:抗菌药物的剂量,主要依据生产商的推荐。我们对三、四代头孢菌素类,长期选择 1.0 g 每 6~8 h 静脉注射 1 次,总量 3.0~4.0 g,必要时加用氨基糖苷类或喹诺酮类药物联合应用,提高疗效,减少耐药,节约费用。抗感染治疗的疗程也很重要,一般 3 天为一个观察时间点,一旦选择某种抗菌药物,3 天内没有特殊因素,不主张换药;3 天后无效或效果不明显,才考虑策略性换药。3 天后有效,继续原方案抗感染治疗 5~7 天、7~10 天,必要时 10~15 天。通常,抗感染治疗的临床疗效判断,常令人困惑。对于肺部感染来说,胸片病灶改善或吸收是最可靠的依据,但胸片改善需要时间,应该结合体温高峰下移与临床症状减轻综合评判。病原菌检查转阴对判断肺部感染控制疗效不可靠,因为影响病原菌检查结果的因素很多,查到的病原菌不一定就是致病菌(定植),查不到的病原菌不一定就不是致病菌(鉴别与分离的困难)。病原学结果不是诊断感染症的惟一依据,必须结合临床情况进行分析。抗菌药物的疗程依病原微生物和病情严重程度而定,一般可在症状明显控制、病原学检查转阴性、病灶基本吸收后 3~5 天停止。免疫低下、病情严重者适当延长。抗真菌感染的疗程,一般至少 7~10 天,必要时甚至需要数周至数月。

2. 目标性治疗

病原学诊断确立后,根据病原学和药敏结果,进行针对性的治疗即为目标治疗。一旦病原菌确立,选择相应有效的抗菌药物,制定个体化给药方案不困难,困难的还是检出的病原菌是否为真正的致病菌。此外,药物的毒副作用也要考虑。依据药敏,很多敏感药物不能用。一旦有效,应该继续应用,以巩固疗效,直至临床症状完全缓解,胸片提示病灶吸收。疗程以 7~10 天、10~15 天不等。抗感染治疗效果不明显时,需要考虑策略性换药。策略性换药的依据依然是临床症状、体征、胸片等。

3. 策略性换药

经验或目标性抗感染治疗效果不好时,需要考虑策略性换药。依据病程不同阶段,策略性换药的原则不同。

(1)早期策略性换药:多在经验性抗感染治疗的初始阶段,一般以 3~5 天为准,临床症状或体征改善不明显,胸片病灶吸收不足 1/3。抗菌药物的临床疗效除了与体外药敏试验有关,还与体内药物动力学有关。药敏结果为敏感,临床疗效不佳,应考虑几种可能:①分离出的菌株并非真正的病原微生物,而是体内的定植菌或外来污染菌,或者只是混合感染中的一种病原菌。②抗菌药物不能进入感染部位,或者给药方法和剂量不当,感染部位并未达到足够的药物浓度。这种情况下,如果加做血清杀菌试验,甚至感染部位的体液杀菌试验,可能更有指导意义。③药敏试验不准确。

策略性换药分同类药物更换,即所换的药为同一类型,级别增加,如二代头孢换成三代头孢、一种三代头孢换成另外一种;不同类型药物更换,即原先为三代头孢,更换为碳青霉烯系列药物；增加抗菌药物，即原先只考虑抗 G^- 菌，由于疗效不好，分析可能有合并真菌或 G^+ 菌感染可能，故在原先抗 G^- 菌的基础上，加用抗真菌和 G^+ 菌的药物。加药的顺序，可以分次，也可以同时增加。

(2) 中期策略性换药：多在经验性抗感染治疗后 5～7 天，病情恶化的原因，可能为药物的抗菌力度不够或剂量不够、局部组织浓度不足、出现抗菌药物不能覆盖的细菌、出现耐药菌株、病灶不易清除、病灶不能充分引流、细菌变迁，也可能为新耐药菌株产生。依据分析的可能原因，采取相应的换药策略。

(3) 晚期策略性换药：多为耐药和产生新的致病菌，其中真菌感染的比例增加，策略性换药的重点在抗真菌治疗和调换耐药率低、敏感的抗菌药物。必要时，停用所有抗菌药物，加强营养与脏器功能支持、物理和免疫治疗，等待时机，重新应用以前已经用过的抗菌药物。

（三）抗感染治疗辅助策略

1. 物理治疗与功能锻炼

翻身、拍背、咳嗽、排痰、雾化吸入，这些看似简单的物理治疗，在抗感染治疗的过程中起着举足轻重的作用，任何阶段都不能忽视，其中也包括体位变化和病灶清除、痰液引流。功能锻炼包括肢体活动与腹式呼吸，有助于减少肌肉的废用性萎缩，增加呼吸幅度和咳嗽排痰的能力；必要时，还应主张将患者定时扶成直立坐位或下床坐位，这样有利于全身肌肉运动。各种侵入性导管，是感染的易患因素。一旦怀疑发生导管相关性感染，应当立即拔除导管。

2. 营养支持与胃肠道功能

危重病处于应激状态，代谢亢进，营养需求增加，合并感染时，需求更加明显。营养支持十分重要，多采用肠内或肠外营养。肠内营养与胃肠道功能关系密切，肠内营养开放有利于维持胃肠道功能。严重感染患者，本身就容易出现肠道菌群失调，破坏肠道屏障，引起胃肠道黏膜损害，出现胃肠道功能紊乱，如腹泻、腹胀、出血等。危重病感染性腹泻并非由外源性感染引起，而与抗菌药物相关的内源性感染所致，包括菌群交替性腹泻和伪膜性肠炎，前者症状较轻，后者严重。菌群交替性腹泻一般在广谱抗菌药物使用过程中发生，可能系菌群失调后艰难梭菌、变形杆菌属、金黄色葡萄球菌、念珠菌等引起。处理首先是停用正在使用的抗菌药物，口服活菌制剂，如培菲康、米雅等，以恢复肠道菌群的平衡。如果原先的感染尚需抗菌药物治疗，则应尽量选用对肠道菌群影响较小的窄谱抗菌药物。合理应用抗菌药物，保护体内生物屏障正常菌群的存在可以抵抗外来细菌的侵入，而体内微生态环境失调，特别是广谱抗菌药物的使用，可破坏这种由正常菌群构成的生物屏障，导致菌群失调和病原菌的定植。

3. 免疫治疗

危重病一般均有不同程度的免疫受损，免疫治疗能提高患者自身的抗病能力。临床应用较多的是非特异性免疫疗法，如输注新鲜血浆、人体白蛋白、丙种球蛋白、胸腺肽等，其中胸腺肽有助于提高和改善患者的细胞免疫。各种免疫治疗，可以与抗感染治疗同时进行，也可以在抗感染治疗的中、后期。

4. 无奈性停药与脏器功能支持

在危重病的抗感染治疗过程中，由于耐药菌株的产生，无奈性地停止所有的抗感染治疗是经常选择的策略，取而代之的是脏器功能支持,为以后的继续抗感染治疗赢得时间。抗菌药物均有不同程度器官损害和毒副作用,耐药菌株产生后,如果继续用药,势必在浪费经费的同时,还增加脏器功能损害的机会,甚至容易造成菌群失调、二重感染、耐药菌株继续产生等。策略性停药,有助于避免耐药菌株的产生、菌群失调、二重感染,减少脏器功能损害,节约经费,有利于提高抗感染治疗疗效。此外,有学者认为,多重耐药菌株(MRD)多为条件致病菌,毒力不强,有些是定植菌,对机体损伤也不大,完全可以不必治疗。在这个阶段停止应用抗菌药物,取而代之的是加强生命器官功能支持、营养支持、免疫治疗等,不但能节约经费、减少器官损害,还有助于病原菌对药物敏感性的恢复,为后期继续治疗创造条件、奠定基础。

二、抗感染治疗具体方案

(一)针对感染病原菌

1. MRSA 与 MRSE

危重病发生 MRSA 与 MRSE 感染很常见,多以败血症、肺炎、脏器脓肿的形式存在或出现,也可表现为导管相关性菌血症或脓毒血症。万古霉素、去甲万古霉素和替考拉林是最佳的选择,目前还未发现对万古霉素耐药的 MRSA。因此,一旦应用了万古霉素、去甲万古霉素和替考拉林等,MRSA 无法覆盖的因素可以不加考虑。MRSE 所致下呼吸道感染较 MRSA 少,治疗策略与 MRSA 相同。对非甲氧西林耐药株(MSSA 或 MSSE),可用苯唑西林、双氯西林等耐酶青霉素。治疗过程中,药物的肾毒性应当考虑,其中以替考拉林肾毒性小。

2. 多重耐药铜绿假单胞菌

铜绿假单胞菌是近年来医院获得性肺炎(HAP)和 VAP 的首位致病菌,引起的菌血症病死率70%,所有广谱抗菌药物对其耐药已升高至20%～37%,笔者统计的资料达50%以上。虽然早期有效控制感染和联合用药,有助于降低多重耐药铜绿假单胞菌产生。但病程长,病情重,宿主抵抗力差,多重耐药铜绿假单胞菌的发生很难避免,铜绿假单胞菌治疗成为一个非常有争议的话题。诸多药物中,氨基糖苷和磺胺类(复方磺胺甲噁唑)耐药率最低,是较好的选择,但基于这些制剂毒不良反应,临床应用很有顾忌。依据多年来国际、国内流行病学调查,对铜绿假单胞菌有较好抗菌疗效的药物分别为阿米卡星、哌拉西林/三唑巴坦、头孢哌酮/舒巴坦、头孢吡肟、亚胺培南、头孢他啶、头孢噻肟、头孢曲松、氟喹诺酮类药物疗效较差。对铜绿假单胞菌建议治疗方案是联合用药,即碳青霉烯系列与氨基糖苷类、头孢菌素类与氨基糖苷类、头孢菌素类与喹诺酮类,亚胺培南与阿米卡星联用,耐药率降至7%;亚胺培南与环丙沙星联用,耐药率降至10%。铜绿假单胞菌联合应用氨基糖苷类和β-内酰胺类两种抗菌药物,疗效佳且减少耐药性的产生。

3. 多重耐药 G⁻ 菌

以往 G⁻ 菌感染多发生在胃肠道与腹腔脏器,病原菌以肠杆菌族居多,其次是厌氧菌和真菌(白色念珠菌)。胆道感染常见病原菌为大肠埃希菌、肺炎克雷伯菌、鲍曼不动杆菌和其他 G⁻ 杆菌与肠球菌,厌氧菌中以脆弱拟杆菌为多见。腹腔感染的病原菌主要是大肠埃希菌及其他肠道 G⁻ 菌、肠球菌属和脆弱拟杆菌等厌氧菌。近年来,G⁻ 菌感染已经不仅仅局限在胃肠道与腹腔,连续5年全国监测病原菌检测发现,前五位的 G^- 菌为铜绿假单胞菌、大肠埃希菌、克雷伯杆菌、不动杆菌、阴沟杆菌属。笔者统计173例机械通气患者,有病原学检查116例中,G^- 菌 57.8%,G^+ 菌 20.1%,真菌 22.1%。G^- 菌的耐药日益加重,其中铜绿假单胞菌对各类药物的耐药率分别为阿米卡星 5.6%,他唑西林 12.5%,舒普深 14.8%,头孢吡肟 17.7%,哌拉西林 24.2%,头孢他定 55.4%,亚胺培南 70.6%,头孢噻肟 85.3%,头孢呋辛 98.1%。肠杆菌族产 ESBL 和头孢菌素酶的病原菌增加,碳青霉烯系列始终保持较好的抗菌势头,敏感率 84%～89%,其次是加酶抑制剂的头孢类。对多重耐药铜绿假单胞菌,对策是选用哌拉西林/他唑巴坦、头孢哌酮/舒巴坦、美罗培南、马斯平、头孢他啶、环丙沙星与氨基糖甙类、磺胺类联合应用,必要时被迫停用所有抗菌药物,仅生命器官支持治疗,一段时间后再重新应用抗菌药。对产 ESBL 细菌感染,治疗对策是亚胺培南、美罗培南、马斯平,联合应用阿米卡星(AMK)、环丙沙星等。临床对 ESBL 的治疗只能被控制在头霉素类、酶抑制剂复合制剂、碳青霉烯类的范围内。嗜麦芽窄食单胞菌和黄杆菌属是碳青霉烯系列无效的致病菌,磺胺、头孢哌酮/舒巴坦、先福吡兰、哌拉西林/他唑巴坦、替卡西林/克拉维酸、头孢他啶、哌拉西林等可能有效。腹腔和盆腔感染是败血症常见诱因,肠道菌群移位是主要发病机制,病原菌可以为 G^- 菌,也有厌氧菌参与混合感染,抗菌治疗可有多种选择,常用组合是三代头孢菌素加氨基糖苷类、三代头孢菌素加广谱青霉素、氨曲南加氨基糖苷类、β-内酰胺类与β-内酰胺酶抑制药的复合制剂、氟喹诺酮类、亚胺培南等。为加强抗厌氧菌活性,可再加用甲硝唑。继发于泌尿与生殖系感染的败血症,病原菌多为大肠埃希菌,其他 G^- 杆菌或肠球菌也有可能。经验性治疗可选用氟喹诺酮类、哌拉西林-他唑巴坦、哌拉西林加氨基糖苷类。

4. 深部真菌感染

危重患者免疫功能低下、长期接受多种抗菌药物和肾上腺皮质激素治疗,深部真菌感染发生率高。真菌感染可局限在呼吸道、泌尿道、血液(败血症)、腹腔或腹腔脏器、中枢神经系统,也可发生在全身各个部位,称为系统性真菌感染。可致病的真菌种类多,念珠菌占绝对优势,尤其是白色念珠菌。念珠菌仍然是院内感染的主要病原菌,绝大部分感染是由多种念珠菌感染引起,而不仅只是白色念珠菌。非白色念珠菌如光滑念珠菌、葡萄牙念珠菌、近平滑念珠菌对常用抗真菌药耐药,如氟康唑等。曲霉菌感染的发病率显著升高,死亡率更高。某些曲霉菌(如土曲霉)在临床上对两性霉素 B 产生耐药性。真菌感染发生率迅速增加,死亡率高,是日益严重的问题。

深部真菌感染的诊断有赖于病原学检查。除真菌培养外,更应强调标本直接涂片检查,后者不仅快速,有时特异性也较培养为高。一般临床表现缺乏特征,部分患者可出现胸腹部为主的全身腹侧皮肤细小疱疹,称念珠菌疹。此疹与念珠菌败血症关系密切,其出现或消退与感染的发生或控制也有密切关系。念珠菌血症以白色念珠菌为主,但有下降趋势,其他非白色念珠菌,如近平滑念珠菌,光滑念珠菌和热带念珠菌,克柔念珠菌占总病例约 50%,对常用的抗真菌药(氟康唑等)耐药。曲霉菌感染的发病率显著升高,死亡率更高,也是日益严重的问题。

危重病深部真菌感染的治疗,应选择高效低毒的药物。氟胞嘧啶(5-FC)主要用于念珠菌和隐球菌感染,单用效果不佳,常与两性霉素 B 联用，产生协同作用。唑类抗真菌药，近年发展较快，品种多，分咪唑类和三唑类。氟康唑抗菌谱窄，对某些非白色念珠菌的念珠菌（如克柔念珠菌）具有内在耐药性（Intrinsic Resistance）；伊曲康唑（Itraconazole）是三唑类抗真菌药，抗菌谱广，抗菌活性好，对白色念珠菌及其他念珠菌、曲霉菌、新生隐球菌、青霉菌、孢子丝菌等都有很好的抗菌活性，对耐氟康唑药的克柔念珠菌、光滑念珠菌也有良好的抗菌活性。两性霉素 B 是多烯类抗真菌药，广谱、高效、毒性大，特别是对肾和心肌的毒性。用药过程中可出现寒战、高热，应从小剂量开始，逐渐递增。两性霉素 B 脂质体，毒性低，价格昂贵。卡泊芬净属于一类新型抗真菌药物——葡聚糖合成抑制剂，抗菌谱广，疗效高，副作用小，但同样存在价格昂贵问题。目前侵袭性真菌感染（invasive fungal infections, IFI）的诊断标准一直存在争议，为给 IFI 下一个标准化的定义，中国侵袭性真菌感染工作组经反复讨论，并参照欧洲癌症研究和治疗组织/侵袭性真菌感染协作组（EORTC/IFICG）和美国真菌病研究组（MSG）有关标准，对癌症及造血干细胞移植患者 IFI 的定义及诊断标准达成共识。定义由宿主因素、临床标准及微生物标准所组成。诊断分 3 个级别：确诊、临床诊断及拟诊。

（1）念珠菌感染：分念珠菌血症和播散性念珠菌感染、念珠菌病，白色念珠菌感染首选氟康唑，非白色念珠菌感染可以选择伊曲康唑、伏立康唑静脉注射；治疗无效或考虑可能是耐氟康唑的念珠菌感染时，可以酌情选择两性霉素 B 0.7~1.0 mg/(kg·d)或两性霉素 B 脂质体、卡泊芬净等。念珠菌性脑膜炎/脓肿应用两性霉素 B 0.7~1.0 mg/(kg·d)加或不加 5-氟胞嘧啶 100~150 mg/(kg·d)；有脓肿可能加上手术干预；泌尿生殖道念珠菌病，如果是氟康唑敏感的念珠菌，首先选择氟康唑 400 mg/d；也可以选择伊曲康唑、伏立康唑静脉注射，治疗无效者可使用两性霉素 B 0.7~1.0 mg/(kg·d)或卡泊芬净 50 mg/d，第 1 天负荷剂量为 70 mg。

（2）曲霉菌感染：曲霉菌的高危患者是血液系统恶性肿瘤患者、骨髓移植受者、实体器官移植受者、HIV 阳性个体。经静脉给予两性霉素 B 是治疗标准，建议每日剂量 0.5~1.0 mg/kg。两性霉素 B 临床应用最大的顾忌是副作用造成的患者耐受性和承受能力差，很多临床资料显示，多数患者对两性霉素 B 的耐受性差，被迫停止用药十分常见。虽然两性霉素 B 脂质体的副作用较普通两性霉素 B 小，但同样存在不同程度的肝肾功能损害，个体差异大也是影响临床应用的因素之一。因此，较多的还是选择伊曲康唑、伏立康唑、卡泊芬净等副作用相对小的抗真菌药物，安全性和耐受性均较两性霉素 B 好，疗效也确切。由于这些药物普遍价格昂贵，受经费的影响，足够剂量静脉注射治疗后，选择口服制剂继续序贯性治疗也是目前临床十分常用的方法。由于这些药物上市时间短，临床还未能积累出足够的、十分定论的经验，关于药物类型选择、剂量、疗程、是否需要联合用药等，均有待进一步摸索与探讨。

（3）新生隐球菌感染：血液病/恶性肿瘤患者中较少观察到隐球菌，但可伴随 T 细胞缺陷或在给予 CD_4 淋巴细胞消耗治疗后出现。对隐球菌脑膜炎的抗真菌治疗建议联合使用两性霉素 B 和氟胞嘧啶，症状控制后使用氟康唑进行维持治疗，治疗期间应当考虑患者的个体免疫状态。联合使用两性霉素 B 加氟胞嘧啶，在初始联合疗法后使用氟康唑进行维持治疗的方法和单一疗法相比具有明显优势。两性霉素 B 0.5~0.7 mg/(kg·d)加氟胞嘧啶每天 100~150 mg/(kg·d)分成

4次给药,然后使用氟康唑 200～400 mg/d 进行维持治疗;如果无效,氟康唑 800 mg/d 或更高。如果患者无法耐受首选治疗,可选用两性霉素 B 脂质体。

(4)毛霉菌病:毛霉菌病相对少见。药物治疗选择通常只能是两性霉素 B,0.5～1.0 mg/d;若累及中枢神经系统或鼻窦,可考虑手术干预。与单用抗真菌治疗相比,增加手术干预能够降低病死率(11%比 60%)。

(5)肺孢子菌肺炎:复方磺胺甲噁唑 400 mg,甲氧苄啶 80 mg,2 片,3～4 次/d,疗程为 2 周或更长;艾滋病患者需同时用 HAART 治疗;在 CD_4^+T 细胞恢复＞350/mm前,继续用复方磺胺甲噁唑,预防复发,2 片,1～2 次/d;不能口服复方磺胺甲噁唑,可静脉注射;对磺胺过敏者,可用喷他脒。

(二)针对感染部位

1. 肺炎

按照发生场所,分社区获得性(communitical acquired pneumonia,CAP)与院内获得性(hospital acquired pneumonia,HAP)或 nosocomial pneumonia 和呼吸机相关性肺炎(ventilation associated pneumonia,VAP)。

(1)CAP:大量流行病学调查资料已经显示,CAP 病原菌变迁十分明显。早年 CAP 病原菌中,肺炎链球菌和 G^+ 菌感染居多的时代已经不存在了,取而代之的是年龄、基础疾病、是否应用免疫抑制药物是影响 CAP 病原菌种类的主要因素,通常年龄轻、没有基础疾病,也不长期服用免疫抑制药物的患者,发生 CAP 时,如果全身中毒症状不严重,如仅表现为高热和咳嗽(多为干咳,很少有脓痰),胸片显示病灶多表现为密度较淡的渗出阴影,并可能波及胸膜;一旦波及胸膜,临床多有胸痛的症状;病原菌很可能为支原体、衣原体、军团菌、病毒等,大环内酯类抗菌药物是最佳的选择。如果全身毒血症状严重,如除高热和咳嗽外,可能很快就出现休克、脏器功能不全或衰竭的临床表现,尤其是肾功能不全发生率高,胸片显示的病灶,可能为大片密度增高阴影,也可能为斑片状密度增高阴影,并以外周肺带明显,病原菌以毒力较强的 G^+ 菌,尤其是耐药金黄色葡萄球菌(MRSA)发生率高,糖肽类抗菌药物是最佳的选择,必要时需要联合应用第三代头孢,以后根据临床疗效、胸片吸收、病原菌检查等策略性换药。常年龄大,有基础疾病,如 COPD、糖尿病、脑梗塞或脑出血后长期卧床等,长期服用免疫抑制药物的患者,CAP 的病原菌与 HAP 与 VAP 几乎相同,均可能为铜绿假单胞菌,选择的抗菌药物应该与 HAP 与 VAP 几乎相同。

(2)HAP 与 VAP:大量临床资料显示,铜绿假单胞菌是 HAP 与 VAP 最常见的病原菌,占 70%～80%;其次是 MRSA 和真菌,分别占 20%～30%。其中多重耐药的铜绿假单胞菌,是目前治疗 HAP 与 VAP 过程中最棘手的病原菌。大量流行病学调查显示,铜绿假单胞菌对 β-内酰胺酶抑制药与头孢菌素的复合制剂耐药率最低,头孢哌酮/舒巴坦与哌拉西林/他唑巴坦成为最合适的选择,这类药物对多重耐药的嗜麦芽窄食单胞菌耐药率也低。除此之外,耐药率低的是氨基糖苷类抗菌药物,如阿米卡星等。但鉴于肾毒性与耳毒性,对老年有肾功能不全患者慎用。有资料显示,联合氨基糖苷类或喹诺酮类抗菌药物,有可能降低耐药菌株产生,是近年来普遍推行的用药策略。对铜绿假单胞菌耐药率稍低的抗菌药物还有伊米配能和头孢吡肟,耐药率高的抗菌药物是头孢噻肟、头孢曲松。虽然头孢他定最早被认为是对铜绿假单胞菌最有效的抗菌药物,但近年来耐药率也在逐年升高。

鉴于铜绿假单胞菌的毒力相对于肠杆菌族 G^- 菌低,很多情况下可能仅仅是定植,对付定植菌的策略是停用所有抗菌药物,保持呼吸道痰液引流通畅,侧重应用提高机体免疫功能的药物,加强营养支持,有时也能获得满意的临床疗效。

随着第三代头孢菌素大量使用,使产 ESBL 酶的肠杆菌族 G^- 菌感染在 HAP 与 VAP 的比例中升高,常见的病原菌为肺炎克雷伯菌、大肠埃希菌、阴沟肠杆菌等,选择的药物当然是碳青霉烯类的药物。

此外,多重耐药的鲍曼不动杆菌,已成为继铜绿假单胞菌后又一个困扰人们的病原菌,无奈性停药,仅依靠生命、器官支持,等待抗菌药物的抗菌活性重新出现,是目前惟一的最佳选择。

很多情况下,全身炎症反应的严重程度、是否伴休克等毒血症状,能协助分析和判断病原菌的类型。通常全身炎症反应较严重的病原菌,来自肠杆菌族的 G^- 菌感染;相比较而言,肺部铜绿假单胞菌、真菌、MRSAB 及结核等病原菌感染引起的全身炎症反应不是很严重,合并休克的机会少,病程迁延,合并血行感染时例外。

2. 腹腔感染

最常见的部位是肠道和胆道,感染的病原菌有共同的特征,多以产 ESBL 酶的肠杆菌族 G^- 菌居多,尤其是大肠埃希菌、肺炎克雷伯菌、阴沟肠杆菌等,鲍曼不动杆菌和铜绿假单胞菌可能性也存在;此外,还应考虑到厌氧菌和产气杆菌感染可能,当全身毒血症状严重时,可首选碳青霉烯类药物。氨基糖苷类抗菌药物,仍然是肠道感染最常选择的药物;鉴于氨基糖苷类抗菌药物的肾毒性与耳毒性,目前选择较多的是氟喹诺酮类抗菌药物,如环丙沙星、左旋氧氟沙星等。

3. 泌尿系统感染

多为院内获得性感染,以真菌居多,其中又以白色念珠菌多见,可选择口服三唑类抗真菌药,如三维康等,必要时氟康唑静脉滴注。社区获得性的感染中,同样可能以 G^- 菌居多,全身毒血症状严重时,可首选碳青霉烯类药物;否则,可选择氟喹诺酮类抗菌药物,如环丙沙星、左旋氧氟沙星等。氟喹诺酮类抗菌药物对某些需氧和厌氧菌均有抗菌作用,且因半衰期长,可以每天一次用药。

4. 中枢神经系统感染

可以导致中枢神经系统感染的病原菌很多,病毒、结核、真菌、G^+ 球菌、G^- 杆菌、MRSA 及寄生虫等均有可能,选择抗菌药物时要依据临床症状与体征,推测最可能导致感染的病原菌,并选择相应的抗菌药物。需要考虑的主要因素是所选抗菌药物能否通过血-脑脊液屏障,在脑脊液中达到一定的血药浓度,必要时需要直接将药物注入脊髓腔(鞘内注射)。由于抗病毒治疗的疗效普遍尚不确切,病毒感染导致的中枢神经系统感染(流行性脑膜炎、乙型脑炎),主要依靠生命器官支持与对症处理。

5. 皮肤软组织感染

鉴于各种 G^+ 球菌是皮肤与软组织感染最常见的致病菌,选择抗菌药物主要是针对 G^+ 球菌,β-内酰胺类抗菌药物均可选择。鉴于具有耐青霉素酶的 G^+ 球菌逐日增多,青霉素的临床疗效已经远不如以往,更多的选择可能是除青霉素以外的其他 β-内酰胺类抗菌药物。全身中毒症状严重或伴有休克等多脏器功能不全或衰竭的皮肤软组织感染,应警惕 MRSA 感染,选择的药物只能是糖肽类,如万古霉素、去甲万古霉素、替考拉林(壁霉素)等。

(三)针对混合感染治疗策略

危重病混合感染十分常见,是临床棘手的问题,当治疗效果不佳时,如何分析与评判是临床经常遇见的问题。混合感染的处理策略性强,抗菌治疗效果不佳一般主要有两种可能,一是致病菌没有被所用抗菌药物覆盖,二是耐药菌株产生。

1. 多部位混合感染

临床十分常见,如系统性真菌感染就是临床最典型的例子,主要波及的部位可能是血液、导管、肺、腹腔、胸腔等。此外,也有患者多部位同时感染 G^+ 和 G^- 菌。选择抗菌药物时,需要考虑的因素是病原菌的耐药性、各种药物的局部有效浓度和毒副作用。为了控制颅内感染,应选择能通过血-脑脊液屏障的药物;为了避免脏器受损,应尽量选择对肝肾功能影响小的药物;至于病原菌的耐药性,依据药物敏感试验结果,结合本地区与本部门病原菌耐药特征,选择最可能有效抗菌药物,并定期观察临床疗效,酌情调整药物种类与剂量。

2. 多种病原菌混合感染

虽然有资料提示,即便在同样部位发现多种类型的病原菌,也不一定就是混合感染,其中某些病原菌可能是污染或定植造成。但鉴于判断污染或定植的标准不确切,选择抗菌药物时还是应兼顾各种类型的病原菌,尽可能选择能覆盖所有病原菌的药物。病原菌类型不同,抗菌药物选择也截然不同,联合应用两种或两种以上不同类型抗菌药物,临床十分普遍。起始治疗可以选择同时或逐步两种方式,同时选择两种或两种以上不同类型抗菌药物,适用于感染严重、感染两种或两种以上病原菌依据比较充分、高龄且全身情况差不允许逐步调整用药的患者;针对一种最可能感染的病原菌,先选择一种最可靠或有效的抗菌药物,以后依据临床治疗情况酌情逐步增加其他类型药物,适用于全身症状不十分严重、生命体征相对稳定、年龄轻、有允许调整用药可能的患者。停止抗感染治疗时,通常均选择逐步撤除的方式,最可能被控制的感染,抗菌药物最先被撤除。如果病情有反复,可依据临床症状和病原菌检查结果,重新作调整。总之,多种病原菌混合感染时,适合同时应用几种不同类型的抗菌药物,疗效不好时也只能逐个撤换,通常一种抗菌药物的临床疗效至少需要观察 3 天,2~3 种药物逐个添加或重叠,需要观察的时间是至少 3~7 天。不主张不同类型抗菌药物单个应用的目的,主要是为了避免病原菌不能被全部覆盖导致的病情恶化,以至于可能失去进一步抢救的时机;此外,一种抗菌药物应用无效,对多种病原菌混合感染患者来说,不能否定该抗菌药物的临床疗效,症状改善或缓解不明显的原因,不能排除其他类型病原菌感染未被覆盖或控制。

临床多种病原菌混合感染发生率最高的患者,可能是恶性肿瘤、白血病等接受化疗和接受脏器移植的人群,严重创伤、感染、休克导致 MODS 及病程延长、机体防御能力下降也是常见的原因。联合用药较多的常是抗 G^+ 菌、G^- 菌、真菌,其次是抗结核、抗病毒等治疗。

三、滥用抗菌药物现象与对策

目前,社会和各医疗机构,滥用抗菌药物现象非常普遍,无论是门诊、急诊、病房,几乎可能没有不用抗菌药物的病例。造成这种现象的因素很多，有主观也有客观，有来自医护人员方面，也有来自患者、家属及生产厂家或公司。ICU内，抗菌药物的应用，就更加显得重要和突出。为了真正做到合理应用抗菌药物，有必要了解产生的原因和可能采取的措施。合理应用抗菌药物，不但是危重病综合救治过程的需要，也是更好发挥抗菌药物临床疗效、降低和减少耐药菌株产生的必要措施，必须引起足够重视。

（一）滥用抗菌药物现象产生的根源

1. 缺少必要的抗菌药物知识

临床医师在考虑应用抗菌药物时，不分析感染病原菌的现象十分普遍，尤其当对各种感染病原学认识与研究不足时，只知道有感染就应该应用抗菌药物，至于针对何种病原菌、具体选择何种类型的抗菌药物，考虑并不多；一旦感染得不到有效控制，就开始换药，轮番推磨地挨个将各种类型抗菌药物用遍是经常出现的情形；有时迫于治疗心切或在患者本人或家属的敦促下，甚至1天就可以更换1种抗菌药物，1周下来，几乎可以将所有的抗菌药物全部用过；一般总是等到抗菌治疗效果不佳时，才考虑到来分析病原菌的问题。多数情况下，一旦发展到这个地步，再考虑病原菌可能已经为时过晚。

2. 抗菌药物发展快

自20世纪90年代以来，抗菌药物的发展进入了空前发达的阶段，品种多至令临床医师难以记忆、区分与掌握。况且临床本身就有很多需要掌握的知识，受专业知识的影响和限制，各专科医师很难对所有品种繁多的抗菌药物有足够的了解；很多同类抗菌药物，由于生产厂家不同，产品的商品名称不同，临床医师很少有足够精力和时间去研究和比较；凭借着很少的一点抗菌药物知识，选择不同种类抗菌药物，在临床具体操作过程中十分普遍。

3. 生产厂家不切合实际的宣传和促销手段

各色商品名铺天盖地地出现，令临床医师眼花缭乱，不但无从记忆，也无法比较其中的差异；药品促销领域的各种促销手段、政策和不切合实际的厂家宣传，也是造成抗菌药物滥用不可忽视的因素。

4. 患者与家属不合理的要求

在我国，无论是大城市或中小城市，各家医院门诊、急诊，输液和应用抗菌药物的现象非常普遍，几乎只要有发热或血常规升高，就可能是患者或家属要求输液和应用抗菌药物的指征。医师们为了满足患者和家属的需求，为了少费口舌，减少患者和家属的抱怨和不满，也就很随意地开上几瓶液体，用上几支抗菌药物，能好最好，如果好不了再说。孰不知这些患者中，可能多数只是一般的发热和炎症反应，可能不用抗菌药物，仅通过休息、多喝水和一般的物理治疗就可能好转；少数有基础疾病或老年患者，可能真是有感染，有些如果用药用得对，真能起一些作用而好转；如果仍然控制不住，就可能造成病情迁延和反复。总之，患者与家属在社会上普遍存在的滥用抗菌药物现象中，起了很重要的作用。

（二）滥用抗菌药物现象的对策

1. 加强病原学监测

危重患者抗感染治疗比普通患者更重要的原因就在于病情重，经验性选择抗菌药物错误造成的后果严重，治疗不及时可以直接导致死亡。病原学监测是抗感染治疗正确的保障,各ICU应该指定专人负责。抗菌药物选择和应用,应兼顾本地区、部门或ICU的病原学监测结果,并作为选择和应用抗菌药物的依据。长时间的监测和经验积累,一定能发现和总结出有一定规律的经验,这些均有助于提高抗菌药物的临床疗效,减少并发症和不必要的经济浪费。

2. 普及抗菌药物知识

在各级ICU工作人员中,应不断传授和普及抗菌药物知识,提醒各级人员,重视思考选择和应用抗菌药物的依据,并善于观察结果,寻找抗感染治疗效果不佳的原因。

3. 去除利益驱动

利益驱动可能是选择抗菌药物的依据之一,去除利益驱动是合理使用抗菌药物的必要保障机制。鉴于目前的国内市场,取消医药物表行当是不可能的。各级医护人员,只能通过自身教育和约束,大处着眼,排除来自各个方面的干扰,合理使用抗菌药物,提高用药水平和临床疗效,造福于患者和自己的事业。

4. 严格审查制度

抗菌药物应用,应当层层把关,严格各级人员的审查制度,充分考虑用药和停药的指征,结合临床疗效,策略性更换。各级人员相互监督,相互提醒。

(宋志芳　俞康龙)

参 考 文 献

1. 戴自英,刘裕昆,汪复主编.实用抗菌药物学.第二版.上海:上海科技出版社,1998;5～37
2. 朱德林,汪复,张婴元.2003上海地区细菌耐药监测.中国抗感染化疗杂志,2005,5(1);4～12
3. 李家泰,李耘,齐慧敏.等(代表中国细菌耐药监测研究组).2002—2003中国G⁻耐药监测.中华检验学杂志 2005,26(1);19～28
4. 谢伟,宋志芳,殷娜,等.ICU机械通气患者感染病原菌分析.上海第二医科大学学报,2003,23(1);42～46
5. 宋志芳,景炳文.综合ICU各种感染菌群分析.中国危重病急救医学,1993,5;334～336
6. 宋志芳,景炳文,陈晓英,等.综合重症监护病房院内感染因素分析.中国危重病急救医学,1994,6;346～349
7. 陈民均,王辉.中国医院内病原菌耐药监测网.中国重症监护病房革兰阴性菌耐药性连续7年监测研究.中华医学杂志,2003,83(5);385～340
8. 1994—2001年中国重症监护病房非发酵糖细菌的耐药变迁.中华医学杂志,2003,83(5);385～340
9. Ohgaki N. Bacterial biofilm in chronic airway infection. Kansenshog aku Zasshi, 1994, 68; 138～151
10. Kobayashi H. Biofilm Disease; its clinical manifestation and therape utic possibilities of macrolides. Am J Med,1995,99(6A);26S～36S
11. Costeton JW, Chen KJ, Geesey GG et al. Bacterial biofilms in nature a nd disease. Ann Rev Microbiol,1987,41;435～464
12. Anwar H, Strap JL, Costerton JW. Establishment of aging biofilms; pos sible mechanism of bacterial resistance to antimicrobial therapy. Antimicrob Age nts Chemother, 1992, 36;

1347~1351

13 Ichimiya T, Takeoka K, Hiramatsu K, et al. The influence of azithromycin on the biofilm formation of pseudomonas aeruginosa in vitro. Chemotherapy, 1996, 42(3):186~191

14 方向群,刘又宁,陈迁,等. 阿奇霉素对生物被膜的抑制及对氟罗沙星的增效作用. 中华结核和呼吸杂志, 1998, 21:538~540

下 篇

呼吸机工作原理与临床应用

第5章

呼 吸 机 结 构 与 工 作 原 理
Construction and working principles of mechanical ventilator

人体正常呼吸动作的产生,有赖于呼吸中枢调节下的神经、肌肉协调运动,它需要在胸廓完整性不被破坏的条件下进行,需要呼吸肌、胸廓、气管、支气管树、呼吸性支气管、肺泡等器官和组织的共同合作。呼吸机则是一种机械装置,它可以完全脱离呼吸中枢的调节和控制,能机械性地产生或辅助人体的呼吸动作,满足机体呼吸功能的需要。呼吸机类型不同,工作原理也不尽相同。呼吸功能不全或衰竭的病因和机制不同,需要呼吸机的作用也不同。无论何种类型呼吸机,无论呼吸功能不全或衰竭的病因和机制如何,呼吸机工作的目的,均是维持相对正常或完全正常的呼吸动作和呼吸功能。

呼吸机出现,至今已有一百多年历史,曾先后有三十多个厂商研制和生产过数百种类型的呼吸机产品。尤其是近年来,随着科学技术的发展,微电脑技术在呼吸机领域中的应用,使呼吸机的发展越来越快,并将呼吸机的发展推到了一个新的高峰。目前,市场上拥有的呼吸机种类和型号繁多,且性能完善,以至使应用者眼花缭乱,甚至不知道该如何选择合适的产品。

无论呼吸机产品种类和型号如何改进或更新,基本结构大致相同。了解呼吸机的基本结构,有助于操作者合理地应用呼吸机,并及时地发现呼吸机应用过程中出现的不测,以便及时处理,将机器故障给患者带来的危害降至最低水平。呼吸机的主要功能是控制或辅助患者的呼吸,分析呼吸机结构时,应注意这些结构是如何使患者产生吸气、屏气、呼气,又如何从吸气、屏气、呼气等状态转换为另一个状态。这种从吸气转为呼气或从呼气转为吸气的过程,就是一般所称的切换。按照上述思维途径,较容易理解和掌握呼吸机结构和工作原理。

第 1 节 呼吸机结构与工作流程

呼吸机主要结构是由供气、呼气、控制三部分构成(图 5-1-1)，供气部分是机器给患者提供吸气压力或吸气流量，并产生相应的吸入气量，实际吸气压力、吸气时间、吸入气量、吸入氧浓度(FiO_2)等，可以由呼吸机设置的参数控制，也可以受患者呼吸状况的影响，调节机制和原理也依呼吸机类型不同而不同；呼气部分是允许患者将气体呼出的装置，呼气压力、容量、时间，同样与呼吸机参数设置和患者呼吸状况有关；控制部分是调节、控制吸气、呼气部分的主要结构，也是产生各种不同呼吸机模式与功能的主要结构。此外，呼吸机还附设有多种监测和湿化器、雾化装置。

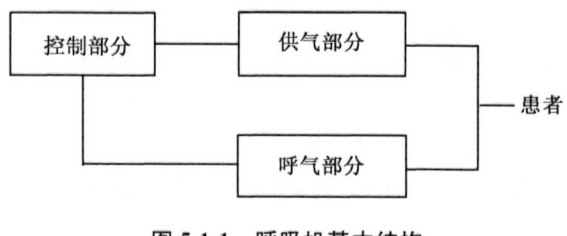

图 5-1-1 呼吸机基本结构

一、供气部分

呼吸机最重要的组成部分是供气部分。供气部分是提供吸气压力，让患者吸入一定潮气量，并提供不同 FiO_2 的新鲜气体。根据吸气压力产生方法不同，可将呼吸机分为电动和气动两种类型。

(一)电动型呼吸机

电动呼吸机通常是通过推动折叠囊或气缸产生吸气压力，由于不需要压缩气源(压缩空气或氧气)，故一般体积小、通气模式少、难以实施 CPAP 模式，但可以有同步和 PEEP 功能。这种呼吸机在 SIMV 通气模式时，不能有 PEEP 功能，即只能实现自发呼吸时压力等于大气压的 SIMV。电动呼吸机很少附带呼出流量监测，也很少可作定压通气，但可以有压力监测装置。电动呼吸机成本低廉，可满足大部分临床需求。大多数电动呼吸机是通过将各种机械结构转变成直线运动和直线往复运动来完成电动机的回转运动，如采用曲柄连杆机构，输出流量为正弦波形；采用丝杠、齿条机构，输出流量波为矩形。两种波形各有利弊，对大多数患者临床疗效无明显差异；少数起始流量小的患者，可选用正弦波流量呼吸机；但矩形波流量，更接近正常生理的递减波流量。采用橡胶折叠囊产生吸气压力时，呼吸机自身顺应性大，除本身弹性原因外，还不能完全使折叠囊中的气体压出，但折叠囊更换容易，成本低，折叠囊可无泄漏，当用作麻醉呼吸机时有独特的优越性。采用气缸产生吸气压力的特点是呼吸机自身顺应性小，气缸内气体容易被压出，但密封环处容易泄漏。近年来，有采用滚膜式气缸产生吸气压力，该装置除兼有上述两种优点外，且顺应性小、不容易泄漏。电动呼吸机很少带有空-氧混合器，多数采用加氧装置，结构如图(图 5-1-2)。

电动呼吸机供氧的原理是 O_2 从氧接头处向储气囊充气，使储气囊鼓起，当储气囊太大，即储气囊内压力上升时(略高于大气压)，储气囊安全阀排气，保证患者安全及呼吸机正常工作。当呼吸机折叠囊或气缸回复时，呼吸机首先抽吸储气囊中的 O_2，不足部分通过单向阀从大气中抽取，并在呼吸机内完成空-氧混合。FiO_2 计算公式如下：

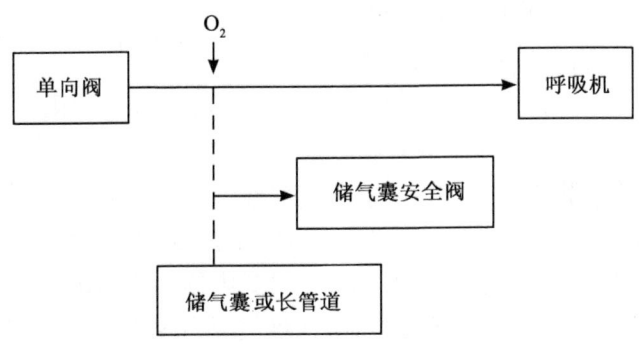

图 5-1-2 电动呼吸机的加氧装置

当 $MV > O_2$ 时，$FiO_2 = \dfrac{0.21(MV-O_2)+O_2}{MV} = \dfrac{0.21MV+0.79O_2}{MV}$

式中 O_2 为氧流量；MV 为分钟通气量；当 $MV \leqslant O_2$，$FiO_2 = 100\%$。

从式中可以看出，MV 为常数时，FiO_2 稳定；有自主呼吸时，MV 为变量，FiO_2 可以有少量地变化。由于结构关系，FiO_2 较难达到 100%。临床实际应用中，由于计算麻烦，呼吸机常附有同 FiO_2 查阅图，通过图表可迅速查得 FiO_2，便于使用。

（二）气动呼吸机

气动呼吸机通常是通过压缩气体产生吸气压力，驱动分间接和直接两种。

1. 间接驱动

与电动呼吸机相似，特点是结构简单。通常有两种类型，一种是袋箱式，多用于麻醉呼吸机；另一种是高压气缸往复运动式。间接驱动型耗气大，一般耗气量大于 MV，最大可达 MV 的 2 倍。

2. 直接驱动

产生吸气压力也有三种：

（1）Ventri 喷嘴结构：用高压氧气带动空气产生吸气压力，结构简单，FiO_2 随吸气压力、氧气压力变化而变，且变化幅度较大。这种类型呼吸机常作为急救型呼吸机，FiO_2 不小于 37%。

（2）伺服性结构：常有性能良好的空-氧混合器，有伺服性能良好的吸气伺服阀，甚至可直接用两个吸气伺服阀，一个伺服压缩空气，另一个伺服氧气。这种类型装置，可以使患者得到各种不同浓度的 FiO_2。伺服阀既可伺服流量，也可伺服压力，阀身小，反应时间快；用这种结构的呼吸机，可以有很多种通气功能，故为多功能呼吸机常用的装置。这种结构的呼吸机需配有一个无油、低噪声的空气压缩机，很多呼吸机甚至需要低湿度品质气体，故空气压缩机的整体结构庞大，制造成本高。

（3）离心式和漩涡式风机结构作为产生吸气压力的气源：离心式风机产生的压力比较低，可作为双气压呼吸机的气源；离心式风机流量大，要控制 FiO_2 有一定难度，多数采用直接鼻面罩处加氧；吸气压力是通过控制风机的转速和电子比例阀。漩涡式风机产生的压力能满足气动呼吸机的各种要求，所需要的功率也较低，可以利用蓄电池的电力工作达 6 h 以上，整机体积也远小于采用空气压缩机的呼吸机，采用该装置也越来越得到设计师和使用者的青睐；FiO_2 是吸气流量反馈控制的加氧装置，可以满足临床需要的精度;吸气流量的控制可以是通过控制风机的转速,也可以通过控制气道中的压力限定来控制流量。

二、呼气部分

呼气部分是呼吸机另一个重要结构,依靠呼气阀控制,吸气时关闭,防止漏气,以利气体能全部供给患者。依据设置,吸气末呼气阀还可以继续关闭,产生屏气;吸气压力平台(吸气的平台时间伺服压力)作用和屏气相似,不同点是即便在压力平台时,还可能有少量吸气流量。呼气阀只在呼气时打开,使之呼气;如果设置了 PEEP,当气道压力低于 PEEP 时,呼气阀关闭,维持 PEEP。通常吸气和呼气是两条通路,吸气有吸气回路,呼气有呼气回路,两者不能共用一条通路。呼气部分主要有三种功能阀,呼气阀、PEEP 阀、呼气单向阀,但也可由 1 个或 2 个阀完成上述三种功能。

(一)呼气阀

呼气阀的种类很多,通常有电磁阀、气鼓阀、鱼嘴活瓣(兼有吸气单向阀功能)、电磁比例阀、剪刀阀等。

1. 电磁阀

一般有两种类型,动铁型电磁阀常见,通径一般小于 8 mm,通常指的电磁阀就是动铁型电磁阀;另一种是动圈型电磁阀,常称电磁比例阀,电磁部分输出的力与电流有关,与输出部分的位移无关;由于电磁比例阀动作部分重量比较轻,反应速度快,通径可设计得比较大。由于电磁比例阀,不是通用件,一般由专业厂家专门设计生产,所以价格比较贵。由于电磁阀结构小、通径小、气阻较大,通过流量不可能很大,多用于婴儿呼吸机中。

2. 气鼓阀

形式很多,采用这种结构的呼吸机也很多。它可以由电磁阀控制,将电磁阀作为先导阀,此时控制流量可很小;也可兼有 PEEP 阀功能,如呼气时使气鼓内压力不为"0",使气道内维持 PEEP。更为方便的是,可以将吸气压力作为控制气鼓阀的气源,结构变简单,但此时不兼有 PEEP 阀功能。

3. 鱼嘴活瓣

常在简单型呼吸机中采用,因为它兼有吸气单向阀功能。

4. 电磁比例阀

电磁比例阀是通过控制线圈中的电流来控制呼气阀的开与关,可作为压力限制阀和 PEEP 阀,反应时间快,性能良好,可开环控制,使用方便。

5. 剪刀阀

结构如剪刀,故称剪刀阀。它除了做开启或关闭的呼气阀以外,亦可控制其呼出流量,而且比其他呼气阀更容易控制呼出流量。

(二)PEEP 阀

PEEP 阀是临床上用于治疗 ARDS 的重要手段,除了可由呼气阀兼有外,还有几种阀可以实施 PEEP 功能,如水封 PEEP 阀,把插入水中的深度作为 PEEP 值,早期的呼吸机是采用此法实施 PEEP 功能的;目前较多见是利用弹簧 PEEP 阀,作为单独的 PEEP 阀;磁钢式 PEEP 阀,是用磁钢吸引力代替弹簧;重锤 PEEP 阀,是利用重锤来限制呼出气的,但改变数值时较麻烦,使用时需垂直于地面。

(三)呼气单向阀

为了防止重复吸入呼出气或自发吸气时产生同步压力触发,呼吸机都需要呼气单向阀,呼气单向阀大多数由 PEEP 阀和呼气阀兼任,但有时还必须要装一个单向阀,以确保实现上述功能。

三、控制部分

控制部分是呼吸机的关键结构。根据控制所采用的原理不同,可将控制部件分为气控、电控、微处理机或计算机控制三种类型。控制部分可发出各种指令,使呼吸机产生所需要的动作,如吸气、屏气或呼气等。

(一)气 控

气控呼吸机无需电源,在某种特定的环境很有必要,如急救呼吸机在担架上、矿井内、转运过程中等。它的特点是精度不够高,难以实现较复杂的功能,一般可做一些简单控制。随着器件的低功耗化,以及高性能蓄电池的出现,气控控制方式有被逐渐淘汰的可能。

(二)电 控

电控是用模拟电路和逻辑电路构成的控制电路,来驱动和控制电动机、电磁阀等电子装置的呼吸机,并被称为电控型呼吸机。电控型呼吸机控制的参数精度高,可实现各种通气模式;电控型呼吸机对呼吸频率的设置和控制,误差一般为5%~10%,而气控型为15%~20%;吸/呼调节与设置,对气控呼吸机较难实现,而对电控型呼吸机就十分容易;同步、压力报警功能等,均也是如此。因此,电控型呼吸机较气控呼吸机更有优越性。

(三)微处理机或计算机控制型

微处理机或计算机控制型呼吸机仍属电控型。由于近年来计算机技术的迅速发展,已经将它独立作为一种控制性呼吸机类型。这种控制型呼吸机已日趋成熟,现已解决了抗干扰、断电后数据存储等问题。这种类型呼吸机,控制精度高,功能多,越来越多的呼吸机采用这种方法控制呼吸机各种模式与功能。目前,呼吸机已可以不改变硬件和呼吸机的结构件,而只需改变控制系统的软件部分,即可修改呼吸机的性能,拓展呼吸机的功能。所以,利用微电脑作为呼吸机的控制部分,已经成为呼吸机发展和更新的总趋势。

四、呼吸机工作原理流程

当控制部分发出供气信号时,呼吸机由呼气相切换成吸气相,这种切换可以由呼吸机自动发出,称时间切换(控制性通气时);也可以由患者触发,称压力切换(压力同步)和流量切换(流量同步)。在吸气相,供气部分提供新鲜气体(空-氧混合气或纯氧),提供的气体容量为吸气 V_T,提供的压力为吸气压力。吸气的速率可以由吸气流量控制,也可以在既定的吸气 V_T 下,由吸气时间决定。吸气 V_T 与吸气时间、吸气流量的关系是:

吸气 V_T = 吸气时间 × 吸气流量

在实际计量中,吸气 V_T 单位为毫升(ml),吸气时间为秒(s),吸气流量为升/分(L/min),转换为 ml/s 时,需要乘以 1000/60。因此,上式可表达为:

吸气 V_T(ml) = 吸气时间(s) × 吸气流量(L/min) × 1000/60

有些呼吸机有屏气功能,即当吸气 V_T 达到所需值后,呼吸机停止供气,但呼气阀仍不打开,故进入屏气状态;然后,再由屏气转为呼气,这种切换由屏气的时间决定,故为时间切换。没有屏气的呼吸机,能直接从吸气状态转为呼气状态,切换方式可为容量切换、压力切换、时间切换及流量切换,切换的方式与通气模式有关。定容通气时为容量切换,定压通气为时间切换。当压力报警时,呼吸机一般会停止吸气,可直接从吸气切换为呼气,即压力达到报警限时,就可发生吸、呼气的切换,此时则压力切换。PSV通气方式时,大都为压力切换,即压力略高于PSV设置的压力时,呼吸机即认为患者有呼气动作,呼吸机就从吸气状态切换成呼气状态。但有的呼吸机在PSV时,仍是流量切换,即当吸气流量低于峰值流量的25%或设定值(10%～50%)时,呼吸机就从吸气切换成呼气。有些呼吸机在呼气时还可控制呼气流量(呼气速率),具有这种功能的呼吸机临床并不多见。大多数呼吸机,是在呼气相时通过打开呼气阀,使患者产生呼气;应用PEEP时,只有当气道压力低于PEEP时,呼气阀或PEEP阀才持续关闭,以使肺内保持一定水平的PEEP,且一直到呼气结束和下一次吸气的开始。呼吸机就是由此周而复始地完成通气功能(图5-1-3)。

从呼吸机工作原理流程图中可以看出,整个呼吸周期可以被分为四个阶段,从呼气切换成吸气、吸气阶段,从吸气切换成呼气、呼气阶段。目前,各种类型呼吸机的任何一种通气方式,均是按图5-1-3中某一个或几条途径工作,最简单的呼吸机也必须按其中的一条途径工作。

(一)定容通气模式(volume control ventilation, VCV)

VCV时,从上一次呼气通过压力或流量同步触发(切换)成吸气状态,如没有同步触发,则一到时间,呼吸机就自动切换成吸气状态(图5-1-4)。VCV模式是通过呼吸机的定容供气途径,是否屏气取决于设定,正常通气是吸气时间一到就自动切换成呼气;如果吸气时达到压力报警或压力限制时,呼吸机会从压力切换程序自动切换,进入呼气状态;呼气时,呼吸机的呼气阀打开,让患者呼出气体,并依据设置控制PEEP水平。

(二)定压通气模式(pressure control ventilation, PCV)

PCV是从上一次呼气,通过压力或流量同步触发(切换)成吸气状态;如没有同步触发,则依据呼吸机设置的吸气时间,自动切换成吸气状态(图5-1-5)。PCV模式是通过呼吸机的定压供气途径,并按照吸气时间自动切换成呼气;呼气时,呼吸机让患者呼出气体,并同样是依据设置控制PEEP。与VCV模式不同处是,吸气阶段,呼吸机伺服内容不同,定压通气在这个阶段伺服的是压力,VCV通气伺服的是流量或容量。

(三)压力支持通气模式(pressure support ventilation, PSV)

PSV是从上一次呼气,通过压力或流量同步触发(切换)成吸气状态。PSV通气模式是通过呼吸机的定压供气途径,V_T高低与PSV水平有关;与PEEP同时使用时,PSV压力水平通常在PEEP水平之上(图5-1-6)。正常通气是吸气流量低于峰值吸气流量的一定的百分比自动切换成呼气;呼气时,呼吸机主要让患者呼出气体和控制呼气末正压。这种通气模式与PCV的区别是,没有时间切换,吸气到呼气的切换通常采用的是流量。持续正压气道通气(continuous positive airway pressure, CPAP)通气模式,可以被认为是支持压力为零的PSV通气模式(图5-1-7)。

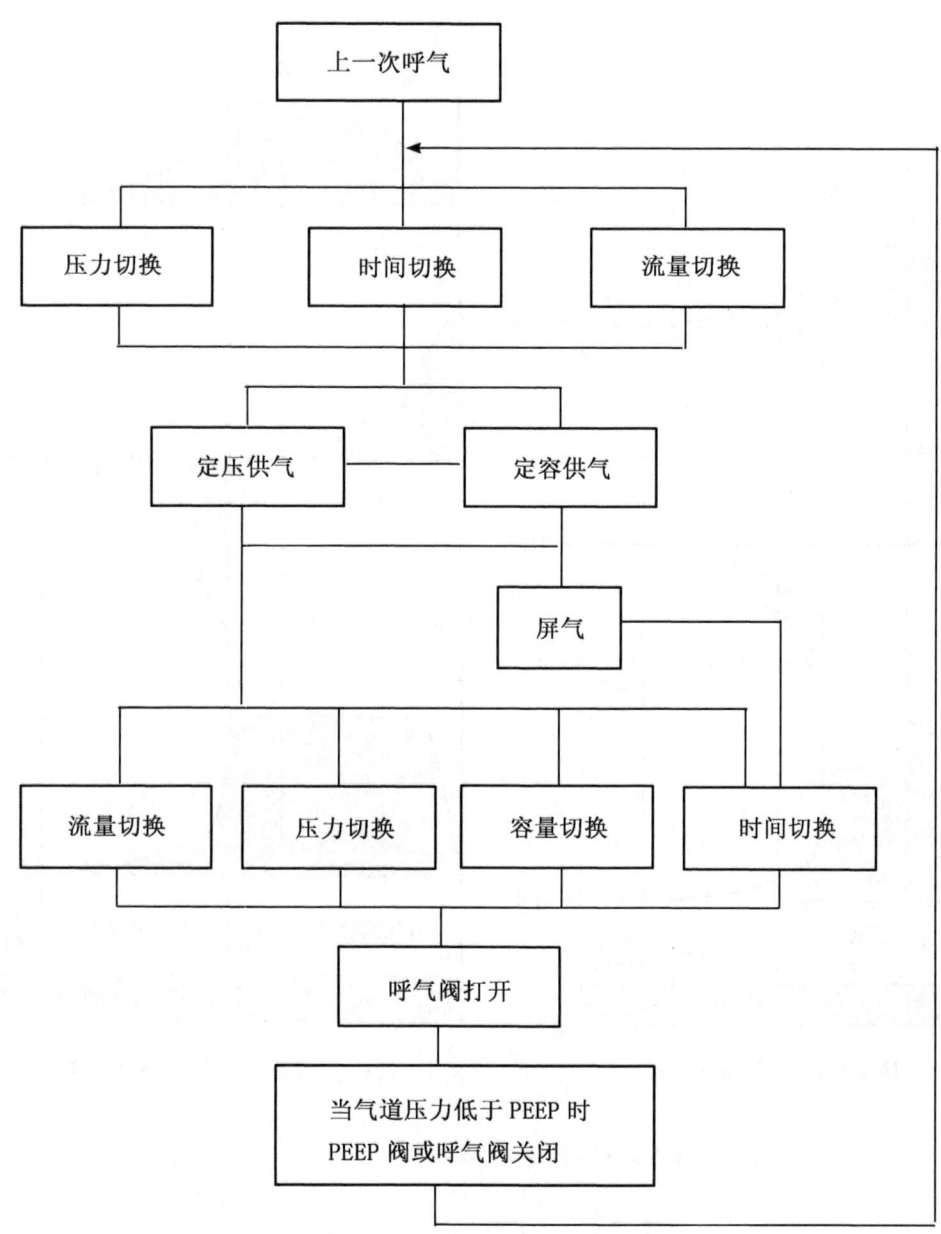

图 5-1-3 呼吸机工作原理流程

（四）间歇指令通气和（或）同步间歇指令通气模式（intermittent mandatory ventilation, IMV/synchronized intermittent mandatory ventilation, SIMV）

IMV/SIMV 通气模式是指令通气和自主呼吸的组合。通常的 IMV/SIMV，指令通气阶段是 VCV 通气模式，自主呼吸是 CPAP。因此，它的流程分指令和自主呼吸两条通气途径。图 5-1-8 是 IMV 与自主呼吸，图 5-1-9 是 SIMV 与自主呼吸。目前，有些呼吸机设有压力控制的 SIMV（pressure control-SIMV，P-SIMV），与普通 SIMV 不

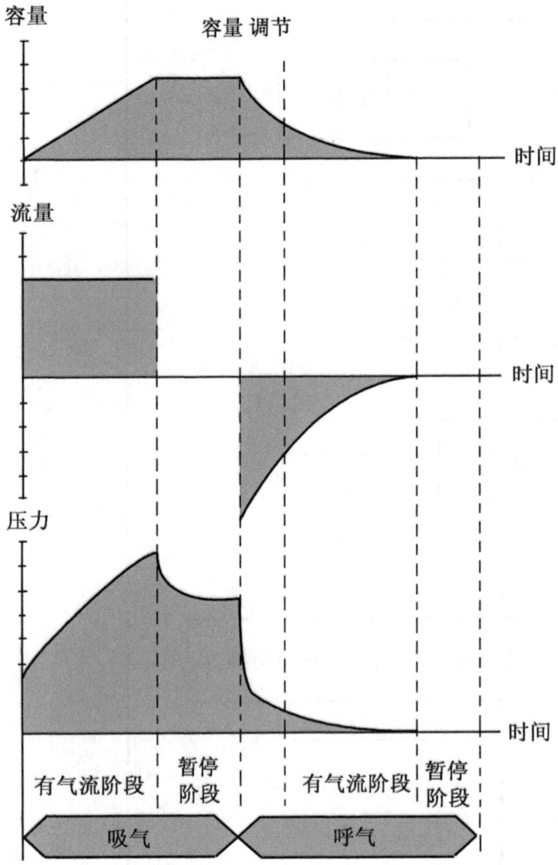

图 5-1-4　定容通气模式

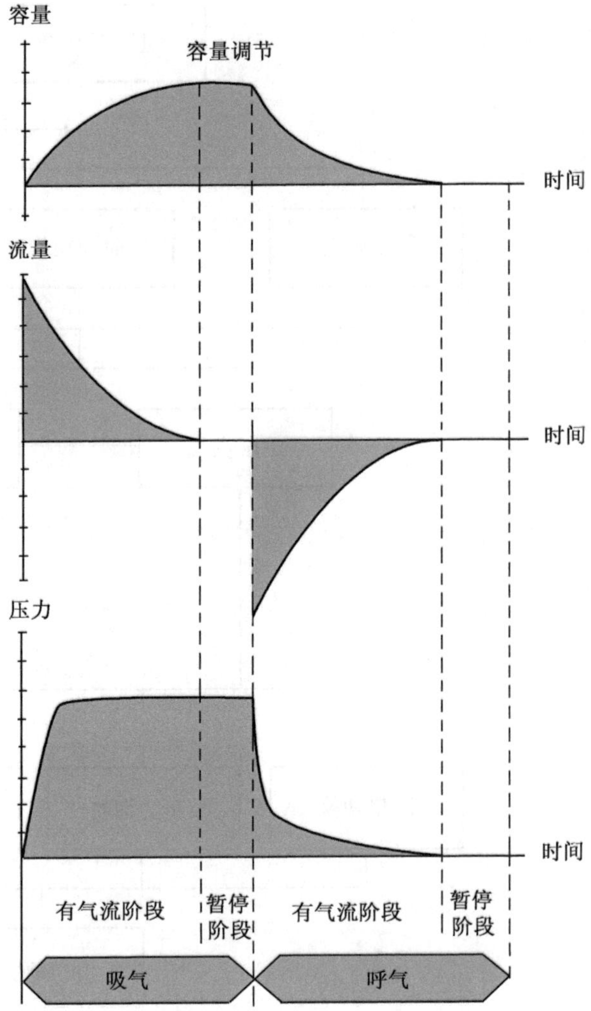

图 5-1-5　定压通气模式

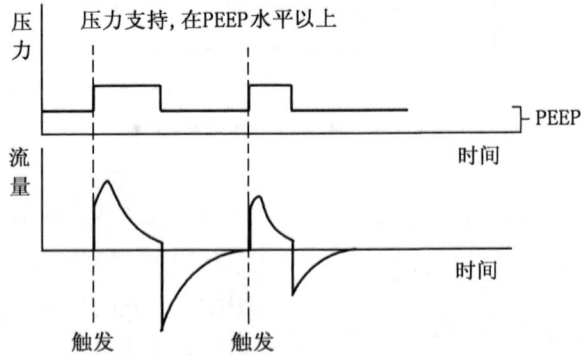

图 5-1-6　PSV 与 PEEP 同时使用时，
PSV 压力水平通常在 PEEP 水平之上

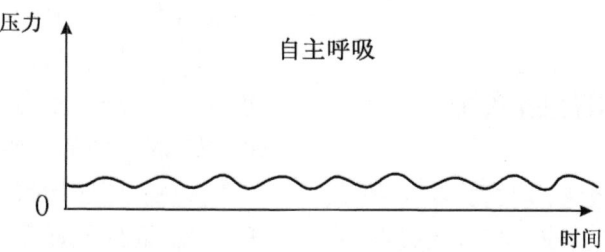

图 5-1-7 持续正压气道通气通气模式是支持压力为零的 PSV 通气模式,也是指令通气为零的 SIMV 通气模式

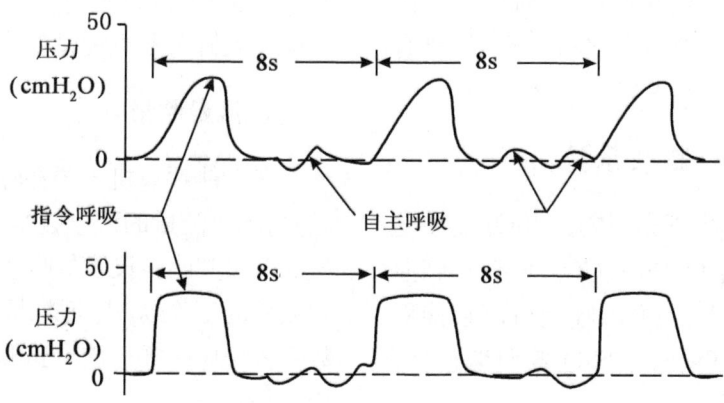

图 5-1-8 IMV 与自主呼吸

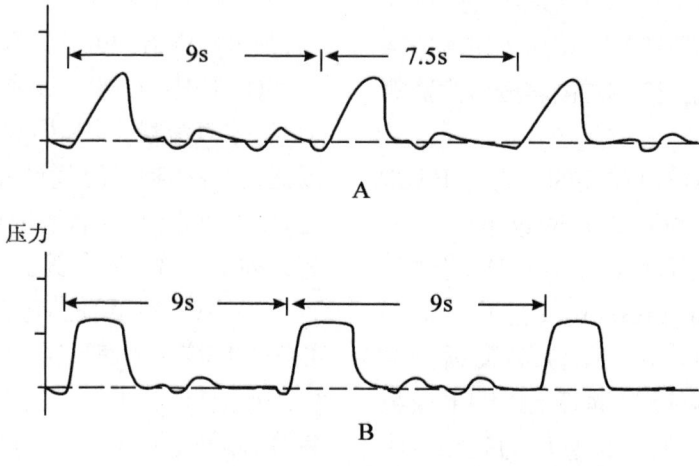

图 5-1-9 SIMV 与自主呼吸

同点是,即便是指令通气,也是 PCV 通气模式。

五、监测和存储系统

呼吸机是重要的抢救型医疗器械,呼吸机能否正常运转,对抢救成功与否至关重要。随着呼吸机应用普及,呼吸机监测和存储系统的完善,日益受到重视。呼吸机监测和存储系统,主要是完成对呼吸机运状况的监测,对患者呼吸状况的监测和存储也能起一定作用,两者对提高呼吸机应用的安全性,均具有相当重要的意义。

(一) 监测系统

监测内容包括压力、流量、FiO_2 及呼出气 CO_2 浓度、经皮 O_2 分压、CO_2 分压、动脉血氧饱和度(SaO_2)等,大多数呼吸机不直接配备呼出气 CO_2 及 O_2 分压、SaO_2 监测装置,而只作为配件装置附带。

1. 压力监测

压力监测是通过压力传感器实施,传感器一般连接在患者接口的 Y 形接管处,称为近端压力监测;也有呼吸机,将压力传感器接在吸气端或呼气端。监测的内容分压力监测与高、低压力报警。

(1)压力监测:可以监测的压力有 PEEP 及平均气道压力(mean airway pressure,MAP)、气道峰压(peak pressure,P_{peak})或最高气道压(maximal pressure,P_{max})、气道平段压(plateau pressure,$P_{plateau}$),监测得到的各种压力,可以在呼吸机屏幕上以图形或数字的形式直接显示,也可以从压力表和曲线上直接读出。上述压力参数与流量参数结合,可通过计算测得吸气阻力、呼气阻力、肺和胸顺应性等力学参数。有些呼吸机还具有内源(内生)性 PEEP(intrinsic PEEP,PEEPi)或自发(自动)性 PEEP(auto-PEEP)、吸气 0.1 s 口腔压($P_{0.1}$)测定,这些均是利用阀、流量传感器、压力传感器测量瞬间压力变化而得,对评估肺功能很有帮助。

(2)高、低压报警:高压报警是防止气道压力过高而致气压伤,有的高压报警兼有切换吸气至呼气功能,也有的高压报警只报警,而不切换呼、吸气相功能;低压报警主要作为通气量不足、管道脱落时,压力下降时的报警,有些呼吸机是通过低 MV 报警来代替,这样呼吸机可不重复设置这两种功能。

2. 流量监测

多功能呼吸机一般在呼气端装有流量传感器,因为流量的积分就是容量,可监测呼出气的 V_T,并比较设置的吸入气的 V_T,以判断呼吸机的工作状况,判断是否有漏气等。多数呼吸机应用呼气流量监测来反馈控制呼吸模式与功能。

(1)呼出气 V_T:通过监测呼气流量测得,可监测实际 V_T,在环路泄漏的定容通气及定压通气中,有一定价值。有的呼吸机甚至通过呼气流量测得呼出气 V_T,反馈控制吸气压力,并可提供给微电脑计算肺、胸顺应性等。

(2)呼出气 MV:通常是通过流量的滤波,将呼气流量平均,得到呼出气 MV;也可以通过 V_T 和呼吸时间计算得到。前者反应慢,后者反应快;前者可有分立元件实现,后者必须采用微电脑计算。由于每次呼出气的 V_T 与呼吸时间均可能有变化,每次计算出的数据变化较大,一般是将 3~6 次呼吸平均后作为呼出气的 MV。该数据可作为控制指令每分钟通气(mandatory minute ventilation,MMV)模式的关键数据,也可作过度通气与通气不足报警用,还可作管道脱落或窒息等报警监测使用。流量传感器可以安装在患者的 Y 形接管处,缺点是增加了无效腔,优点是可用一个传感器同时监测吸气和呼气的流量,而且检测值与气流偏置(base flow)无关。

3. FiO_2 监测

监测装置一般安装在供气部分,监测呼吸机供出气体中的 FiO_2,以保证吸入所需浓度的新鲜空-氧混合气体。FiO_2 监测的传感器有两种,氧电极和氧电池,氧电极需要 1 年更换一次或加液,氧电池为一次性。它们的共同缺点是,使用时间短,一旦氧电池失效,呼吸机将总是报警,以致呼吸机不能被正常使用。目前已有呼吸机采用永久性氧传感器,使用时间长。

(二)存储系统

呼吸机是抢救型医疗设备,使用过程中,医务人员并不一定在场,设置的参数、报警事件、报警响应时间,维护保养周期和开机检测数据等,直接影响呼吸机的质量。存储的内容包括各种操作、检测和报警参数的保存等,及时保存这些数据,以利于后期分析与检测,越来越显得必要,也越来越被使用者和制造商们重视。目前市场上销售的呼吸机中,已经有十余种类型的呼吸机能保存近百种设置和报警参数,这些均将是未来呼吸机发展和被重视的重要内容。

六、湿化与雾化装置

湿化与雾化装置是呼吸机的辅助设备,但多数呼吸机将湿化器作为必备的辅助设备,而将雾化器作为附加设备,而并不是必备。

(一)湿化装置

湿化器是对吸入气体的加温和湿化,以使气道内不易产生痰栓和痰痂,并可降低分泌物的黏稠度,促进排痰。较长时间的使用呼吸机时,良好的湿化可预防和减少呼吸道的继发感染,同时还能减少热量和呼吸道水分的消耗。湿化器大多数是通过加温水罐中的水,使其加温后蒸发,并进入吸入的气体中,最终达到使吸入气加温和湿化的作用。为达到较好的加温和湿化的效果,一般使吸入气体通过被加温水罐水的水面;或通过增加其湿化面积(如用吸水纸);也有用"鼓泡型"的方法,即是使吸入的气体从被加温水罐水的水中通过,但这种方法现已很少用,因为水的振动容易引起误动作或误触发等。最先进的湿化器是采用特制的多孔纤维管道加温,使水在管道壁外循环,并逐渐弥散至管道中,既有湿化作用,又基本能不增加呼吸机的顺应性,这对婴儿呼吸机十分重要,湿化点可放置在吸入气管口的附近,可使湿化的效果大为改善。有些湿化器为减少气体远送过程中的温度损失和减少积水,在吸入气的管道内还安装了加热线。

(二)雾化装置

雾化器有超声雾化和喷雾雾化两种,超声雾化是利用超声的原理,喷雾雾化是利用压缩气源作动力进行喷雾。雾化与湿化不同,湿化的水蒸气通常以分子结构存在于气体中,并以分子团结构运动,不容易进入下肺单位,而主要作用于大呼吸道,使吸入气湿润,避免干燥而结痂;雾化是将水分子雾化成为较小的水分子结构,雾滴一般低于 5 μm,并容易进入下肺单位,不但有使下肺单位吸入气湿润、分泌物稀释的作用,借助雾化器还能携带药物进入下肺单位,起治疗作用。但是,雾化器容易让患者吸入过量的水分,湿化器不会让患者吸入过量水分,通常还需要在呼吸道内滴入适量的生理盐水以补充其不足。在使用雾化器过程中，要注意雾化是否增加 V_T。有些呼吸机的雾化器能使 V_T 增加，有的可不增加；还要注意有些呼吸机的雾化器是连续喷雾，有些是随患者的吸气而喷雾，使用时宜采用降低通气频率、放慢呼吸节奏的方法，使雾化效果更加完善。

（顾宏奎　宋志芳　俞康龙）

第 2 节　呼吸机具体工作环节

呼吸机或机械通气（mechanical ventilation）是借助人工装置的机械力量，产生或增强患者的呼吸动作和呼吸功能。吸气时，呼吸机能将空气、氧气或空气-氧气混合气压入气管、支气管和肺内，产生或辅助肺间歇性地膨胀；呼气时，呼吸机既可以利用肺和胸廓的弹性回缩使肺泡萎陷而产生呼气，也可在呼吸机的帮助下使气体排出产生呼气。呼吸机正是在人工装置的辅助和控制下，使肺间歇性地膨胀和萎陷，产生呼吸动作，维持或改善肺的通气和换气，纠正或减轻缺 O_2 与 CO_2 潴留，达到维持正常呼吸功能的作用。

严格意义上讲，呼吸功能包括外呼吸和内呼吸。外呼吸是指通过肺泡与肺毛细血管之间的气体交换，吸入氧气，排出二氧化碳；内呼吸是指组织与毛细血管之间的气体交换，即组织呼吸。呼吸机不能完全替代呼吸功能，是因为它只能完成外呼吸，而不能完成内呼吸或组织呼吸。呼吸机的主要作用是替代和改善外呼吸，且主要是解决肺的通气功能障碍；在改善换气功能方面，如气体的弥散障碍、通气/血流（$\dot{V}_A/\dot{Q}$）失调等，呼吸机的作用十分有限。由于上述原因，临床上习惯将机械通气或人工通气（artificial ventilation）和机械通气机或人工通气机（artificial ventilator）称为机械呼吸（人工呼吸）和机械呼吸机（人工呼吸机）的说法，并非十分精确。但鉴于人们长期的习惯，还鉴于机械通气机的不断改进和完善，依靠机械通气解决的肺功能障碍可能性会越来越大，故将机械通气（人工通气）或机械通气机（人工通气机）说成是人工呼吸或人工呼吸机也并无妨。呼吸机具体工作环节如下。

一、人为产生呼吸动作

呼吸机能人为地、主动地产生呼吸动作。它可以不依赖呼吸中枢，产生、控制和调节呼吸动作，也可以完全替代呼吸中枢，产生、控制和调节呼吸动作，还可以替代神经-肌肉等产生呼吸动作。呼吸机适用于任何原因引起的呼吸停止或减弱，如脑外伤、脑出血、脑梗死、脑炎与脑膜炎等中枢性呼吸衰竭；各种神经-肌肉疾患引起的呼吸肌麻痹性呼吸衰竭，如多发性神经根炎、外伤性高位截瘫、重症肌无力、食物或药物中毒引起的呼吸肌麻痹性等。

二、改善通气

呼吸机正压气流，不但可以使呼吸道通畅的患者得到足够的 V_T 和 MV，即便对有 R_{aw} 增加和顺应性下降的患者，也能通过不同的方式和途径，克服 R_{aw} 增加和顺应性下降引起的 V_T 和 MV 下降，改善通气功能。与改善换气功能相比，呼吸机改善通气的能力远大于改善换气功能的能力,除非有气道阻塞,否则各种原因造成的通气功能障碍均可以依靠呼吸机得以纠正。

三、改善换气

虽然呼吸机的主要功能是改善通气,但也可以通过不同模式和功能,在一定程度上改善换气功能,如通过提高吸入氧浓度(FiO_2)、延长吸气时间或吸气末屏气、应用PEEP等,改善肺内的气体分布,增加氧的弥散,减少肺内分流($\dot{Q}_s/\dot{Q}_t$),纠正通气/血流($\dot{V}_A/\dot{Q}$)比例失调,最终达到改善换气功能的目的。

四、减少呼吸做功

呼吸机可以不依赖神经-肌肉的兴奋、传导与收缩,产生呼吸动作,并依靠正压气流,克服各种原因引起的气道阻力增加,降低呼吸肌的氧耗量,减少呼吸肌负荷,减少呼吸做功,能降低氧耗,有助于呼吸肌疲劳的恢复。

五、纠正病理性呼吸动作

呼吸机同样是利用气道内正压,纠正病理性呼吸动作,如多发、多处肋骨骨折所致连枷胸引起的反常呼吸或运动(paradorxic respiratory movement),纠正由连枷胸反常呼吸引起的缺氧或二氧化碳潴留。

(宋志芳 顾宏奎 俞康龙)

第3节 呼吸机分类与原理

呼吸机分类方法有很多,从不同角度,可将呼吸机分类如下。

一、按使用压力为正压或负压分类

(一)正压通气

使用正压(positive pressure)让胸廓、气道、肺扩张和膨胀产生吸气,压力下降或停止正压供气后,肺泡的弹性回缩驱使气体排出、胸廓塌陷而产生呼气;由此周而复始地吸气与呼气产生的通气,就是正压通气(positive ventilation),目前市场上提供的大多数呼吸机均属于正压呼吸机。

(二)负压通气

人类最早生产的呼吸机是铁肺(iron lung),它是利用容器内负压(negative ventilation)使胸廓、气道、肺扩张和膨胀,气体进入肺内产生吸气;容器内负压减少或降低,让胸廓、气道、肺泡的弹性回缩自动塌陷,驱使气体排出产生呼气;由此周而复始地吸气与呼气产生的通气,被称为负压通气(图5-3-1A、B、C)。后期生产的胸盔甲式呼吸机(图5-3-2)和胸带式呼吸器(pneumobelt)(图

5-3-3），也属于这种类型。由于结构大，护理困难，临床使用已经日趋渐少，目前市场上这种负压通气呼吸机已经很少了。气道内的负压通气容易引起小气道闭塞或肺泡萎陷，也已淘汰。

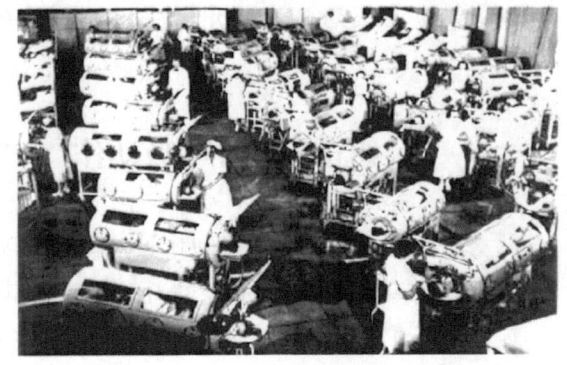
A

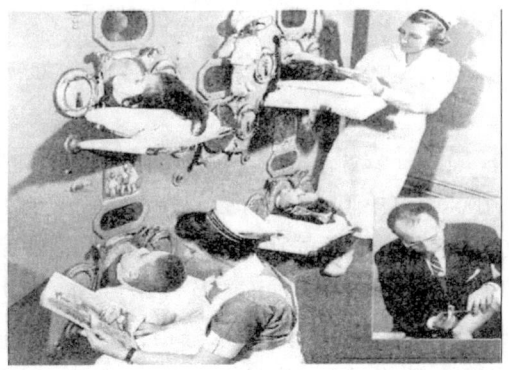
B

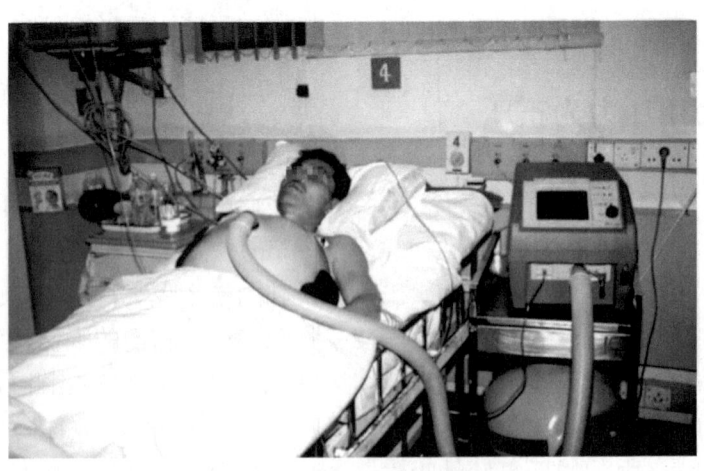
C

图 5-3-1　铁肺（iron lung）

图 5-3-2　胸盔甲式呼吸机

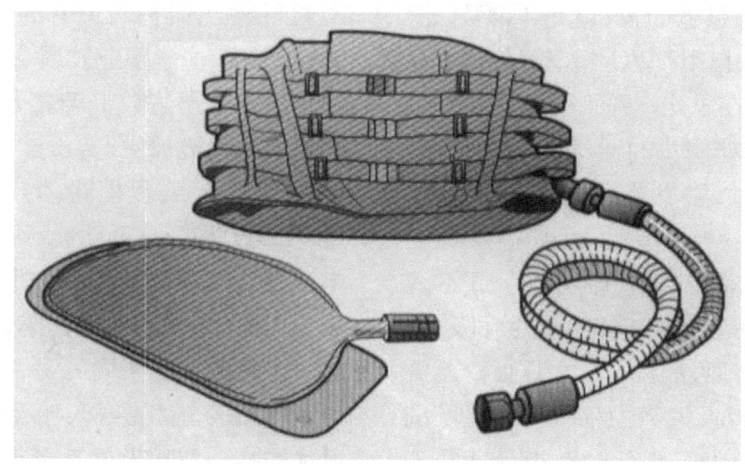

图 5-3-3　胸带式呼吸器(pneumobelt)

二、按使用或应用类型分类

(一)控制性机械通气(control mechanical ventilation,CMV)

CMV 是指完全由呼吸机产生、控制和调节呼吸动作的通气方式,多出现或使用在自主呼吸完全消失或减弱的情况下,可以由疾病本身造成,也可以由人为因素或方法产生,如过度通气对自主呼吸的抑制和镇静、麻醉等药物对呼吸的抑制。CMV 时,呼吸动作完全由呼吸机控制和调节,各种呼吸参数,如呼吸频率(RR)、吸/呼(I∶E)、V_T 或 MV 等,均按呼吸机设置的参数进行。CMV 通常使用于三种状态下,疾病所造成的自主呼吸消失或减弱;自主呼吸不规则或频率过快,呼吸机无法与自主呼吸协调时,只能用人为过度通气或药物的方法,将自主呼吸抑制使其消失;呼吸机同步性能不好,为减少呼吸机拮抗产生的呼吸做功增加和氧消耗增加,也可用上述方法使自主呼吸减弱或消失。人为抑制自主呼吸采用 CMV 的目的是提高呼吸机的工作效率,减少呼吸做功,更好地纠正缺氧和改善二氧化碳潴留。

(二)辅助性机械通气(assistant mechanical ventilation,AMV)

AMV 是指在自主呼吸存在的状态下,由呼吸机辅助或增强患者的自主呼吸。AMV 与 CMV 有所不同,AMV 时呼吸机的工作需要患者的吸气负压或吸气流量触发,各种呼吸参数(RR 及吸/呼、V_T 或 MV)受自主呼吸和呼吸机设置参数双重影响。AMV 多用于自主呼吸存在且较规则、但自主呼吸减弱而通气量不足的患者。AMV 对呼吸机同步性能要求较高,使自主呼吸易于触发;否则,呼吸机与自主呼吸很难协调,尤其是那些肺部病变严重、自主呼吸极不规则或因某种原因造成自主呼吸频率过快时,呼吸机同步性能不好时,呼吸机与自主呼吸很难保持一致。有时,即使呼吸机同步性能良好,因为患者的因素,呼吸机仍可能与自主呼吸难协调,此时往往不得不采取 CMV。

目前市场提供的多为多功能型呼吸机(versatile ventilator),CMV 与 AMV 不取决于呼吸机类型,而取决于患者是否有呼吸动作;对有自主呼吸的患者而言,就是 AMV;

对无自主呼吸的患者而言，就是CMV。很多呼吸机面板上用A/C键表示CMV/AMV，道理也就在于此。并且很多呼吸机也不再区分同步和非同步的通气模式，当呼吸是由患者触发时，触发指示灯（patient effort）就闪烁或亮；当没有触发时，指示灯就不闪烁或不亮。有些时候，触发指示灯不闪烁或不亮，这并不等于患者没有自主呼吸；因为有时患者自主呼吸的频率低于呼吸机设置频率，没等到患者吸气努力（effort），呼吸机就按照设置已经供气，因此触发指示灯并不闪烁或亮；有的患者产生的吸气努力（effort）太弱，不足以达到呼吸机设置的同步触发水平，触发指示灯也不闪烁或亮；因此，完全凭借触发指示灯闪烁或亮来判断自主呼吸存在与否是不可靠的。

三、按使用途径采用的方法分类

依据正压气流使气体进入肺内的途径方法，分胸外与胸内（气道内）型。

（一）胸内或气道内加压型

胸内型呼吸机是指呼吸机产生的正压气流，是通过人工气道（面罩、喉罩、经口或鼻气管插管、气管切开），流经气道进入肺内，产生或辅助呼吸动作和功能，目前市场上提供的呼吸机，无论是有创或无创，均为胸内型。

（二）胸外型

胸外型呼吸机是在胸外产生正、负压，使患者的胸廓和肺被动性地膨胀或萎陷，并由此产生呼、吸气动作；人类最早发明的机械通气机就是胸外型呼吸机，被称为铁肺（iron lung），即机械通气机是一个铁的容器，将人的躯干装入其内，依靠容器内的负压，使患者产生吸气；负压降低或消失，而产生呼气；依次周而复始，维持着患者的呼吸动作和呼吸功能。随着医学事业发展、医疗器械的更新，铁肺被淘汰已达数十年之久。近年来，又有胸外型呼吸机被生产，虽然外观和性能都有很大改进，但原理相同，均是在胸外产生负压，使胸廓和肺被动性地膨胀，让气流进入肺内产生吸气；呼气时，呼吸机在胸外的负压消失，胸廓和肺被动性地回缩，气流排出，并由此产生呼气。所不同的是，早期的铁肺是将患者的胸部全部置身入呼吸机内（图5-3-4），近代的胸外型呼吸机外形类似胸甲，呼吸机像盔甲式地被固定在胸部，又被称之为胸甲式呼吸机（图5-3-5）。其优点是无需建立人工气道、操作简便，有利于多次、反复使用，尤其对COPD患者，既可免受反复建立人工气道之苦，又可借助呼吸机治疗，改善缺氧和二氧化碳潴留。该类型呼吸机临床应用时间较短，并不广泛，真正价值与疗效有待评价。

四、按吸、呼气相切换方式分类与工作原理

以往依据吸、呼气相切换工作方式，将呼吸机分为PCV、VCV及定时（time controlled ventilation, TCV）型呼吸机；随着医疗设备更新换代，以往PCV、VCV、TCV型呼吸机已经基本不存在，取而代之的是集各种不同切换方式或模式为一体多功能性呼吸机，即就呼吸机而言，可能很少有PCV、VCV、TCV型呼吸机了，更多的是一台呼吸机中有不同切换或调节方式的模式和功能。

（一）PCV

PCV是通过吸气相正压，使气流进入气道和肺内，产生吸气，使肺泡膨胀；随着胸廓和肺泡被动性地扩张，随压力升高，达到预定

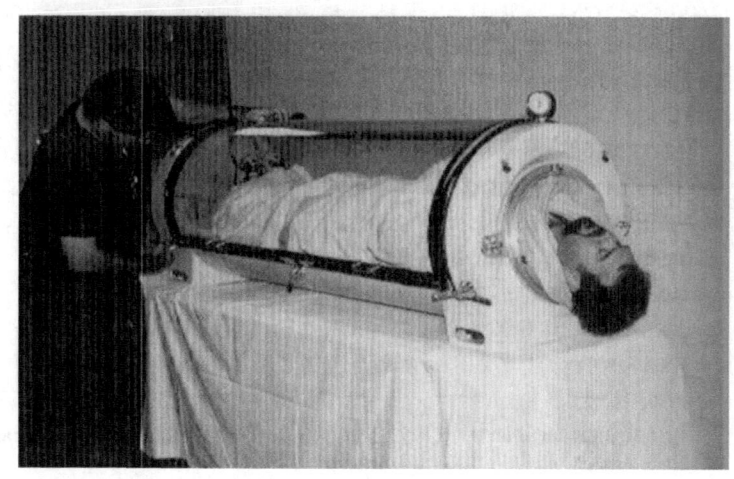

图 5-3-4 胸外型呼吸机（铁肺）

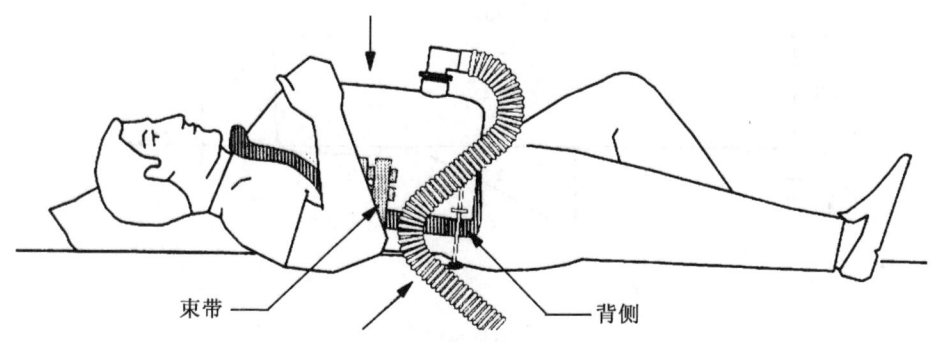

图 5-3-5 胸外型盔甲式呼吸机工作原理

值后，呼吸机停止供气，且呼气阀打开，胸廓和肺被动性地萎陷，气体被排出，即产生呼气；间隔预定时间后，呼吸机再次通过正压产生气流，引起吸气；由此周而复始，呼吸机不断产生或辅助呼吸动作。PCV 还可以称为压力限制通气 (pressure limited ventilation) 和压力目标通气 (pressure targeted ventilation)。PCV 呼吸模式是压力恒定，容量不保证。既定压力水平下，吸入气体容量、流量等，除受呼吸机工作压力影响外，主要受气道阻力（摩擦与弹性阻力）和胸、肺组织顺应性影响；气道阻力增加或顺应性下降时，既定压力下，V_T 和 MV 减少；气道阻力正常、顺应性好时，V_T 和 MV 可明显增加。因此，PCV 模式不适合用于肺部病变严重，即气道阻力高、肺组织顺应性差的患者。由于该通气方式由呼吸机控制吸气压力，不易产生气压伤，呼吸机与患者协调好，已被广泛用于临床。由于容量不保证，使用时要特别注意 V_T 和 MV 报警设置。PCV 的压力波形有两类，恒定不变的方波 (rectangular or square wave) 与递增波 (ascending exponential or accelerating ramp)（图 5-3-6），控制性 PCV(CMV-PCV)（图 5-3-7A）与辅助性 PCV(AMV-PCV) 的压力、流量、容量波形主要区别是压力，AMV-PCV 吸气动作由患者触发，吸气初为负压（图 5-3-7B）；当 CMV-PCV 与 PEEP 联合使用时，压力曲线始终不会降到零，PEEP

水平决定基线水平(图 5-3-7C)。

(二)VCV 型

VCV 是通过正压将预定的潮气量(V_T)流经呼吸道送入肺内,当既定的潮气量达到后,呼吸机停止供气,气流中断,进入屏气或直接进入呼气状态;呼气时,呼吸机的呼气阀打开,肺和胸廓被动回缩,气体排出,即产生呼气。为保证供给既定的 V_T 或 MV,呼吸机可自动调节工作压力,以克服由气道阻力高、肺顺应性差引起的通气量下降,故 VCV 型呼吸机还可以被称为容量限制通气(volume limited ventilation)和压力目标通气(volume targeted ventilation)。此外,任何 VCV 模式

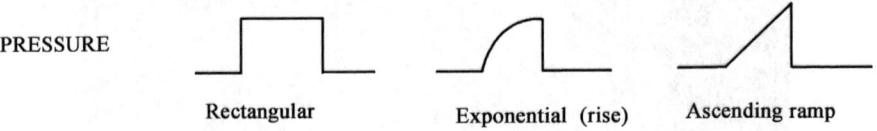

图 5-3-6　PCV 的常见压力波形

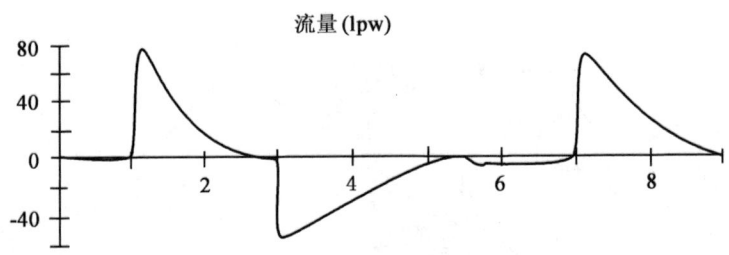

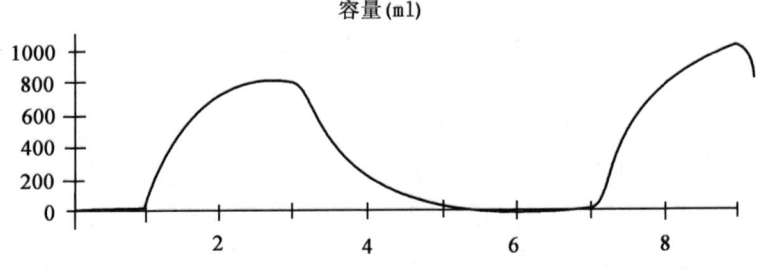

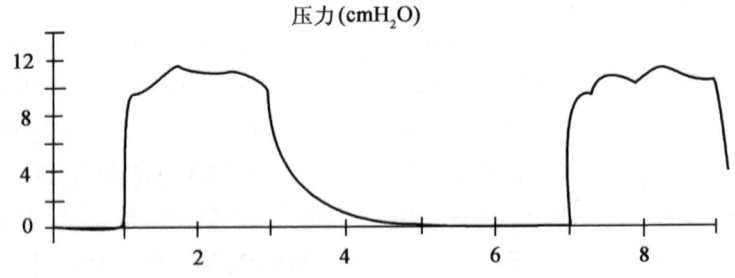

图 5-3-7A　控制性 PCV(CMV-PCV)流量、容量、压力曲线波形

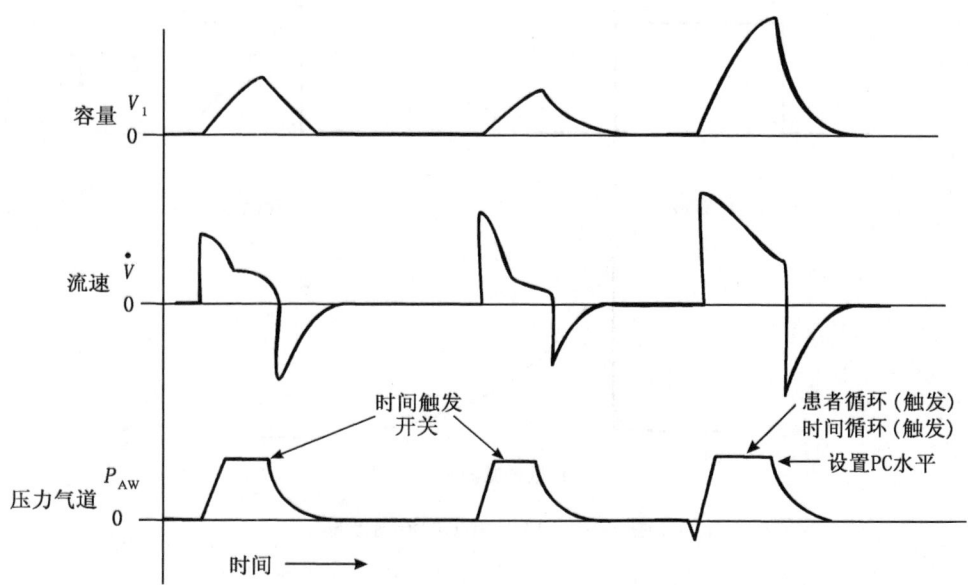

图 5-3-7B 辅助性 PCV(AMV-PCV)压力、流量、容量曲线波形

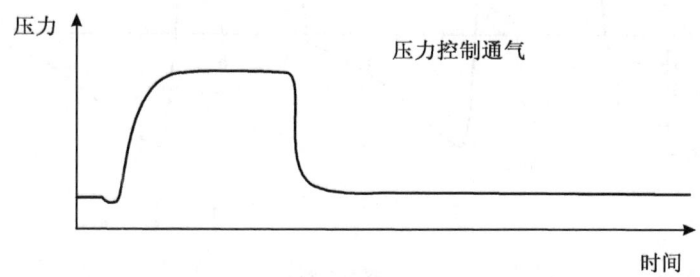

图 5-3-7C 控制 PCV(AMV-PCV)＋PEEP 时,压力曲线始终不会降到零,PEEP 水平决定基线水平

下,流量均是恒定的,所以也可以被称为流量控制(flow controlled)或流量限制(flow limited)。VCV 的容量波形多为递增(ascending ramp)和正弦(sinusoidal)形的(图 5-3-8),流量波形通常有两类,即恒定不变的方波(rectangular or square wave)和递减波(descending or decelerating ramp)(图 5-3-9)。

控制性 VCV(CMV-VCV)与辅助性 VCV(AMV-VCV)的压力、流量、容量波形主要区别也是压力(图 5-3-10A,B),AMV-VCV 吸气动作同样由患者触发,吸气初为负压(图 5-3-10B)。

由于 VCV 容量保证,适用于肺部病变严重的患者。但是,由于 VCV 通气模式下,

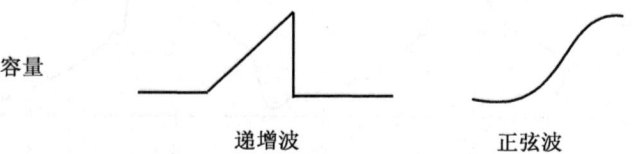

图 5-3-8 VCV 常见的容量波形递增与正弦波

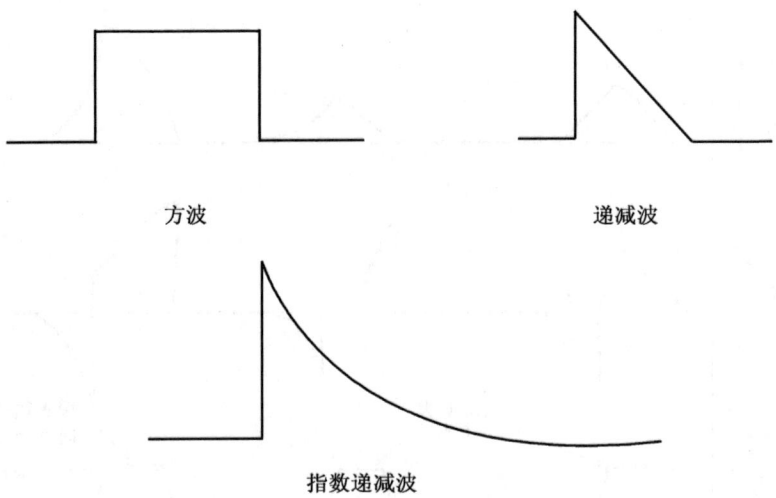

图 5-3-9 VCV 常见的流量波形

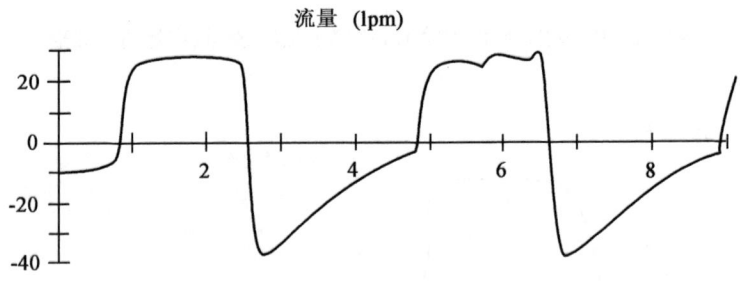

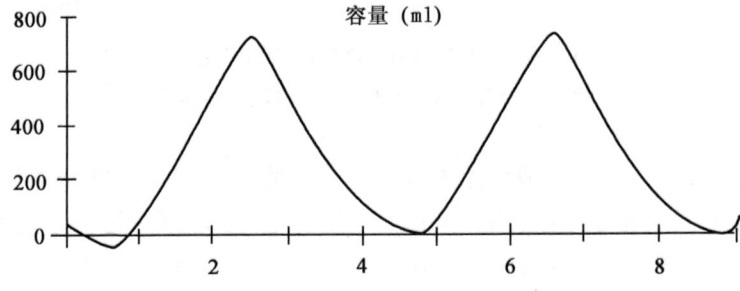

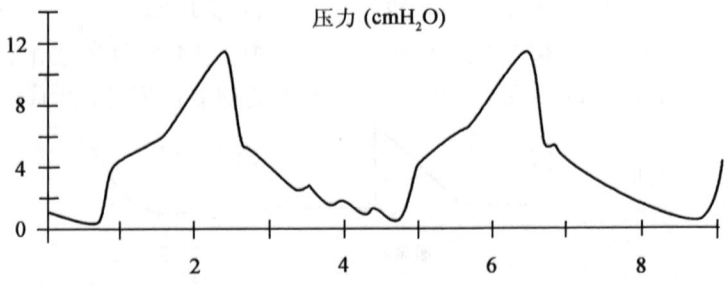

图 5-3-10A 控制性 VCV(CMV-VCV)的流量、容量、压力曲线波形

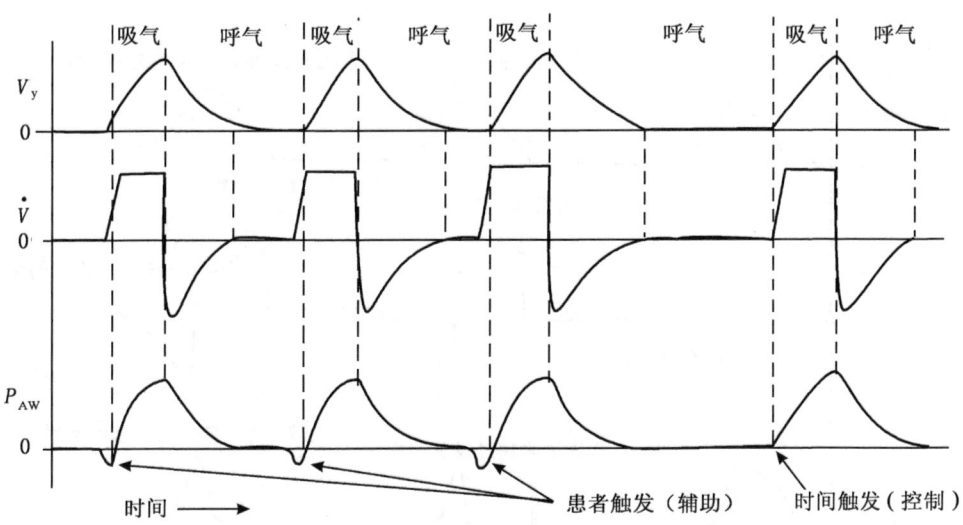

图 5-3-10B　辅助性 VCV(CMV-VCV)的流量、容量、压力曲线波形

由于吸气流量恒定,患者不能依据需求而提高流量,故可能会因此而产生流量饥饿(flow starvation,图 5-3-11、图 5-3-12),使患者感到不适(图 5-3-13)。流量饥饿发生时,可观察到气道负压的产生或气道压力不易上升的现象。另外,容量保证了,但气道峰压不容易控制,因为当气道阻力增加和顺应性下降时,VCV 只能通过提高压力限制来保证容量(图 5-3-14),所以气压伤发生率高。为了限制压力上升,VCV 型模式通常总有压力控制键或旋钮,即压力安全阀限制或压力报警,将压力限制在一定水平;一旦达到此压力水平,即使既定的 V_T 未达到,呼吸机也不可能供气;要达到既定的 V_T 的惟一办法,是提高压力限制水平(图 5-3-15)。

(三)TCV 型

TCV 型呼吸是指按时间切换吸、呼气相,主要由呼吸机面板预设的呼吸频率或吸气时间控制,取决于指令性(mandatory)呼吸,多由时间控制或时间触发,可与 VCV 或 PCV 并存;自主呼吸可以任意选择压力、容

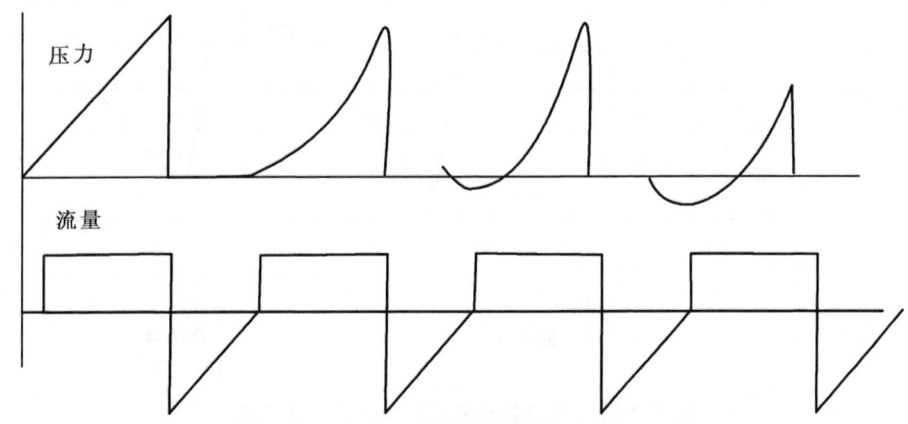

图 5-3-11　VCV 通气模式下吸气流量恒定与由此而产生的流量饥饿

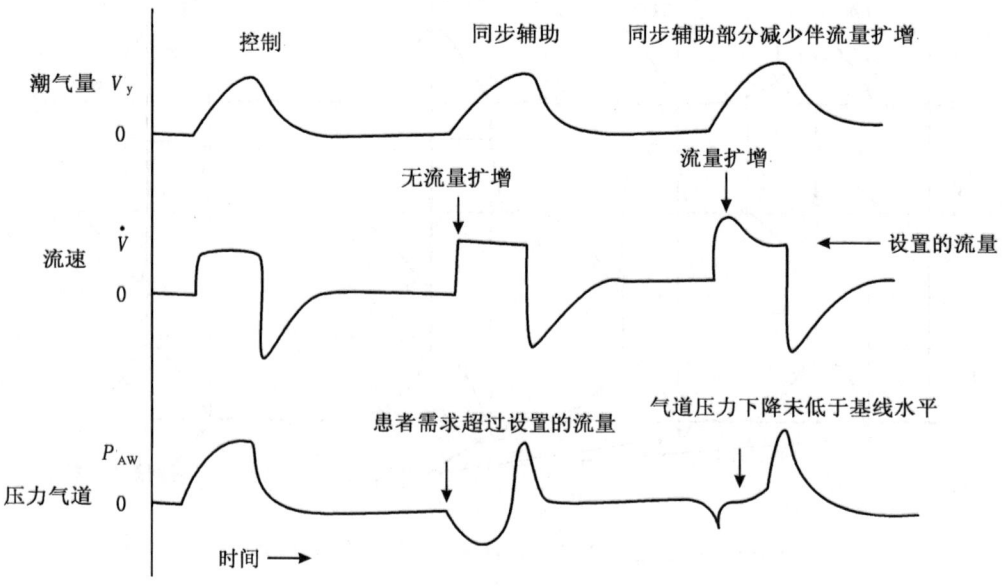

图 5-3-12　VCV 模式下流量恒定可能导致的流量饥饿

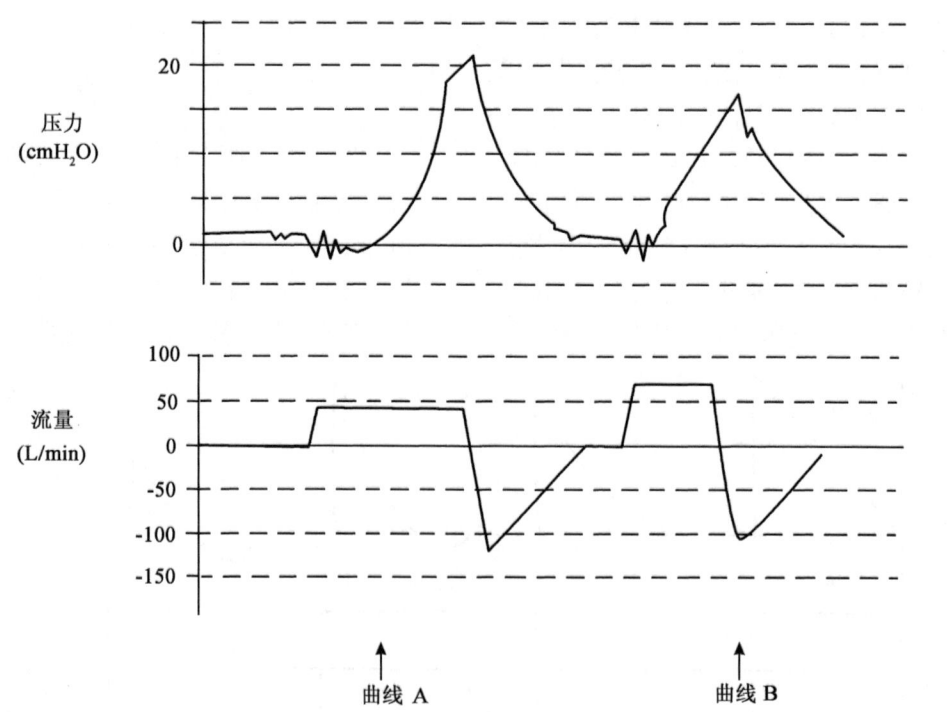

图 5-3-13　患者吸气流量需求太高产生不适

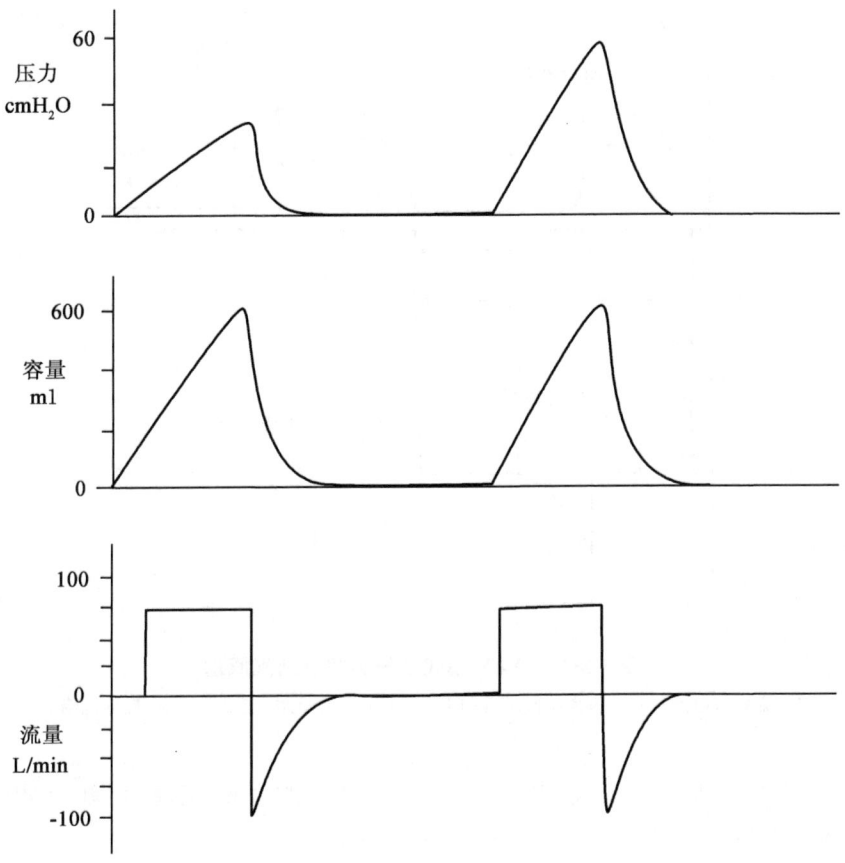

图 5-3-14 当气道阻力增加和顺应性下降时，VCV 只能通过提高压力来保证容量

量、流量、时间控制。此外，高频通气（high frequency ventilation，HFV）中的高频喷射通气（high frequency jet ventilation，HFJV）和高频振荡通气（high frequency oscillatory ventilation，HFOV）也是 TCV 型通气模式。由于缺乏同步功能，TCV 型通气模式不如 PCV 和 VCV 用得广泛。

（四）混 合 型

随着科学技术的发展，呼吸机已日趋倾向于多功能型，即兼有容量、压力、时间等调节或切换，又称多功能型呼吸机（versatile ventilator），除便携式抢救呼吸机外，市场上已很少有单独的定压或定容型呼吸机，以往传统定压、定容、定时分类方法，仅适用于对多功能型呼吸机配置的不同通气模式解释与理解，这是指在同一台呼吸机中，兼有定压、定容、定时型呼吸机的切换装置，这是呼吸机发展和进一步完善的必然趋势。使用该种类型呼吸机时，吸、呼气相的切换控制方式既可以由操作者任意选择，呼吸机本身具有气道压力、吸气或呼气流量的监测，也可以由呼吸机（本身）根据所设置的参数和监测指标综合调置。目前国际市场上拥有的呼吸机，绝大部分属于多功能性的，它们性能完善，功能齐全，不再有定压、定容、定时之分，所有的呼吸机都是根据临床的需要、患者的具体呼吸状况或调试者的要求来任意设置、自动切换和调节。多功能型呼吸机的出现和广泛应用，不但改变了以往传统的按呼吸机吸、呼气相

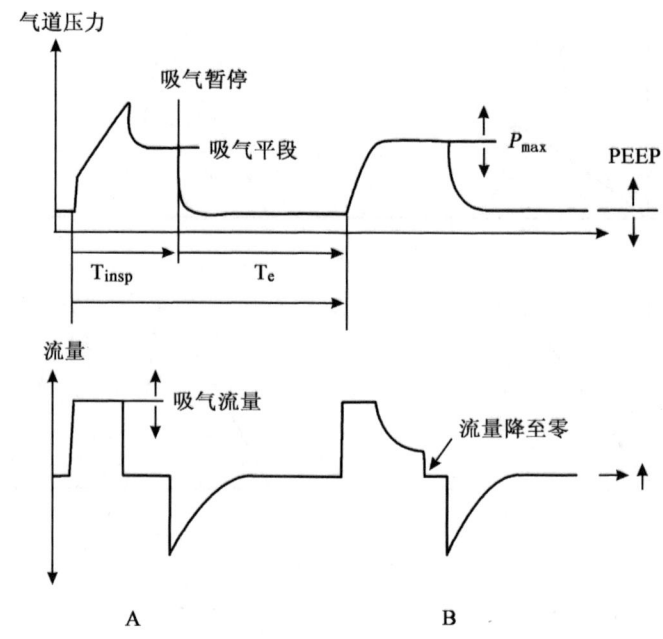

图 5-3-15　VCV 模式下压力限制功能原理
A. 流量恒定波形；B. 压力限制功能打开后，由于压力限制，使峰压下降，流量也降低

切换方式的分类方法，也改变了人们以往所认为的定容型呼吸机通气量保证，很少受气道阻力和肺顺应性改变的影响，故临床应用广泛的传统观念。相反，近年来人们越来越注重通过改变不同呼吸周期的压力调节装置，以提高和改善通气机的性能，更好地达到改善各种不同病理生理机制所致的缺氧和二氧化碳潴留，同时也能通过各种压力监测的反馈信息，减少呼吸机可能造成的某些并发症。这种通过通气机本身所配置的各种传感装置、反馈信息和计算机的自动调节，就被称为伺服(Servo)型呼吸机，是呼吸机发展和性能完善的总体趋势。人们之所以注重压力控制和调节，说明压力变化对呼吸功能影响的重要。要在既保证通气量恒定的前提下，又最大限度地降低气压伤发生的可能性，还要克服各种不同病理生理机制所致的缺氧和二氧化碳潴留，只能通过改变不同呼吸周期压力变化的途径。换句话说，压力调节对保证呼吸机的性能完善，可能比容量调节更有价值。

五、按通气频率的高低分类

(一)高频通气(high frequency ventilation，HFV)

高频通气机的通气频率通常均 60 次/min。高频通气初始于 20 世纪 60 年代末，它是借助高压气源向气道内节律性地、短促地喷气，并以较小的潮气量、较高的通气频率达到间歇正压通气(IPPV)的目的。高频通气具有低气道压、低胸内压、循环干扰小、无需密闭气道、FiO_2 保证、气体弥散好，支气管胸膜瘘时亦可应用等优点，缺点是不利于 CO_2 排出，有 CO_2 潴留之顾忌，Ⅱ型呼衰者慎用；长期使用会引起氧中毒。按通气产生方式，高频通气可分为三种类型。

1. 高频正压通气（high frequency positive pressure ventilation, HFPPV）

结构与常规通气机十分相似，但通气频率多为 60～100 次/min，吸气时间＜30%，V_T 较小，稍＞V_D（无效腔量，volume of dead airway），但可以接近正常。

2. 高频喷射通气（high frequency jet ventilation, HFJV）

用喷射管直接喷射，利用 ventri 原理进行通气，并可直接插入气管内，通气频率 100～200 次/min，$V_T \leqslant V_D$。

3. 高频振荡通气（high frequency oscillatory ventilation, HFOV）

通气频率 200～900 次/min，＜V_D（20%～80% V_D）。

使用高频呼吸机时，要特别注意二氧化碳潴留、气道湿化和 FiO_2 对临床的影响。

（二）常频通气

除以上三种类型的高频通气机以外的呼吸机，均属常频通气或常频呼吸机，其通气频率可以任意调节，但一般均＜60 次/min。

六、按是否有同步装置或性能分类

（一）同步型呼吸机

同步型呼吸机具有同步装置，可进行辅助性机械通气，即患者自主呼吸的吸气可以通过呼吸机所设置的触发压或称触发灵敏度（sensitivity），触发呼吸机，使其向患者呼吸道内供气，并产生吸气动作。常用的触发装置有压力、流量、容量等三种方式，压力触发是通过灵敏度可以由操作者根据需要任意设置或调节，但同一水平的触发压，不同类型呼吸机的触发灵敏度和响应时间不尽相同，这就取决于呼吸机所固有的同步性能，即呼吸机所采用的触发装置或触发装置的性能或灵敏度。以往几乎所有的呼吸机均是通过压力触发，只是触发装置的灵敏度不同。近来呼吸机流量触发装置，其特点是触发灵敏度较压力触发更高，因为它不需要在气道内建立吸气负压和吸气伺服阀从触发流量开始较易达到患者的吸气流量，故（可能）同步性较好。在同一水平的触发压下，呼吸机较易与患者的自主呼吸协调，就是呼吸机的同步性能。同步性能不好的呼吸机，难以与患者的自主呼吸协调，尤其是某些病理因素造成自主呼吸过快或不规则。当呼吸机与患者的自主呼吸不协调时，辅助呼吸的效果差，呼吸做功增加，氧耗也增加，有时还会造成不可挽回的后果；还可能产生误触发而发生过度通气。所以，呼吸机的同步性能十分重要，同步性能好的呼吸机，易于与自主呼吸协调，辅助呼吸的效果好。婴（幼）儿应用呼吸机时，不十分强调要用有同步性能的呼吸机，因为正常情况下，婴幼儿的呼吸频率就快，潮气量也小，当呼吸机被触发而产生吸气时，患儿可能已经即将停止吸气，疾病状态下更容易引起自主呼吸快而不规则。因此，婴（幼）儿通气方式多较强调持续流量、压力限制、时间切换。

（二）非同步型呼吸机

指不具备同步装置的呼吸机，即患者的自主呼吸或吸气负压不能触发通气机供气，并产生吸气动作，故一般只能用于控制性机械通气的患者。从目前总的趋势上看，非同步型呼吸机已逐日被同步型呼吸机所替代，简易型和便携式急救通气机例外。

七、按使用对象分类

根据患者的年龄,分为婴儿、小儿、成人呼吸机。

(一)婴儿呼吸机

由于婴儿呼吸器官十分柔嫩,插管都使用直插管,即不带气囊的插管;插管周围存在泄漏,使用 VCV 通气不能保证潮气量,呼气时 PEEP 不能建立;使用持续流量,压力限制,时间切换通气方式可以维持 PEEP;同时可以减少生理无效腔,稀释呼出气体,提高通气效率。婴儿呼吸机一般不具有呼气流量监护,使用时特别注意患者胸廓变化情况。婴儿呼吸机一般不具有同步功能,由于 V_T 很小,同步触发呼吸机需要一定的气量,然后呼吸机需要一定响应时间使呼吸机进入吸气状态,而当时患者已接近吸气末或已经呼气了。因此,临床并不强调有同步功能。婴儿呼吸机适用对象,从早产儿到 4 岁左右或体重不超过 15 kg 的儿童。

(二)小儿呼吸机

主要适用对象为 10~30 kg 体重的患者。V_T 较成人呼吸机小,同步响应时间应较短,呼吸机内部顺应性应较小,通气管道应较细。

(三)成人呼吸机

主要适用对象为 30 kg 体重以上的患者,其适用患者体重下限随各种呼吸机不同。

八、简易呼吸器

简易呼吸器就是俗称的捏皮球方式,它是一种特殊的简易呼吸器(图 5-3-16),一般只具有一个气囊和呼气活瓣。

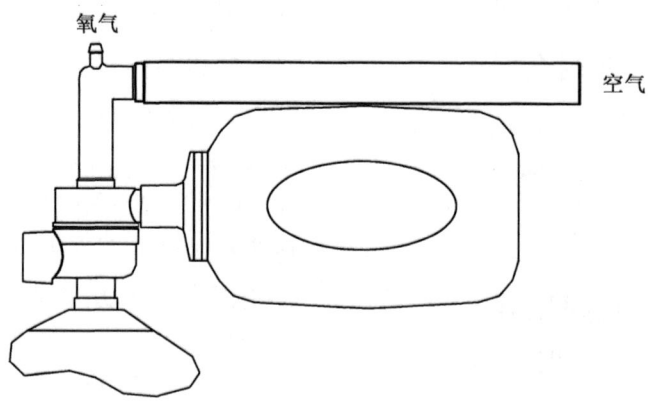

图 5-3-16　简易呼吸器

(一)特点

使用简易呼吸器时,人工呼吸的 I∶E、V_T、压力、流量及 RR 均由操作者根据临床需要和患者的具体病情,任意调节。

(二)临床应用

简易呼吸器体积小(图 5-3-17),便于携带和安置,常用于以下几种场合:

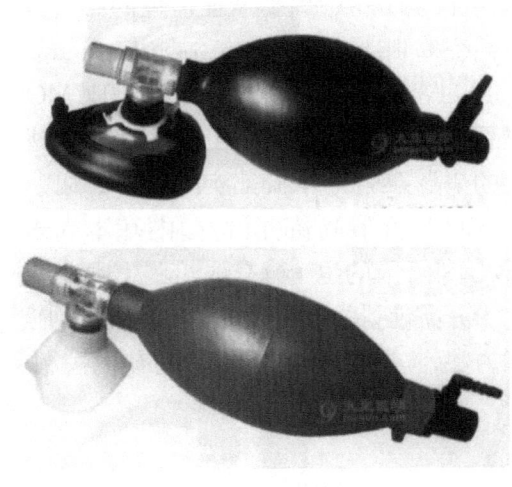

图 5-3-17　简易呼吸器

1. 急诊患者

急诊患者病情危重,紧急情况下,急需应用呼吸机,但又来不及连接或安装呼吸机和急救场合无法安装呼吸机时,可先用简易呼吸器改善缺氧和(或)二氧化碳潴留,为原发病治疗赢得时间。

2. 协调呼吸机

应用呼吸机治疗前,为使呼吸机与自主呼吸较好地同步或协调,常采用简易呼吸器进行人为地过度通气,以抑制自主呼吸,纠正由缺氧引起的自主呼吸过频所致的呼吸机与自主呼吸不同步或不协调。采用简易呼吸器进行人为地过度通气以抑制自主呼吸是有效的机械通气协调方式,也是最基本、最安全的协调方式。简易呼吸器结构简单、价格便宜,操作简便而安全。其之所以安全,是因为通过简易呼吸器可以直接手感患者的 R_{aw} 和肺组织顺应性,遇到 R_{aw} 明显增加时,可以及时发现,并尽早处理,而不会盲目加大通气压力,以至于很容易造成气压伤。

3. 及时了解肺组织的病变情况

通过简易呼吸器,能直接手感 R_{aw} 和肺、胸的顺应性,故可以直接了解肺组织的病变情况;遇到呼吸机压力监测的高压报警时,应立即应用简易呼吸器,了解肺组织的病变情况,并首先排除因 R_{aw} 增高引起的气道压增高。

4. 搬运患者

患者因病情需要做某些特殊检查,同时又无法脱离呼吸机时,简易呼吸器是不可缺少的仪器;此外,当给患者翻身、吸痰、更换气管导管时,也常应用简易呼吸器作过渡措施。

5. 临时替代呼吸机

当呼吸机因为某些因素,临时出现故障不能正常工作时,如停电造成的机器运转停止,一时又无法立即排除时,可应用简易呼吸器临时替代。

简易呼吸器如此重要,以至于在使用呼吸机时,每个接受呼吸机治疗的患者床旁或机旁,均备有简易呼吸器,以防各种不测。

九、膜　肺

又称体外循环膜式氧合器(extracorporeal membrane oxygenation, ECMO),是真正取代肺呼吸功能的"呼吸机"。20 世纪 80 年代以来,在治疗呼吸衰竭方面取得很大进展。但严格地讲,ECMO 不应属于机械通气的范畴,因为它并不是单独利用机械的作用产生或改善肺功能,它是采用体外膜式氧合的方法替代肺功能。其作用机制与体外循环(人工心肺机)类似,但体外膜式氧合的转流方法有两种,即静脉-动脉和静脉-静脉。当经气道进行气体交换已完全失败,呼吸功能在短期内也不可能恢复的情况下,ECMO 可能是惟一能挽救和维持生命的方法。有作者应用此法治疗极晚期状态的急性呼吸衰竭患者,即应用所有常规方法(包括各种类型机械通气模式)仍无法纠正的低氧血症,取得较好的疗效。他们主张的具体指征是接受最大限度的机械通气支持(包括 FiO_2 100%),PaO_2 <50 mmHg 2 h 以上或理想的通气治疗 48 h 后,病情仍进一步的恶化,PaO_2 <50 mmHg 而 FiO_2>60% 持续 12 h 以上者;可逆性的肺部疾病;低氧血症性的心肌或中枢系统抑制(hypoxemic myocardial and central nervous system depression)。ECMO 的禁忌证是活动性出血、不可逆性脑损害、进行性的全身系统疾病、肺部疾病存在 2 周以上。ECMO 的价值尚待探讨,国内基本尚未开展,国外开展的也十分有限,但应该说这是一个十分有前景的治疗极重型呼吸衰竭的较可靠方法,其主要缺点是出血和感染的控制。

(宋志芳　顾宏奎　俞康龙)

参 考 文 献

1 Esteban AE, Anzueto A, Alia I, et al. How Is Mechanical Ventilation Employed in the Intensive Care Unit? Am. J. Respir. Crit. Care Med, 2000,161(5):1450～1458
2 Cairo JM and Pilbeam SP. Mosby's Respiratory Care Equipment, 6th ed, st Louis, Mosby, 1999: 272～339
3 Oczenski W, Werba A, Andel H. Breathing and mechanical support. Blackwell Science; 1997: 13～181
4 Kuhlen R, Guttmann J, Rossaint R. New forms of assisted spontaneous breathing. Urban Fischer; 2001:21～91

第 6 章

呼 吸 机 波 形

Essential elements with their waves of ventilators

随着呼吸机制造业的迅猛发展,各种呼吸机模式与功能相继出现,一些厂家或公司出于竞争的需求,经常会邀请一些专业人士进行讲解,对于其过分的渲染和夸张的描述,令人眼花缭乱并显得几分神秘,让人难以理解。其实,剖析所有模式与功能构成的原理和机制,究其本质均是建立在对压力(presuure, P)-容量(volume, V)-流量(flow, f)/(flow rate, $\dot{V}$)-时间(time, T)不同调节机制上,设计或产生的不同模式与功能。

早期生产的呼吸机,通常不配备曲线或波形显示器。近年来,配备曲线或波形显示仪的呼吸机越来越多,原因是曲线与波形显示能给临床提供很多仅凭参数不能提供的信息。曲线与波形显示,受呼吸机制造与设计原理影响,不同呼吸机显示的曲线与波形不一定完全相同;也受不同呼吸机模式与功能影响,不同模式与功能条件下,产生的曲线与波形可以完全不同。但在同台呼吸机,相同呼吸机模式与功能条件下,曲线与波形的改变,常预示各种不同状况或事件发生。了解与区分各种曲线与波形变化临床意义的前提和基础,是掌握基本波形产生的原理与方法。

第 1 节 基本要素与波形

一、构成呼吸周期的基本要素与波形

分析呼吸周期中压力、流量、时间、容量的变化,A 是吸气相开始(trigger),B 是吸气过程(controlled),C 是吸气结束(hold),D 是呼气相开始(cycle),E 是呼气过程(passive),F 是呼气相结束(baseline)(图 6-1-1)。其中,容量(V)是最终需要达到的目标,只有保障了容量,才能保障通气。至于如何更好地纠正缺氧与二氧化碳潴留,又尽可能地避

免呼吸机相关性肺损伤(ventilator associated lung injury,VALI),则是依据不同疾病造成缺氧与二氧化碳的病理生理机制,选择由不同压力-流量-时间-容量调节机制构成的模式与功能,在保障容量和不增加压力的前提下,最大限度地纠正和改善缺氧与二氧化碳潴留。

了解和掌握构成模式与功能基本要素(压力-流量-时间-容量)的变化过程,对理解模式与功能很有帮助。

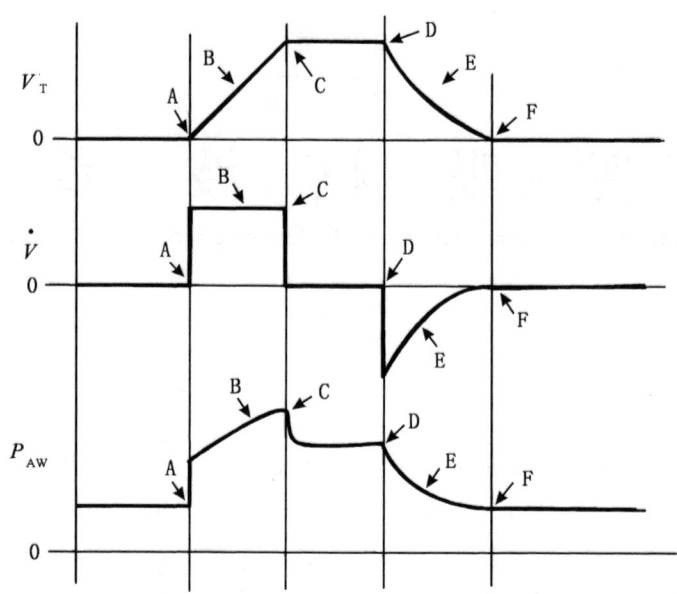

图 6-1-1　A. 吸气相开始(trigger);B. 吸气过程(controlled);C. 吸气结束(hold);
D. 呼气相开始(cycle);E. 呼气过程(passive);F. 呼气相结束(baseline)

二、压力(pressure,P)

压力是呼吸机应用过程中最重要的参数。与自主呼吸相比,呼吸机辅助或产生的呼吸动作或呼吸功能,大多数是通过正压(positive pressure),所以通常被称为正压通气;少数呼吸机通过负压(negative pressure),产生和辅助呼吸动作或呼吸功能,所以被称为负压通气。呼吸机应用过程中,所有压力均是针对呼吸道(气道)的压力(airway presuure,P_{aw})而言。

(一)P_{aw}分类(图 6-1-2)

1. 吸气压(inspiratory pressure,IP)

吸气压是指吸气过程中的 P_{aw},是产生吸气动作的主要压力(图 6-1-2A,B,C,D,E)。A 点处是吸气开始的压力,如果患者有吸气努力,这点压力会低于 PEEP 值;B 点是吸气流量在气道的气阻上产生的压力,一般吸气流量是逐渐上升的和患者的肺内压力同时上升,有时 B 点在压力波形中不是很明显的体现出来;C 点在吸气峰压中介绍;D 点可以通过 BC 段的平行线找到,D 点的压力对分析肺的动态顺应性有参考价值;E 点在吸气平台压中介绍。依据吸气过程中 P_{aw} 变

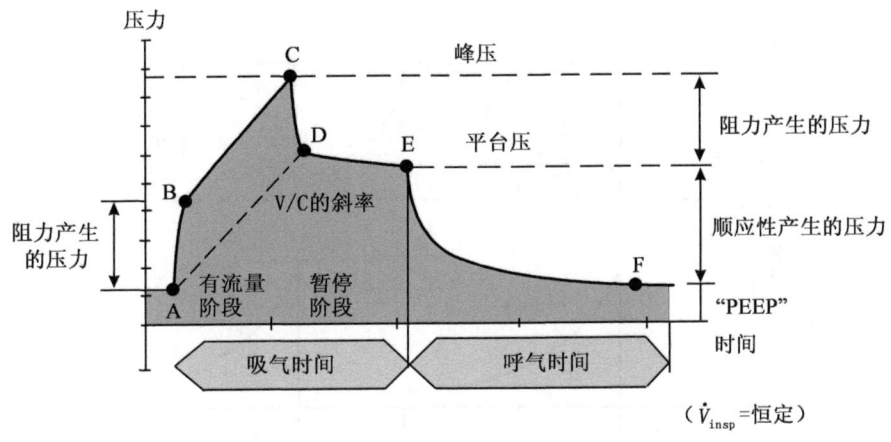

图 6-1-2 气道的压力

化,又可以得到以下几个关键的压力数据:

(1) 吸气峰压(peak inspiratory pressure,PIP)(图 6-1-2C):是吸气过程中的最高 P_{aw},与容量变化有直接关系,受多种因素影响,如气道阻力、胸肺顺应性等,但主要受气道阻力影响。

(2) 吸气平台压(inspiratory plateau pressure,$P_{plateau}$):是指吸气过程中,P_{aw} 达到相对恒定而不变的 P_{aw},可与 PIP 相等,也可出现在 PIP 后,并低于或略低于 PIP(图 6-1-2D,E),又可被称为吸气末屏气的压力,是维持气体在肺内均匀分布的主要 P_{aw}。

2. 呼气压(expiratory pressure,EP)

呼气压是指呼气过程中的 P_{aw}(图 6-1-2E,F),是以肺泡压力为动力,是患者的气道阻力、呼气阀阻力上的分压力;也就是说,患者在呼气时,肺泡压力一部分消耗在患者的气道阻力上,还有一部分消耗在呼气阀上,而呼气压只是测到的消耗在呼气阀上的压力,其中最具有代表性的 P_{aw} 是呼气末正压(positive end-expiratory pressure,PEEP)(图 6-1-2F)。PEEP 有内、外源之分,内源性 PEEP(intrinsic PEEP,PEEPi)或自发(自动)性 PEEP(auto-PEEP),是由于气道不完全性阻塞而自动产生的,有时呼气时间偏短也会产生这种现象,压力-时间曲线表现为呼气末肺泡压无法降低至零(图 6-1-3),流量-时间曲线表现为呼气末流量也无法降低至基线水平(图 6-1-4);外源性 PEEP 是人为设置的,即呼吸机治疗的主要功能,能阻止肺泡在呼气末萎陷(图 6-1-2F),增加肺泡弥散面积。PEEPi 是患者的实际 PEEP 值,使用时要注意;同时也反映了患者的呼气阻力/动力机制上的一些现象,也可能是由于呼吸机参数设置不合理造成。

3. 平均气道压(mean airway pressure,P_{mean})

平均气道压是指一次或几次呼吸的气道压力的平均值,通常不能从压力曲线上直接读出,多由呼吸机监测系统监测后计算显示,是对血流动力学和 VALI 影响的主要参数。

4. 触发压

触发压是 PCV 模式中,吸、呼气相切换的重要装置,通常人为设置,且均为负值,即 $-0.5\ cmH_2O$、$-1\ cmH_2O$、$-2\ cmH_2O$;具体含义是有自主呼吸时,只需要患者产生

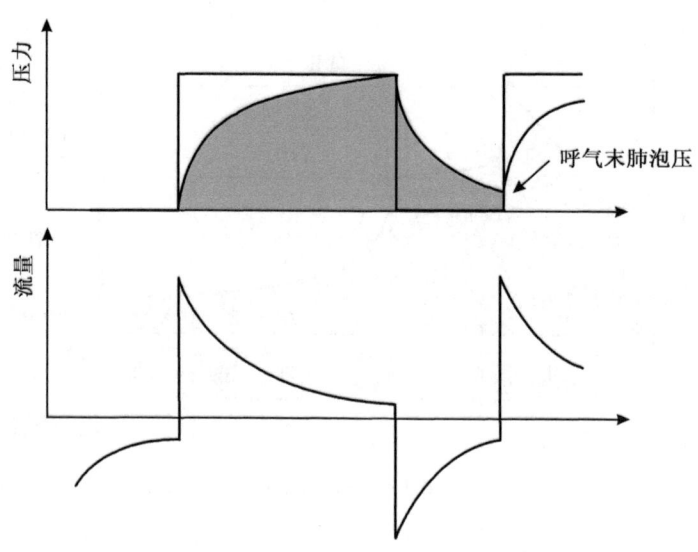

图 6-1-3　压力-时间曲线

压力-时间曲线表现为呼气末肺泡压无法降低至零,流量-时间曲线表现为呼气末流量也无法降低至基线水平,提示有内源性 PEEP 或自发(自动)性 PEEP 存在

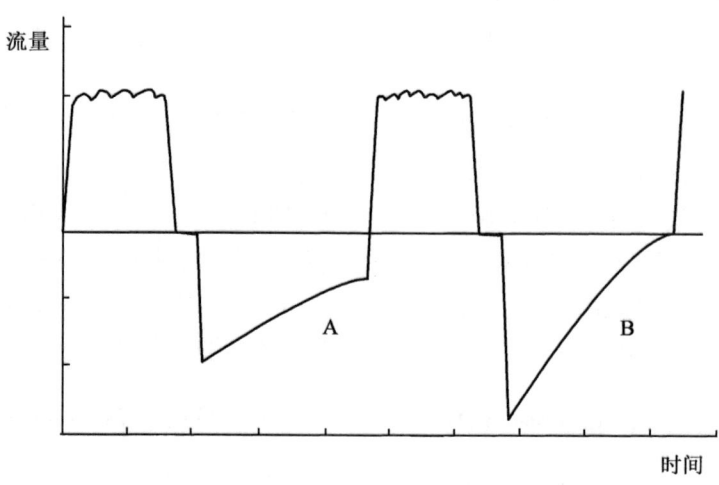

图 6-1-4　流量时间曲线

当有 PEEPi 或 auto-PEEP 存在时,流量-时间曲线的呼气末流量无法降低至基线水平(A);当无 PEEPi 或 auto-PEEP 存在时,流量-时间曲线的呼气末流量降低至基线水平(B)

-1 cmH$_2$O、-2 cmH$_2$O 的吸气动作,就能触发呼吸机供气,产生吸气。呼吸机治疗时,当患者的基线压力(baseline pressure)或 PEEP 为 $+10$ cmH$_2$O 时,如果触发压设置为 -1 cmH$_2$O,压力必须下降至 $+10$ cmH$_2$O $-$ 触发压(-1 cmH$_2$O),即 $10-1=$ 9 cmH$_2$O 时或低于基线压力 1 cmH$_2$O,吸气才会开始。

5. 压力限制

很多呼吸机为防止压力过高,常有不同类型的防止吸气压力过高的键钮,如压力限制（pressure limit）、压力上线限制（upper pressure limit）、正常压力限制（normal pressure limit）、高压限制（high pressure limit）、峰压或最高压（peak/maximum pressure），这些压力多设置在实测的峰压或最高压力上10 cmH$_2$O，目的是预防压力过高而损伤肺组织。多数成人型呼吸机，达到这个压力水平，吸气流量就中断或停止或即便吸气继续，但对患者来说，没有更多的压力产生，多余的压力是通过呼吸机的压力释放机制排出，很多婴儿型呼吸机就是利用这个原理限制压力过高。

（二）P_{aw}影响因素

呼吸机治疗过程中，能影响和引起P_{aw}变化的因素很多，了解这些影响因素，有助于理解或观察P_{aw}变化，进而分析和寻找原因，进一步处理和解决P_{aw}变化。

1. 呼吸机工作压力

呼吸机工作压力是呼吸机的动力源，依据动力源来源不同，可分直接气源或间接气源；直接气源来源于压缩气瓶或管道供气，间接气源来源于压缩机产生的压缩气体。呼吸机工作压力不足，是造成供气不足的主要原因。呼吸机保证正常的工作压力需要确保电源、气源正确连接，电源的电压和气源压力还要符合呼吸机的要求。依靠电源作为动力源的呼吸机是电动型呼吸机，电源连接正常是保障机器正常运转的主要因素，也是保障动力源正常的首要因素；依靠压缩空气或离心式、漩涡式风机结构作为动力源的呼吸机是气动型呼吸机，保障机器正常运转和动力源充足的主要因素，是压缩空气的压力要达到要求，离心式、漩涡式风机要能正常运作。呼吸机正常的条件下，正常的工作压力不会引起P_{aw}过高或过低。

2. 压力控制或支持水平

虽然压力控制或支持水平过高是引起P_{aw}升高最直接和常见的原因，但是只要酌情降低压力控制或支持水平，升高的P_{aw}就会相应地下降。

3. 潮气量（V_T）

V_T与P_{aw}的关系早已被人们熟知，增加V_T，P_{aw}会相应提高。近年来逐渐被人们重视的保护性肺通气策略（lung protective ventilatory strategy，LPVS）之一，就是低V_T和可允许性高碳酸血症策略（permissive hypercapnia，PHC），降低V_T的主要目的是控制P_{aw}，减少由于压力、容量增高引起的一系列VALI。

4. 气道阻力（R_{aw}）

在诸多能引起P_{aw}升高的因素中，R_{aw}增加是最值得重视的因素。虽然引起R_{aw}增加的因素很多，但呼吸道管腔被痰液、血块等分泌堵塞、支气管痉挛、人工气道被拔除后导致气道不通畅等，是最严重的后果，一旦发现必须要立即解决，否则可直接危及生命。

5. 呼吸用力幅度

呼吸用力幅度也是引起P_{aw}升高的主要因素，通常无疼痛、无精神紧张、无痛苦或不适、无严重缺氧，不会出现呼吸用力，呼吸幅度也不会很大，更不会因此而升高P_{aw}；接受呼吸机治疗的患者，出现呼吸用力，多意味着存在某种导致呼吸用力、过度通气的因素，其中最严重的是组织缺氧。因此，发现和控制、纠正这些异常，是降低P_{aw}、避免P_{aw}升高的最好方法；一时无法查清，可以借助镇静或止痛药物缓解呼吸用力，同时继续寻找原因。

三、流量(flow/flowrate, f/$\dot{V}$)

f/$\dot{V}$是指气流在压力驱动下的流动量和速度。有关呼吸机的英文 flow 和 flow rate 都可以翻译成流量,它是单位时间通过某一截面的容量,它的计量单位是"容量/时间",如"L/min"、"L/s",在数学上流量是容量对时间的微分,因此它的符号是$\dot{V}$。呼吸周期中,f/$\dot{V}$可分吸气 f/$\dot{V}$和呼气 f/$\dot{V}$,同样受多种因素影响,如压力、阻力、气体物理特性等。

(一) f/$\dot{V}$ 种类

1. 吸气 f/$\dot{V}$

主要影响氧气的弥散与分布,主要受呼吸频率(respiratory rate, RR)和吸气时间的影响。吸气 f/$\dot{V}$依据流量变化,可构成不同波形,其中最基本的波形有 5 种(图 6-1-5),即方波(rectangular or square wave)、正弦波(sinusoidal wave)、递增波(ascending or accelerating ramp)、递减波(descending or decelerating ramp)、指数递减(exponential decay)波等,其中递增波更加符合生理,方波更有助于氧的弥散和分布。有的呼吸机借助吸气 f/$\dot{V}$上升斜率调整 f/F 和时间,其主要含义仍然是调整吸气时间和 f/$\dot{V}$,缺氧明显的患者,应该降低 f/$\dot{V}$上升斜率,延长吸气时间,这样更有助与纠正缺氧。此外,吸气 f/$\dot{V}$波形与通气模式关系密切,VCV 时最常用的 f/$\dot{V}$波为方波和递减波,PCV 时的 f/$\dot{V}$波为递减波和指数递减波(exponential decay)波。

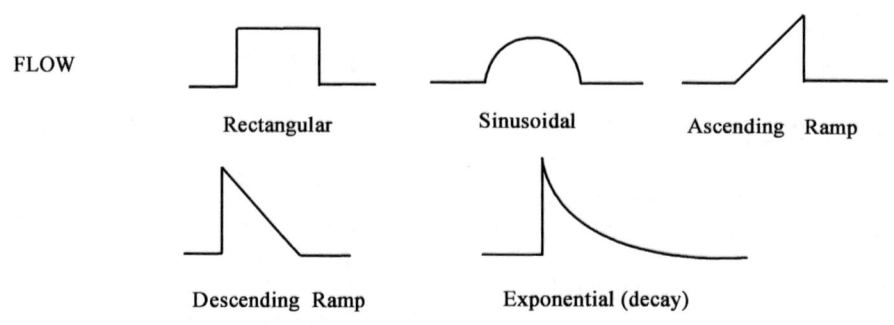

图 6-1-5 吸气 f/$\dot{V}$ 的 5 种波形

方波(rectangular or square wave);正弦波(sinusoidal wave);递增波(ascending or accelerating ramp);递减波(descending or decelerating ramp);指数递减波(exponential decay)

2. 呼气 f/$\dot{V}$

影响呼气时间和二氧化碳的排出。多数呼吸机无法直接调整呼气 f/$\dot{V}$,而是通过延长呼气时间和吸/呼,调整呼气 f/$\dot{V}$;但是,现在有些呼吸机也能通过直接调整呼气 f/$\dot{V}$,改变呼气时间和吸/呼。

3. 触发 f/$\dot{V}$

与压力触发相仿,f/$\dot{V}$触发是近年来使用较多的自主呼吸触发装置,与传统压力触发装置相比,f/$\dot{V}$触发可能更加灵敏,通常设置为 3~5 L/min。接受呼吸机治疗时,如果选择 f/$\dot{V}$触发,如果基线流量(base flow)是 6 L/min,触发流量为 2 L/min,基线流量必须下降至 4 L/min,呼吸机才可能开始吸气,即 6 L/min − 触发流量(2 L/min) = 4 L/min。

4. 基线流量(base flow)

在呼气的开始,对气道提供基线流量,可以补充气道的气体泄漏,并提高通气效率,也可作为流量同步的参考流量。气道存在气体泄漏时,呼吸机很难维持 PEEP,还会产生吸气误触发;有基线流量时,不但能补偿部分气体泄漏,还能维持 PEEP。呼气时,患者的呼气末流量减低,而呼出的二氧化碳浓度高,主要通过呼气管道排出,呼出过程中二氧化碳还存在扩散(弥散),上溯到吸气管道,如果没有基线流量,存在少量的重复吸入;有了基线流量,这种现象大为改观,二氧化碳不会扩散到吸气管道,新鲜气体还能扩散到插管,同时降低插管内的二氧化碳含量;有采用基线流量后可以减少潮气量设定的实验。利用基线流量作为流量同步的参考流量,也是呼吸机同步性能的一种机制。

(二) $f/\dot{V}$ 影响因素

RR、V_T、吸/呼是影响 $f/\dot{V}$ 的三个主要变量。各种呼吸机使用过程中,均是通过固定呼吸频率(RR)和 V_T,调整吸气时间和吸气 $f/\dot{V}$,达到满意的吸/呼。有的呼吸机也能直接调节吸气流速量,低吸气流速引起低峰压和短屏气时间(图 6-1-6);高吸气流速引起高峰压和长屏气时间(图 6-1-7)。因此,对于吸气 $f/\dot{V}$,除非依靠 $f/\dot{V}$ 触发自主呼吸,通常选择的 $f/\dot{V}$ 参数是 3~5 L/min 为佳。呼气和吸气的 $f/\dot{V}$ 还受用力大小的影响,用力大,吸气流量高,气道压力也高。理想的流量是与压力、时间共同协调,最终在不使气道压力明显升高的前提下,还能保证容量不变(图 6-1-8)。

四、时间(time, T)

呼吸机使用过程中,T 主要相应于 RR 或吸、呼气相而言。T 分吸气时间(inspiratory time, T_i)、呼气时间(expiratory time, T_e)、呼吸周期时间,其中决定呼吸周期时间的是 RR;在固定 RR 的前提下,决定 T_i 和 T_e 的是吸/呼(I:E)。通常均是固定 RR 后,调整吸气 $f/\dot{V}$,得到合适的 V_T 以达到满意的 I:E。因此,T_i 和 T_e 总是与 $f/\dot{V}$ 一样,总是一种变量。很多情况下,T_i 与 T_e 无法直接设置,而是通过设定 RR、I:E 或吸气 $f/\dot{V}$ 来设置或控制。对呼吸功能来说,T_i 主要

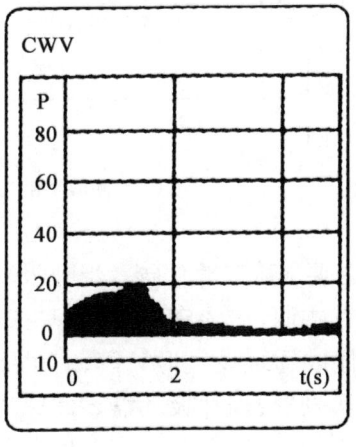

图 6-1-6 低吸气流速引起低峰压和长吸气时间、短吸气屏持时间

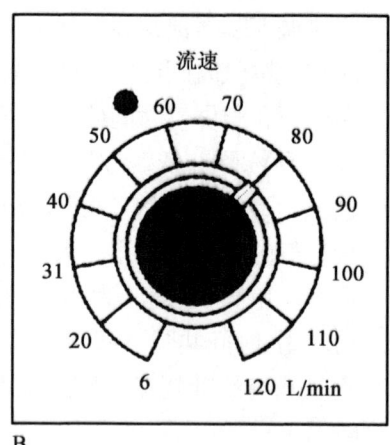 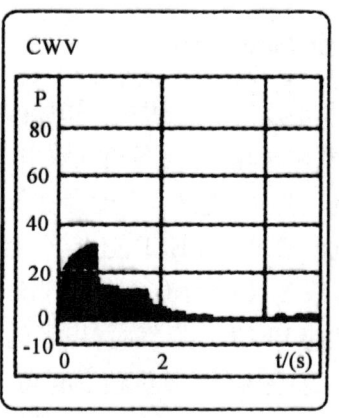

图 6-1-7 高吸气流速引起高峰压和短吸气时间、长吸气屏持时间

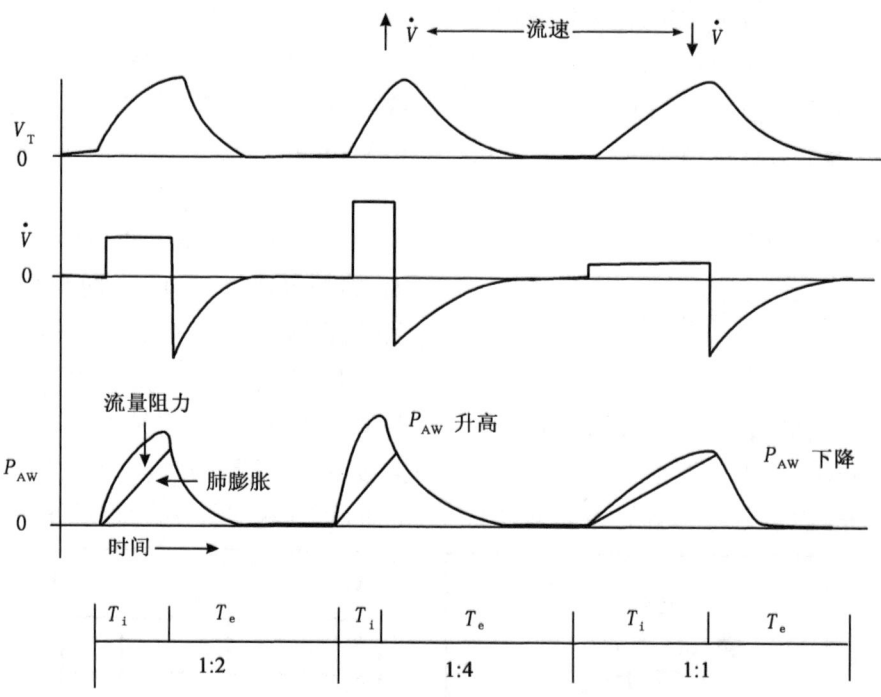

图 6-1-8 理想流量产生机制

影响氧气，T_e 主要影响二氧化碳。当呼吸功能障碍以缺氧为主时，应该在 T_i 上下功夫，如延长 T_i，减慢或延缓吸气 f/V 等，有助于氧气吸入和改善缺氧；当呼吸功能障碍以二氧化碳潴留为主时，应该在 T_e 上下功夫，如延长 T_e、增加吸/呼、增加 V_T 或 MV 等，有利于二氧化碳气排除。因此，保证 T_i 与 T_e 也是纠正缺氧与二氧化碳潴留的重要机制，其中 T_e 不足是形成性 PEEPi 的主要机制（图 6-1-9），T_i 延长和加用吸气屏气均能导致 T_e 不足而导致 PEEPi（图 6-1-9A，B），选择呼吸机模式与功能时应该考虑。

五、容量(volume)

呼吸机使用过程中,容量是治疗的目标,各种呼吸功能的改善与完善,均是通过先保证容量后,再逐步完成。容量中,常用的参数是 V_T 和 MV。因此,保障 V_T 和 MV 是使用呼吸机要达到的最重要目标参数。由于不同疾病产生缺氧和二氧化碳的病理生理机制不同,保障容量的方式或途径就可能完全不同。

(一)COPD 与危重支气管哮喘

虽然 COPD 与危重支气管哮喘均属于阻塞性通气功能障碍,但两者产生缺氧的病理生理机制不完全相同,呼吸机使用过程中还是有很多不同的特点。

1. COPD

产生缺氧的病理生理是通气功能障碍,呼吸机正压通气纠正通气功能障碍引起的缺氧很容易。但由于这类患者有不同程度的 R_{aw} 增加,因而 RR 不易太快,否则会增加 R_{aw};此外,COPD 患者常合并不同程度的二氧化碳潴留,为有利于二氧化碳排出,不需要增加 V_T 和 MV,但却需要减慢呼吸频率,延长 T_E,适当应用低水平 PEEP(3~5 cmH_2O),用以抵消 PEEPi。

2. 危重支气管哮喘

产生缺氧的主要机制是支气管痉挛致 R_{aw} 增加,虽然解除支气管痉挛和 R_{aw} 增加的主要治疗途径是依靠药物和病因治疗,如抗感染、抗过敏等,但由于危重哮喘发作能因缺

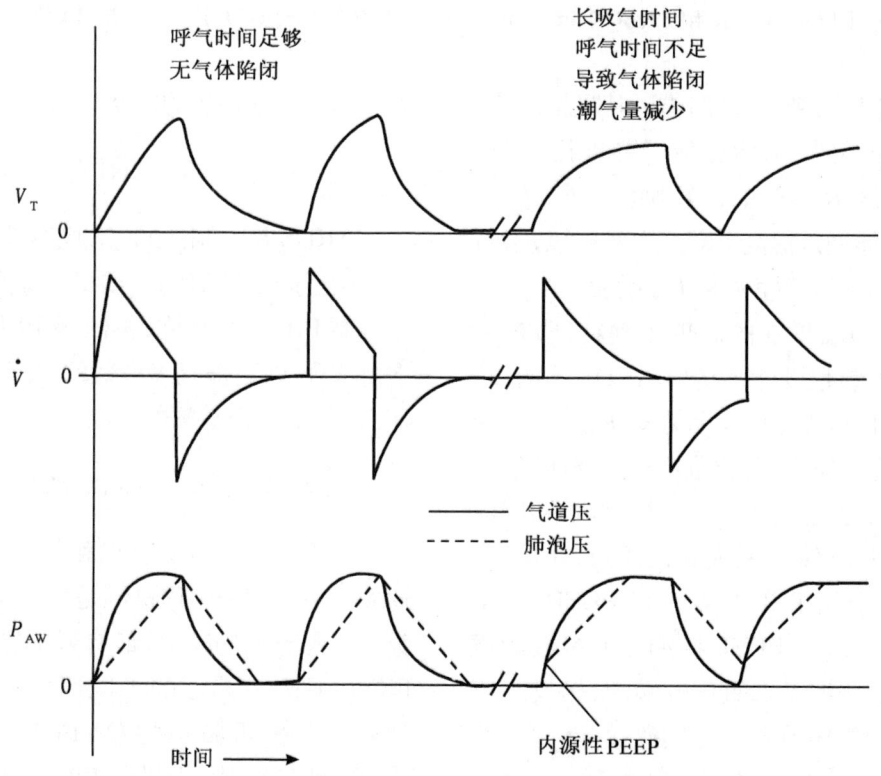

图 6-1-9A 吸气时间(T_i)延长导致呼气时间不足形成 PEEPi

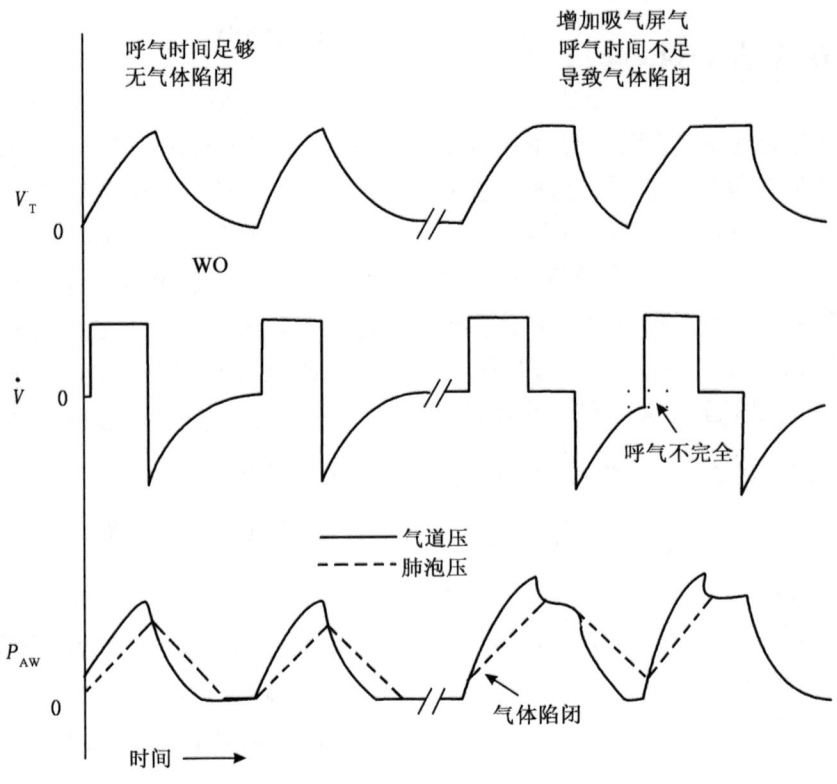

图 6-1-9B　加用吸气屏气(inspiratory pause)导致呼气时间(T_e)不足形成 PEEPi

氧严重直接导致死亡,及时借助呼吸机治疗、纠正缺氧很必要。呼吸机除了借助正压通气的原理,克服 R_{aw} 增加、改善肺泡通气、纠正缺氧外,还能通过提高 FiO_2 改善缺氧,阻断缺氧导致的支气管痉挛和 R_{aw} 增加。由于支气管哮喘有 R_{aw} 增加的病理生理特征,各种呼吸机治疗参数设置显然与 ARDS 不同,它通常不能用 PCV 模式,因为有 R_{aw} 增加,相当水平的通气压力下,容量不一定能保证;但也有学者认为,适当提高压力控制水平,同样能保证容量。$f/\dot{V}$ 不易太高,否则加重 R_{aw} 升高等;不适合用 PEEP,除非有 PEEPi 产生时,需要一定水平 PEEP 抵消。大多数危重支气管哮喘非但无二氧化碳潴留,相反却可能因缺氧严重导致严重低碳酸血症。因此,与 ARDS 相仿,纠正缺氧是最主要的治疗目标。但是,由于缺氧产生的机制完全不同,呼吸机治疗纠正缺氧的策略也截然不同。

(二) ARDS

ARDS 是限制性通气功能障碍的典型代表。由于产生缺氧的主要机制是肺泡塌陷,先依靠 PIP 打开肺泡,再依靠 PEEP 维持肺泡持续开放,可能是最有效的保障容量、纠正 $\dot{Q}_s/\dot{Q}_t$ 增加导致缺氧的方法。

(三)心源或非心源性肺水肿

肺水肿的特点是肺泡和间质水肿,产生缺氧的主要病理生理机制是弥散障碍。纠正弥散障碍导致的缺氧,最有效的方法是提高 FiO_2。呼吸机治疗的正压通气能增加氧的弥散和分布,再加上能提高 FiO_2 至 100%,更能有效纠正缺氧。因此,相对于危重支气管哮喘和 ARDS,心源或非心源性肺水肿产生的缺氧可能更容易被呼吸机治疗纠正。

总之,呼吸机是通过压力-容量-流量(f/$\dot{V}$)-时间(T)四个基本要素的不同组合和调节机制,构成各种适合纠正不同病理生理状态的模式与功能,最终在保障容量、不增加损伤的前提下,改善和纠正缺氧与二氧化碳潴留。

第 2 节　基本波形

以往生产的呼吸机有驱动压高低之分,现在已不强调驱动压高低,而是强调能产生不同压力、f/$\dot{V}$及容量波形之分。

一、5 种流量 f/$\dot{V}$ 波形

(一)方波(rectangular or square wave)

方波是 VCV 模式中最常用的 f/$\dot{V}$ 波形(图6-2-1),由于 f/$\dot{V}$ 几乎不变,又称为恒定流量。

(二)递减波(descending or decelerating ramp)

递减波是指 f/$\dot{V}$ 逐渐降低的波形(图6-2-2),又被称为衰减波(图 6-2-3)。

(三)递增波(ascending or accelerating ramp)

递增波是 PCV 模式常用的 f/$\dot{V}$ 波形(图6-2-4)。

(四)正弦波(sinusoidal wave)

正弦波多是自主呼吸模式常用的 f/$\dot{V}$ 波形(图 6-2-5)。

(五)指数递减波(exponential decay)

指数递减波(图 6-2-6)是 PCV 模式经常选择的 f/$\dot{V}$ 波形。

二、三种压力波形(图 6-2-7)

方波、指数上升波、递增波,有的呼吸机可以选择或控制压力上升斜率,并直接影响吸气时间。压力上升斜率高,吸气时间短;压力上升斜率低,吸气时间长。

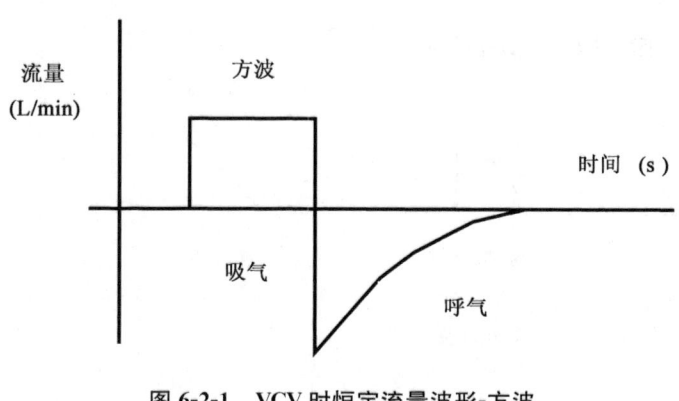

图 6-2-1　VCV 时恒定流量波形-方波

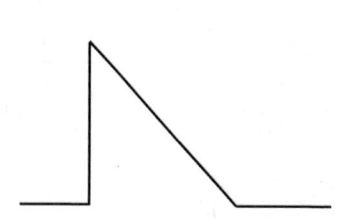

图 6-2-2　递减波

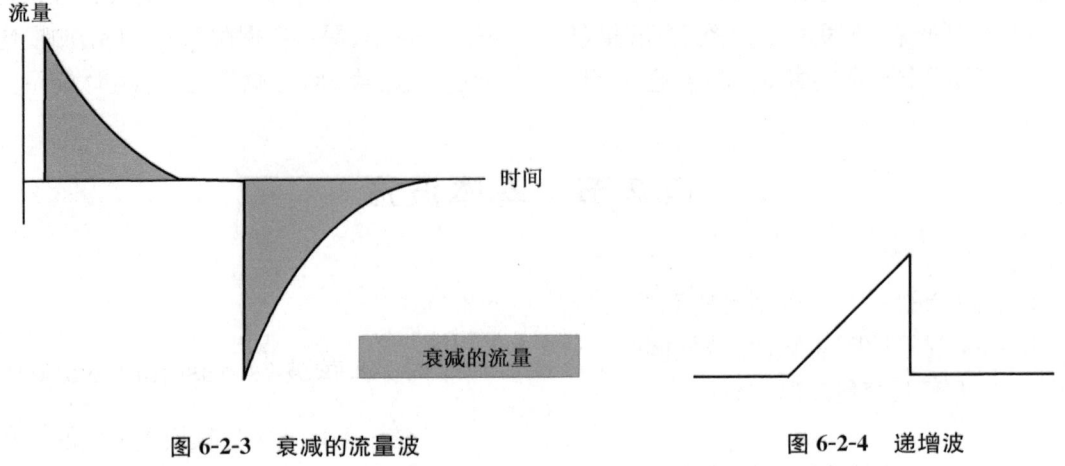

图 6-2-3 衰减的流量波　　　　　图 6-2-4 递增波

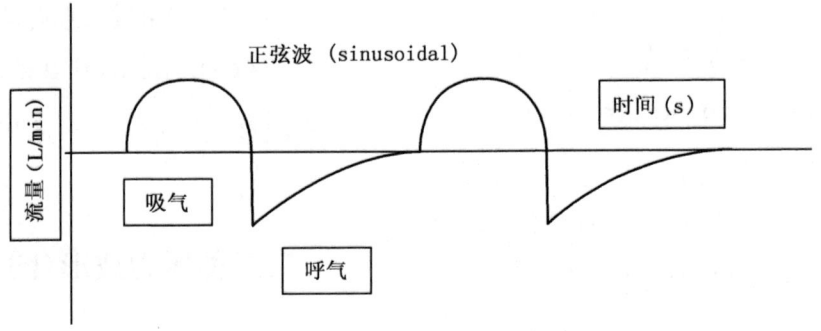

图 6-2-5 正弦波

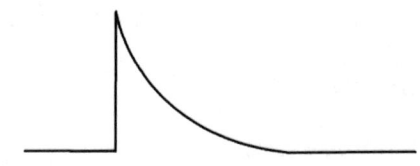

图 6-2-6 指数递减波

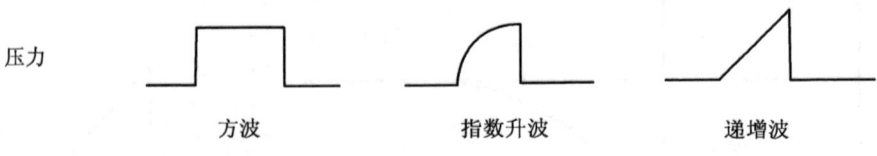

图 6-2-7 三种压力波形

三、两个容量波形

两个容量波形(图 6-2-8)是递增波和正弦波。容量是流量的积分,容量波形是流量的积分反映,递增波是方波吸气流量的结果,正弦波是正弦波吸气流量的结果。

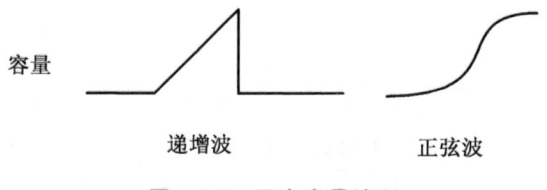

图 6-2-8 两个容量波形

四、三种 Scalar 波形

分别以压力(P)、容量(V)、流量(F)为纵轴,时间(T)为横轴,能描绘 P-T、V-T、F-T 等三种 Scalar 波形图。

(一)流量(F)-时间(T)Scalar 波形

以流量(F)为纵轴,时间(T)为横轴,可以描绘出 F-T Scalar 波形,自主呼吸与控制呼吸时,Scalar 波形完全不一样。

1. 自主呼吸时的 F-T Scalar 波形

吸气是正弦波,呼气是递减波(图 6-2-9)。

2. 控制通气时的 F-T Scalar 波形

(1)VCV:由于流量恒定,吸气是方波,呼气是递减波(图 6-2-10)。

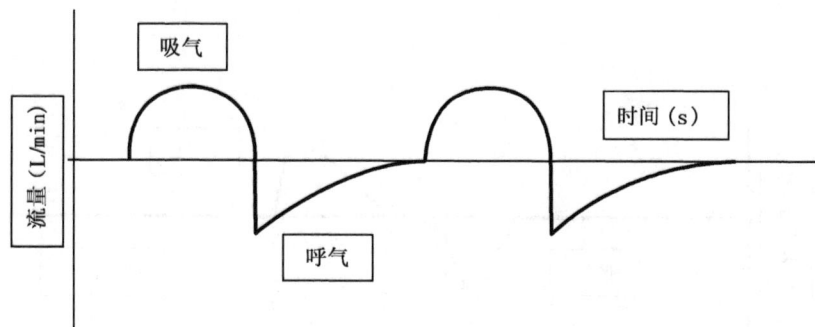

图 6-2-9 自主呼吸时的 F-T Scalar 波形

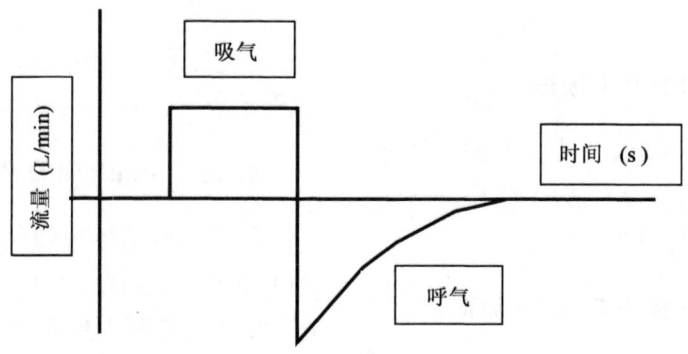

图 6-2-10 VCV 时的 F-T Scalar 波形

(2)PCV:压力恒定,但吸气流量可以是方波、递增波、指数上升波,呼气总是递减波(图 6-2-11)。

(二)压力(P)-时间(T)Scalar 波形

以压力(P)为纵轴,时间(T)为横轴,描绘出 P-T 波形,不但自主呼吸与控制呼吸时波形不一样,控制呼吸时,依据 P 波不同,P-T 波形也不同;有肺功能或肺的力学状况改变时,P-T 波形也会产生相应地变化。

1. 自主呼吸时的 P-T 波形

自主呼吸时,吸气是负压,吸气是正压(图 6-2-12)。

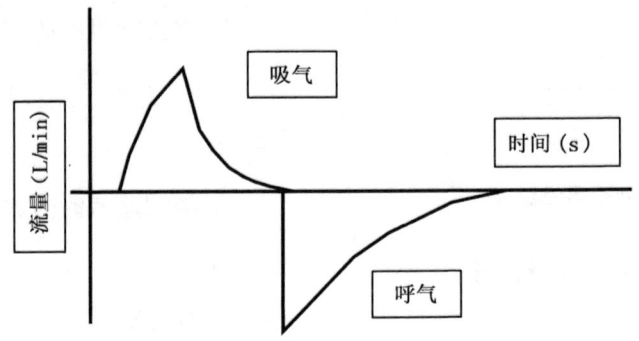

图 6-2-11 PCV 时的 F-T Scalar 波形

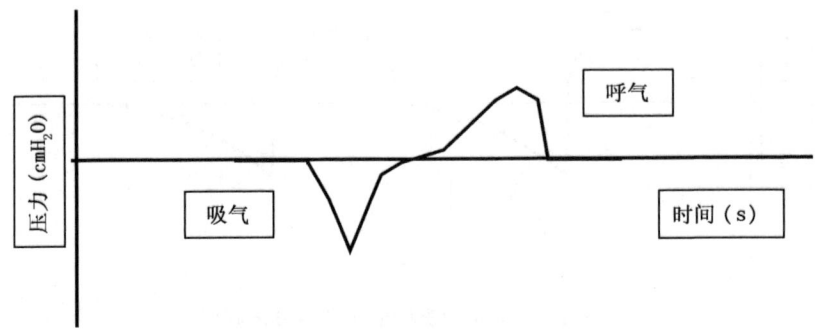

图 6-2-12 自主呼吸时的 P-T Scalar 波形(吸气是负压,呼气是正压)

2. 控制呼吸时的 P-T 波形

控制呼吸时(时间触发),压力波形呈递增形(图 6-2-13),与自主呼吸时的 P-T Scalar 波形完全不同(图 6-2-14)。

3. 辅助呼吸时的 P-T Scalar 波形

辅助呼吸时,吸气由患者触发,吸气初压力为负压(图 6-2-15),与控制性呼吸的主要区别是吸气初压力(图 6-2-16)。

4. 应用 PEEP 时的 P-T Scalar 波形

控制性呼吸性呼吸时,吸气初压力水平与 PEEP 相同(图 6-2-17);辅助性呼吸性呼吸时,吸气可以由患者触发,吸气初压力在 PEEP 水平之下(图 6-2-18)。

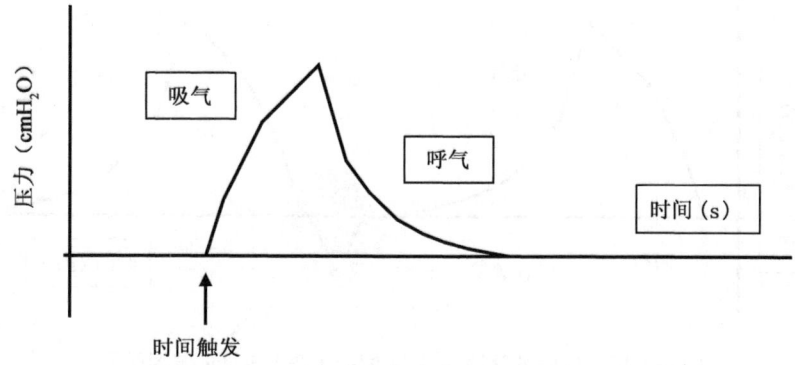

图 6-2-13　控制呼吸(时间触发)时的 *P-T* Scalar 波形

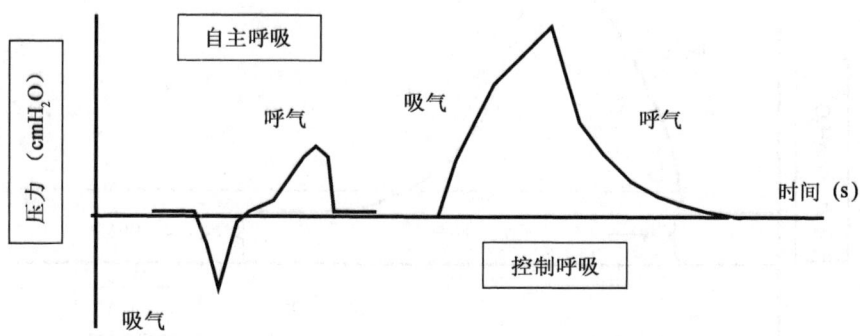

图 6-2-14　自主呼吸时与控制呼吸的 *P-T* Scalar 波形比较

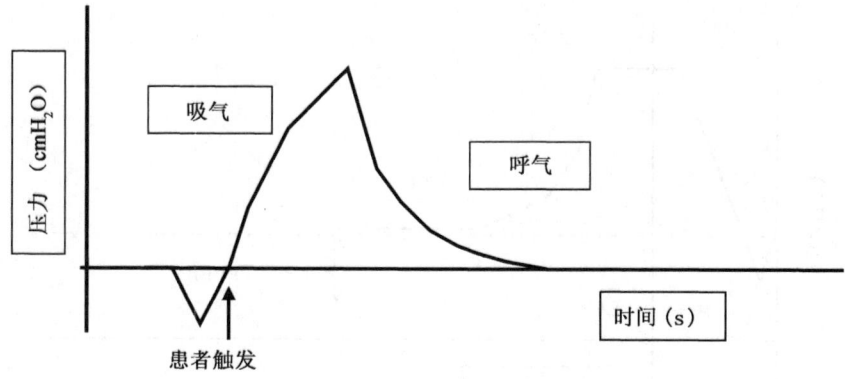

图 6-2-15　辅助性呼吸时的 *P-T* Scalar 波形

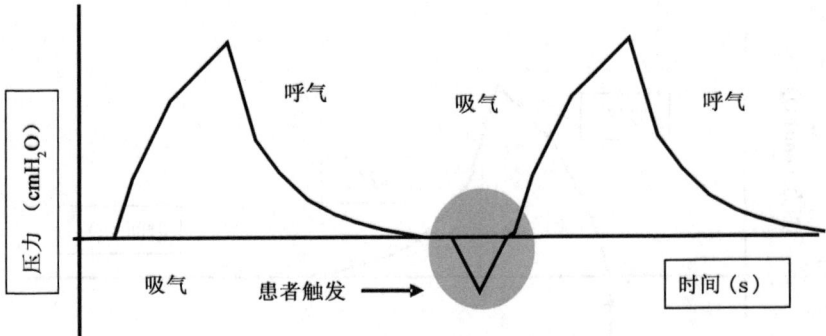

图 6-2-16　辅助性呼吸与控制性呼吸 *P-T* Scalar 波形区别

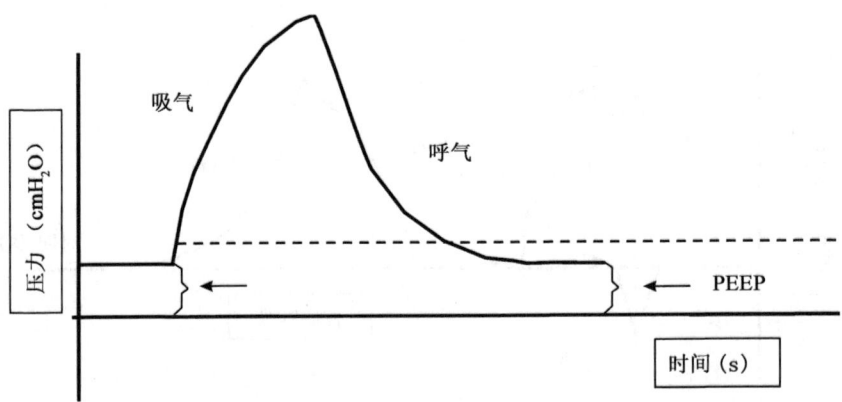

图 6-2-17　应用 PEEP 时的 *P-T* Scalar 波形

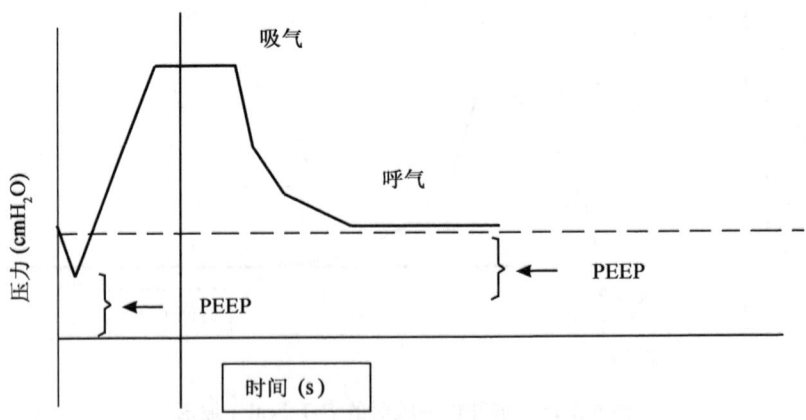

图 6-2-18　应用 PEEP 时的 *P-T* Scalar 波形

(三)容量(V)-时间(T)Scalar 波形

以容量(V)为纵轴,时间(T)为横轴,描绘出 V-T Scalar 波形,自主呼吸与控制呼吸时波形也不一样。

1. 自主呼吸时的 V-T Scalar 波形

自主呼吸时的 V 变化小,V-T Scalar 波形幅度小(图 6-2-19)。

2. 控制性呼吸时的 V-T Scalar 波形

控制性呼吸时,依据容量变化恒定(图 6-2-20)或不恒定(图 6-2-21),V-T Scalar 波形发生相应变化。

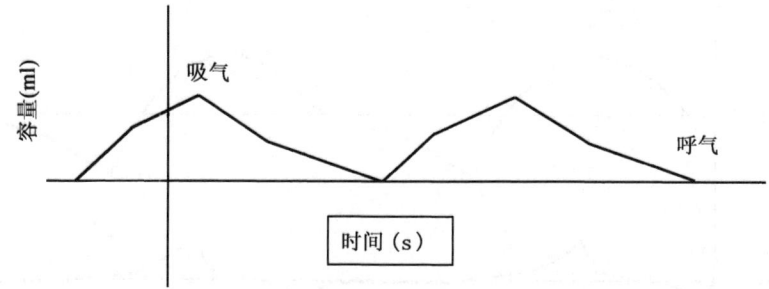

图 6-2-19 自主呼吸 V-T Scalar 波形

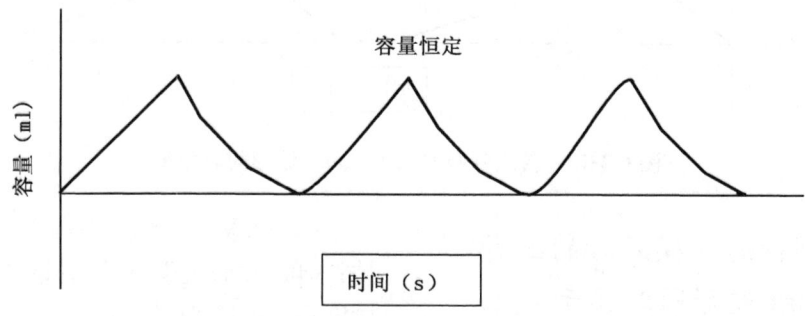

图 6-2-20 控制呼吸时容量变化恒定的 V-T Scalar 波形

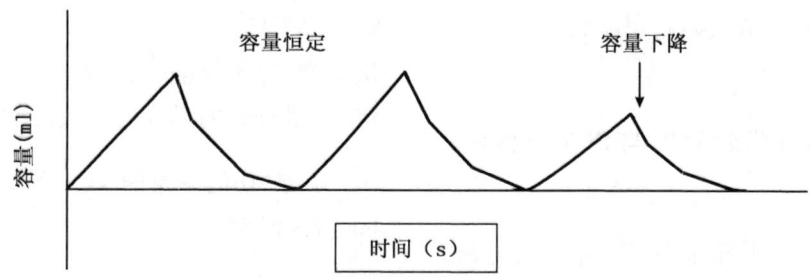

图 6-2-21 控制呼吸时容量变化不恒定的 V-T Scalar 波形

五、三种 Scalar 波形同时显示与比较

一种通气模式下,同时显示三种 Scalar 波形,有助于人们通过瞬间 Scalar 波形变化,获得、了解、分析通气模式及患者、呼吸机、疗效等方面情况。

(一)自主呼吸时的三种 Scalar 波形同时显示

自主呼吸时,三种 Scalar 波形同时显示的特点(图 6-2-22)是吸气 f/V̇ 波为正弦波,呼气波为递减波;吸气为患者触发,所以吸气初压力为负压;容量变化恒定。

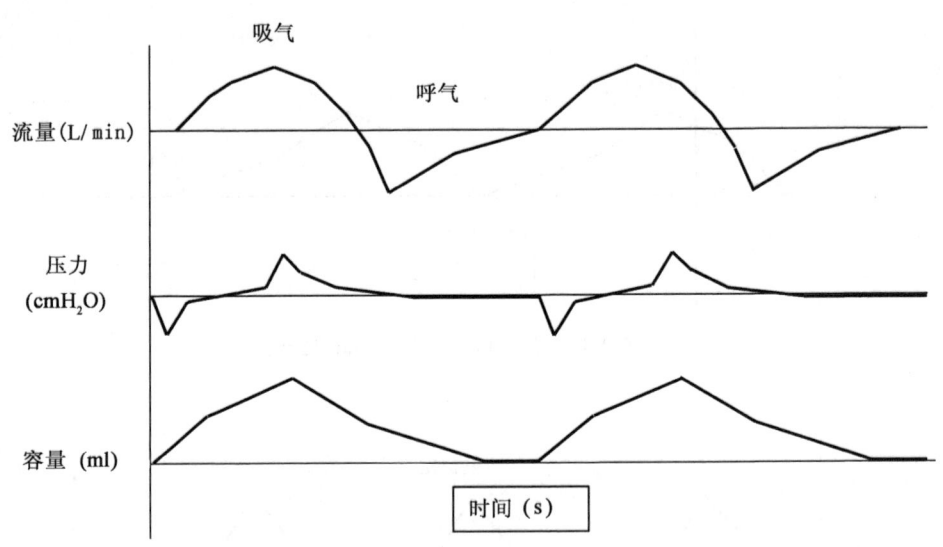

图 6-2-22 自主呼吸时三种 Scalar 波形同时显示

(二)控制性通气模式时的三种 Scalar 波形同时显示

控制呼吸时,三种 Scalar 波形同时显示与自主呼吸时完全不同(图 6-2-23)。依据 VCV 或 PCV,三种 Scalar 波形也不完全相同。

1. 肺功能正常时 VCV 与 PCV 三种 Scalar 波形区别

(1)VCV:由于流量恒定,可以呈方波,并可以预设(preset);压力递增,呈递增波;容量恒定,也是预设(图 6-2-24)。VCV 虽然流量恒定,可呈方波(图 6-2-25A),也可以呈递减波(图 6-2-25C)或正弦波(图 6-2-25D)。

(2)PCV:由于压力恒定(预设),呈方波;容量递增,呈递增波,并取决于肺力学(顺应性与气道阻力)特点;流量递减,呈递减波(图 6-2-26)。

(3)VCV 与 PCV 区别:由于均是控制性呼吸,VCV 与 PCV 均是时间切换;VCV 流量恒定、容量保证(图 6-2-27A);PCV 压力恒定,容量与肺力学改变有关(图 6-2-27B)。

2. 肺功能异常时 VCV 与 PCV 三种 Scalar 波形区别

(1)VCV:容量保证的特点,使 $P\text{-}T$、$V\text{-}T$、$F\text{-}T$ 波形因肺功能状况改变而发生相应地改变。但无论肺功能状况如何改变,容量波形基本不变(图 6-2-28);当肺功能正常时,

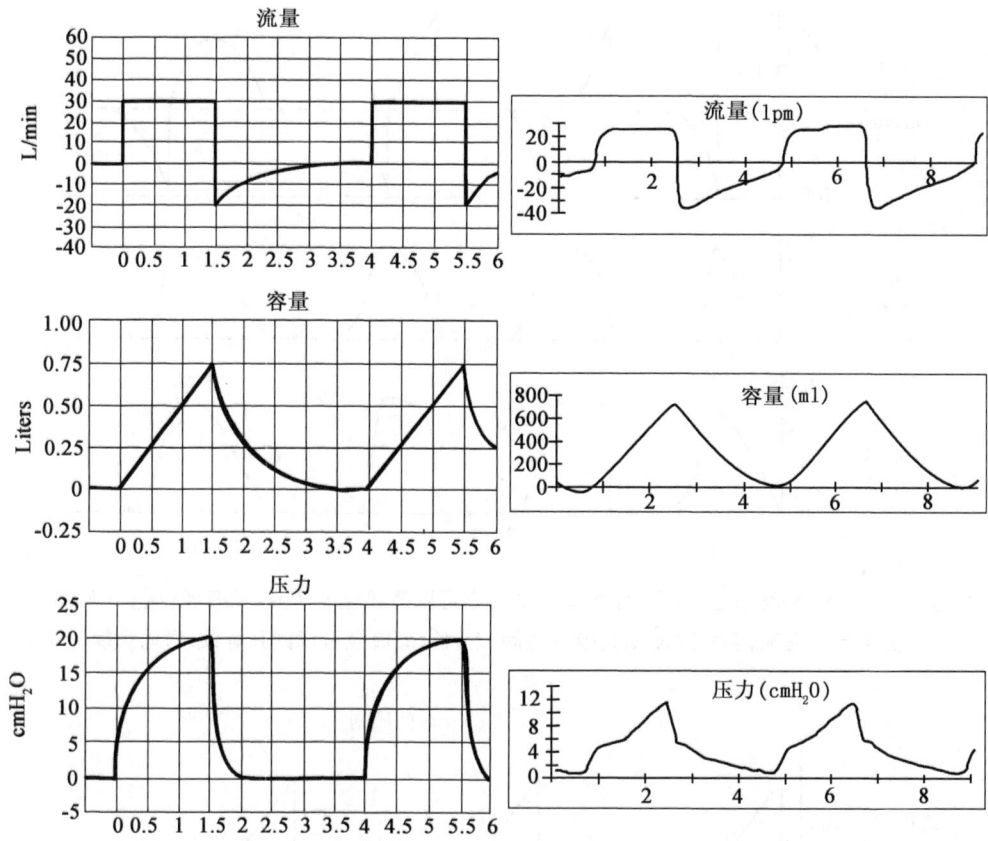

图 6-2-23　控制性呼吸时依据压力(P)、容量(V)、流量(F)为纵轴,时间(T)为横轴,分别同时描绘出 P-T、V-T、F-T 等三种 Scalar 波形图比较

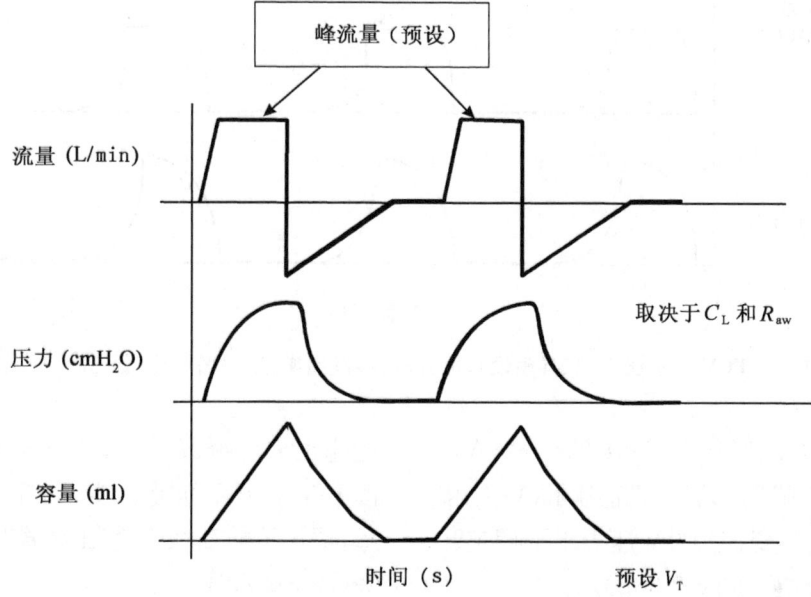

图 6-2-24　VCV 时由于流量恒定,呈方波;压力递增,呈递增波;容量恒定(预设)

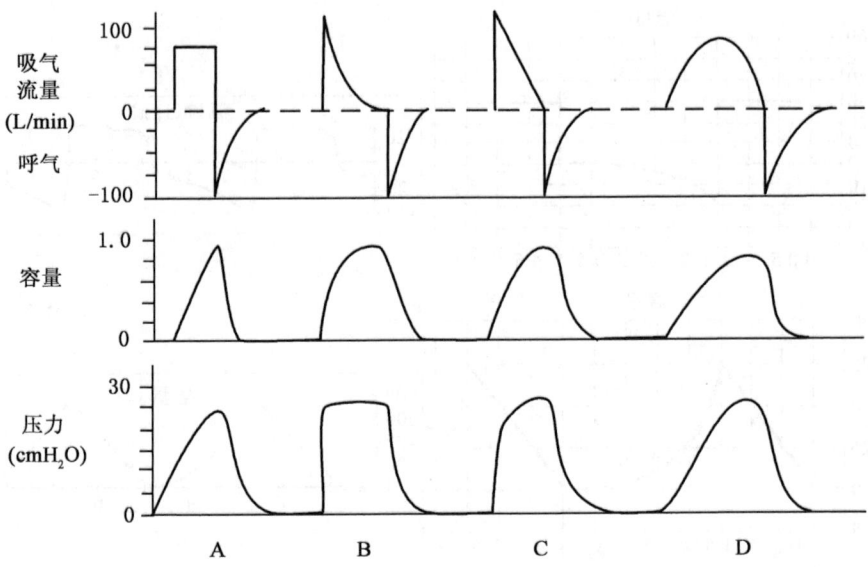

图 6-2-25　VCV 时,流量恒定,可呈方波(A),也可以呈递减波(C)或正弦波(D);PCV 时,由于压力恒定,多呈方波(B),吸气时间(T_i)长,而流量可以回到零位,时间切换

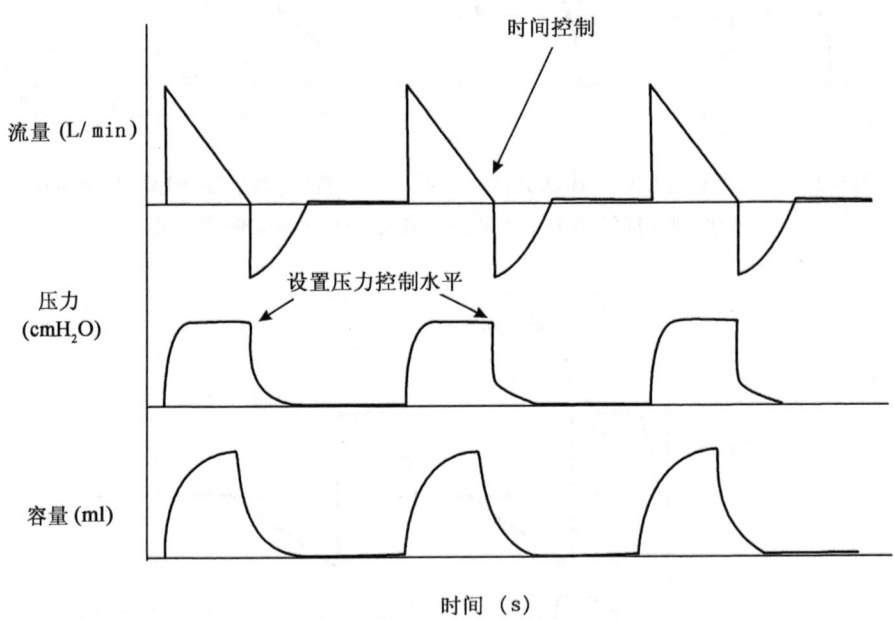

图 6-2-26　PCV 由于压力恒定(预设),呈方波;容量递增,呈递增波;流量递减,呈递减波

P-T、V-T、F-T 波形基本正常(图 6-2-28A);当肺顺应性下降时,为了保证容量,V-T 和 F-T 波形可以不变,但 PCV 压力水平相应升高,P-T 波形改变(图 6-2-28B)。

(2)PCV:由于压力恒定的特点,无论肺功能正常与否,P-T 波形不变(图 6-2-29);但 V-T 和 F-T 波形改变,同等压力下容量下降,提示可能存在气道阻力增加或顺应性下降(图 6-2-29B)。

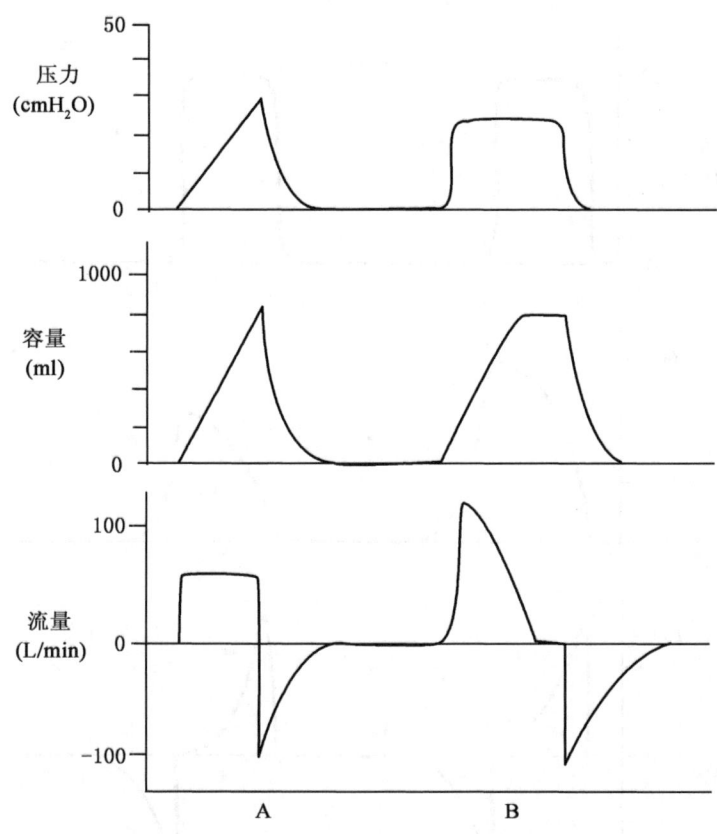

图 6-2-27 控制性呼吸时，VCV 模式下由于流量恒定，呈方波；压力递增，呈递增波（A）；PCV 模式下由于压力恒定，呈方波；容量递增，呈递增波；流量递减，呈递减波（B）

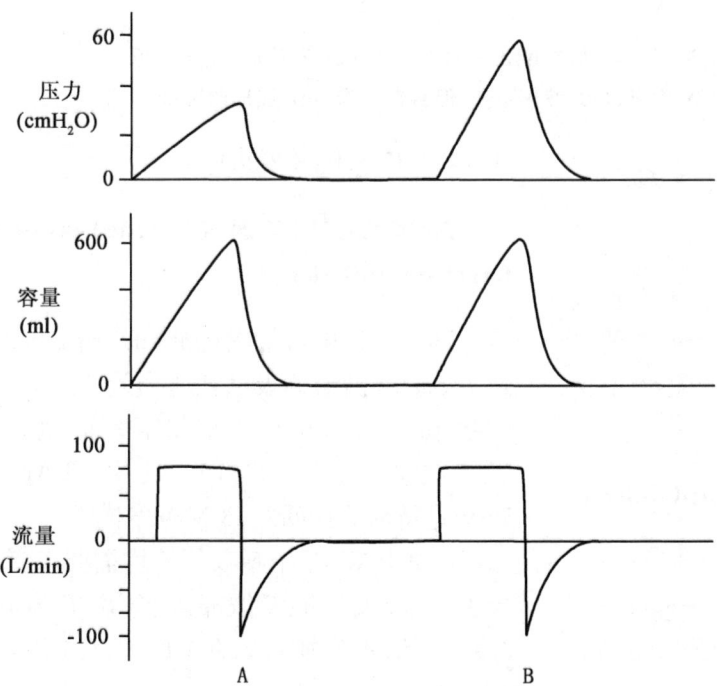

图 6-2-28 VCV 模式容量波形不变的特点是肺功能正常时，$P\text{-}T$、$V\text{-}T$、$F\text{-}T$ 波形基本正常（A）；当肺顺应性下降时，为了保证容量，$V\text{-}T$ 和 $F\text{-}T$ 波形可以不变，但 PCV 压力水平相应升高，$P\text{-}T$ 波形改变（B）

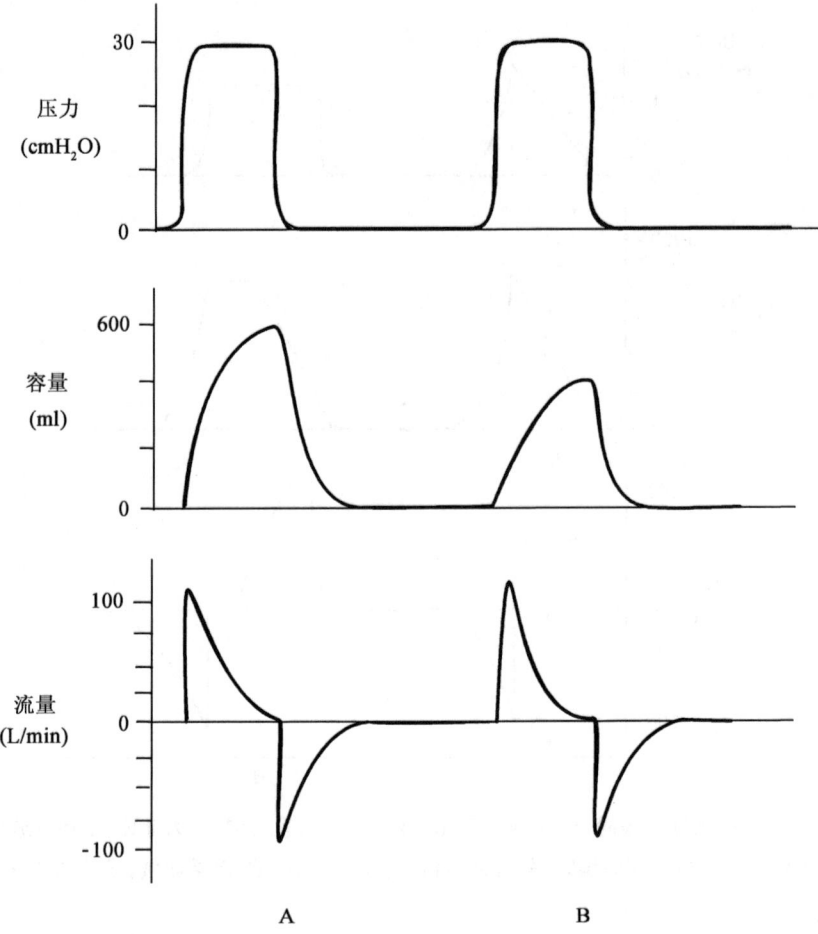

图 6-2-29　PCV 时,压力波形不变,肺功能正常时 $P\text{-}T$、$V\text{-}T$、$F\text{-}T$ 波形(A)与肺顺应性下降相比,同样 PCV 水平,$P\text{-}T$ 波形不变,但容量下降,$V\text{-}T$ 波形改变(B)

(三)辅助性通气模式时三种 Scalar 波形同时显示

辅助性呼吸与控制性呼吸的主要区别是患者是否有触发,三种 Scalar 波形的主要区别在于 $P\text{-}T$ Scalar 波形的吸气初压力是否为负压。

1. 辅助性 VCV 通气(assisted volume-targeted ventilation)

通常均是患者触发(patient triggered)、流量限制(flow limited)、容量循环(volume cycled),$P\text{-}T$ Scalar 波形的吸气初压力为负压,容量不变(图 6-2-30)。

2. 辅助性 PCV 通气(assisted pressure-targeted ventilation)

通常均是患者触发(patient triggered),$P\text{-}T$ Scalar 波形的吸气初压力为负压;压力限制(pressure limited)、容量不保证,受肺力学特点影响(图 6-2-31)。其中 CPAP 与 PSV 是特殊的辅助性 PCV 通气模式。

(1)CPAP:整个呼吸周期均需要患者有自主呼吸,吸气触发依靠患者,$P\text{-}T$ Scalar 波形显示,吸气初压力在 CPAP 水平下(图 6-2-32)。

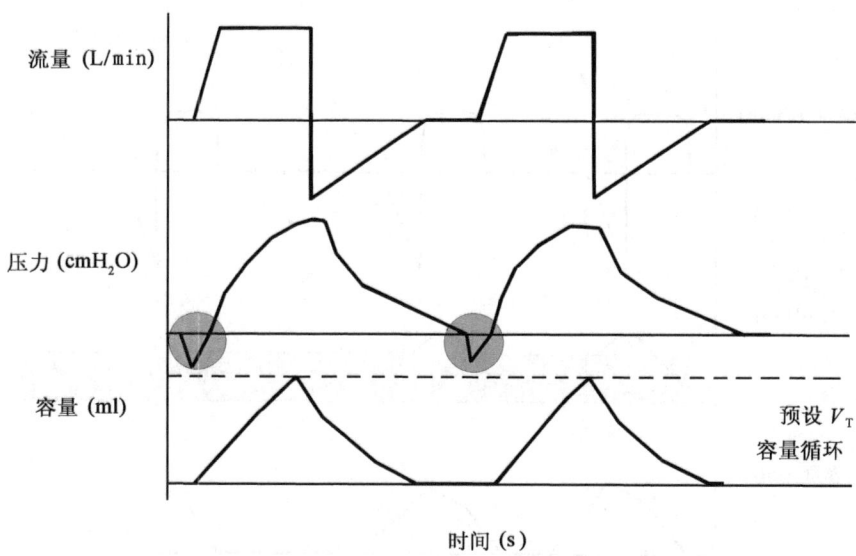

图 6-2-30　辅助性 VCV 通气是患者触发（$P\text{-}T$ Scalar 波形吸气初压力为负压）、流量限制、容量循环与容量保证

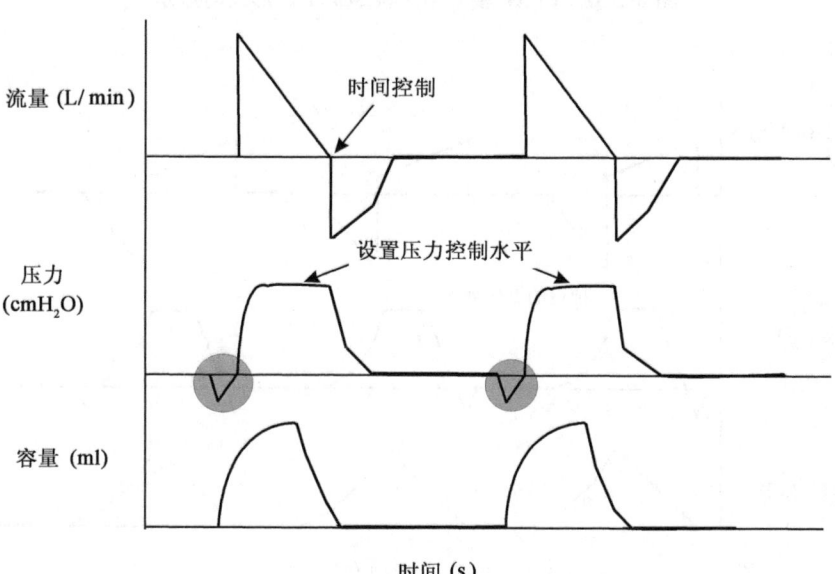

图 6-2-31　辅助性 PCV 通气

通常均是患者触发，$P\text{-}T$ Scalar 波形的吸气初压力为负压；压力限制、容量不保证

(2) PSV：也是特殊的辅助性 PCV 模式，每次 PSV 均需要患者自主呼吸触发，$P\text{-}T$ Scalar 波形显示，吸气初压力在 PSV 水平下（图 6-2-33）。

(3) CPAP+PSV：通常 PSV 需要设置，且均在 CPAP 水平上，容量不保证，依据肺顺应性气道阻力的影响而变化（图 6-2-34）。

3. SIMV

分 VCV 与 PCV，还可以分别于 PSV 联合使用。

(1) VCV-SIMV：指令通气时保留 VCV

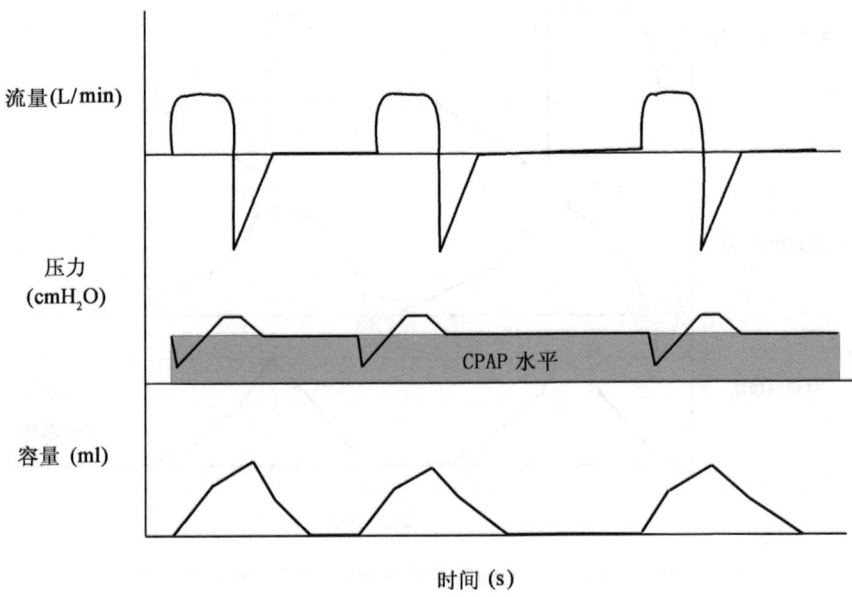

图 6-2-32 CPAP 模式下三种 Scalar 波形同时显示

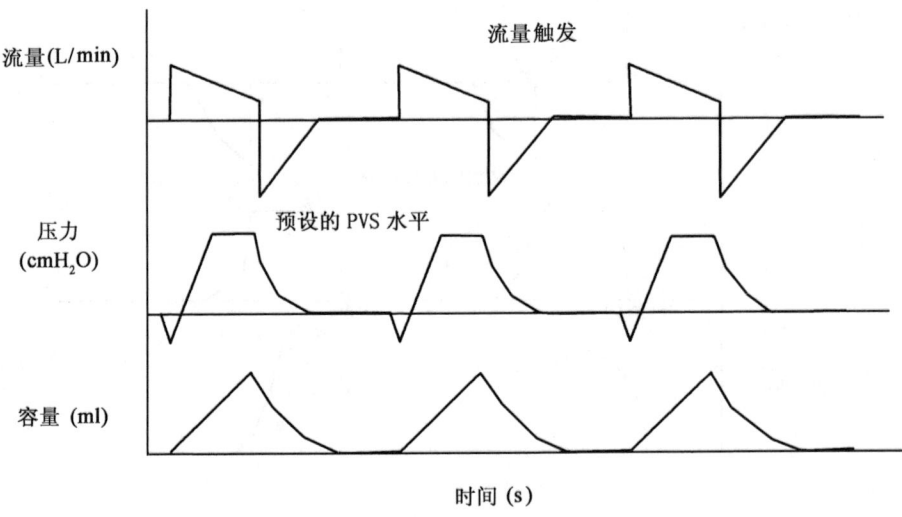

图 6-2-33 PSV 模式下三种 Scalar 波形同时显示

特点,容量保证、流量恒定而可以预设等;自主呼吸时,完全依靠患者自主呼吸特点控制(图 6-2-35)。

(2) VCV-SIMV + PSV:与单纯 VCV-SIMV 最大的不同点是,自主呼吸期间,也能得到 PSV 辅助(图 6-2-36)。

(3) VCV-SIMV + PSV + CPAP:与 VCV-SIMV + PSV 最大的不同点是,自主呼吸期间,不但能得到 PSV 辅助,还能得到 CPAP 辅助,且 PSV 辅助是在 CPAP 水平之上(图 6-2-37)。

(4) PCV-SIMV(pressure-targeted ventilation):指令通气时保留 PCV 特点,压力恒定,但容量不保证等;自主呼吸时,与

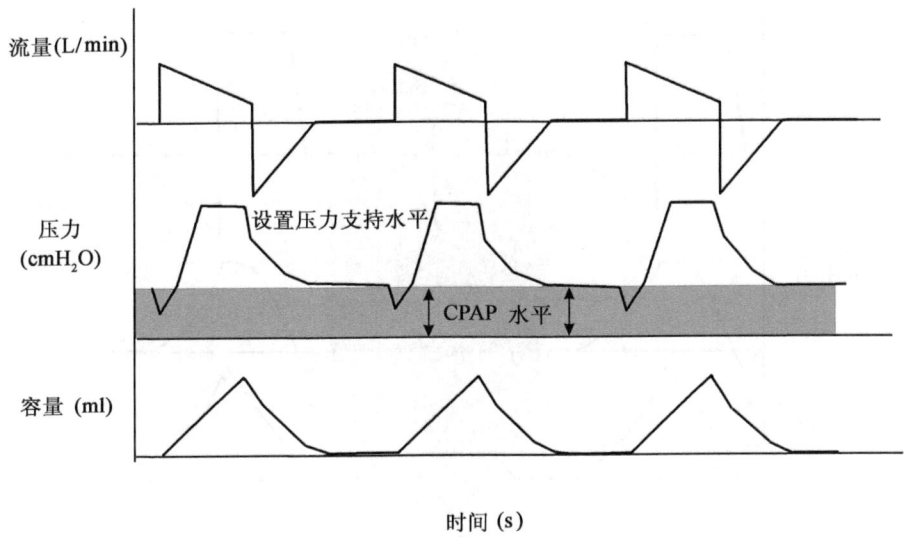

图 6-2-34　CPAP+PSV，PSV 需要设置，且均在 CPAP 水平上，容量不保证，受肺力学特征影响

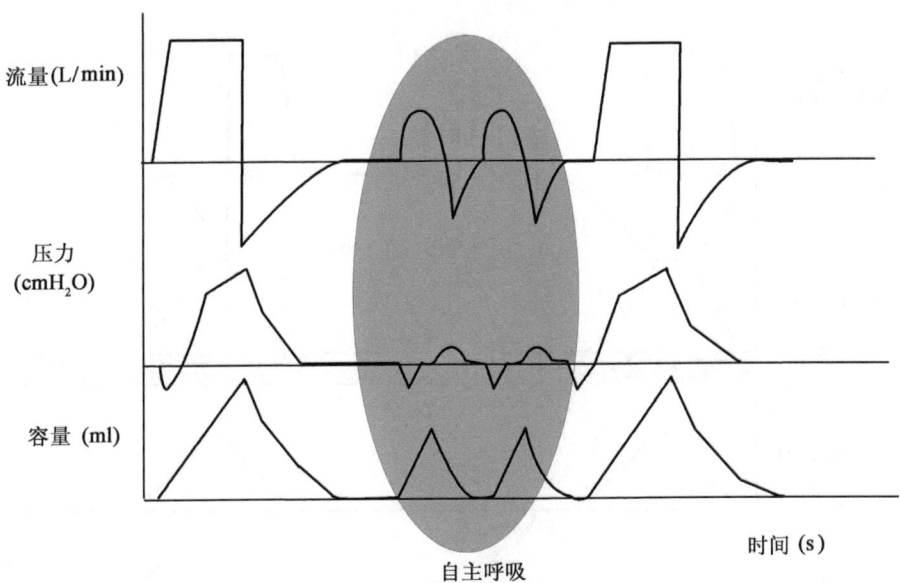

图 6-2-35　VCV-SIMV 时，指令通气时保留 VCV 特点；自主呼吸时，完全依靠患者自主呼吸控制

VCV-SIMV 相仿，完全依靠患者自主呼吸特点控制（图 6-2-38）。

（5）PCV-SIMV+PSV：与 VCV-SIMV+PSV 相仿，指令通气保留 PCV 特点，自主呼吸期间，能得到 PSV 辅助（图 6-2-39）。

（6）PCV-SIMV+PSV+CPAP：与 VCV-SIMV+PSV+CPAP 相仿，指令通气保留 PCV 特点，自主呼吸期间，不但能得到 PSV 辅助，还能得到 CPAP 辅助，且 PSV 辅助是在 CPAP 水平之上（图 6-2-40）。

六、三种曲线环（loop）

分别以压力、容量、流量为纵轴或横轴，

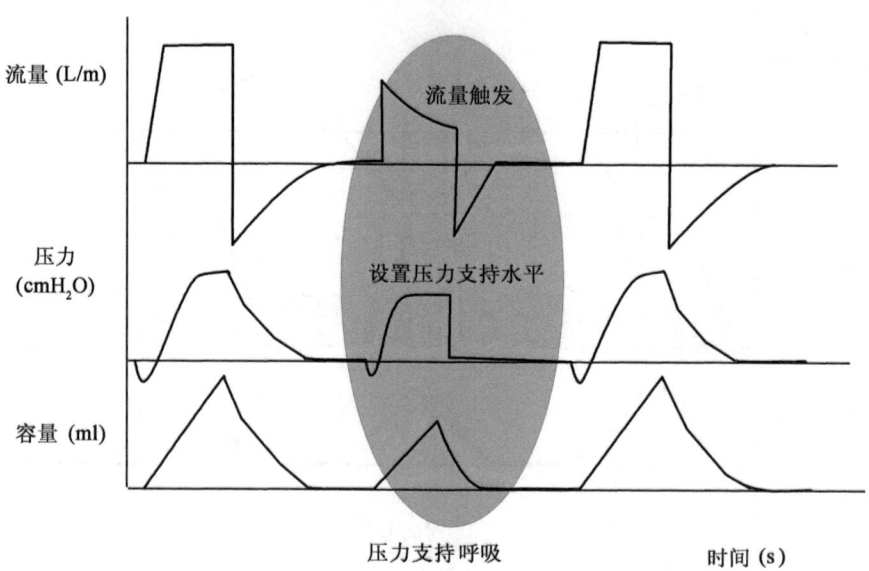

图 6-2-36 VCV-SIMV＋PSV 与单纯 VCV-SIMV 最大的不同点是自主呼吸期间也能得到 PSV 辅助

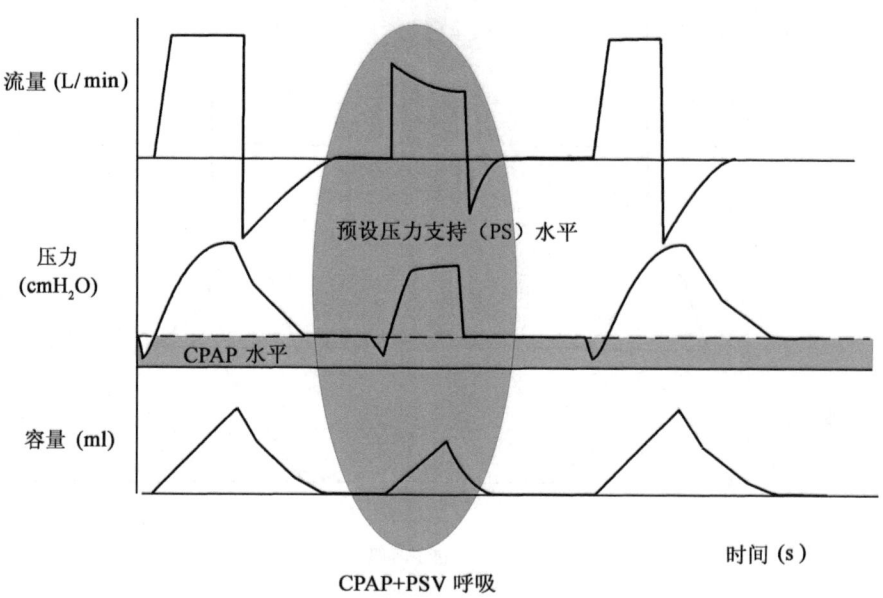

图 6-2-37 VCV-SIMV＋PSV＋CPAP

可以构成三个曲线环(loop)，分别是压力-容量曲线环(P-V loop)、流量-容量曲线环(F-V loop)、压力-流量曲线环(P-F loop)。随通气方式不同，如自主呼吸(spontaneous)、辅助呼吸(assisted)、控制呼吸(controlled)，这三个曲线环也随之改变(图 6-2-41)。

（一）压力-容量曲线环(loop)

以压力(P)为横轴，容量(V)为纵轴，描记整个呼吸周期 P-V 曲线，可以形成 P-V 曲线环；由吸气(inspiration)和呼气支(expiration)构成，是无数动态顺应性(C_{dy})点的连

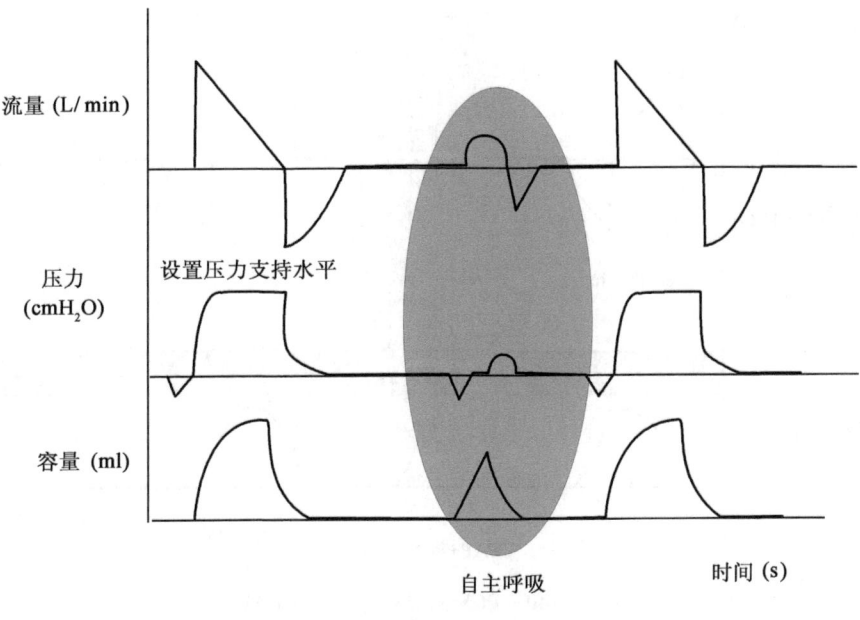

图 6-2-38　PCV-SIMV

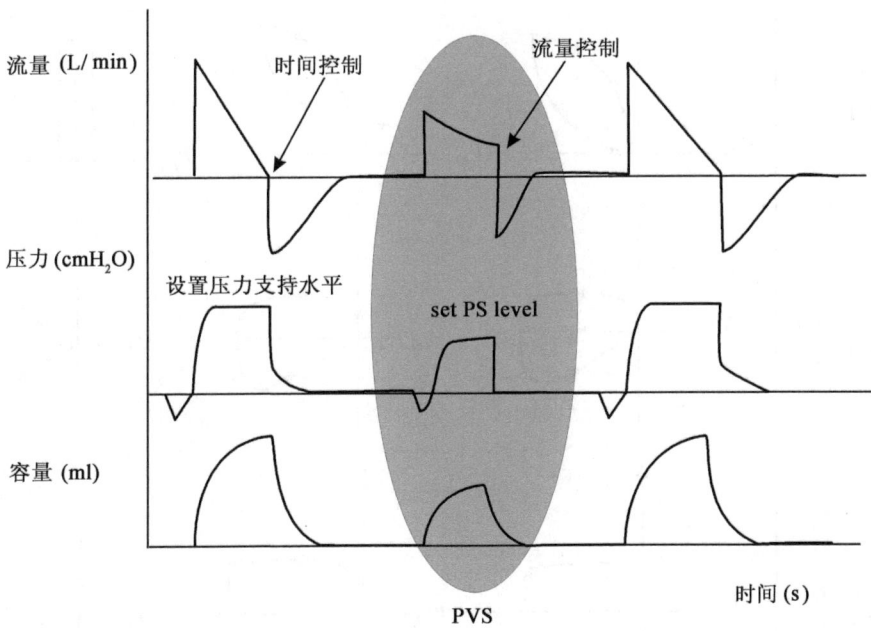

图 6-2-39　PCV-SIMV＋PSV

线。R_{aw} 增加患者，C_{st} 下降不如 C_{dy} 明显；肺顺应性下降患者，C_{st} 与 C_{dy} 可能均显著下降。依据 P-V 曲线环，可以得到很多有关呼吸生理与病理生理改变方面的信息与资料，也可了解呼吸做功（work of breath，WOB）的情况，是所有波形中最有价值的波形与环。

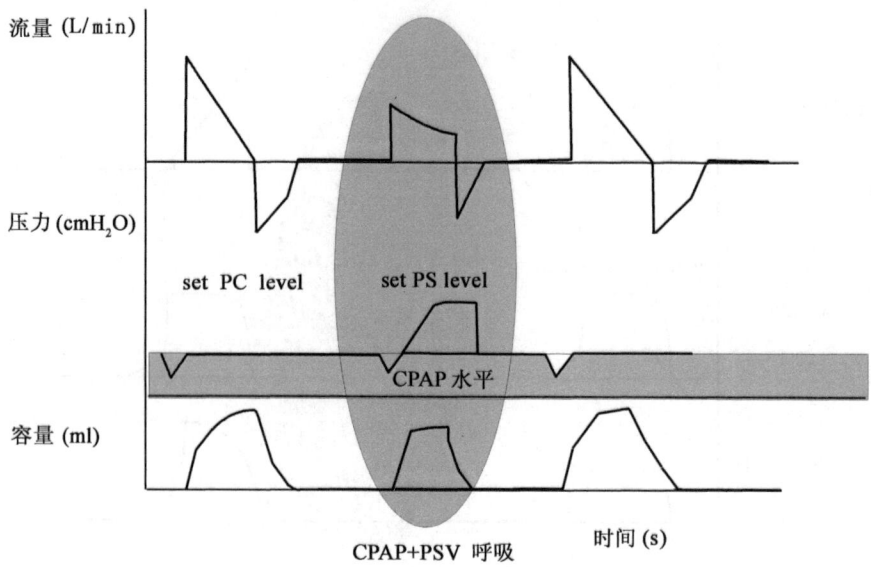

图 6-2-40　PCV-SIMV＋PSV＋CPAP

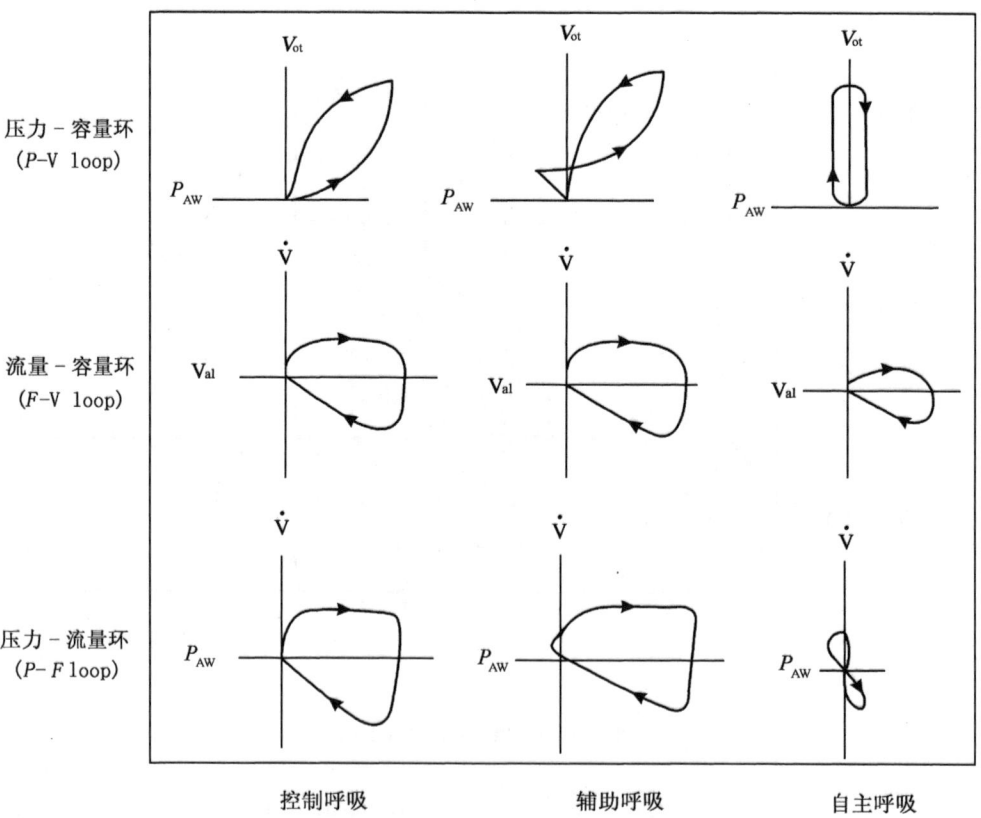

图 6-2-41　自主呼吸、辅助呼吸、控制呼吸下的压力-容量曲线环（$P\text{-}V$ loop）、流量-容量曲线环（$F\text{-}V$ loop）、压力-流量曲线环（$P\text{-}F$ loop）

1. 控制、辅助、自主呼吸

CMV 时,整个呼吸周期,P-V 曲线环可能均在正压区域(图 6-2-42); AMV 时,由于需要患者触发(trigger),吸气初压力为负压,整个呼吸周期,P-V 曲线环可能先在负压区域,以后大部分均在正压区域(图 6-2-43);自主呼吸时,整个呼吸周期,P-V 曲线环依据呼吸用力大小,分布在正负压区域,呼吸用力愈大,分布在负压区域愈多。平静自主呼吸时,P-V 曲线环显示吸气支在负压区域,呼气支在正压区域(图 6-2-44); CPAP 模式下自主呼吸时,P-V 曲线环全部在正压区域,CPAP 水平决定吸气起始的压力水平(图 6-2-45);辅助通气时,随呼吸用力增加,P-V 曲线环偏向负压区域。此外,VCV 与 PCV 模式下,P-V 曲线环也有不同(图 6-2-46)。

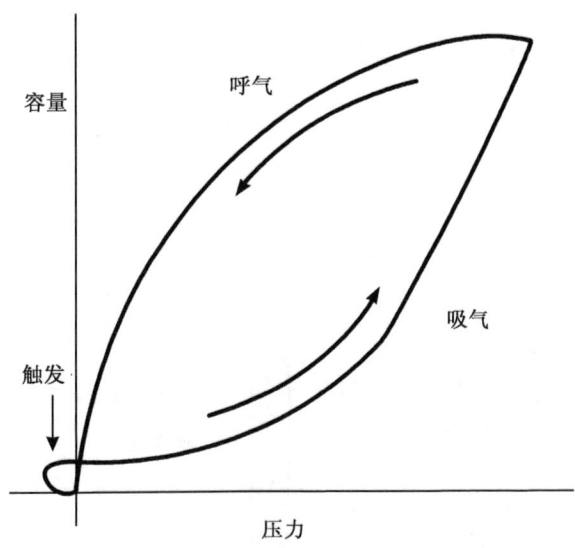

图 6-2-43 AMV 时,由于需要患者触发(trigger),吸气初压力为负压,整个呼吸周期,P-V 曲线环可能先在负压区域,以后大部分均在正压区域

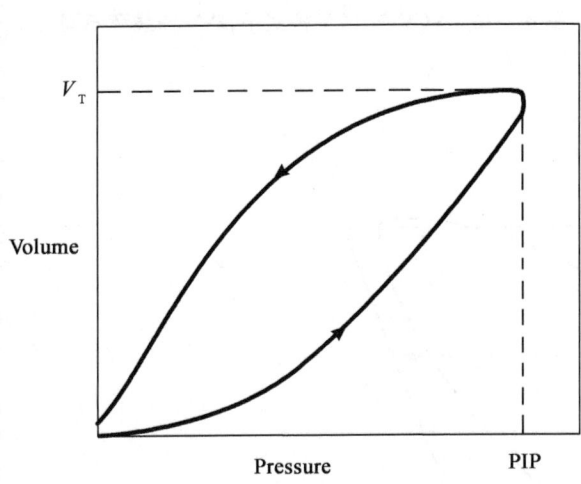

图 6-2-42 CMV 时,整个呼吸周期,P-V 曲线环可能均在正压区域

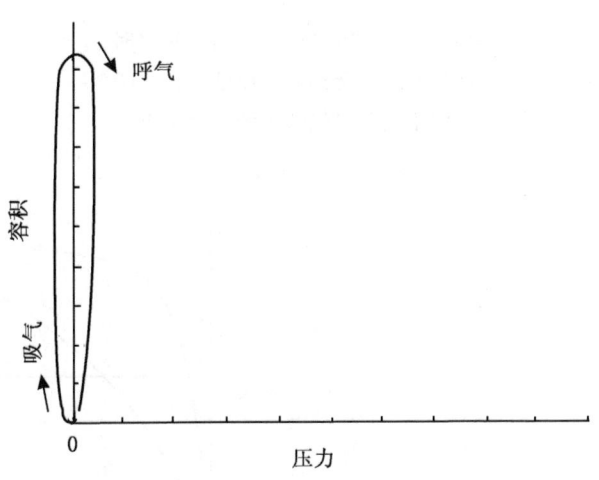

图 6-2-44 平静自主(spotaneous)呼吸时 P-V 曲线环

2. R_{aw} 增加与肺顺应性

当 R_{aw} 增加与肺顺应性下降时,C_{dy} 与 C_{st} 均可能下降;R_{aw} 增加,可导致 P-V 曲线环面积增加(图 6-2-47);也可以表现为 PCV 模式下,P_{aw} 不变,V_T 减少,P-V 曲线环变平坦(图 6-2-48); VCV 模式下,V_T 不变,P_{aw} 压力增加,P-V 曲线环向右膨胀,但面积增加(图 6-2-49)。此外,P-V 曲线环改变还可能反映呼、吸气 R_{aw} 增加,呼气 R_{aw} 增加,P-V 曲线环呼气支膨胀(图 6-2-50);吸气 R_{aw} 增加,P-V 曲线环吸气支膨胀(图 6-2-51)。

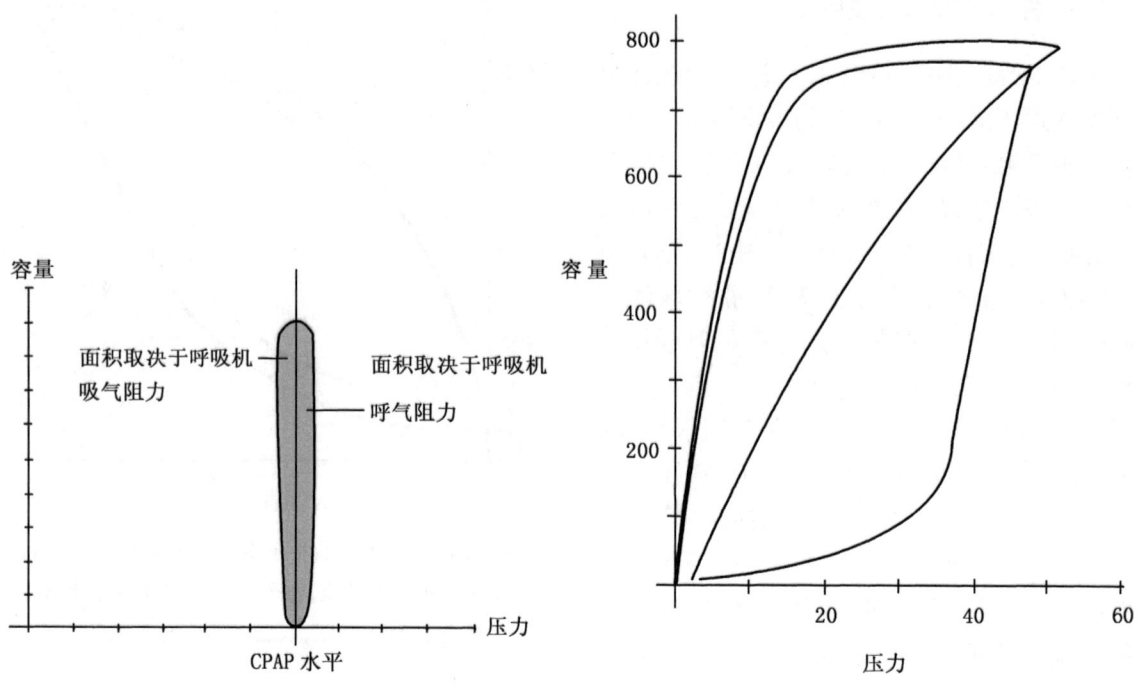

图 6-2-45 CPAP 模式下自主呼吸时，P-V 曲线环全部在正压区域，CPAP 水平决定吸气起始的压力水平

图 6-2-46 VCV 与 PCV 模式下，P-V 曲线环不同

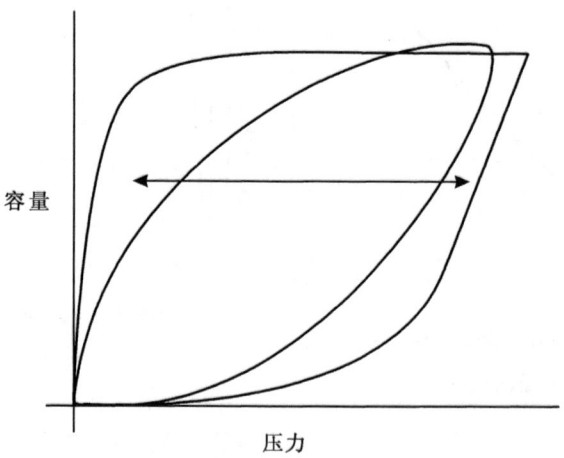

图 6-2-47 气道阻力增加可导致 P-V 曲线环面积增加

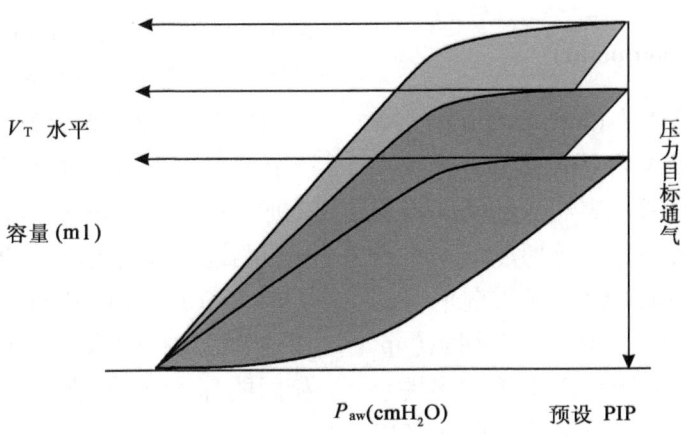

图 6-2-48　PCV 模式下，PIP 不变，但 V_T 减少，P-V 曲线环变平坦，面积增加

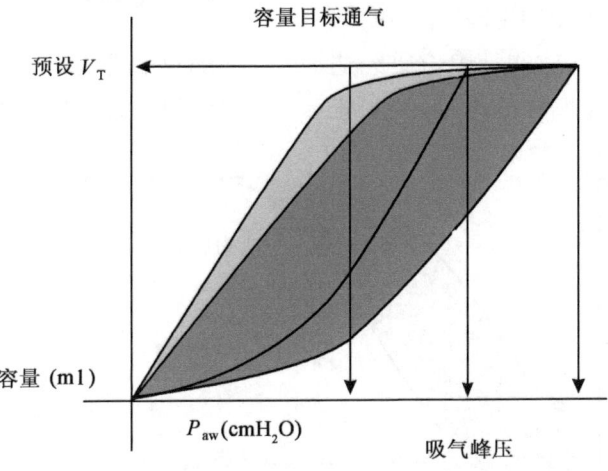

图 6-2-49　VCV 模式下，为保持 V_T 不变，PIP 增加，P-V 曲线环变平坦，但面积增加

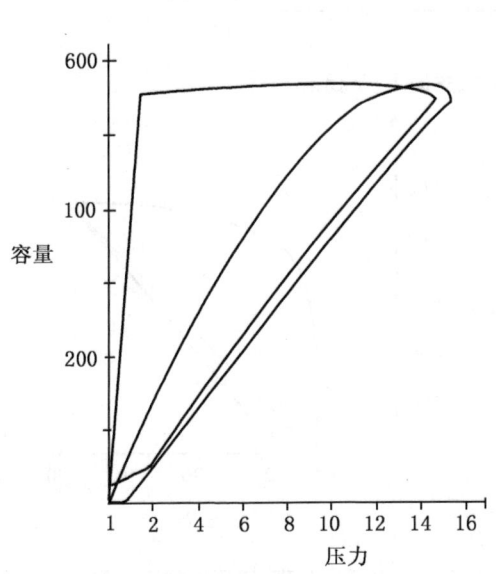

图 6-2-50　患者呼气阻力增加，P-V 曲线环呼气支增大

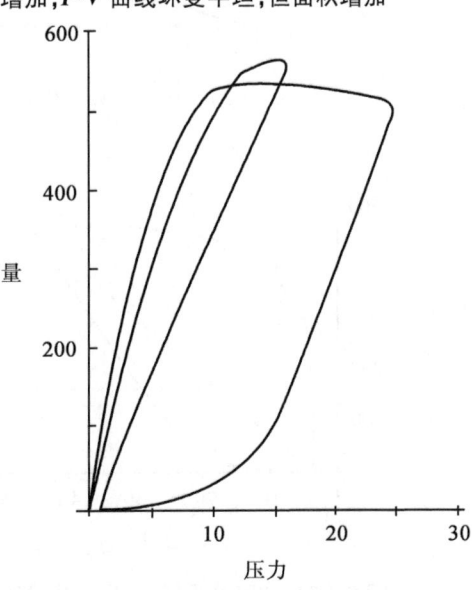

图 6-2-51　患者吸气阻力增加，P-V 曲线环吸气支增大

3. 拐点(inflection point)

$P\text{-}V$ 曲线环吸气支(inspiration)上,有时会出现拐点,即 $P\text{-}V$ 曲线突然变陡峭或平坦的那一点(图 6-2-52);突然变陡峭的点通常出现在曲线下部,被称为下拐点(lower or down inflection point, LIP);突然变平坦的点通常出现在曲线上部,被称为上拐点(upper inflection point, UIP)。LIP 形成多提示被开放的肺单位突然增加,通常是能使肺单位打开的压力水平,故很多学者主张将 LIP 上 $2\sim 3\ \mathrm{cmH_2O}$ 作为设置 PEEP 水平的依据;UIP 形成多提示被开放的肺单位已经达到再增加压力也不可能增加的水平,故主张将 UIP 下 $2\sim 3\ \mathrm{cmH_2O}$,作为设置 PCV 或 PSV 水平的依据(图 6-2-52)。PEEP 设置后,$P\text{-}V$ 曲线/环起始的吸气水平也相应升高;但如果 PEEP 设置是合适的,则吸气峰压增加不明显(图 6-2-53)。了解 LIP 与 UIP 可以帮助我们设定最佳 PEEP 和最大吸气压力值,在 LIP 与 UIP 的压力范围内通气,可以达到设定相同的 V_T 而吸气压力变化小;在相同的压力变化情况下,得到较大的 V_T 设定。

4. 呼吸机拮抗

随呼吸机与自主呼吸拮抗,呼吸做功增加,$P\text{-}V$ 曲线环变化大(图 6-2-54)。

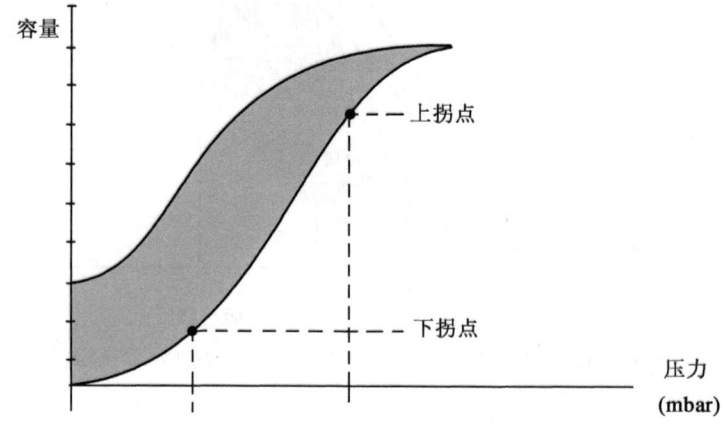

图 6-2-52　$P\text{-}V$ 曲线环吸气支的上、下拐点

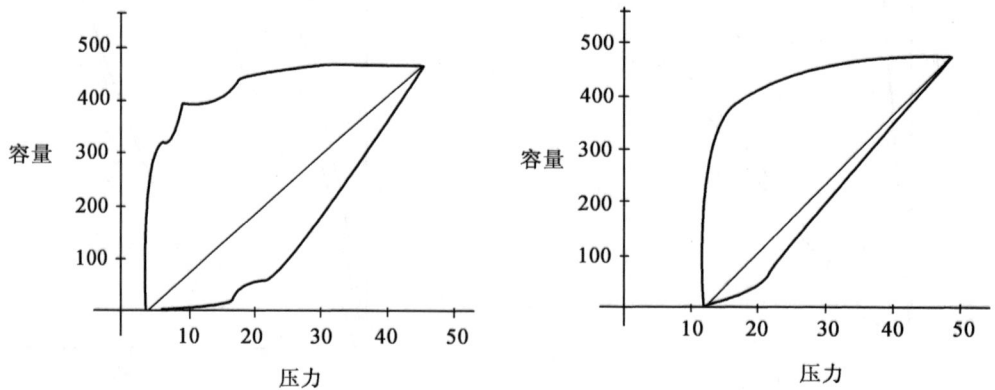

图 6-2-53　PEEP 设置后,$P\text{-}V$ 曲线环起始的吸气水平也相应升高,峰压增加不明显

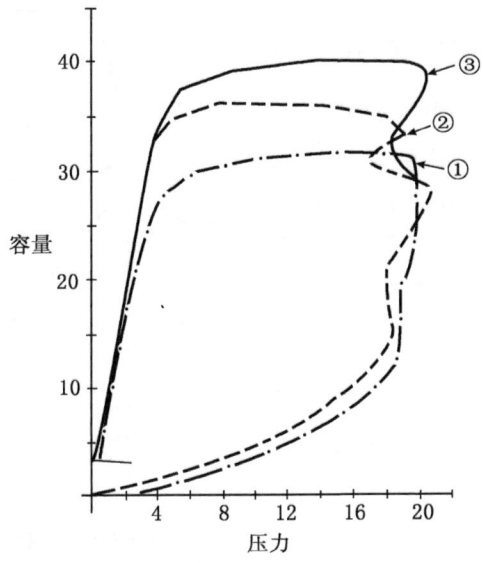

图 6-2-54 呼吸机拮抗时的 P-V 曲线环

5. 呼吸功(work of breath,WOB)

P-V 曲线环中,B 区域是体现了患者吸气时呼吸机克服患者的顺应性或称弹性阻力(elastic resistant)做功情况,A 区域是体现了患者吸气时呼吸机克服患者吸气阻力做功情况(图 6-2-55)。呼吸周期中,吸气压力主要用于克服自肺泡膨胀的弹性阻力(elastic resistant)与来自气道、气体分子之间、气体与气道壁之间摩擦等产生的非弹性阻力,是主要的呼吸机做功;呼气靠肺泡的弹性回缩做功,呼吸机不做功。此时 B 区域在 P-V 环内的区域是体现了肺泡的弹性回缩克服患者呼气阻力的做功情况,B 区域在 P-V 环外的区域是体现了肺泡的弹性回缩克服呼吸机呼气阀阻力的做功情况。当 R_{aw} 增加和顺应性下降时,WOB 明显增加,P-V 曲线/环增宽、增大,因主要表现在吸气相,P-V 曲线环向右偏移(图 6-2-56)。

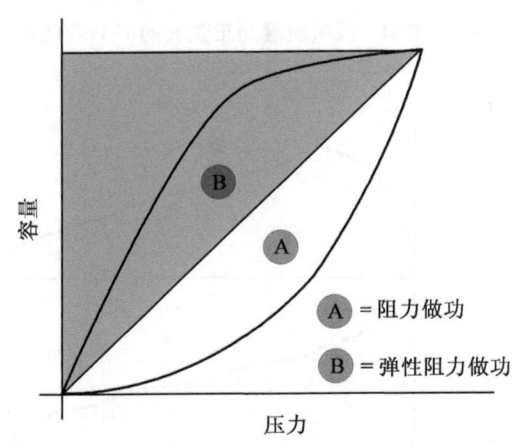

图 6-2-55 P-V 曲线环中分吸气相做功与呼气相做功

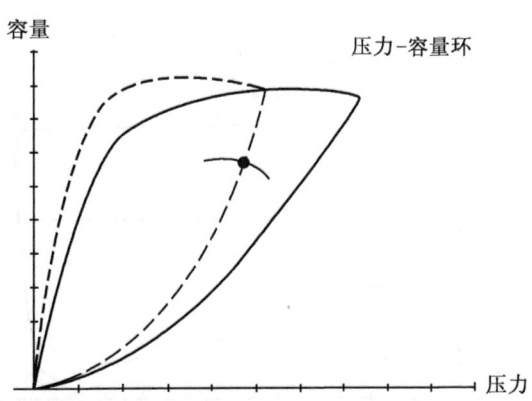

图 6-2-56 气道阻力增加、肺顺应性下降时,WOB 增加,P-V 曲线环增宽、增大,因主要表现在吸气相,P-V 曲线/环向右偏移

(二)流量-容量曲线环(loop)

以流量(F)为纵轴,容量(V)为横轴,描述整个呼吸周期 F-V 曲线,可以得到并形成 F-V 曲线环。依据吸、呼气流量变化,F-V 曲线环可以表现出不同形态(图 6-2-57A、图 6-2-57B、图 6-2-57C、图 6-2-57D、图 6-2-57E)。呼气 R_{aw} 增加时,F-V 曲线环呼气支体凹陷(图 6-2-58);呼气阻力轻微增加时,可以观测到 B 点离 C 点较近;随着症状的严重,B 点离 A 点越来越接近,凹陷更明显,甚至 A 点的高度即呼气最高流量降低。

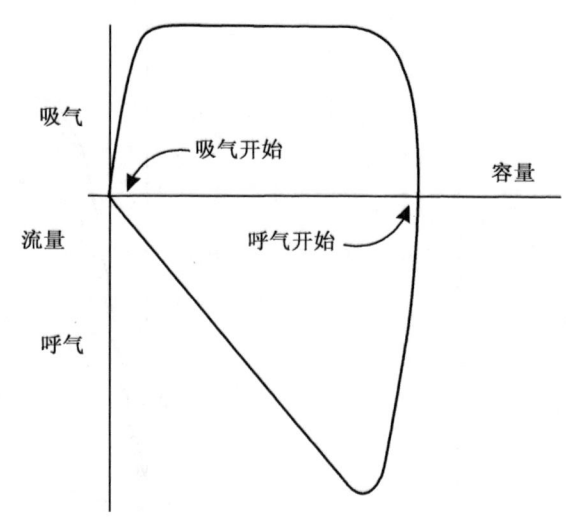

图 6-2-57C 吸气流量为方波的 F-V 曲线环

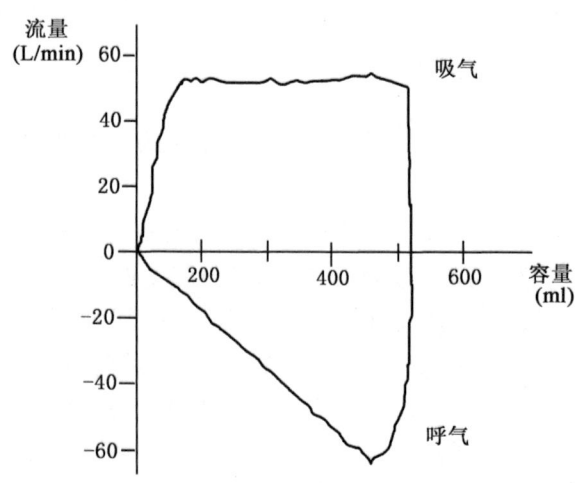

图 6-2-57A 流量为方波的 F-V 曲线环

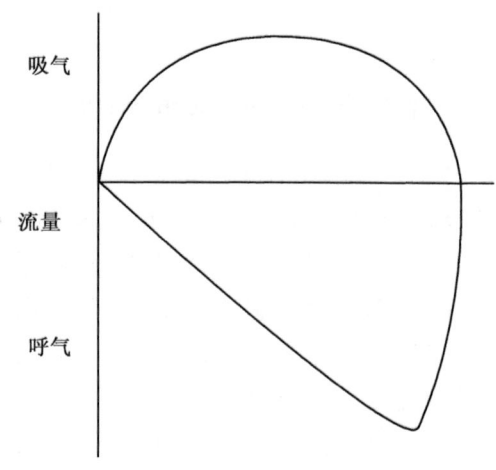

图 6-2-57D 吸气流量为正弦波的 F-V 曲线环

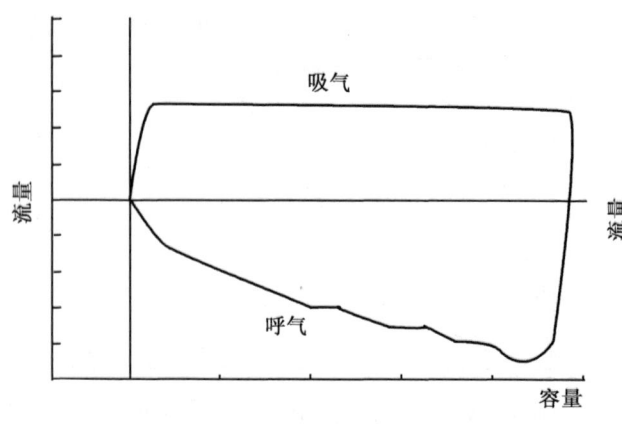

图 6-2-57B 流量恒定的 F-V 曲线环

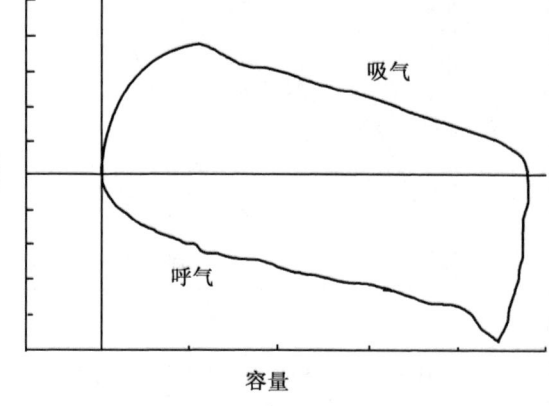

图 6-2-57E 指数递减的 F-V 曲线环

(三) 压力-流量曲线环 (P-F loop)

以压力 (P) 为横轴，流量 (F) 为纵轴，描记整个呼吸周期 P-F 曲线，可以得到并形成 P-F 曲线环。图 6-2-59 为自主呼吸的 P-F 曲线环；图 6-2-60 为控制通气时，流量恒定的 P-F 曲线环；图 6-2-61 为辅助通气时，流量为线形递减的 P-F 曲线环。流量乘以压力是功率，可以把 P-F 环上任意一点，对坐标作垂线，与坐标形成长方形的面积，其面积是该点时候的功率。如果我们定义流量为纵坐标，压力为横坐标；上面为吸气，下面为呼气，右边为正压。那么，右上象限为呼吸机做功的功率，左上象限为患者吸气做功功率，右下象限是患者呼气做功功率。由于没有负压通气，左下象限不会存在。功率是单位时间内的功，要得到功的数据，还必须将功率对时间进行积分。

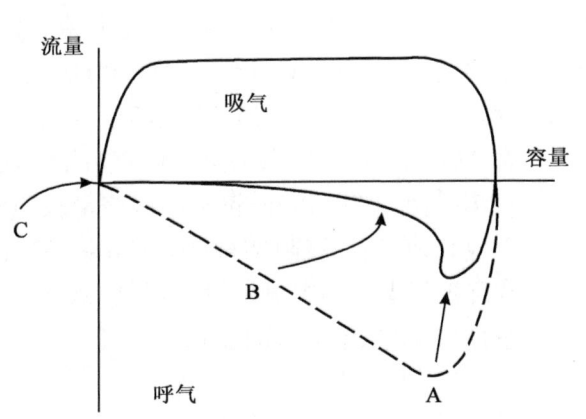

图 6-2-58 呼气阻力增加时，F-V 曲线环呼气支凹陷

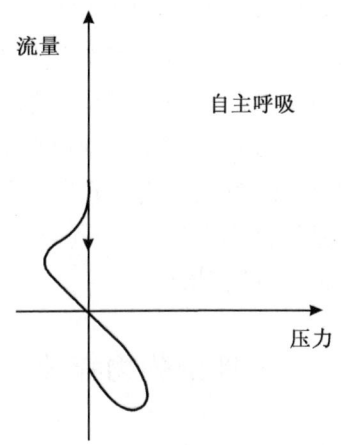

图 6-2-59 自主呼吸的 P-F 曲线环

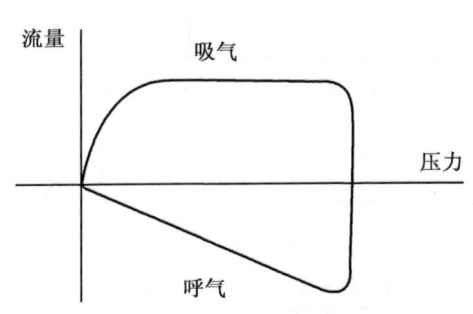

图 6-2-60 控制通气时，流量恒定 P-F 曲线环

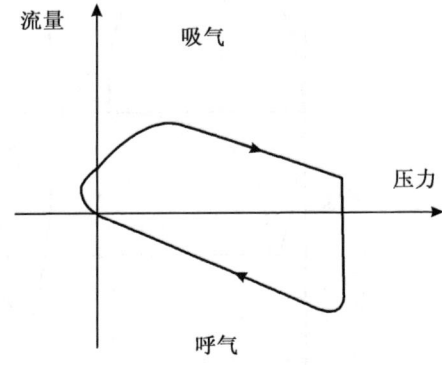

图 6-2-61 辅助通气时线形递减流量的 P-F 曲线环

第3节 曲线与波形临床意义

在同台呼吸机上,使用不同模式与功能、设置不同的呼吸机参数,均可使曲线与波形发生改变。但是,如果由于患者的因素,导致呼吸机曲线与波形改变,应当及时被发现与处理,否则有可能造成后果。因此,监测呼吸机曲线与波形,不但能保障临床疗效,还能帮助我们,通过对呼吸机曲线与波形变化的观察,更直观或及时地发现患者可能存在的异常,以便及时处理。由于影响呼吸机曲线与波形变化的因素很多,变化的形式多样,正确解读与鉴别,并不十分容易,同样需要大量临床实践与经验的积累。

一、评价药物疗效

利用呼吸曲线进行药物疗效评价,主要是针对支气管扩张剂和胸肺顺应性改变情况。

(一) F-V 曲线环

F-V 曲线环主要反映流量与容量之间的关系,影响流量的主要因素是支气管痉挛,当气道痉挛被缓解后,呼气流量显著提高,容量水平增加,描记 F-V 曲线环能协助判断临床疗效。如果用药前,F-V 曲线环呼气支凹向容量轴,说明有支气管痉挛和呼气流量受限;用药后,如果呼气峰流量和中段流量较前显著提高,说明气流阻塞被缓解;如果 F-V 曲线环呼气支凹向容量轴更加明显,说明支气管痉挛没有得到缓解(图 6-3-1)。

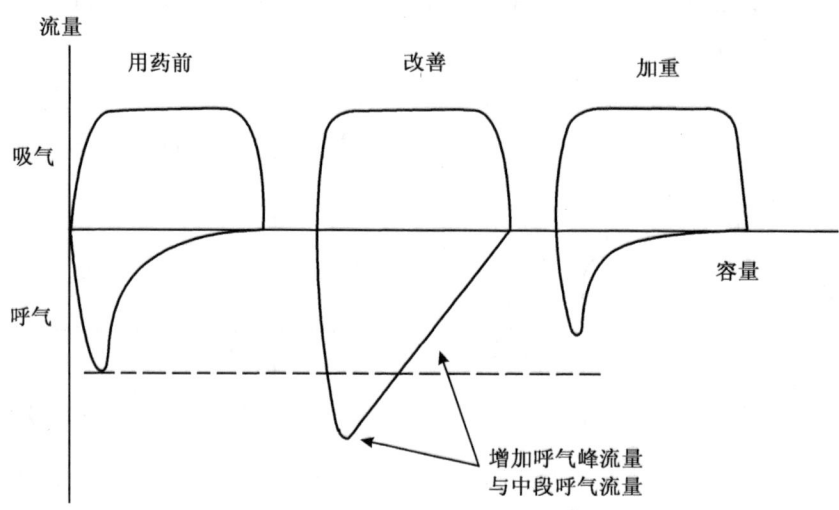

图 6-3-1 用药前后,P-V 曲线环上呼气流量受限改善情况

(二) P-V 曲线环

P-V 曲线环最能反映胸肺顺应性改变,能协助判断胸肺顺应性改善情况。以肺水肿为例,当肺水肿被纠正,P-V 曲线环能较前显著改善而向容量轴偏移(图 6-3-2)。

二、容量或压力过高

容量或压力过高常与压力与容量设置有关。PCV 下,容量过高,与压力过高有关;VCV 下,容量过高,与容量设置有关;无论是否应用 PEEP,P-V 曲线环可以出现鸭嘴样改变(图 6-3-3、图 6-3-4),可以通过降低压力控制或支持水平、减少 V_T 等改善(图 6-3-5);降低 V_T 或降低吸气压力,能使 V_T 和 P-V 曲线环降低。此外,压力太高,患者不舒适时,可能出现流量曲线抖动(图 6-3-6)。

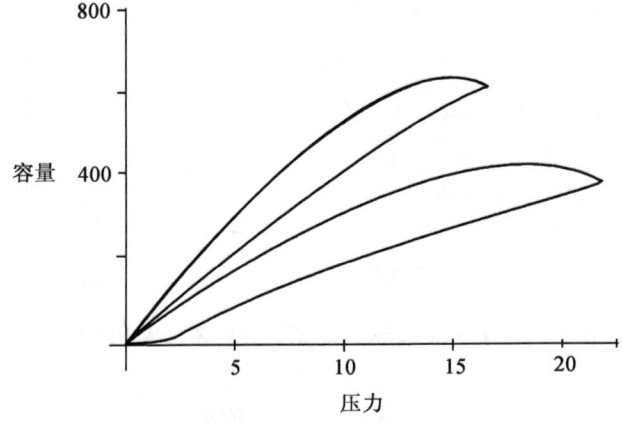

图 6-3-2 肺水肿被纠正,P-V 曲线环能较前显著改善而向容量轴偏移

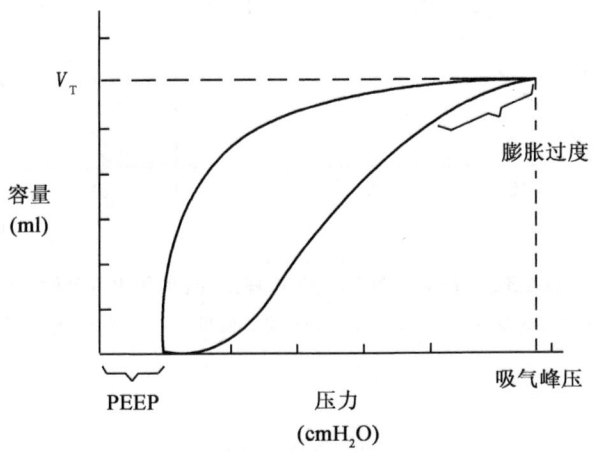

图 6-3-3 P-V 曲线环上鸭嘴样改变(加用 PEEP 时)

三、漏 气(leak)

漏气是接受呼吸机治疗过程中经常发生的现象,及时发现与处理能减少通气不足带来的危害。漏气时,通常均是通过呼吸机报警系统发现;但是,观察各种曲线与曲线环,也能及时发现(图 6-3-7)。如出现在以压力、

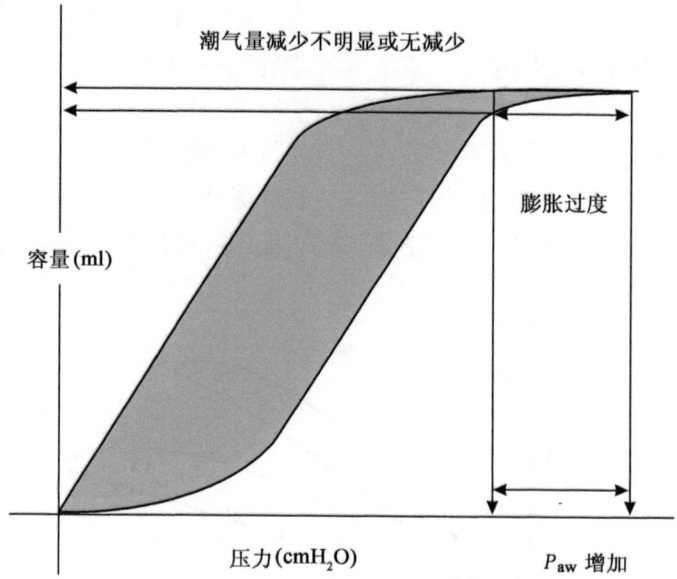

图 6-3-4　*P-V* 曲线环上鸭嘴样改变（不加用 PEEP 时）

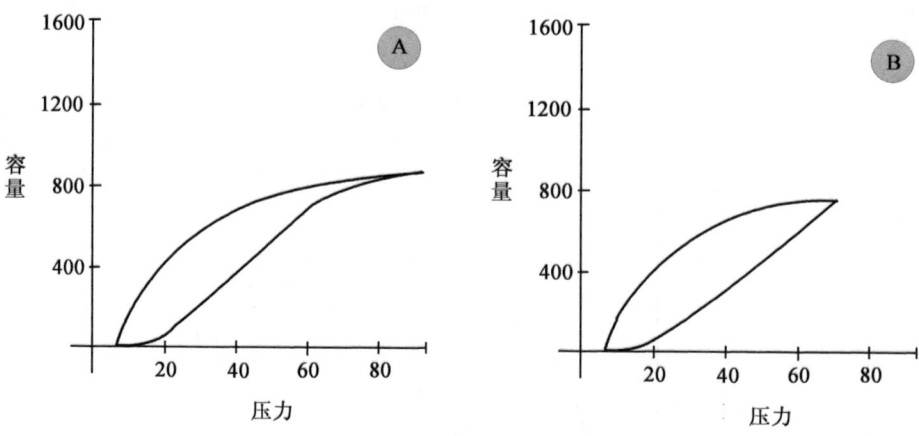

图 6-3-5　*P-V* 曲线环上鸭嘴样改变（加用 PEEP 时）

A. *P-V* 曲线环鸭嘴样改变提示容量过高；B. 可以通过降低压力控制或支持水平、减少 V_T 等改善

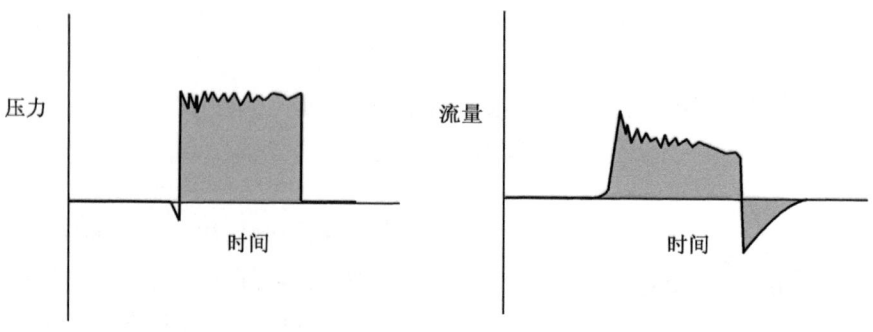

图 6-3-6　流量曲线抖动提示可能压力太高，患者不舒适

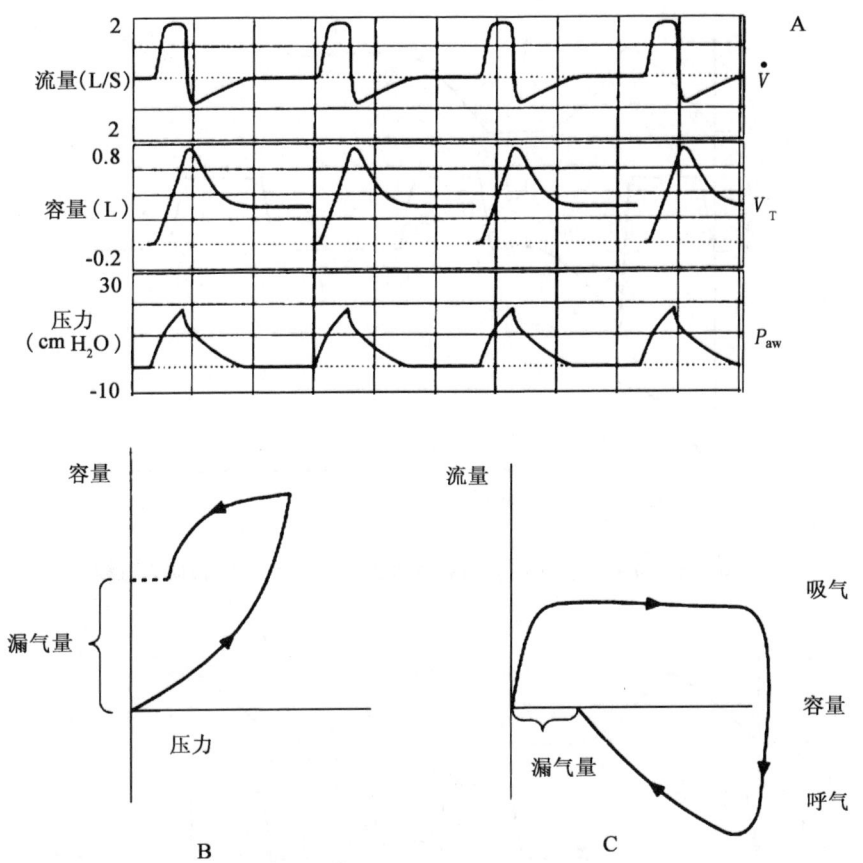

图 6-3-7 A. 虽然呼气容量不能回到基线水平,但下一次吸气还是从基线开始;B. P-V 曲线环上,呼气容量不能回到原水平;C. F-V 曲线环上,也发现呼气容量不能回到原水平

容量、流量为纵轴、时间为横轴的曲线上,虽然呼气容量不能回到基线水平,但下一次吸气还是从基线开始(图 6-3-7A);P-V 与 F-V 曲线环上,也表现为呼气容量不能回到原水平(图 6-3-7B,C);这些均提示漏气可能,通过测定呼、吸气 V_T 差异,能了解漏气量。

四、脱 管

发生脱管时,压力曲线与波形可以完全消失而成为直线(图 6-3-8);容量曲线呼气段消失,不会自己慢慢回到起始位置,而是由呼吸机复位让它回到起始位置。

五、堵 管

当患者的分泌物进入管道,呼吸机气道可能发生堵塞。由于很少会堵住吸气管道,下面主要分析呼气管道被堵情况。图 6-3-9 显示,呼气管道被轻微堵塞所产生的图形。有堵塞现象后,呼气峰值流量下降,从图上①可以看到 F 第二个呼气流量明显低于第一的呼气流量;呼气流量下降变慢,图上②的时间变长;气道压力下降速度减慢,图上③的时间变长;容量波形呼气部分回到零位时间变长,图上④的时间变长。情况再严重的时候,会产生 PEEP;情况最严重的时候,甚至患者

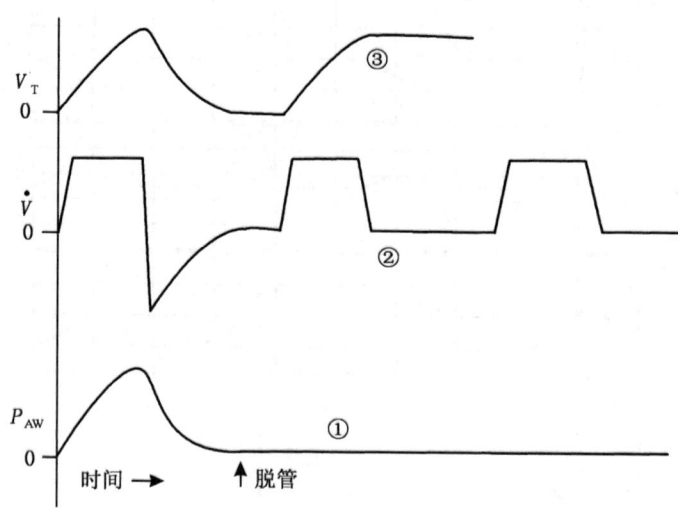

图 6-3-8　发生脱管时压力与容量曲线与波形完全消失成为直线

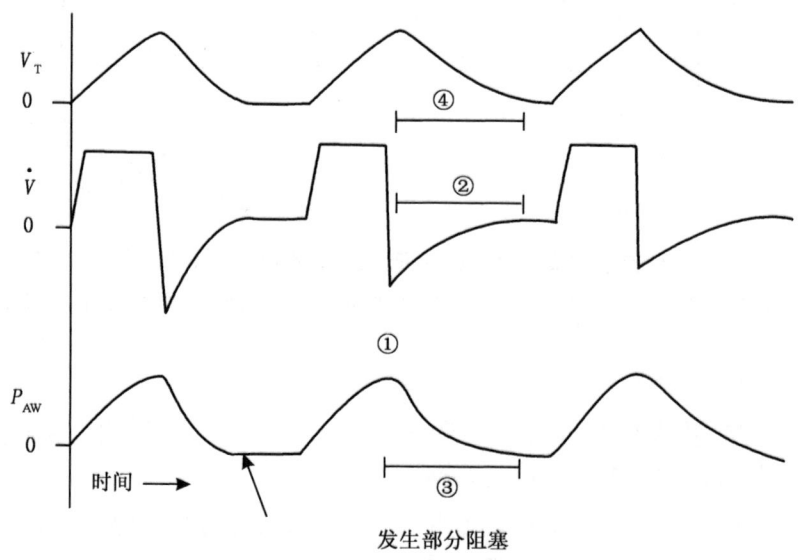

图 6-3-9　堵塞引起容量、流量和气道压力变化图形

不能呼气,而引起窒息的危险。

六、管道积水

由于管道积水,正压通气引起管道内积水震动,使流量、压力波抖动(图 6-3-10)。

七、识别呼吸肌疲劳

当呼吸肌疲劳时,由于无效运动增加,可以使 V_T、压力、流量波多变(图 6-3-11)。

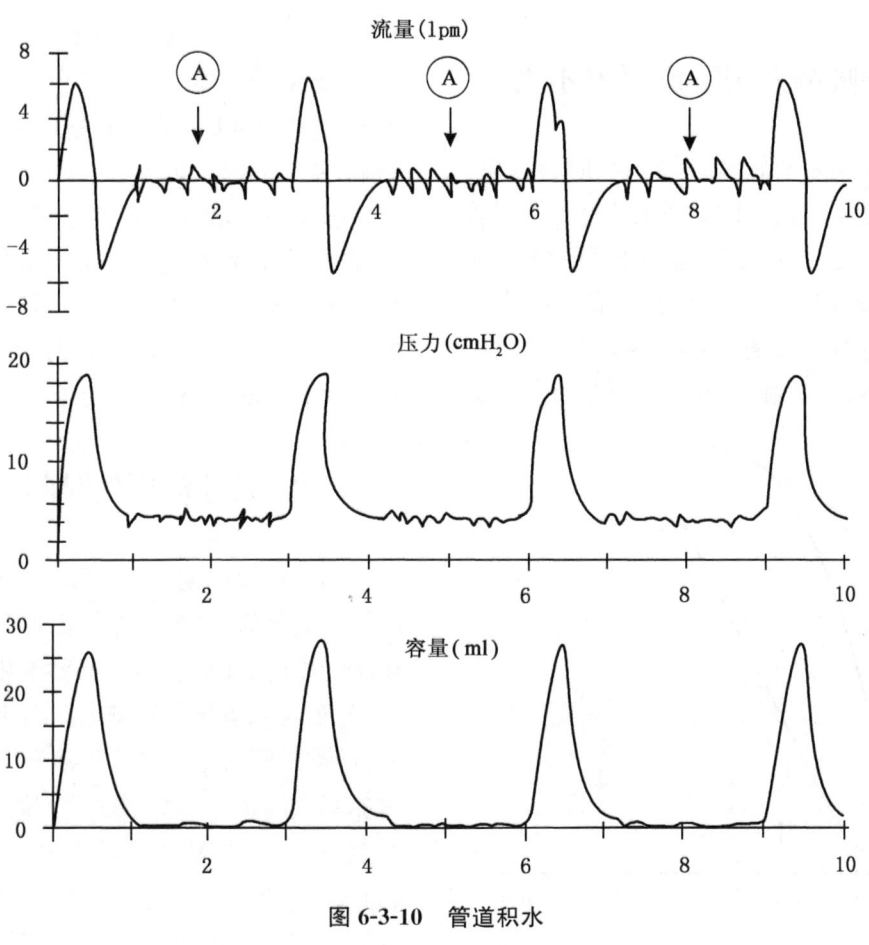

图 6-3-10 管道积水

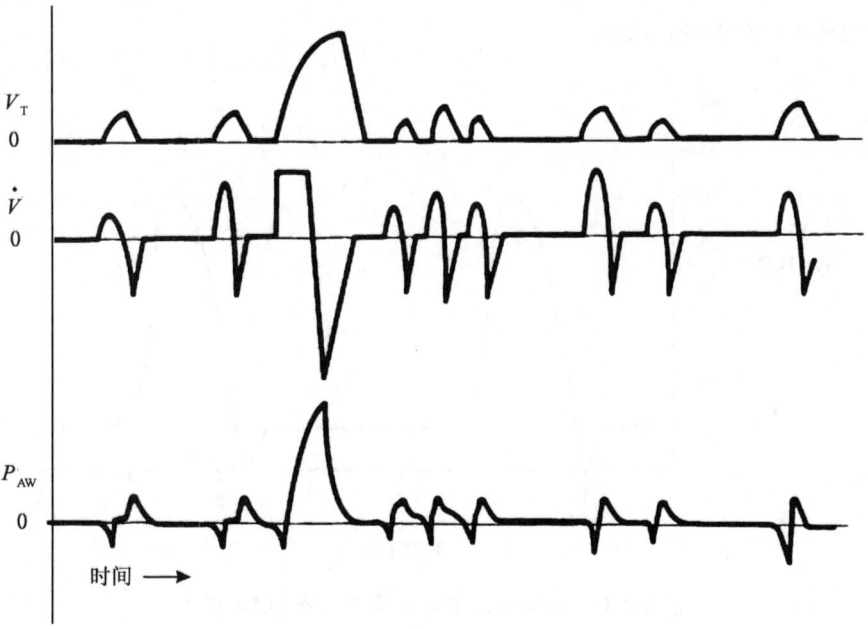

图 6-3-11 识别呼吸肌疲劳

八、呼吸触发灵敏度设置不当

当呼吸触发灵敏度设置不当时,可能引起通气过度和呼吸抵抗造成的不适。当设置的触发灵敏度过低,左下角部分面积增大(图6-3-12),PEEP 以下压力触发的尖锋(离 PEEP 压力的设置值)变大(图6-3-13)。在这种情况下,患者触发呼吸机的做功增大,会觉得累;甚至不能触发呼吸机而产生呼吸抵抗;在气道压力低于大气压时还有可能吸入大气,引起 FiO_2 的降低;负压容易引起肺泡萎陷,使氧的摄入更加困难。

当设置的触发灵敏度过高:呼气时间明显变短;管道的抖动和环境小的影响都会引起同步;RR 变快,MV 上升。特别是设置有 PEEP 时的触发灵敏度,应考虑回路和呼气阀存在的泄漏,防止触发灵敏度过高。

九、吸、屏、呼气时间设置

正常呼吸周期中,吸气影响氧气的吸入,屏气影响气体在肺内的分布,呼气影响二氧化碳的排出。时间不够,必然影响氧气的吸入、分布与二氧化碳的排出。因此,缺氧的患者,通常以延长 T_i 为主;改善气体分布,需要增加屏气时间;二氧化碳潴留时,多以延长 T_e 为主。当 PCV 通气模式时,发现流量-时间曲线上,吸、呼气流量支不回到零,可以通过延长 T_i、T_e 改善通气。吸气流量不一定回到零位,可能与吸气时间不够有关(图6-3-14);有呼吸机在 PSV 模式吸气切换到呼气

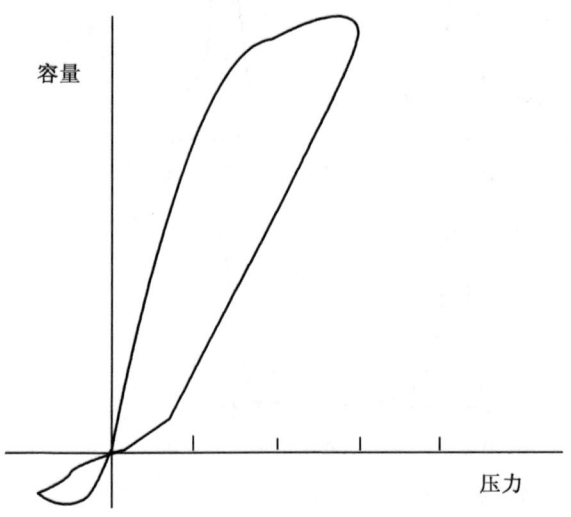

图 6-3-12　呼吸触发灵敏度设置过低左下角部分面积增大

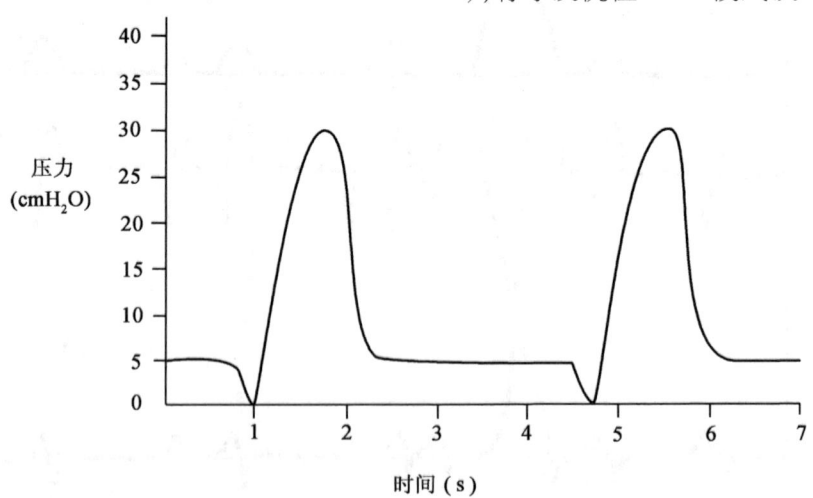

图 6-3-13　呼吸触发灵敏度设置过低 PEEP 以下压力触发尖锋(离 PEEP 压力的设置值)变大

的条件是,流量下降至吸气最高流量的10%,且是该机最低的设置值。延长屏气时间的功能,只在VCV通气模式时有;PCV通气模式时,延长T_i,同样也能改善分布。一般来说,呼气末时呼气流量必须回到零位,不然会引起PEEPi;呼气相流量支不回到零,可能与T_e不够有关(图6-3-15)。

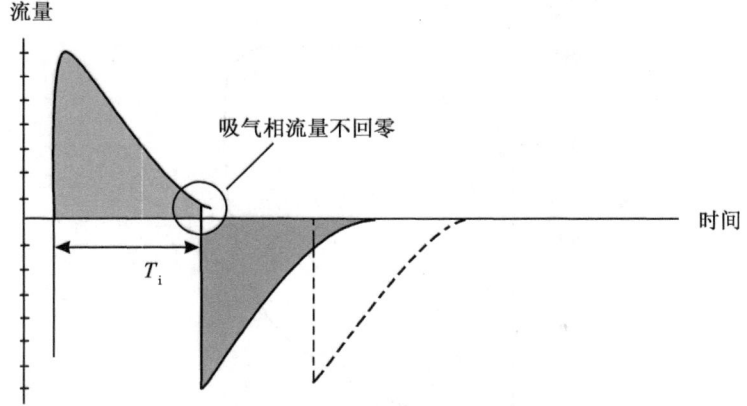

图6-3-14　吸气相流量支不回到零可能与T_i不够有关

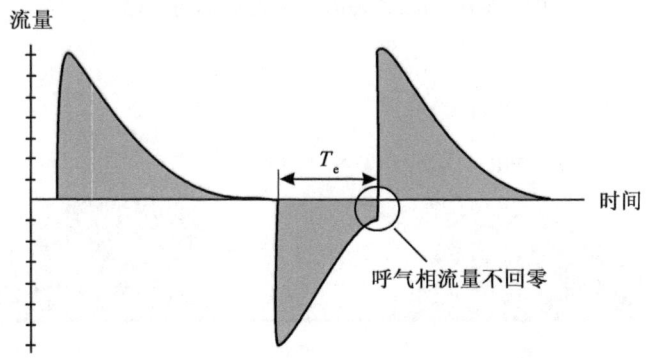

图6-3-15　呼气相流量支不回到零可能与T_e不够有关

十、R_{aw}增加

(一)吸气相R_{aw}

当R_{aw}增加时,通过各种曲线描记,能予以判断。由于P-V曲线环最能反映肺的力学改变,所以任何原因的R_{aw}增加,都可能导致P-V曲线环明显增大(图6-3-16)。其次,通过P-T曲线描记,可以通过观察R_{aw}改变的特点,了解引起R_{aw}改变的原因。吸气过程中,流量、R_{aw}及顺应性基本正常时,产生的P-V曲线环与流量、R_{aw}及顺应性异常时不同(图6-3-17左上);用以克服R_{aw}的压力是PIP,当由于R_{aw}增加导致P_{aw}改变时,多表现为PIP升高(图6-3-17右上);用以克服胸肺顺应性的压力是$P_{plateau}$,当顺应性下降时,多表现为$P_{plateau}$水平上升(图6-3-17右下);当流量增加时,产生的P-V曲线环陡峭(图6-3-17左下)。

(二)呼气相 R_{aw}

呼吸 R_{aw} 增加,可以导致呼气延长。F-T 曲线显示呼气流量延长(图 6-3-18A,B),F-V 曲线环显示呼气流量降低(虚线),凹向容量轴(虚线)(图 6-3-19)。

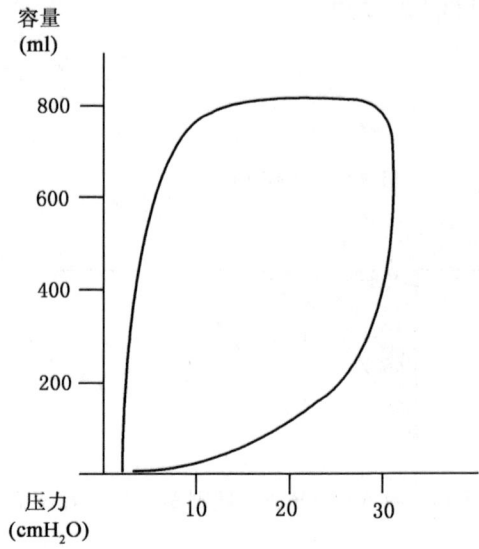

图 6-3-16　R_{aw} 增加时 P-V 曲线环明显增大

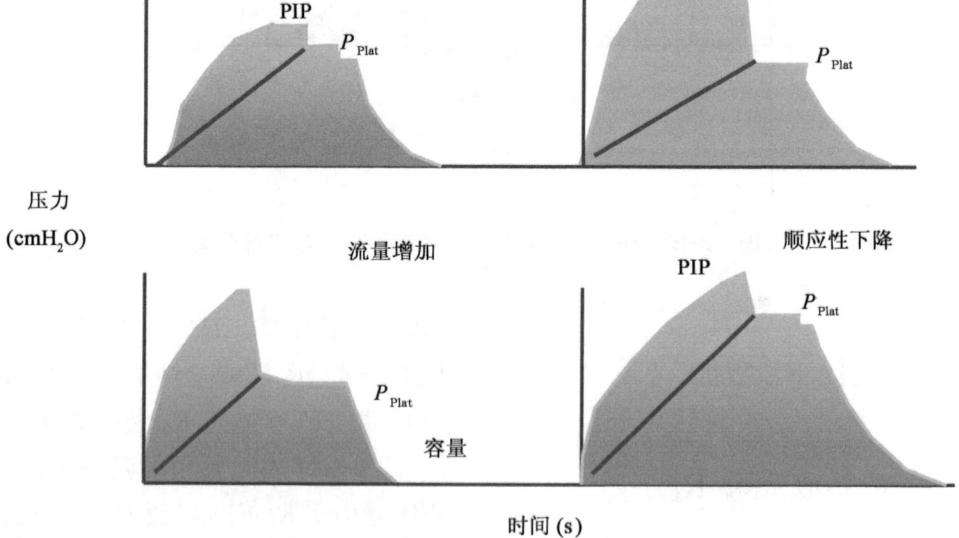

图 6-3-17　导致 P_{aw} 改变的因素

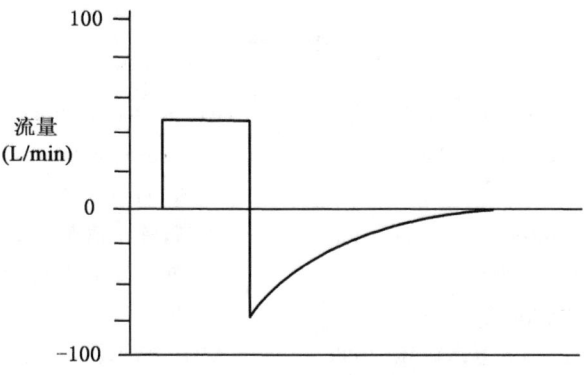

图 6-3-18A 呼气 R_{aw} 增加导致呼气延长

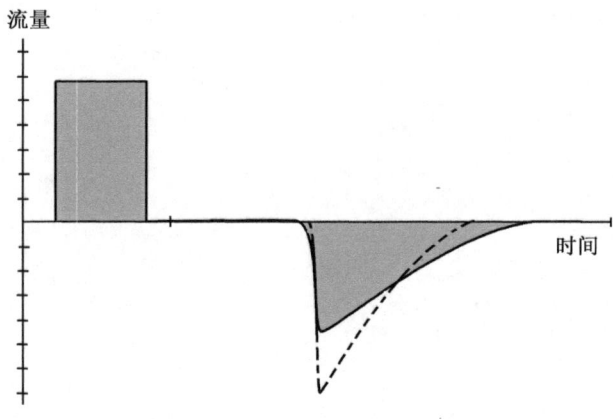

图 6-3-18B 呼气 R_{aw} 增加导致呼气延长（实线）

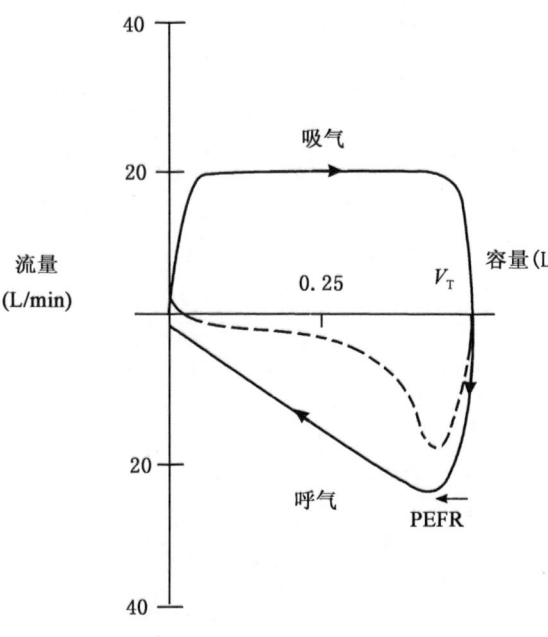

图 6-3-19 R_{aw} 增加时，F-V 曲线环显示呼气流量降低（虚线），凹向容量轴

（宋志芳 顾宏奎 俞康龙）

参 考 文 献

1. Tobin MJ. Critical Care Medicine in AJRCCM 2000. Am. J. Respir. Crit. Care Med. 2001, 164(8):1347~1361
2. Tobin MJ. Advances in mechanical ventilation. N Engl J Med 2001,344:1986~1996
3. Cairo JM and Pilbeam SP. Mosby's Respiratory Care Equipment. 6th ed, st Louis, Mosby, 1999, 340~656
4. Oczenski W, Werba A, Andel H. Breathing and mechanical support. Blackwell Science; 1997:13~181
5. Kuhlen R, Guttmann J, Rossaint R. New forms of assisted spontaneous breathing. Urban Fischer;2001:21~91
6. 周新,陈宇清著. 机械通气波形分析与临床应用. 第一版. 上海:世界图书出版公司,2002:1~76
7. Mario M, Alessandra M, Annalisa V, et al. Impact of positive end-expiratory pressure on chest wall and lung pressure-volume curve in acute respiratory failure. Am. J. Respir. Crit. Care Med;1997,156:846~854

第 7 章

呼吸机模式与功能

Modes and functions of ventilators

呼吸机模式(mode)与功能(function)是两个完全不同的概念。模式是指一种独立的通气方式,依靠这种方式,呼吸机能独立地产生呼吸动作,控制或辅助患者的呼吸功能,使接受机械通气治疗;功能是指呼吸机所附带的某些特殊功能,依靠这些功能,可以更好地解决或改善某种类型的呼吸功能不全和障碍,但它不是一种独立的通气方式,不能独立地产生呼吸动作,故必须与某种通气模式同时应用,才能控制或辅助患者的呼吸功能。有些通气模式,既可以作为模式单独使用,也可以作为功能与其他通气模式合用,如压力支持通气模式(pressure support ventilation, PSV)就是如此。

第 1 节 呼吸机模式

一、间歇正压通气

间歇正压通气(intermittent positive pressure ventilation,IPPV)模式是指吸气相为正压、呼气相压力降为零的通气模式(图7-1-1)。IPPV 模式下,呼吸机只在吸气相产生压力,呼气相压力下降。IPPV 模式是临床应用最早、最普遍、最基本的通气模式,很多模式均是在 IPPV 基础上,通过改变对压力-容量-时间调节机制和组合而设计和产生的,充分认识和理解 IPPV 工作原理,有助于理解所有通气模式和功能。

(一)工作原理

应用 IPPV 时,呼吸机在吸气相产生正压,将气体压入肺内;随吸气动作进行,压力上升至一定水平或吸入的容量达到一定水平,呼吸机即停止供气;此时伴随患者胸廓和肺被动性地回弹或萎陷的同时,呼气阀被打开,肺内气体被排出,故而产生呼气。呼吸机如此周而复始地工作,产生或辅助患者的呼吸动作,改善呼吸功能。IPPV 模式中,呼吸机只在吸气相工作,产生供气;呼气相主要靠患者本身胸廓和肺的被动性地萎陷产生,呼吸机的工作只是将呼气阀打开,允许肺内气体被排出。各种类型的呼吸机均有 IPPV 通气方式,但随吸/呼气相切换方式不同,可以分为定压或定容型 IPPV。定压型 IPPV 实质是 PCV,定容型 IPPV 实质是 VCV。

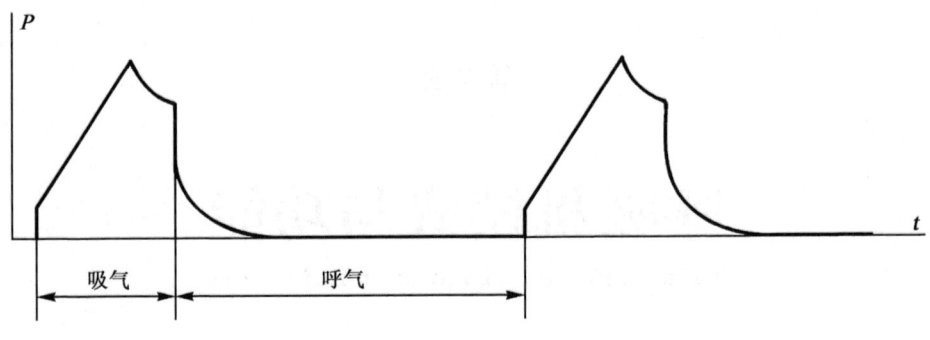

图 7-1-1　间歇正压通气

(二)临床应用

IPPV 主要适用于各种以通气功能障碍为主的呼吸衰竭患者,尤其是 COPD 和中枢、神经-肌肉系统的疾病;少数弥散功能障碍的疾病,IPPV 模式下,通过提高 FiO_2,弥散障碍可以得到一定程度地缓解;但对那些患严重换气功能障碍的疾病,如通气/血流失调、肺内分流增加导致的严重缺氧,就必须通过 IPPV 基础上特殊的通气模式或功能,方能得到改善和纠正。

二、间歇正负压通气

间歇正负压通气(intermittent positive negative pressure ventilation,IPNPV)是一种吸气相正压、呼气相转为负压的通气方式(图 7-1-2),因其是间歇性的正、负压,故被称为 IPNPV。

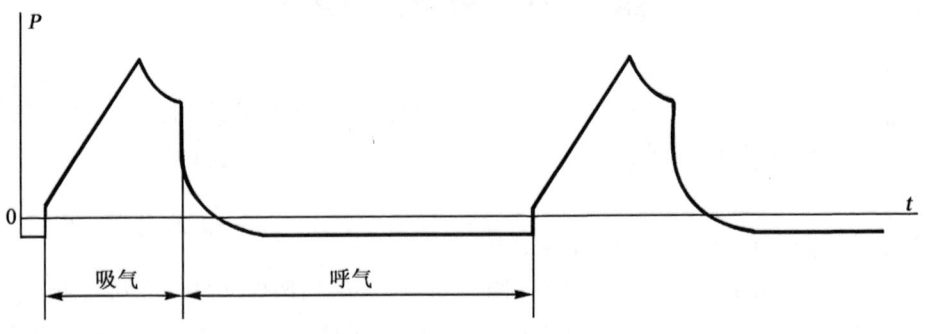

图 7-1-2　间歇正负压通气

(一)工作原理

应用 IPNPV 时,呼吸机在吸气相产生正压,将气体压入肺内,随吸气动作进行,压力上升至一定水平或吸入的容量达到一定水平,呼吸机即停止供气;伴随患者胸廓和肺被动性地回弹或萎陷的同时,呼吸机不但将呼气阀打开,还同时产生负压,帮助患者的呼气动作,促使肺内气体被排出,故而产生呼气。呼吸机如此周而复始地工作,产生或辅助患者的呼吸动作,改善着患者的呼吸功能。IPNPV 与 IPPV 主要的区别是,呼吸机不但在吸气相产生或辅助通气,在呼气相也产生或辅助通气,即呼、吸气相均工作。

(二)临床应用

IPNPV 通气方式在临床应用并不普遍,起初有呼吸机配有此装置。虽然呼气相负压有助于静脉回流,可以减轻气道正压对心脏和呼吸的影响,但由于肺的生理特点是易于萎陷,在没有负压存在的情况下,都会由于疾病导致肺泡萎陷或不张,应用呼气负压后,更容易引起气道和肺泡萎陷,故该模式已经几乎不存在了。目前市场拥有的气道内(胸内)型呼吸机,均无此负压装置。至于胸外型 IPNPV 呼吸机,属于气道外(胸外)型呼吸机,其负压是作用于吸气相,与气道内(胸内)型 IPNPV 工作原理截然不同。胸外负压型呼吸机,无需建立人工气道,不引起气道和肺泡萎陷,免于反复气管插管(经鼻或经口)之苦,适用于一些需要反复接受呼吸机治疗的 COPD 患者。

三、持续正压气道通气

持续正压气道通气(continuous positive airway pressure,CPAP)指在有自主呼吸的条件下,整个呼吸周期内均人为地施以一定水平的正压,故又可称为自主呼吸基础上的全周期正压通气(图 7-1-3)。

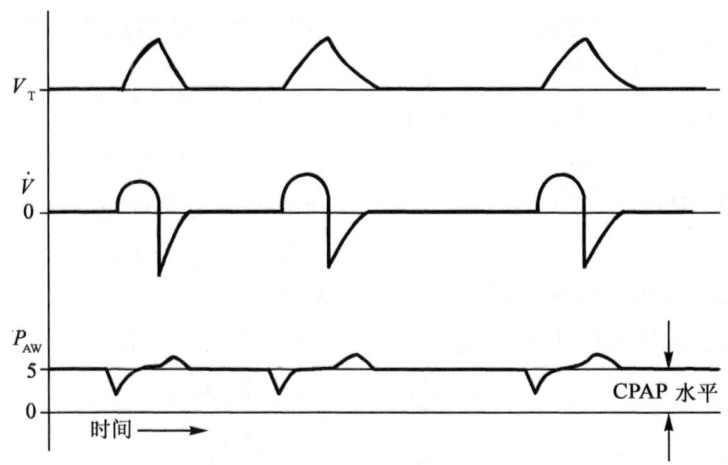

图 7-1-3 持续正压气道通气的压力、流速、容量波形

(一)工作原理

CPAP 通气方式下,呼吸机通过一定的吸气压力,在吸气相产生持续的正压气流;呼气相时,呼气的活瓣系统对呼出气也给予一定的阻力,以使吸、呼气相的气道压均高于大气压。患者可以通过按需活瓣或伺服系统,借助持续的正压气流(正压气流>吸气气流)系统,进行任意的自主呼吸。呼吸机内通常装有灵敏的气道压监测和调节系统,以随时调整正压气流的流量,维持气道压基本恒定在预设的 CPAP 水平。CPAP 模式下,V_T 不保证;同样压力水平的 CPAP 条件下,V_T 受肺、胸力学特征影响,气道阻力低、肺顺应性

好的患者,得到的 V_T 高;气道阻力高、肺顺应性差的患者,得到的 V_T 低。

(二)工作特点

(1)CPAP 是一种独立的辅助通气模式,由于吸气时呼吸机提供恒定的持续正压气流大于吸气气流,使吸气省力,呼吸做功减少,患者可以借助 CPAP 模式,改善肺功能状况,接受呼吸机治疗。

(2)CPAP 模式下,对与患者的连接方式较为灵活,经人工气道或面罩均可。

(3)CPAP 通气模式对患者自主呼吸规则与否的要求较高,肺功能障碍明显的患者,很难适应 CPAP。

(4)CPAP 是一种保留自主呼吸的模式,只能用于有自主呼吸的患者,中枢性呼吸功能障碍患者,自主呼吸驱动力明显减弱、不规则或者完全消失,不适合用 CPAP。

(5)CPAP 模式下,由于 V_T 不保证,对自主呼吸的效率要求较高;许多患严重肺功能障碍的患者,由于气道阻力高、肺顺应性差,同样压力水平 CPAP 模式下,V_T 不保证,不适合应用 CPAP。

(6)虽然 CPAP 能增加 FRC、防止气道闭合和肺泡萎陷,但是因 CPAP 仅仅是一种自主呼吸的通气方式,呼吸机并不提供恒定的 V_T 与吸气流量,故远远满足不了严重肺功能障碍所致换气功能障碍患者的需要。

(三)临床应用

CPAP 模式临床应用的方式很多,可以作为独立的通气模式应用,也可以与其他模式或功能联合应用。

1. 作为独立的辅助通气模式

临床上,无创连接法多用于阻塞性睡眠呼吸暂停综合征(obstructive sleep apnea syndrome,OSAS)患者夜间睡眠时的辅助通气;有创连接法多用于呼吸功能改善明显或准备脱机的患者,借助该模式,能便于观察患者自主呼吸的情况,如吸气压力、V_T 及 MV 等,必要时还可做有关的肺功能测定,并以这些指标作为能否脱机或拔管的指标。

2. CPAP+PSV

设置的 PSV 水平多在 CPAP 水平之上,PSV 需要患者触发(图 7-1-4),称为辅助自主呼吸(assisted spontaneous breathing,ASB)模式。临床应用比较普遍,主要用于撤机前的准备与过渡。也可以用于自主呼吸尚

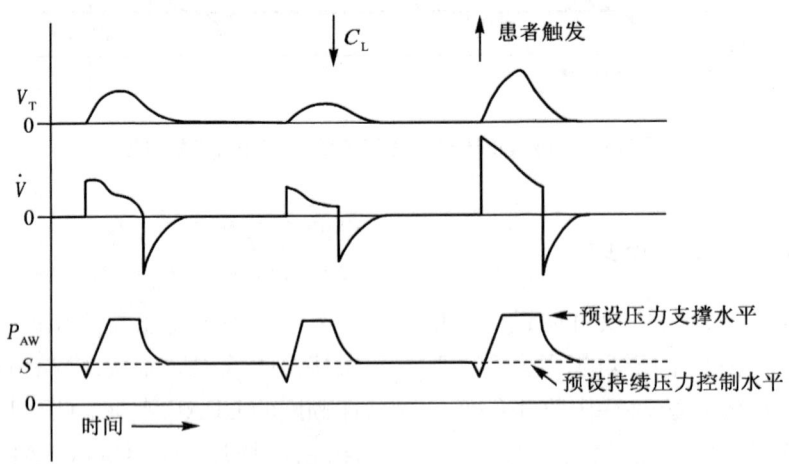

图 7-1-4　CPAP+PSV 时的压力、流量、容量波形

规则而易于合拍的 ARDS 及支气管哮喘患者。

(四)对机体影响

CPAP 对人体的影响与所有正压通气相同,主要是对循环的干扰,如回心血量减少、心排血量下降、血压下降及心脏负荷增加等。其次,对肺组织的气压伤也不容忽视,尤其是对有肺组织损伤的患者,如 COPD 的肺气肿和肺大疱、先天性肺囊肿和肺大疱、胸部外伤所致的肺损伤等。

四、间歇指令通气/同步间歇指令通气

间歇指令通气(intermittent mandatory ventilation,IMV)最早是在 1973 年开始用于脱机患者的过渡,它是 20 世纪 70 年代以来撤离呼吸机过程中应用的一种新方式。这种模式能将指令通气与自主呼吸很好地结合,指令通气时依据患者是否有自主呼吸而分为 CMV 与 AMV,自主呼吸时,则全部由患者自己控制(图 7-1-5)。即指呼吸机在每分钟内,按事先设置的呼吸参数(频率、流量、容量、吸/呼等),给予指令性呼吸。在此期间,患者可以有自主呼吸,但自主呼吸的频率、流量、容量、吸/呼等,均不受呼吸机影响,而由患者的自主呼吸控制和调节。同步间歇指令通气(synchronized intermittent mandatory ventilation,SIMV)是在 IMV 基础上进一步改进,即具有同步装置,即便是指令通气,也可以与患者的自主触发同步。IMV/SIMV 通气模式条件下,呼吸机供气也可以不需要患者自主呼吸触发。

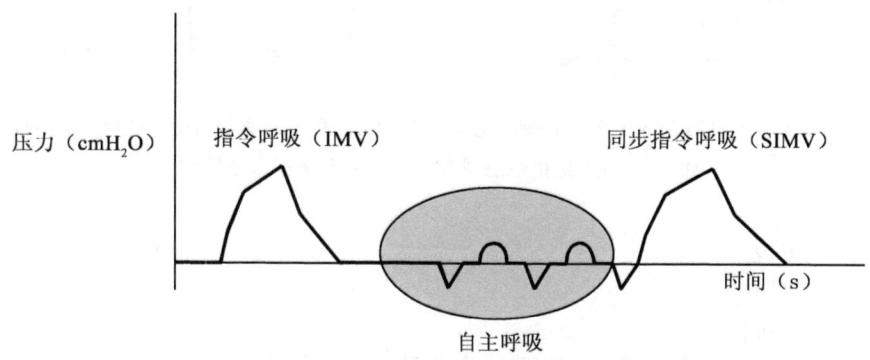

图 7-1-5 IMV/SIMV 模式

(一)工作原理

1. IMV/SIMV

工作原理大致相同,均是在每分钟内按操作者在呼吸机上设置的呼吸参数,如频率、流量、潮气量、吸/呼等,给予患者指令性呼吸。惟一不同点是 IMV 没有同步装置,指令通气不由患者自主呼吸触发;SIMV 设有同步装置,即使是由呼吸机提供的指令性通气,也可由患者自主呼吸触发,故可达到同步呼吸的目的。IMV/SIMV 的实质还是 IPPV,工作原理的主要优点是能将 IPPV 与患者的自主呼吸很好地结合和协调,能在保证有效通气量的前提下,避免通气不足或过度。

2. 定压(P)和定容性(V)IMV/SIMV(P-IMV/SIMV 和 V-IMV/SIMV)

早期设计和制造的呼吸机,无同步装置,且几乎均是定容性(V-IMV),IMV 均是指令性呼吸,其间隙中夹杂着自主呼吸;以后设计和制造的呼吸机,几乎均具备同步装置,故被称为 SIMV。早期生产的 IMV/SIMV,几乎均是定容性(V-IMV/SIMV),工作特点与 VCV 相同;近年来很多呼吸机又增设出定压(P)性(P-IMV/SIMV),特点与 PCV 模式相同。V-IMV 与 P-IMV 曲线特点基本与 VCV 和 PCV 相同,惟一不同点是指令性呼吸间隙中,夹杂有自主呼吸(图 7-1-6);V-SIMV 与 P-SIMV 曲线特点基本与 V-IMV 与 P-IMV 相同,惟一不同点是指令性呼吸的吸气起始压为负压(图 7-1-7)。

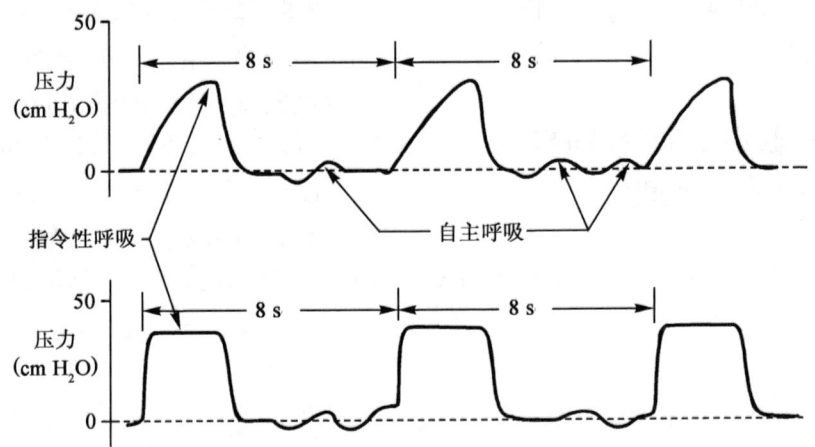

图 7-1-6　上曲线是 V-IMV;下曲线是 P-IMV;曲线特点基本与 VCV 和 PCV 相同,惟一不同点是指令性呼吸间隙中,夹杂有自主呼吸

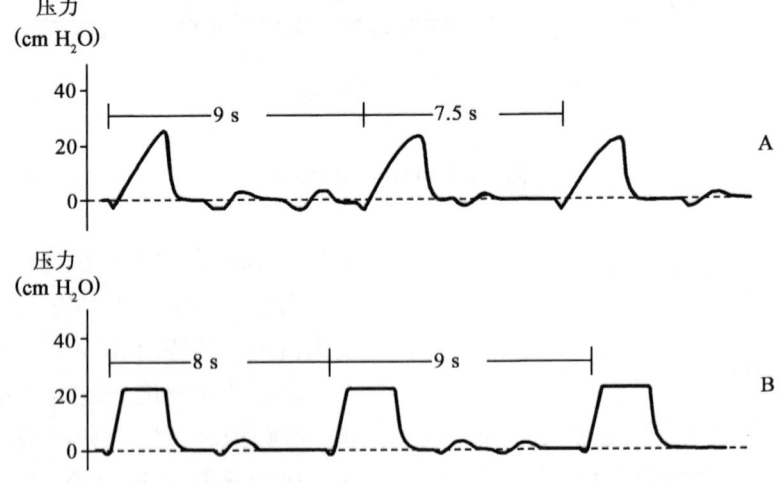

图 7-1-7　A 是 V-SIMV;B 是 P-SIMV;V-SIMV 与 P-SIMV 曲线特点基本与 V-IMV 与 P-IMV 相同,惟一不同点是指令性呼吸的吸气起始压为负压

（二）工作特点

(1) 由于在应用 IMV/SIMV 时，患者脱机过程中可以发挥自身调节呼吸的能力，故可在一定程度上避免过度通气和通气不足，减少呼吸性碱中毒和呼吸性酸中毒的发生率。一般来说，接受呼吸机治疗过程中，发生呼吸性碱中毒远较发生呼吸性酸中毒多，采用 IMV/SIMV 能预防和减少呼吸性碱中毒发生率。

(2) 较一般的 IPPV 更能减少呼吸机对循环及肺组织的不利影响。

(3) 撤离呼吸机时，IMV/SIMV 较过去间断停用呼吸机的方法更合乎生理要求，也更安全。因为呼吸形式的突然改变，主观上就会增加患者的心理障碍，引起过多或不必要的担忧和顾虑，这些因素的本身就有可能使患者呼吸加深、加快，氧耗量增加，尤其是对有脱机困难的患者。客观上突然脱机，由于某些使呼吸加深、加快的因素尚未去除或正在去除之中，这些均会引起呼吸频率和幅度的改变更加明显，增加呼吸做功。IMV/SIMV 能在逐渐降低呼吸机控制和辅助呼吸频率的过程中，逐渐增加患者自主呼吸的能力，不但有助于锻炼患者的自主呼吸，维持呼吸肌的功能，减少呼吸肌发生废用性萎缩的可能，有助于逐渐撤离呼吸机，使从机械通气到自主呼吸过渡更自然、更符合生理要求，也更安全。

(4) 能在一定程度上，减少镇静药和肌松药的应用。

(5) 患者在 IMV/SIMV 状态下，进行间歇性自主呼吸时，同样可以通过呼吸机得到气道内气体的加温和湿化，并能得到适当的 FiO_2。

（三）临床应用

1. 脱机训练与过渡

虽然并非所有脱机患者均需要通过 IMV/SIMV 阶段过渡，但对脱机困难的患者，经过一定时间或阶段地过渡，能更有助于提高脱机成功率。通常采用的方法是将 IMV/SIMV 指令 RR 由正常(16 次/min)逐渐减少，直至 5～8 次/min，通常在低 RR 的 IMV/SIMV 条件下，患者仍能维持较好的氧合和呼吸状态，即可考虑脱机。该阶段或周期长短，主要取决于脱机的难易程度，脱机困难的患者，可持续数天或数周；脱机容易的情况，数十分钟或数小时即可完成。

2. 常规通气

临床上，将 IMV/SIMV 作为常规通气模式应用十分普遍，目的是为了锻炼患者的自主呼吸。由于 IMV/SIMV 与常规 IPPV 还是有所不同，即自主呼吸期间，呼吸机辅助程度很小。当呼吸不平稳或不正常时，应及时调整。

（四）注意事项

(1) 低 RR 的 IMV/SIMV 不易应用时间过长，通常加用 PSV，以避免或加重呼吸肌疲劳(图 7-1-8)。

(2) IMV/SIMV＋PSV＋PEEP：PSV 水平通常是在 PEEP 水平之上(图 7-1-9)。

(3) 病情变化或不稳定时，要警惕发生通气不足，可将 MV 报警下限调至能维持患者生命的最低水平，以便及早发现，及时处理。

(4) IMV/SIMV 使用过程中，由于自主呼吸得到的呼吸机支持小(图 7-1-10)，低水平 IMV/SIMV 支持过程中要警惕发生通气不足和缺氧。当发现自主 RR 增快时，要及时增加 IMV/SIMV 支持 RR，必要时及时切

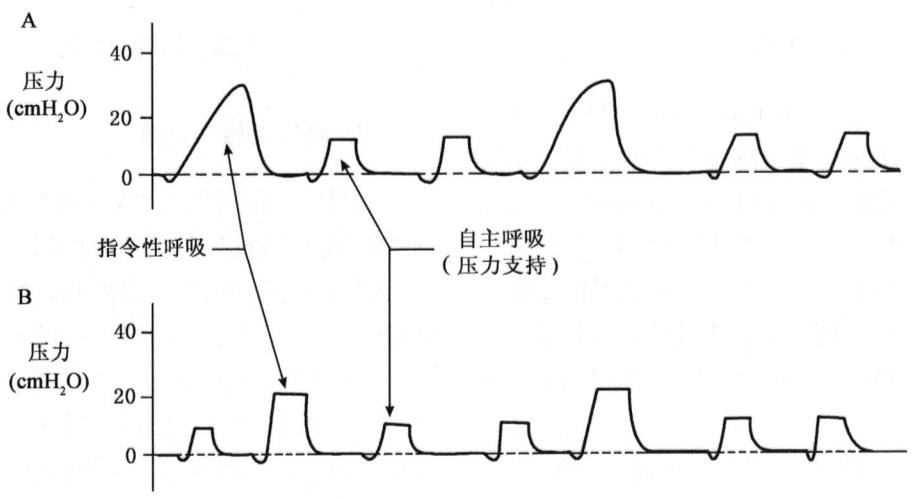

图 7-1-8　SIMV+PSV,A 是 V-SIMV(V)+PSV,B 是 P-SIMV(P)+PSV

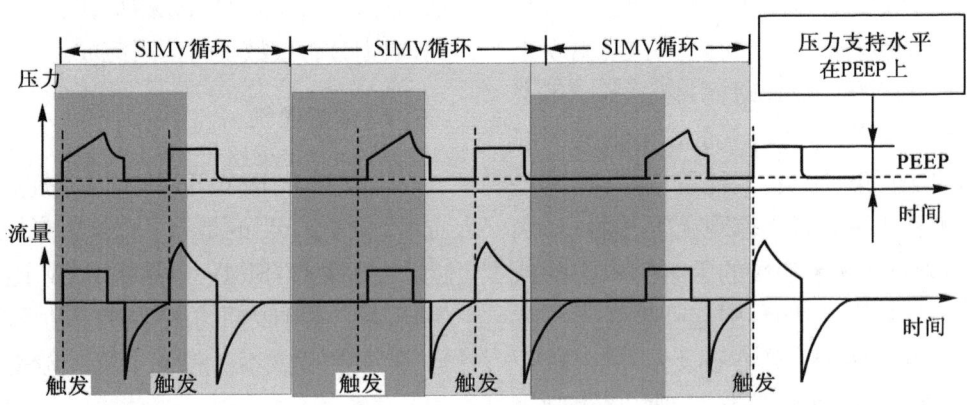

图 7-1-9　IMV/SIMV+PSV+PEEP 时,PSV 水平通常是在 PEEP 水平之上

换回 IPPV 模式。

五、压力支持通气(pressure support ventilation, PSV)

PSV 通气方式是自 20 世纪 80 年代以来很受关注的通气模式。它是一种辅助通气方式,即在自主呼吸的前提下,每次吸气都接受一定水平的压力支持,以辅助和增强患者的吸气能力,增加患者的吸气幅度和吸入气量。需要强调的是,PSV 既可以作为独立的一种通气模式在临床单独应用,也可以作为一种通气功能与其他的通气模式同时使用。

(一)工作原理

PSV 的压力多呈方波型(图 7-1-11)。应用 PSV 时,需设定吸气压力或称支持压力,故这种支持压力是可以自行设置和任意调节的。吸气压力随患者的吸气动作开始,并随吸气流量减少到一定程度或患者有呼气努力而结束。它与 IPPV 有类似之处,但支持的压力恒定,受吸气流量的反馈调节。应用此种通气功能时,事先只需设定吸气压力和触发灵敏度,患者可独立控制吸、呼气时间,并与支

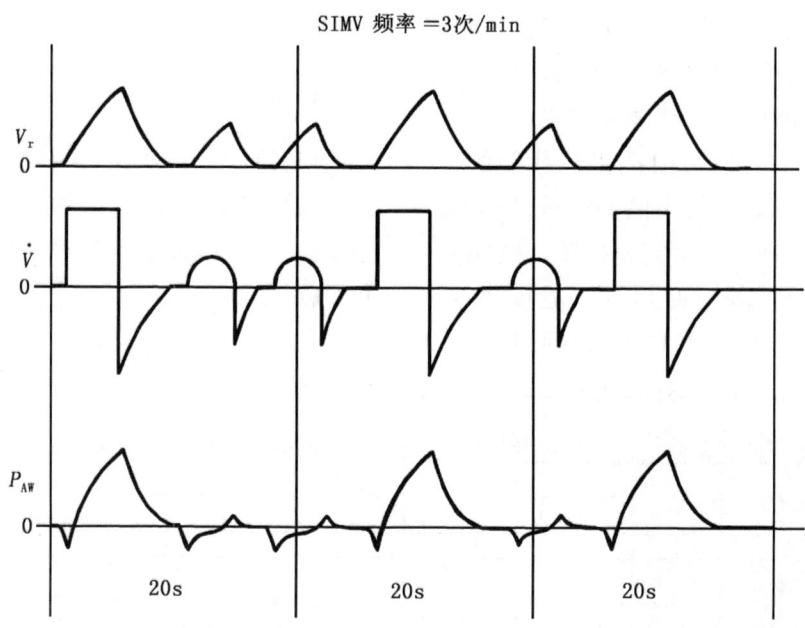

图 7-1-10　低水平 IMV/SIMV 支持过程中,要警惕发生通气不足和缺氧,因为自主呼吸得到的呼吸机支持小;图中 SIMV 呼吸频率为 3 次/min,其中均是自主呼吸

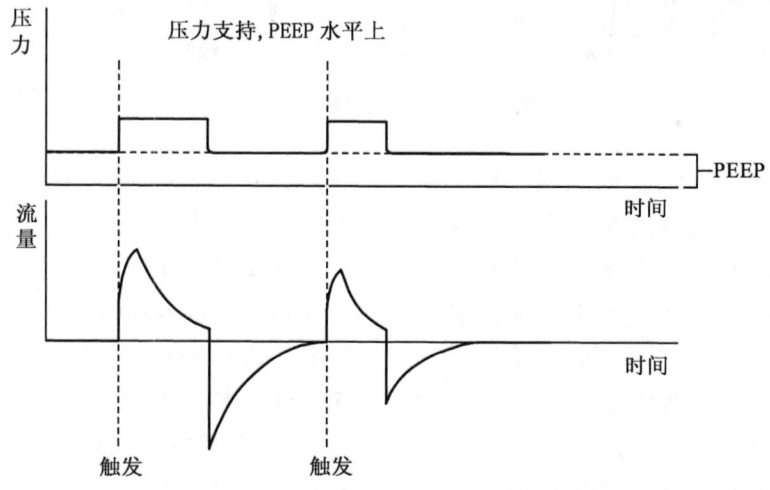

图 7-1-11　PSV 模式的压力波型与压力水平

持压力共同调节吸气流量和 V_T。预置支持压力与辅助通气的不同之处,是当流量降到高峰流量的 25% 以下时或患者有呼气努力时,即出现呼吸切换,其呼吸频率可以减慢,V_T 和吸气时间均可随意,而辅助通气的 V_T 和吸气时间均是恒定的。PSV 是类似带有同步装置的 PCV 型辅助呼吸,但吸气相压力恒定,吸气到呼气切换方式不尽相同。PSV 与单独应用 IMV/SIMV 通气模式的不同之处,是患者的自主性呼吸也能得到压力支持,支持的水平通常在 PEEP 水平之上(图 7-1-11)。

(二)临床应用

PSV 适用于自主呼吸能力不足,但神经

调节无明显异常的患者。应用PSV时,机体可在一定水平的压力支持下,克服疾病造成的呼吸道阻力增加和肺顺应性下降,得到较充足的V_T。此外,还可根据机体代谢的需要,自行调节RR。随着病情的恢复,压力支持水平可逐渐降低,以至完全撤除。通常可用于呼吸机治疗撤除的过程中、危重哮喘、COPD、胸部外伤和手术后需长期呼吸机支持者。

1. 应用方式

(1)IMV/SIMV＋PSV(图7-1-12):主要用于脱机前的准备,较单独应用IMV/SIMV的优点,是可以减少自主呼吸时的呼吸做功和氧耗量。

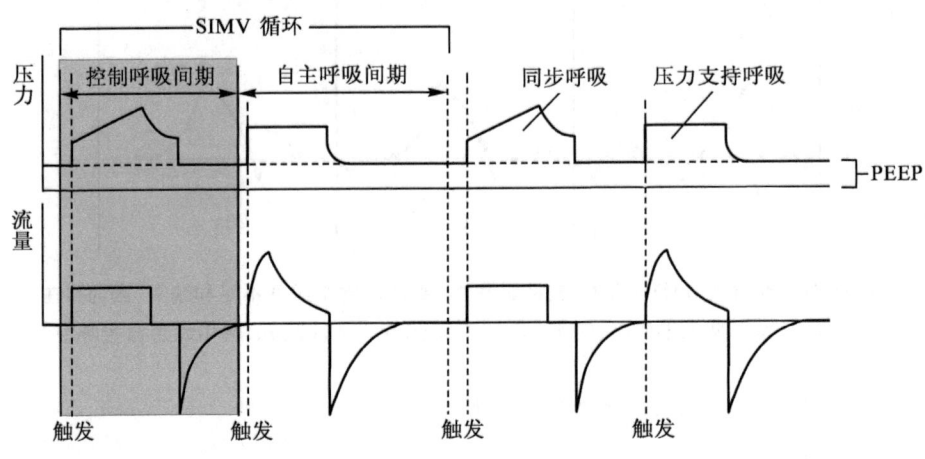

图 7-1-12　PSV＋IMV/SIMV

(2)单独应用PSV:此时除吸气压力受所设置的压力控制外,患者的呼吸频率、V_T、吸/呼比(I∶E)、吸气流量等,完全靠患者自己调节。PSV模式的优点是患者能控制自己的通气类型,可以使自主呼吸更接近生理状态;缺点是对自主呼吸的要求较高,呼吸功能不稳定或不正常的患者,不宜单独使用PSV,尤其当患者气道阻力增加或顺应性下降时,但靠PSV,不足以达到满意的V_T。应用PSV时,可先从较高水平开始,以后随病情好转而逐渐降低;最高压力以≤30 cmH_2O为妥,视呼气V_T而定,一般以能达到满意V_T的最低压力支持水平为PSV设置值。接受有创机械通气治疗的患者,当PSV降低至≤5～8 cmH_2O水平时,倘若患者能维持较理想的呼吸状态,通常意味着患者可以撤离呼吸机了,因为5～8 cmH_2O的PSV水平,可能只够用于克服呼吸机管路或人工气道建立所需要的额外呼吸功。

(3)PSV＋PEEP:即相当于双水平正压通气(Bi-level positive airway pressure,Bi-PAP),但患者得到的实际PSV水平,通常是在PEEP水平之上(图7-1-11)。

(4)P-IMV/SIMV＋PSV和V-IMV/SIMV＋PSV(图7-1-6,图7-1-7):在一定程度上扩大了SIMV＋PSV通气模式的应用范围和适应证。

2. 适应证

(1)锻炼呼吸肌,防止呼吸肌疲劳而产生衰竭。尤其对COPD患者,压力支持能给予一定的辅助压力,增加吸气压力,增加呼吸幅度,被动地锻炼患者的呼吸肌,可以避免COPD患者通常容易出现的因呼吸肌衰竭所致的脱机困难。PSV 模式下,患者触发呼吸机送气后不再主动吸气,V_T 仅取决于肺顺应性和设置的 PSV 水平;PSV 水平不变,患者主动吸气后,V_T 可能显著增加(图 7-1-13)。

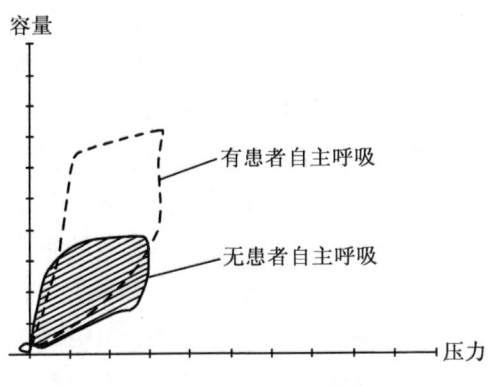

图 7-1-13　PSV 模式下有主动吸气与无自主吸气的 P-V 曲线环

(2)呼吸机撤离。PSV 用于呼吸机撤离,可以与多种呼吸模式同时应用,也可以单独使用;与 PSV 同时用于呼吸机撤离模式有 SIMV、CPAP、双相或双水平正压通气(Bi-level positive airway pressure,BiPAP)、压力释放通气(airway pressure release ventilation,APRV)、MMV 等,通常先观察患者需要多大吸气压力,才能达到所需的容量,先给较高的压力支持,以后逐渐降低,直至完全撤除。

(3)各种原因所致的呼吸肌无力(低血钾和神经-肌肉疾患)。当呼吸肌无力时,因无法加大吸气幅度,故采用浅而快的 RR 率,增加呼吸做功,增加氧耗量。合理应用 PSV 后,能增加呼吸幅度,改善通气,减少 RR,减少呼吸做功,也减少氧耗量。

(4)严重链枷胸所致的反常呼吸。机械通气(IPPV)气道内固定是治疗链枷胸合并反常呼吸的最好方法,但当反常呼吸严重,单用 IPPV 仍无法控制反常呼吸时,可以考虑应用一定水平的 PSV 或 PEEP。

(5)某些情况下,当自主呼吸与呼吸机不合拍时,应用 PSV 可能有易于呼吸机与患者自主呼吸的协调,可减少镇静药或肌松药的使用。

3. 注意事项

(1)PSV 作为一种独立的辅助通气方式在临床单独应用时,合理确定预设支持压力水平较困难,这时患者的 TV 是随吸气压力上升变化而变,MV 也由 V_T 和患者的自主 RR 而定。倘若患者的呼吸状况不稳定,如呼吸中枢、呼吸肌或肺功能不全等所致的自主 RR 过快、吸气力量和时间不够,有可能发生有效肺泡通气不足;如 RR 过快、吸气力量过大或时间过长,又可能发生过度通气。所以,临床很少单独应用 PSV 通气模式,较多的还是与 IMV/SIMV 或 MMV 等联合应用,这样可以增加 PSV 通气模式应用的安全系数,也可弥补其他某些通气模式单独应用的不足。能够以 PSV 作为独立通气模式进行通气时,通常意味着患者的呼吸衰竭已经得到相当程度的减轻或缓解,当低水平(≤5~8 cmH₂O)PSV 能维持满意氧合,多意味着患者已经符合脱机要求,可以考虑撤离呼吸机了。

(2)PSV 通常均需要自主呼吸触发,有呼吸驱动障碍或自主呼吸随时可能停止的患者,应该避免应用该模式。目前多数呼吸机设有窒息通气(apnea ventilation)功能,当患者自主呼吸停止超过预定时间(20 s)时,呼吸机可以自动转换为辅助或控制通气,以防止上述情况发生。

六、指令分钟通气

指令分钟通气(mandatory minute ventilation,MMV)通气方式最早由 Hewlett 于

1977年首先介绍,产生、设计和发明MMV的主要目的是试图解决采用IMV/SIMV在脱机过程中可能遇到的困难。如上文中已经提及的撤机中因为某种特殊或意外的因素,引起自主呼吸不稳定,使V_T和MV明显下降,而IMV/SIMV不能自动弥补其不足,不能保证不出现由V_T下降或MV不足造成的缺氧或二氧化碳潴留。MMV则可根据患者需要,自动根据MV控制和调节指令通气的频率。当MV达到预先设定的通气量时,仍依靠患者的自主呼吸;但当自主呼吸所产生的MV低于预定值时,机器可自动提高指令通气频率补足MV。

（一）工作原理

具有此种模式的呼吸机内,有微电脑持续地监控患者的MV。当操作者根据一定的指标,如年龄、性别、身高、体重、体表面积或动脉血气分析的结果等,预设好一定水平的MV,如单位时间内自主呼吸的通气量已达到或超过预设的MV水平,呼吸机则不作指令通气,而只提供一个持续的正压,供患者自主呼吸时用;如单位时间内自主呼吸的MV低于预设的MV水平,无需操作者调节呼吸机,呼吸机就会自动通过增加指令通气方式,增加MV,使其达到预设的MV水平。因此,采用MMV通气模式时,无论患者的自主呼吸变化如何,均能使患者得到足够的MV。换句话说,在应用MMV通气模式时,任何情况下不干扰患者的自主呼吸,就能保证患者的MV不低于设定值(机器故障除外)。

（二）临床应用

MMV模式是较先进的通气模式,其优点不但类似于IMV/SIMV,如降低了呼吸性碱中毒的发生率、减少了正压通气对循环和肺组织的影响,有助于充分发挥患者的自主呼吸能力,锻炼和维持患者呼吸肌的功能,且较IMV/SIMV更易从机械通气过渡到自主呼吸。对呼吸不稳定和通气量不恒定的患者,用MMV通气方式作脱机前的准备或从机械通气的形式过渡到自主呼吸,可能较IMV/SIMV更安全。尤其是对那些有自主呼吸受抑制的患者,如因药物过量、麻醉药作用、呼吸肌麻痹(脊、柱创伤和疾病所致的高位截瘫和电解质紊乱、胸腺瘤所致的重症肌无力等)、呼吸中枢疾病等,更有特殊的价值。因为MMV模式可以在不妨碍和影响自主呼吸恢复的前提下,使患者逐渐由机械通气的形式过渡到自主呼吸。所以,MMV应该是较先进,且十分有前景的通气模式。但是,如果由于某种因素导致患者呼吸频率快而浅时,虽然预定MV值已经达到,呼吸机不再提供辅助通气,但患者的实际有效肺泡通气量可能并未达到,此时就不适合应用MMV模式。为保证MMV通气模式条件不出现有效肺泡通气量不足可能的惟一方法,是限定呼吸频率,否则就不能应用MMV模式。因此,MMV模式不适宜用于呼吸频率过快的患者。

七、容量支持通气

容量支持通气(volume support ventilation, VSV)是一种辅助通气模式,与MMV类似,但调节机制不同。VSV模式下,呼吸机的每一次供气均由患者自主呼吸触发,当实际V_T或MV低于或高于设置的V_T或MV时,呼吸机可通过自动反馈信息,使V_T和MV增加或降低,以达到实际通气量不变或恒定的目的。采用VSV时,RR和I：E均由患者自己调节。

(一)工作原理(图7-1-14)

应用VSV通气模式时,患者实际V_T或MV通过流量传感器送入机器的微电脑系统,该系统再通过提高或降低吸气压力和调节流速的方式,自动控制和调节,使V_T和MV达到预设值。换句话说,应用VSV通气模式时,呼吸机只是在患者需要帮助时才起作用,主要工作相是在吸气相;倘若患者的自主呼吸或本身的V_T和MV已达到预设值,呼吸机可以不参与调整。VSV具体的调节和控制机制是在预设好所需的V_T或MV前提下,当患者自主呼吸触发呼吸机供气时,呼吸机通常首先应用5 cmH$_2$O的吸气压力产生吸气,并将第1次的VS通气作为试验性通气,借助呼吸机固有的监测装置,测得患者P-V间的关系,并根据测得的数据自动计算出下一次通气所需要的吸气压力。如果所设定的压力不足以供给预设V_T或MV,呼吸机会自动增加吸气压力,直至达到满意的容量水平;如果所设定的压力过高,所供给V_T或MV超过了预设的V_T或MV,呼吸机又会自动地降低吸气压力,直至实际V_T或MV恢复到预设的水平。通常只需要3次呼吸,呼吸机就能调试好达到预设V_T或MV水平所需的吸气压力。当由于某种因素使呼吸机与患者脱离,再次连接呼吸机时,呼吸机会自动重复上述的测试,调整和控制吸气的压力,以求迅速达到满意的V_T和MV水平。同样,倘若患者的病情和肺功能状况发生改变,呼吸机可以根据监测的P-V间关系变化,重新调整和控制吸气的压力。一般在呼吸机所能调节的压力范围内,最高的吸气压力均低于所设置压力限制水平下5 cmH$_2$O。这就控制了最高的吸气压力,可在一定程度上预防吸气压力过高所致的气压伤。VSV通气模式下,如果每一次呼吸均由患者的自主呼吸触发,患者也可以不要任何支持进行呼吸,并能达到预设的V_T和MV水平,呼吸机将会允许患者进行真正的自主呼吸,通气本身将只是起到监测患者实际V_T或MV的作用。为防止意外,该通气模式下还设有一定的防范装置。当呼吸间隔超过预设的呼吸暂停时间(apnea limit),呼吸机将自动转换为另一种呼吸模式(PRVC),以维持相对正常的机械通气。从该种呼吸模式的调节机制上分析,它不是单一的定压、定容、定时呼吸机,而是兼压力、容量、时间相互调节、制约,最终达到容量恒定的混合型通气模式。

(二)临床应用

该通气方式的实际临床意义与MMV通气方式类似。

(1)与VCV相仿,因为容量恒定,即使

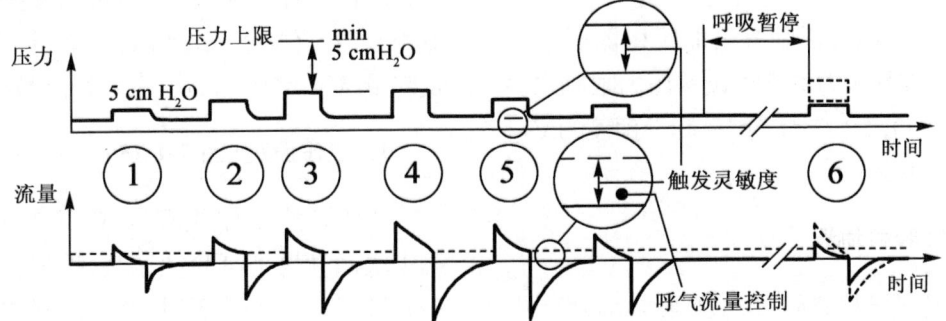

图7-1-14 容量支持通气工作原理

患者气道阻力增高或顺应性下降，V_T和 MV 也可以保持不变。

(2) 在以自主呼吸为主的情况下，既可以避免呼碱(通气过度)，也可以防止呼酸(通气不足)。

(3) 有利于充分发挥患者的自主呼吸能力，减少呼吸机依赖发生率。

(4) 同样适合于脱机前的准备。在此种模式下，如果患者每次呼吸均不需要容量支持时，即意味着患者可以完全依靠自主呼吸、可以脱机了。采用该模式，可以进一步减少呼吸机撤离的盲目性，增加脱机的安全系数。

(5) VSV 通气模式与 PSV 通气模式比较，其优越点是能自动根据患者肺部力学参数改变，如气道阻力和肺、胸的顺应性，调整能达预设 V_T 和 MV 所需的最低吸气压力；能以最可能低的压力或压力支持，达到最合适的通气量，即可将呼吸机造成气压伤的可能性，降低到最低限度；能将自主呼吸的能力和机械通气机辅助呼吸的作用很好地结合和协调，既能充分发挥自主呼吸的能力，又能保障足够和安全的通气，这些均是 PSV 通气模式所不可及的。

(三) 注意事项

1. 气道压上限设置

应用 VSV 通气模式时，气道压上限值的设置不能过低，否则有可能因机器所能调节的最高吸气压力均低于设置压力限制水平下 5 cmH_2O，而导致实际 V_T 低于预设的 V_T，造成通气不足。

2. 呼吸机协调

VSV 通气模式时，每次呼吸均有赖于患者自主呼吸触发，倘若呼吸机与自主呼吸协调不好，可能会因呼吸机监测误差增加，每一次数据不一致而引起吸气压力水平的多变，并使患者感到不适。故应用该通气模式时，多要求患者的自主呼吸相对规则，呼吸机与自主呼吸易于协调；另外，要求操作者对触发灵敏度的设置要合理。如遇呼吸机与自主呼吸协调不好时，应及时采取措施协调呼吸机；否则，就应立即改变通气模式。

八、压力/容量双控模式

随着呼吸机生产工艺的迅速发展与改进，多功能型呼吸机已经逐渐替代了以往单纯 PC 或 VC 型呼吸机，但呼吸机模式还存在 PCV 或 VCV 之分。由于 PCV 或 VCV 模式各有利弊，压力/容量双控模式的发明与产生，正是为了克服它们的弊，集中它们的利为一体。因此，双控模式的出现，使呼吸机的使用达到了更加高度智能化的水平。

(一) 压力调节容量控制

压力调节容量控制(pressure regulated volume control, PRVC) 是 Servo 300 型机械通气机独具的通气模式，与 VSV 相比，有相同处，也有不同处。相同处是两种通气模式均受压力和容量双重调节；不同处是 PRVC 既可以用于控制性呼吸，也可以用于辅助性呼吸。PRVC 模式下，患者的呼吸可以不由患者的自主呼吸触发，而是机器按操作者设置的参数工作，患者的呼吸频率、I∶E、压力及容量(V_T、MV)等，均可以预先设置。

1. 工作原理(图 7-1-15)

PRVC 的工作原理与 VSV 基本相同。第 1 次通气也是试验性通气，吸气压力仍为 5 cmH_2O，在吸气过程中，呼吸机的微电脑系统测算出胸/肺的顺应性，并计算出下一次通气要达到预定 V_T 所需的吸气压力；第 2 次通

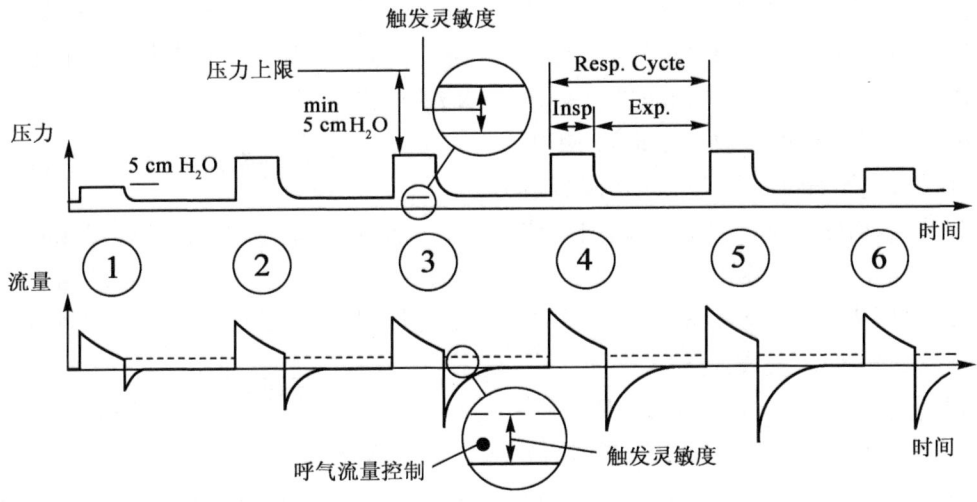

图 7-1-15 压力调节容量控制工作原理

气实际吸气压力为上述测试值的 75%，同时再次测定以后依次的顺应性，并再计算出下一次通气要达到预定 V_T 所需的吸气压力；第 3 次通气仍为上述测试值的 75%，以后依此类推。通常也是在三次通气后，就能达到预定的 V_T。以后的每一次通气，呼吸机均能自动监测患者的 P-V 关系，并据此调节下一次的吸气压力水平，以使实际 V_T 与预设 V_T 相符。倘若实际 V_T 高于预设 V_T，呼吸机将在下一次通气时，将吸气压力下降 3 cmH_2O，并依此类推，直至实际 V_T 与预设 V_T 相符；倘若实际 V_T 超过预设 V_T 的 50% 时，呼吸机将停止吸气转为呼气。PRVC 时，吸气压力可以在 PEEP 水平和设置的压力报警上限水平下 5 cmH_2O 范围内自动调整，一般相邻两次通气间的吸气压力差 <3 cmH_2O。若管道脱落被重新接好后，呼吸机能自动开启上述试验性通气过程，经过几次呼吸后，即可达到脱机前的水平。PRVC 通气模式最大的优势是借助呼吸机连续监测患者的肺、胸 P-V 变化，自动调节吸气压力，既能保证 V_T 和 MV 恒定，还能将所需吸气压力降低至最低水平。除了可以节省大量人力，还能客观调整压力/容量参数，这些均是以往的通气模式所不具备的。

2. 临床应用

PRVC 模式最适合用于有肺力学改变的患者，尤其是气道阻力增加，顺应性严重下降的患者，代表性的疾病是严重支气管哮喘和 ARDS。

（1）严重支气管哮喘：主要病理生理改变是严重支气管痉挛，以至于可能无法闻及呼吸音，临床称之为"静肺（silent lung）"，通常需要很高的吸气压力才能保证满意的 V_T，因此不适合选择 PCV 通气模式；但是倘若选择 VCV 通气模式，达到满意 V_T 所需要的压力通常很高，高 V_T 带来高吸气压力，气压伤很难避免。人为地通过不断地调整吸气压力的方法，监测达到满意 V_T，远不如呼吸机高度自动化的测试和调节方式科学而安全。因此，PRVC 是严重支气管哮喘患者最佳的选择。

（2）ARDS：顽固性缺氧的主要病理改变是表面活性物质减少所致的广泛性、小灶性肺泡萎陷导致的肺内分流增加（静脉血掺杂)、顺应性下降,肺内存在严重时间常数不等和气体分布不均,同样需要很高的吸气和呼气压力,才能使这些萎陷的肺泡重新张开(recruitment)或持续开放(open),使用PRVC模式可能能通过完善的监测和调节系统,得到较好的治疗效果。但是,目前围绕肺开放/复张,临床可以应用的模式和功能很多,可以设置和调节的参数很多,PRVC并不是最理想的肺开放/复张模式之一。

(3) 其他:严重支气管哮喘与ARDS仅是两种不同类型呼吸衰竭的典型代表,除此以外还可能有很多类型的气道阻力增加和顺应性下降的疾病,选择PRVC模式,同样有助于保证容量、限制压力,及时克服压力/容量缺陷,纠正缺氧。

3. 优点

PRVC模式的优点与VSV基本相同,可以说VSV具备的优点,PRVC也均具备。如能在确保预置V_T等参数的基础上,通过自动连续监测胸廓/肺顺应性和P-V,反馈调节下一次通气的吸气压力,以将气道压力控制在最低水平,不但能确保恒定的V_T,还能减少气压伤。此外,PRVC较VSV更有利的

是,因其还能应用于无自主呼吸和能力的患者,且每次呼吸不一定要患者自主呼吸触发,应用范围更广。

(二)容量保证压力支持

容量保证压力支持(volume assured pressure support, VAPS)模式与PRVC模式相比,目标一致,但调节机制不同。

1. 工作原理

VAPS模式又被称为压力扩增(pressure augmentation, PA)模式,它是将容量辅助通气(VAV)与PSV很好地结合,呼吸机以容量切换为基础,以PSV模式或功能作为容量保证的主要途径,即呼吸机将预设的V_T输送给患者后即转为呼气,能避免PSV中V_T不保证的缺点(图7-1-16,图7-1-17)。当患者无自主呼吸、PSV模式或功能无法实施时,即转换为VCV模式。因此,VAPS模式通常只需要一次呼吸周期就能达到预定的容量目标,而PRVC模式则可能需要三次呼吸周期才能达到预定的容量目标,这是两者最主要的区别。

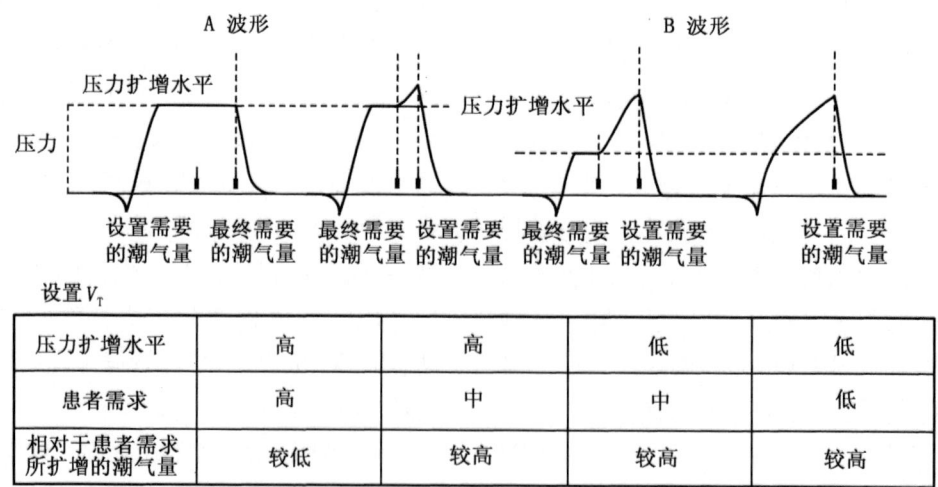

图7-1-16 VAPS工作原理(以容量切换为基础,即呼吸机将预设的V_T输送给患者后即转为呼气)

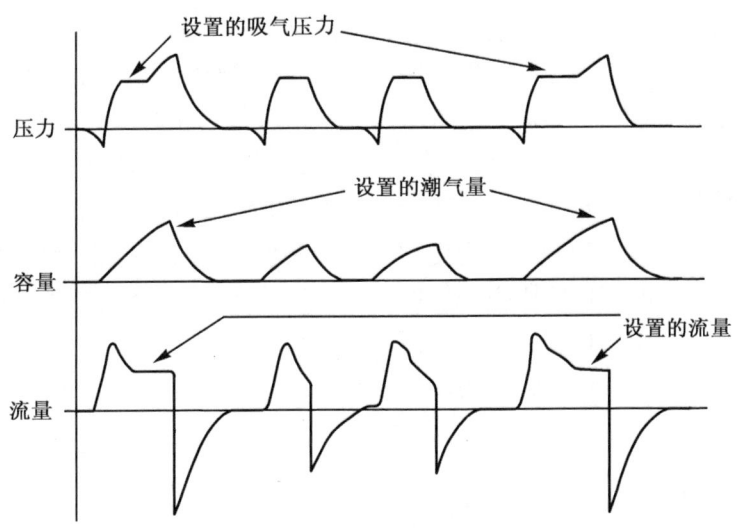

图 7-1-17 VAPS 工作原理

2. 临床应用

VAPS 模式临床应用适应证几乎与 PRVC 模式相同,主要适合用于有肺力学改变,如 R_{aw} 增加,顺应性严重下降的患者。这些患者实施 PCV 模式下,容量不保证,采用 VAPS 或 PRVC 模式时,呼吸机能自动调节达到目标 V_T 时的最低压力支持或控制,既保证了容量,也控制了压力,能将 VCV 与 PCV 两种模式的利很好地结合,而避免了两者的弊。至于调节机制不同的利弊,尚待进一步观察与探讨。

九、双水平正压通气(Bi-level positive airway pressure,BIPAP)

BiPAP 模式产生于 20 世纪 80 年代末,是对单相(monophasic)CPAP 模式的扩展,即双相(biphasic)正压通气,早期被用于呼吸机撤离,其优点未被充分认识之前,曾经被认为仅仅是一种撤机模式。由于其能将自主呼吸很好地保留,并与呼吸机很好地配合,被认为是对自主呼吸最好的扩展(Augmentation)。随着应用广泛,其优点被充分认识,至 20 世纪 90 年代初已被认为是治疗中、重 ARDS 严重缺氧的新模式。

(一)工作原理

1. 维持气道压力机制

BIPAP 模式的主要特点之一是呼吸机始终处于开放状态,即任何时候均允许存在自主呼吸,且即便有自主呼吸存在时,气道压力可以保持不变,至少理论上是如此,调节机制与 CPAP 相同。即当有自主吸气出现使气道压下降时,呼吸机迅速供气,使气道压迅速升高至原来预设的水平;当有自主呼气出现使气道压力升高时,CPAP 瓣立即打开,允许气体排出,使气道压迅速下降至原来预设水平。实际实施过程中,气道压可以有波动,波动大小主要取决于活瓣系统。

2. 构成各种不同通气模式机制

BIPAP 的实质,还是两个压力水平(P_1 与 P_2)和两个时间(T_1 与 T_2)设置下的 CMV 或 AMV(图 7-1-18)。两个压力设置可以完全不同,分高(P_{high})和低(P_{low})压;依据P_{high}和P_{low},两个时间也可以不同,分别为高压(T_{high})和低压(T_{low})时间。临床应用时,P_{high}和P_{low}、T_{high}和T_{low}可以被任意设置与组合,并相当于不同的通气模式。如果以CMV为例,依据设置的压力不同,所形成的压力变化图形,分别相当于 CMV-BIPAP、IMV-BIPAP、传统(genuine)-BIPAP、CPAP 等(图7-1-19)。但无论怎样设置,所有的模式均可能是 PCV 模式。PCV 与 BIPAP 主要的不同点是,PCV 模式下,患者在吸气相,不能任意地进行自主呼吸;而在 BIPAP 模式下,各个周期均允许患者存在或出现任意的自主呼吸(图7-1-20),故具备同步性能好、舒适、镇静药使用减少等。因此,BIPAP 是将 PCV 与自主呼吸结合最好的通气模式(图7-1-21)。

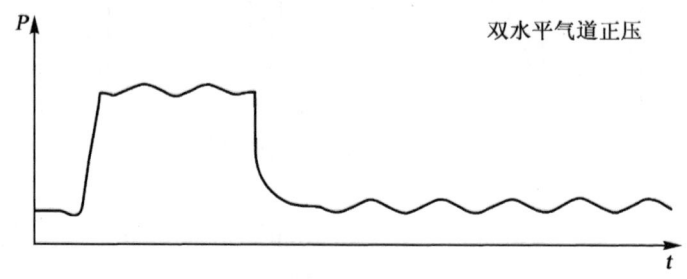

图 7-1-18 两个压力水平下的 CMV 或 AMV

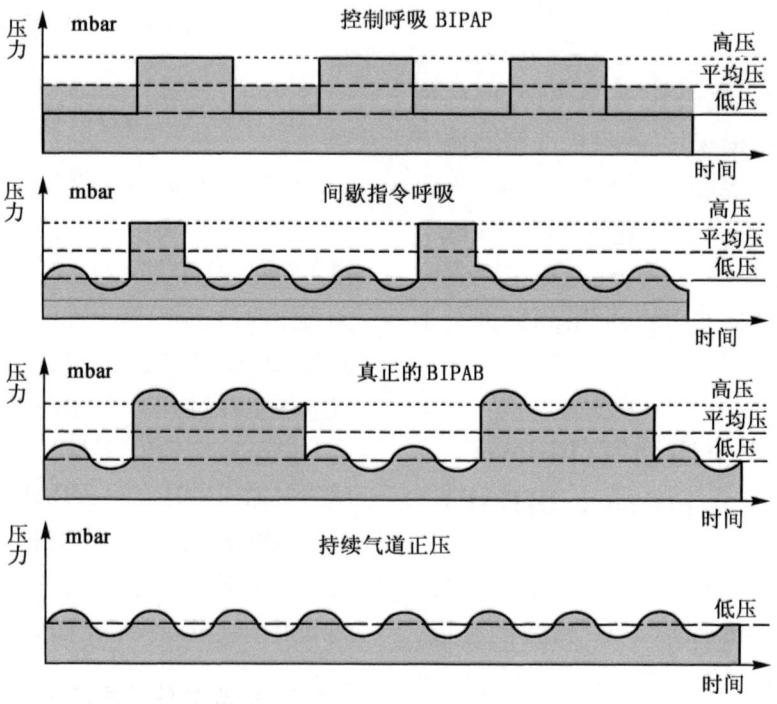

图 7-1-19 BIPAP 模式下,通过两个压力(P_1 与 P_2)与两个时间(T_1 与 T_2)设置,可以设置出不同类型通气模式,以控制性呼吸为例,形成不同的压力变化图形

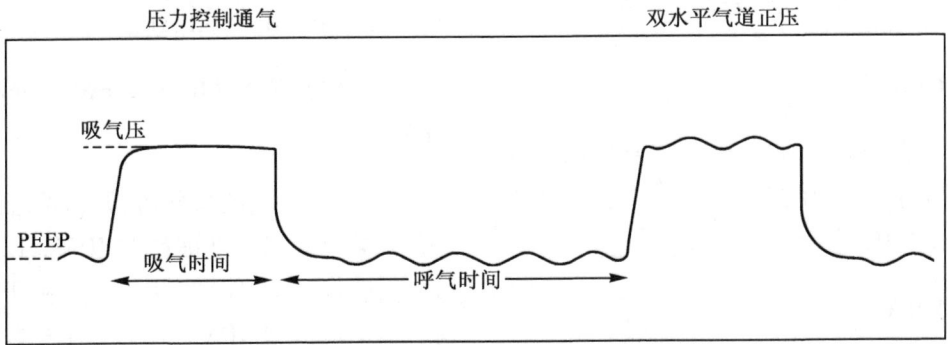

图 7-1-20　PCV 与 BIPAP 主要的不同点是各个周期均允许患者存在或出现任意的自主呼吸

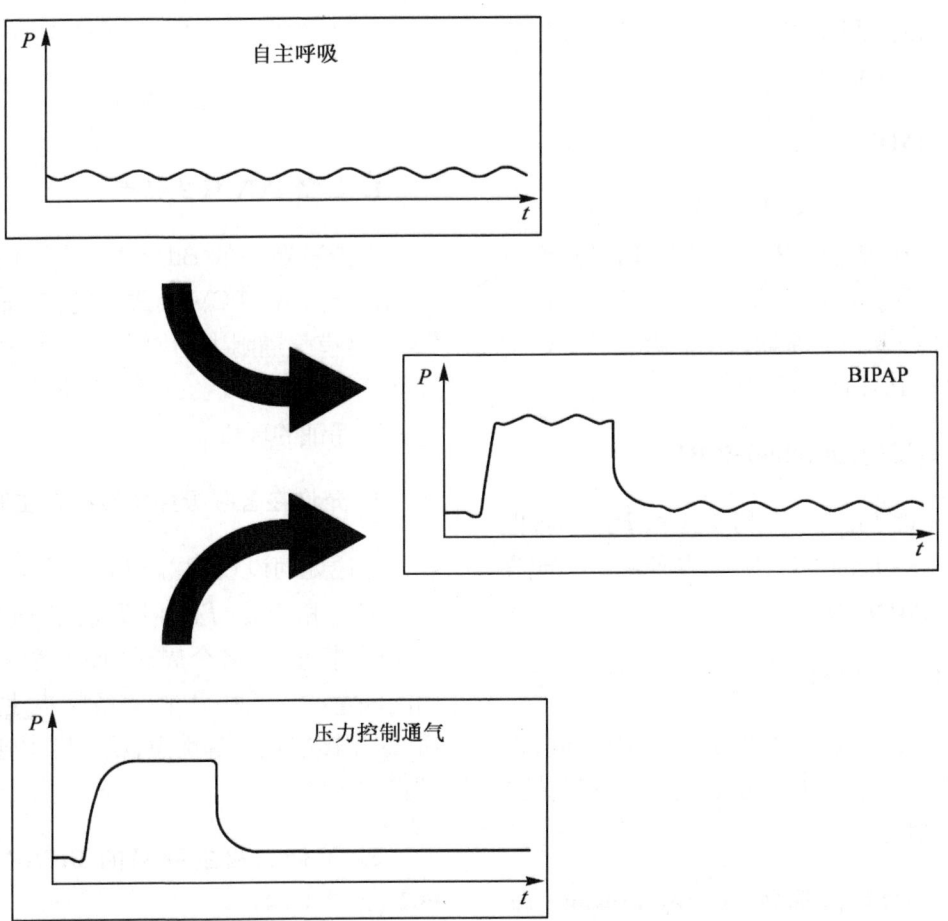

图 7-1-21　BIPAP 是将 PCV 与自主呼吸结合最好的通气模式

(二)模式分类与特点

1. CPAP

当设置 $P_{high} = P_1 = P_{low} = P_2$（0～90 cmH_2O），T_{high} 和 $T_1 = T_{low}$ 和 $T_2 = 0$，即相当于 CPAP 模式(图 7-1-19)。

2. IPPV

当设置 $P_{high} = P_1 =$ 吸气压力（0～90 cmH_2O），$P_{low} = P_2 = 0$ 或 PEEP 值(呼气相压力)、T_{high} 和 $T_1 =$ 吸气时间、T_{low} 和 $T_2 =$ 呼气时间时，即相当于 PCV-IPPV＋PEEP 或者 CMV＋BiPAP(图 7-1-19)。

3. SIMV

当设置 P_{high} 和 $P_1 =$ 吸气压力（0～90 cmH_2O）、P_{low} 和 $P_2 = 0$ 或 PEEP 值(呼气相压力)、T_{high} 和 $T_1 =$ 吸气时间、T_{low} 和 $T_2 =$ 期望的控制呼吸周期，即相当于 PCV 型 SIMV＋BiPAP(图 7-1-19)。

4. 真正的(genuine)-BiPAP

当设置 P_{high} 和 P_1 与 P_{low} 和 P_2 不同，但 T_{high} 和 $T_1 = T_{low}$ 和 T_2，即相当于最传统或真正的 BiPAP 模式(图 7-1-19)。

5. 传统 BiPAP

当设置 P_{high} 和 P_1 与 P_{low} 和 P_2 不同，但 T_{high} 和 T_1 不大于 T_{low} 和 T_2，即相当于传统 BiPAP 模式。

6. 压力释放通气(airway pressure release ventilation, APRV)

当设置 P_{high} 和 $P_1 > P_{low}$ 和 P_2，且 T_{high} 和 $T_1 > T_{low}$ 和 T_2 时，即相当于 APRV-BiPAP，两者的比较见图 7-1-22，其实质还是 PCV 模式下的反比通气(inverse ratio ventilation, IRV)，即 PC-IRV-BiPAP。

7. 反比通气(Inverse ratio ventilation, IRV)

正常或疾病的状况下，T_i 通常总是较 T_e 短，只要 $T_i > T_e$，就被称为 IRV。BiPAP 模式下，任何设置 T_{high} 和 $T_1 > T_{low}$ 和 T_2 时的模式，均可看成是 IRV。但是，与传统 IRV 不同的是，即便当设置 T_{high} 和 $T_1 > T_{low}$ 和 T_2 时，任何吸、呼气或 P_{high} 和 P_{low} 期间，均允许患者存在自主呼吸(图 7-1-23)，且由于是 PCV，自然就保留 PCV 的特点，V_T 不保证。

(三)特点

1. 具备 PCV 模式特点

无论设置后的 BiPAP 相当于何种通气模式，一定具备 PCV 模式的特点，即容量不保证；当有气道阻力增加或顺应性下降时，要适当调整 P_{high} 和 P_{low} 水平，否则可能会存在容量不保证的现象。

2. 允许在各呼吸周期存在自主呼吸

无论如何设置 P_{high} 和 P_{low}、T_{high} 和 T_{low}，无论 P_{high} 和 P_{low}、T_{high} 和 T_{low} 的时间是否与吸、呼气相重叠，各个周期均允许患者存在或出现任意的自主呼吸，故具备同步性能好、舒适、使用镇静药少等优点，属于自主呼吸支持模式。

3. 不伴有自主呼吸的 BiPAP 相当于 PCV(图 7-1-24)

BiPAP 模式下，无论如何设置 P_{high} 和 P_{low}、T_{high} 和 T_{low}，只要各压力与时间相，无额外的自主呼吸出现，就相当于 PCV，如 PC-IRV(APRV)等。

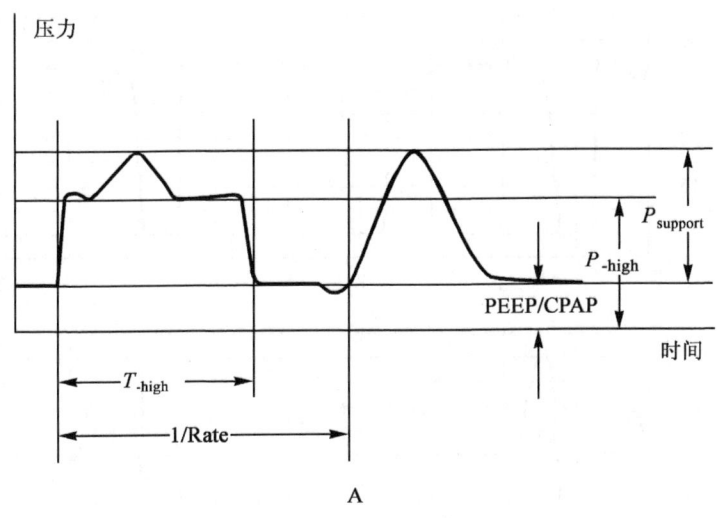

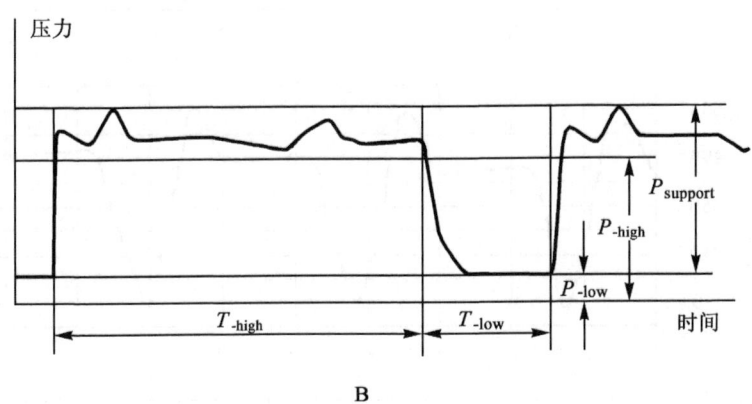

图 7-1-22 BiPAP(A) 与 APRV(B) 的比较

4. 与无创 BiPAP 区别

以上所介绍的 BiPAP 模式属于有创通气,虽然与无创 BiPAP 截然不同,如无创 BiPAP 的压力设置水平是十分有限的,一般≤30 cmH$_2$O,P_{high} 和 P_{low} 分别相当于吸气和呼气的压力,吸、呼气相是不允许再产生额外的自主呼吸;但临床应用疗效与范围有相同之处,如均可以用于急性左心衰引起的间质性肺水肿和严重缺氧;某些重症肺炎引起的肺内性 ARDS,依靠无创 BiPAP,同样能获得较好的临床疗效,尤其是对那些分泌物少的间质性肺炎患者。

(四)临床应用

随着人们的 BiPAP 模式的认识与理解,临床应用范围逐日扩大,基本适用于各种类型的呼吸衰竭和各个时期的呼吸衰竭。

1. 肺开放(open lung)/复张(recruitment maneuver, RA)策略

能用于肺开放/复张的模式很多,BiPAP 是比较成熟的一种。当自主呼吸完全被抑制的情况下,它就是一种 PCV,但由于它能设置出两个不同的压力水平,PIP 与 PEEP 均是完成肺开放/复张的重要参数,还能选择上

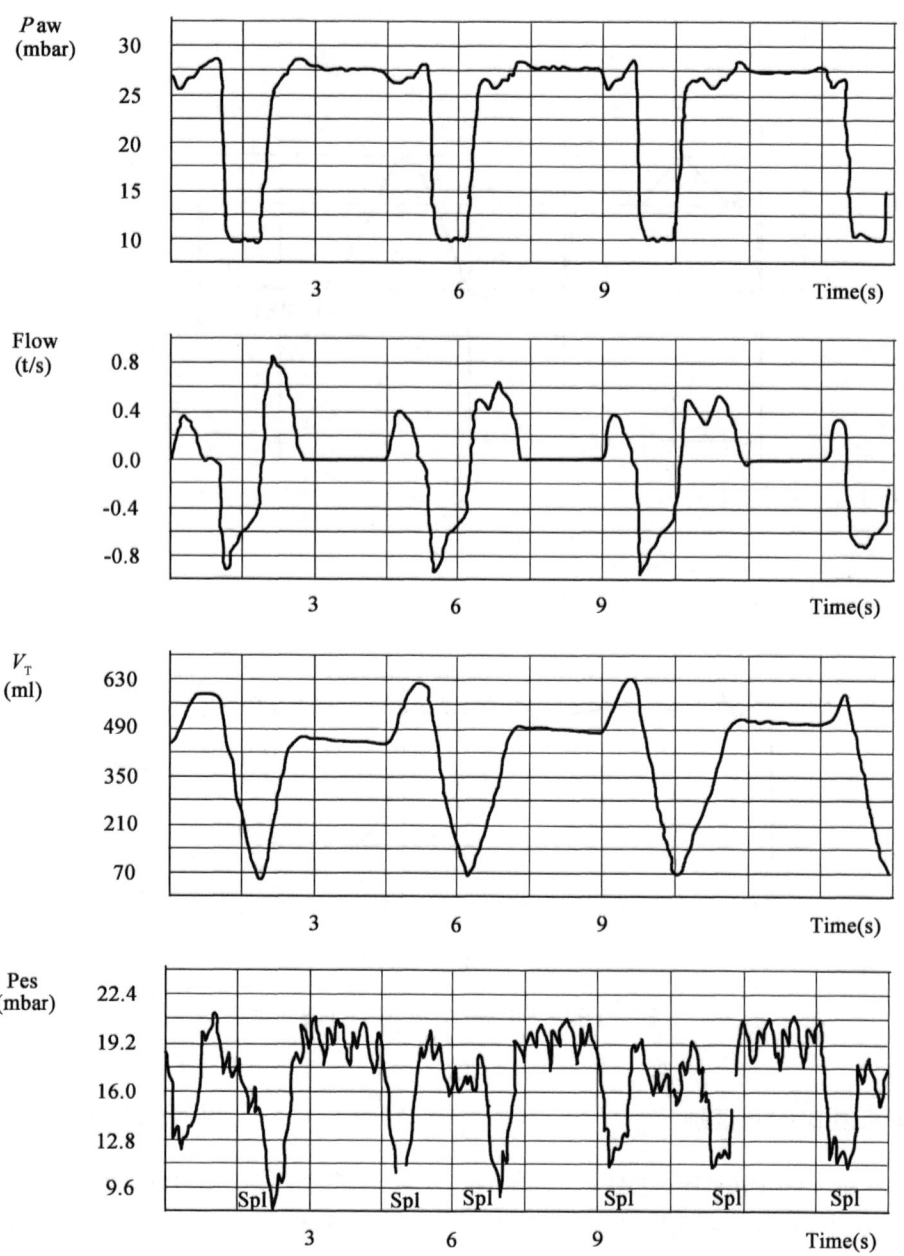

图 7-1-23 BiPAP 的特点是任何呼、吸气或 P_{high} 和 P_{low} 时期均允许患者存在自主呼吸

述两个压力可以被维持的时间,为气道或肺开放/复张提供了良好的条件。难点是压力设置的水平,究竟需要多高水平的 PIP 与 PEEP,才能使肺开放/复张?通常决定 V_T 的因素是 P_{high} 和 P_{low} 压力差,P_{low} 可以参照 PEEP 水平设置,P_{high} 则是能使 V_T 维持 5~8 ml/kg 的压力水平,通常在 P_{low} 水平上 15~35 cmH_2O,兼顾 V_T 与平均气道压力(P_{mean})。T_{high} 和 T_{low} 设置依据缺氧的严重程度,当设置的 $T_{high} > T_{low}$,即相当于 APRV-BiPAP 或 IRV-BiPAP 模式,甚至可以设置成为 4~6∶1 的程度,如此长的 P_{high} 维持时

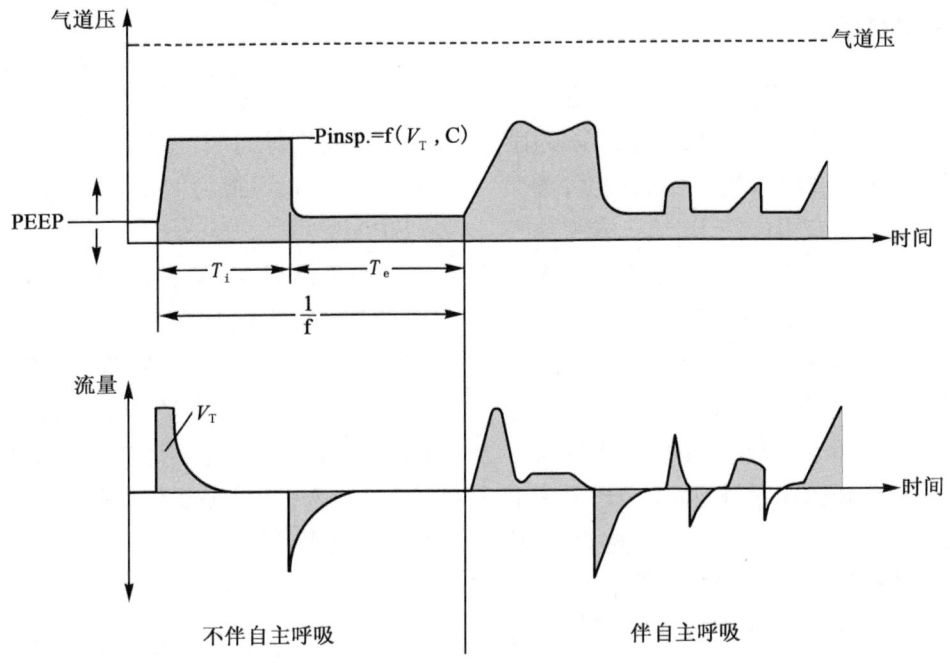

图 7-1-24　不伴有自主呼吸的 BIPAP 相当于 PCV

间,接近 CPAP,常需要有自主呼吸存在。笔者在大肠埃希菌腹腔注射制作的猪 ARDS 动物模型中设置 P_{high}/P_{low} 为 35/20 cmH_2O, T_{high}/T_{low} 为 4 s/1 s,持续 2 min;间歇期设置 P_{high}/P_{low} 为 30/15 cmH_2O, T_{high}/T_{low} 为 1.5 s/1.8 s,持续 2 min;获得很好疗效。临床实践中,为避免盲目提高 P_{high}/P_{low}、延长 T_{high} 对人体产生的不利影响,可以在 FiO_2 为 100% 条件下,设置 $T_{high}:T_{low}$ 为 1:1.2,监测和兼顾 P_{high}/P_{low} 对 V_T、P_{mean}、SaO_2 的作用与影响,以逐渐提高 P_{high}/P_{low} 至 ≤30~35/8~20 cmH_2O 的方式实施肺开放/复张,直至缺氧纠正,并保持 V_T 5~8 ml/kg, P_{mean} ≤30~35 cmH_2O, SaO_2 ≥95%。

2. COPD

呼气阻力增加与呼吸肌疲劳是 COPD 的主要病理生理特点,延长 T_{low},使患者有足够的时间将气体呼出十分重要;P_{high}/P_{low} 压力差不易太高,避免肺泡过度膨胀;设置出 IMV-BiPAP 模式,可能是最合适的选择。

3. 术后呼吸机支持

BiPAP 模式适合用于各种不复杂的术后呼吸机支持治疗,通常设置出的模式相当于 SIMV-BiPAP,即设置 T_{high} 2~4 s, T_{low} 4~8 s,相当于 IMV 频率 5~10 次/min;设置 P_{low} 为 5 cmH_2O,相当于基础 PEEP;依据 V_T 设置 P_{high} 为 P_{low} 上 15~25 cmH_2O。如果保持 P_{low} 为 5 cmH_2O 不变,逐渐降低 P_{high} 至 10~20 cmH_2O,延长 T_{low} 以降低 IMV 频率至 4~6 次/min,患者能维持较好的呼吸功能,以至于能将 P_{high} 降低至 10 cmH_2O,则意味着可以对患者实施脱机、拔管了。按照传统(calssic)BiPAP 的 T_{high}/T_{low} 设置是 1:1,降低 BiPAP 呼吸频率的方法是延长 T_{high}/T_{low}。

4. 呼吸机撤离

由于 BiPAP 是将呼吸机支持与自主的最好结合，通过对 P_{high}/P_{low} 和 T_{high}/T_{low} 的设置与调节，逐渐减少呼吸机支持的程度，增加自主呼吸的能力，有可能使 BiPAP 成为很好的脱机模式。临床应用时，需要针对不同的病理生理基础。如果针对肺开放/复张使用 BiPAP，当 FiO_2 降低 40～50%，P_{high} 降低至 $10\ cmH_2O$，患者能维持较好的氧合状态，通常意味着可以撤除呼吸机了；如果针对通气支持使用 IMV-BiPAP，脱机过程相当于使用 SIMV，即保持 P_{low} 和 T_{high} 不变，逐渐降低 P_{high}，当延长 T_{low} 降低 IMV 频率至 2～3 次/min 时，患者在较低的 P_{high} 水平，仍能维持较好的呼吸功能，则意味着可以对患者实施脱机、拔管了。但是，无论采取哪种模式脱机，都需要严密观察与评判，患者的病情和操作的经验是最主要的脱机成败的影响因素。

5. 如何从常规模式转换为 BiPAP

临床上，需要从常规模式转换为 BiPAP 的基点，通常是针对 BiPAP 模式的优点，如 BiPAP 模式下能允许有自主呼吸存在，神经系统外伤深度镇静的患者，需要随时观察自主呼吸存在情况，从常规模式转换为 BiPAP 有利于对自主呼吸存在情况的观察；严重肺萎陷或不张的患者，需要足够高的压力与足够长的时间使肺开放/复张，从常规模式转换为 BiPAP 有利于实施肺开放/复张。如何从常规模式转换为 BiPAP，以 PCV 与 VCV 为例介绍如下：

（1）由常规 PCV 转换为 BiPAP：此过程最简单，因为 PEEP 设置相当于 P_{low}，吸气压力设置相当于 P_{high}；T_{high} 和 T_{low} 相当于吸气（T_i）与呼气时间（T_e）。T_i 与 T_e 设置需要计算 RR 与 I：E，T_i 与 T_e 以 s 单位，$T_i + T_e = 60/RR$；知道了呼吸周期时间与 I：E，T_{high} 和 T_{low} 就可以被计算出。假设 RR 为 10 次/min，I：E = 1：2，呼吸周期为 6 s，那将 T_I/T_{high} 设置为 2 s，将 T_E/T_{low} 设置为 4 s，即由常规 PCV 转换为 BiPAP。

（2）由常规 VCV 转换为 BiPAP：T_{high} 和 T_{low} 计算与从常规 PCV 转换为 BiPAP 相同，关键是压力转换。常规 VCV 时，P_{low} 仍相当于 PEEP，P_{high} 相当于 VCV 时的压力平台压（$P_{plateau}$）；即便如此，一旦转换为 BiPAP 后，V_T 可能改变，这是需要与先前的 V_T 相比较，必要时需要调整 P_{high}，以达到先前的 V_T 水平。

（五）注意事项

1. 严重支气管哮喘

由于支气管痉挛可能导致严重的气道阻力增加，使 BiPAP 模式下难以达到满意的 V_T，通常不适合应用 BiPAP 模式。

2. 对自主呼吸的估价

BiPAP 能保留自主呼吸，使用前需要了解患者对自主呼吸的需求量，以避免过度通气。接受呼吸机治疗的患者，多接受不同程度的镇静治疗，镇静药物能改变 $PaCO_2$ 对呼吸中枢的兴奋，自主呼吸只能在保持 $PaCO_2$ 对呼吸中枢兴奋的作用下才可能存在，设置 BiPAP 参数时，应该维持 $PaCO_2$ 40～50 mmHg，以确信患者有自主呼吸存在，并避免用过多的镇静药和肌松药。一旦达到这些条件，就应该逐渐减少 BiPAP 过程中呼吸机的作用，以便及时向脱机阶段过渡。

3. 首选 BiPAP 模式

需要接受呼吸机治疗的患者，完全可以

首先选择 BiPAP 模式，RR 可以设置为 10～15 次/min；如果 T_{high} 和 T_{low} 相等，T_{high}/T_{low} 为 2～3 s；P_{low} 相当于 PEEP 水平，设置依据肺泡萎陷程度，通常设置为 5～10 cmH_2O；P_{high} 设置依据目标的 V_T 水平，即 P_{low}/PEEP 水平上 8～15 cmH_2O，并保持 V_T 为 5～8 ml/kg；监测动脉血气分析，麻醉后患者保持 $PaCO_2$ 约 40 mmHg，随苏醒程度增加，对通气的需求增加，患者的自主呼吸可能增强，以自行调整满足机体的需要，此时并不需要调整呼吸机参数。一旦达到脱机指征，就应该及时向脱机程序过渡。

十、压力释放通气

压力释放通气（airway pressure release ventilation，APRV）产生的年代几乎与 BiPAP 模式相同，实质也是一种 PCV 通气模式，由于两者主要的不同是 T_{high}/T_{low} 不同，APRV 下，T_{high} 一定 $> T_{low}$；而 BiPAP 模式下，T_{high} 与 T_{low} 几乎相同。因此，APRV 可以被理解为是 BiPAP 模式中的特殊形式。因此，APRV 可以作为一种通气模式，独立存在于某种类型的呼吸机上，也可以通过 BiPAP 模式实施。

（一）工作原理

APRV 的工作原理与 BiPAP 模式相同，即整个呼吸周期都维持一定水平的压力，但维持 P_{high} 的时间（T_{high}）一定长于维持 P_{low} 的时间（T_{low}），且允许在任何时期有自主呼吸。当无自主呼吸存在时，APRV 完全可以被看成是 PV-IRV。

（二）设计特点

APRV 模式属于 PCV 模式，与 PCV 范畴内的 CPAP、BiPAP、IMV、PV-IRV 等均有联系，但又不同于它们，这正是 APRV 纠正缺氧的主要机制。剖析 APRV 模式的主要作用机制，是充分利用了两个压力，即相当于常规通气中的 CPAP 和 PEEP，并改变了它们的作用时间，使维持 P_{high} 的时间（T_{high}）T_{low} 远高于维持 P_{low} 的时间（T_{low}），以达到既能防止肺泡萎陷、减少肺内分流、充分改善氧合，也能避免肺泡过度扩张（overdistestion）引起的无效腔通气增加，还能因整个呼吸周期保留了自主呼吸，而减少了 CPAP 对血流动力学的干扰和肺组织的损伤；P_{high} 维持时间延长，能降低常规通气模式时使肺开放所需的吸气压与 PEEP（图 7-1-25）。

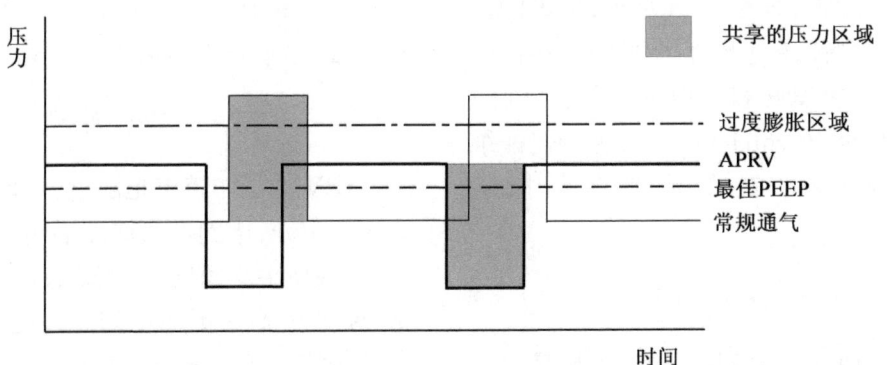

图 7-1-25　APRV 降低常规通气模式时使肺开放所需的吸气压，并避免过度膨胀

(三)临床应用

从 APRV 模式设计原理分析,最能从 APRV 模式中得益的应用是肺开放/复张。难点同样是 P_{high}/P_{low}、T_{high}/T_{low} 参数设置。笔者虽然在大肠杆菌腹腔注射制作的猪 ARDS 动物模型中实施了开放/复张策略,但毕竟是动物实验,具体落实到临床还需要继续摸索与探讨。有学者认为,P_{high} 设置在 20~40 cmH$_2$O 水平,P_{low} 设置参考 PEEP 水平,释放压设置(T_{low})一定要短,通常设置为 0.5~1.5 s,避免盲目提高 P_{high}/P_{low}、延长 T_{high} 对人体产生的不利影响。可以在 FiO$_2$ 为 100% 条件下,先设置 T_{high}:T_{low} 为 1:1.2 为基点,以后监测和兼顾 P_{high}/P_{low} 对 V_T、P_{mean}、SaO$_2$ 的作用与影响,以逐渐提高 P_{high}/P_{low} 至≤30~35/8~20 cmH$_2$O 的方式实施肺开放/复张,直至缺氧纠正,并保持 V_T 5~8 ml/kg,P_{mean}≤30~35 cmH$_2$O,SaO$_2$≥95%。

(四)APRV 撤离

鉴于临床应用 APRV 模式,主要是改善氧合,一旦氧合障碍得到纠正,APRV 的各项参数应用逐渐降低。通常最先需要降低的是 FiO$_2$,一般能降低至 40% 水平,患者的自主呼吸能得到较好地驱动,如果能维持良好的氧合状态,就意味着可以逐渐降低 P_{high};当 P_{high} 降低至 10 cmH$_2$O 水平,患者仍能维持良好的氧合,就没有理由不撤除 APRV 了。

(五)注意事项

应用 APRV 模式时,有时会发现患者呼吸快而浅,甚至可能出现矛盾呼吸,即胸部运动朝内,而腹腔运动朝外。很多原因可以引起上述改变,但总的提示还是呼吸机支持力度不够。此时,可以通过增加镇静催眠药抑制自主呼吸的方法解决,也可以通过调整 APRV 模式的参数解决,如增加 P_{high}/P_{low} 压力差,增加呼吸机频率;如果压力释放时间(T_{low})太短,可以适当延长。此外,有腹内压增加的患者,应用 APRV 模式所需要的压力高,还可能直接影响腹内压。总之,APRV 模式临床应用还不十分普遍,其真正价值与注意事项,尚待继续探讨与摸索。

十一、反比通气

一般情况下,无论是正常或疾病状态,吸气时间均少于呼气时间,I:E 多在 1:1.5~2,这可能与吸气是主动、呼气为被动性行为有关,除非是用力呼气,否则,吸气时肺与气道均会主动性扩张,使气道阻力减少,气流速度增快;而呼气时,气体排出主要依靠肺泡的弹性回缩、胸廓吸气肌松弛而产生,呼气时气道均有不同程度地缩小,气道阻力是增加的,这是呼气流速度受限的主要原因;用力呼气时则不然,气体排出除了依靠肺泡的弹性回缩、胸廓吸气肌松弛外,呼气肌主动收缩,加强原有的呼气动作,驱使呼气。反比通气(inverse ratio ventilation,IRV)时,吸气时间延长,且多于呼气时间,I:E 可在 1.1~1.7:1 之间,甚至可以 4~7:1。

(一)工作原理

IRV 的工作特点是随吸气延长,吸气压力逐渐上升,达到吸气峰压后可能维持一定时间,致使平均通气压力增加,有利于气体弥散,使其更多或更加均匀。因此,IRV 有利于改善氧合、纠正缺氧、减少二氧化碳排出。

(二)分 类

IRV 依据呼、吸气相方式,可分为压力

控制（pressure controlled inverse ratio ventilation，PCIRV）和容量控制（volume controlled inverse ratio ventilation，VCIRV）的IRV，分别具备 PCV 或 VCV 模式的特点。

（三）临床应用

呼吸机通常无独立的 IRV 模式可供选择，临床主要靠调节呼吸机参数设置出 IRV 模式。最早主要适用于需要低碳酸血症的患者，如脑部病变（外伤、手术、卒中等）。近年来，主张用于严重缺氧的患者，如 ALI、ARDS 等。应用 IRV 时，由于吸气时间始终长于呼气，进入肺内的气体将会愈来愈多，压力也会愈来愈高，会产生 PEEPi 或 auto-PEEP。PEEPi 能起到 PEEP 的作用，如增加 FRC，减少肺泡萎陷，防止小灶性肺不张等，可以用于治疗 ARDS 或其他原因所致的低碳酸血症。

（四）优缺点

IRV 的主要优点是通过延长吸气时间，有益于气体的分布与弥散，有助于纠正气体分布不均、气体弥散的时间不够、面积不足等引起的缺氧；缩短呼气时间，有益于减少二氧化碳的排出，纠正过度的低碳酸血症，即呼吸性碱中毒。缺点是随吸气延长，虽然平均气道压力下降，但高气道压的时间延长，对循环的影响可能增加，如回心血量减少，心排血量下降，血压下降等；此外，造成肺组织气压伤的机会也会增多。

十二、适应性支持通气

适应性支持通气（adaptive support ventilation，ASV）是瑞士夏美顿（hamilton）装配在伽利略（Galileo）呼吸机上特有的模式，主要特点是呼吸机能高度自动化、智能化地操作，只需设置三个参数（体重、%MV、FiO_2），就能适用于多数患者从疾病的急性发作期至最后的脱机阶段，操作简便，节省专业技术人员。

（一）工作原理

ASV 模式下，呼吸机利用本身所固有的装置，持续监测患者的 C_{dy} 和呼气时间常数（expiratory time constant，RC_{exp}），其中 C_{dy} = V_T/PIP-PEEP，RC_{exp} = 呼出气的 V_T/呼出气的峰流速（$V_{E.max}$）；然后通过 P-SIMV+PSV 模式的自动调节机制，达到理想通气的目标。因此，ASV 模式的实质是 PCV+PSV。

（二）操作程序

ASV 模式需要按照要求设置患者体重、需要支持%MV 及 FiO_2，并设置高压报警上限。

（三）临床应用

1. 常规呼吸机治疗

应用 ASV 模式最大的优点是，充分利用了呼吸机固有的监测系统，自动设置和调节各类参数，控制或辅助患者的呼吸动作，以适应和满足呼吸功能需求和力学改变的需要。因此，使用时需要考虑的因素和设置的参数少，操作简便，不一定需要有非常熟练呼吸机技能的专业人员在场就能使用。

2. 呼吸机撤离

ASV 模式需要设置的参数中，有一项参数是%MV，可以通过逐渐减少或降低%MV 的方法，进行向呼吸机撤离的过渡。

（四）注意事项

虽然 ASV 模式是充分利用了呼吸机固

有的监测系统,自动设置和调节各类参数,以控制或辅助患者的呼吸动作,能适应和满足很多类型疾病发展不同阶段呼吸功能需求,但由于其具备的 PCV+PSV 模式实质,当有严重呼吸力学改变时,如严重 ARDS、危重支气管哮喘气道阻力增加明显等,应用 ASV 模式可能并不能满足需求。因此,不适合应用 ASV 模式。

十三、成比例辅助通气与成比例压力支持

(一)工作原理

成比例辅助通气(pro-portional assisted ventilation,PAV)与成比例压力支持(pro-portional pressure,PPS)模式通气原理是呼吸机通过对吸气压力比例辅助,如容量成比例辅助和支持(volume-proportional pressure support,VA)、流量成比例辅助和支持(flow-proportional pressure support,FA),在减少呼吸做功的前提下,维持呼吸功能。呼吸机对自主呼吸辅助和支持的比例可以设置,优点是如果能维持满意的呼吸功能,呼吸机与患者协调好,患者感觉舒适,能减少或避免由于呼吸机参数设置不佳造成的过度通气或通气不足,能减少镇静药使用,避免气道压力过高。与 PCV 通气模式相同,应用 PAV/PPS 模式时,要充分了解患者气道阻力和胸肺顺应性的改变,否则通气量会无法保障;此外,导管漏气也可以影响 PAV/PPS 模式的功能。

(二)与常规 PCV、PSV 通气模式区别

PPS 与 PSV 的区别在于,PSV 压力支持水平恒定,只要患者触发,呼吸机就可能给予支持;PAV 及 PPS 随吸气力的变化,给予压力支持,对患者的自主呼吸作最合适的调节。PAV 及 PPS 最大的特点是辅助和支持的压力可变,患者吸气(inspiratory)触发(effort)压力小,PAV 及 PPS 辅助和支持的压力小;患者触发压力大,PAV 及 PPS 辅助和支持的压力大;但辅助和支持的比例按照事先的设置,固定不变。这点与常规 PCV 及 PSV 通气模式不同,它们辅助和支持的压力是事先设置的,一旦设置后,辅助和支持的压力恒定。

(三)优点和缺点

1. 优点

(1)减少误触发:常规 PSV 通气模式需要患者主动吸气触发,PAV 及 PPS 辅助和支持的开始与结束均不需要患者触发,故能减少由于不当呼吸(missed braths)造成的误触发(incorerct triggering)发生率。

(2)易于同步:PAV 及 PPS 模式下,能在保留患者自主呼吸类型的前提下,成比例地辅助和支持患者的呼吸功能,不同步现象很少出现。

(3)按照需求给予辅助与支持:常规 PSV 及 PCV 通气模式下,设置的压力过高后,患者无法改变;PAV 及 PPS 模式下,患者能通过呼吸动作影响辅助与支持的力度,即按照需求给予辅助与支持,能避免常规 PSV 及 PCV 通气模式下压力设置过高的现象。

(4)患者被迫需要呼吸:除 CPAP 模式外,所有其他通气模式下,患者都可以依赖呼吸机产生呼吸动作;PAV 模式下,呼吸机工作的力度可以选择,有利于锻炼患者自身的呼吸功能,可用于呼吸机撤离。

2. 缺点

PAV模式受患者力学因素影响大，严重呼吸功能障碍患者，顺应性下降、气道阻力增加明显，不适合应用该模式；接受有创呼吸机治疗的患者，人工气道本身就能增加气道阻力，增加呼吸做功，使用PAV模式时，辅助与支持的比例应增加；条件允许时，应配用自动气道补偿（auto trachea compensation，ATC）功能。

十四、高频通气

（一）工作原理

物理学上讲，频率可以用赫兹（Hz）表示，1Hz＝1次/s，即60次/min。高频通气的通气频率通常均多于60次/min，且$V_T \leq V_D$。高频通气以近于或小于正常V_T的通气维持生理需要的气体交换，其机制难于用传统的呼吸生理观点解释，因此广泛引起生物物理、呼吸生理和临床工作者的兴趣。经典的看法是：小于生理无效腔的通气是不能进行气体交换的。但临床上应用高频通气时，有时的确能维持正常的氧合状态。由于在高频状态下，用常规方法不能准确地测定压力和气量的变化，对高频通气的机制至今尚无满意的解释。目前所有的解释有三种：

1. 团块运动（bulk movement）

指呼吸频率不是很快时，V_T稍大于生理无效腔，气流的主要部分在肺内可以抵达气体交换的区域。根据Coaxial flow学说，气体在管道内流动时，中央部分将走到原始位置前面，而附壁部分将退到原始部位之后，这样不断地、多次地小距离往返运动，使气体交换得以完成，并构成了团块运动。

2. 强化弥散（augmented diffusion）

当V_T低于生理无效腔时，需要完全不同的解释。Slusky将气道和肺分为三个区域：第Ⅰ区域为肺泡和内径为0.2～0.5 mm以下的小气道，这里的气流近于零，气体交换只能靠弥散进行；第Ⅱ区域为气体流动为层流的小气道；第Ⅲ区域为上呼吸道，气体流动在气管和支气管分叉处形成涡流。在第Ⅱ及第Ⅲ区，气体交换靠对流和弥散进行，这就是Fredberg的强化弥散学说。它的意义不在于弥散作用的本身加强，而在气体运输较单独弥散有所加强。大多数HFV的流速在50 ml/s以上，其雷诺数（Reynold number）在20 000左右。当气流为涡流时，所有分子的运动均是不规则的，活动的分子可以激动邻近的分子，并以类似的方式传到终末呼吸道。不同成分气体混合的增加，有助于气体的交换。

3. 肺的摇摆（disco lung）

该学说是指高频震荡时，气体交换不但可以在肺泡与外界间进行，而且还可以在肺段与肺段之间进行，进入甲肺泡的气体可退出后再进入乙肺泡，并进行气体交换，故小容量的气体可以进行2倍于其体积的气体交换，就可能使气体分布更加均匀或一致。

尽管以上的学说并不能十分满意地解释高频通气过程中的各种现象，但在目前对高频通气原理研究得尚不很深入的情况下，对我们理解其作用和机理还是有一定的帮助，并有可能以这些理论为起点，鼓励人们继续不断地研究和探讨。

（二）特点及优缺点

一般来说，高频通气既能保证适当的通气量，又能维持较低的气道内压和胸内压，并

可提高 FiO_2，加速或增加气体的弥散，尤其是增加氧的弥散，达到改善通气、纠正缺氧的目的。

1. 特点

具有低气道压、低胸内压，循环干扰小，且无需密闭气道，FiO_2 可以保证等特点。

2. 优点

无需密闭气道或建立人工气道，胸内压、气道内压小、对循环干扰小，气体弥散好，支气管胸膜瘘时亦可应用。

3. 缺点

不利于 CO_2 的排出，有 CO_2 潴留之顾忌，Ⅱ型呼衰者慎用；不适合长期使用，否则有引起氧中毒之可能。

(三) 分类和工作原理

按通气频率的高、低，可分以下三种：

1. 高频正压通气(high frequency positive pressure ventilation, HFPPV)

通气频率 60～100 次/min，吸气时间＜30％，V_T 较小，稍＞V_D，但可以接近正常。该法是 1967 年由瑞典学者 Sjostrend 在动物实验时意外发现的，他在研究颈动脉刺激引起的血流动力学改变时，为减少 IPPV 对血压的影响，采用高 RR(60～100 次/min)、低 V_T 的呼吸形式，维持了正常的气体交换，并进而应用于临床。

2. 高频喷射通气(high frequency jet ventilation, HFJV)

通气频率 100～200 次/min，$V_T \leq V_D$。该法是 1977 年由美国学者 Klain 和 Smith 首先在动物实验中应用，喷嘴的高流速能将周围的空气吸入气道(Venturi 效应)，故气量大而压力不高。这种通气方法需要适当的呼气时间，否则将有气体滞留在肺内，故呼吸频率的加快受到一定的限制，最多不能超过 400 次/min。高频通气之所以有二氧化碳潴留的顾忌，可能与此有关。这类呼吸机结构简单，频率的高低由电磁阀、气阀或射流阀门控制。HFJV 的应用途径比较灵活，根据临床可以采用不同的途径，如经气管插管接头、经环甲膜穿刺(急救时)、特制双腔气管插管、直接经鼻将导管(管径 1.06～1.62 mm)插入气管等。相比较而言，此法在临床应用较普遍，如五官科手术时的术中给氧等。

3. 高频振荡通气(high frequency oscillatory ventilation, HFOV)

通气频率 200～900 次/min，$V_T < V_D$ (20％～80％ V_D)。此方法是 1972 年德国 Lunkenheimer 在研究心包震荡对心肌的影响时偶尔发现的。当时所用的潮气量是 10～20 ml，呼吸频率是 25～50 Hz(1 500～3 000 次/min)，可维持狗的气体交换。该法能在吸气时将气体送入肺内，呼气时将气体抽出，出入呼吸道的气量相等，无气体滞留，呼吸频率可以甚高，故称为高频震荡通气。1980 年，加拿大学者 Butler 等将其应用于临床。高频可以通过电控制的膜震动产生，也可通过往复运动的活塞泵产生。为解决二氧化碳排出问题，通常加用侧支通气，即在与主气流垂直方向，经过四通管，有持续的侧支气流冲洗二氧化碳。为防止送气时气体从侧支外逸，侧支管道要相当长(约长 3 m，内径 2 cm)，以产生阻力。远端呼气口还可加适当阻力，以维护适当的气道内压，其作用相当于 PEEP。也有人用钠石灰解决二氧化碳吸收问题。

(四)临床应用

目前所报道的临床应用范围,多以单纯缺氧或解决供氧的病例为主,如某些检查(支气管镜检查)和手术、麻醉中,有支气管瘘的患者,心肺复苏时,气管断裂,肺切除术后,各种肺炎、急性肺水肿、ARDS、COPD 及新生儿疾病(透明膜病或婴儿呼吸窘迫综合征(infant respiratory distress syndrome, IRDA)、间质性肺气肿、重症肺炎等。尽管如此,与常频通气机相比,高频通气机的临床应用并不十分广泛,许多问题还处在实验研究和探讨阶段,故无法得到成熟的结论。目前较为公认的临床应用适应证如下。

1. 支气管镜检查和某些手术时

过去在进行支气管镜检查和某些手术(喉部)时,由于不能维持正常的通气而产生不同程度和阶段的缺氧,常给检查和手术操作带来困难,给患者带来痛苦和危险。应用高频通气后,可在检查和手术操作过程中维持相对正常的呼吸功能,能在提高检查和手术安全性的同时,也减轻患者的痛苦和医生的操作不便,更扩大了检查和手术的指征,解决了长期亟待解决的难题。

2. 支气管胸膜瘘和气胸

在呼吸机治疗的禁忌证中,支气管胸膜瘘和未经引流的气胸可能是主要的绝对禁忌证之一,高频通气的低气道压可以用于此类患者。

3. 肺开放/复张

目前,应用 HFOV 实施肺开放/复张的报道日益增多,普遍反映疗效好、副作用小,值得继续摸索与探讨。

但是,高频通气的作用特点,决定了它临床应用的局限性,无法取代常频通气机。

(宋志芳 顾宏奎 俞康龙)

第 2 节 呼吸机功能

一、吸气末屏气

呼吸机在吸气相产生正压,但在吸气末和呼气前,压力仍保持在一定水平,犹如自主吸气的屏气,然后再行呼气。这种吸气末压力保持在一定水平的通气功能,就被称为吸气末屏气(end-inspiratory hold),也有人称之为吸气平台(inspiratory plateau),又可称为吸气末停顿(end-inspiratory pause)等。

(一)工作原理

呼吸机在吸气相产生正压,将气体压力肺内;但在吸气结束和呼气前,呼吸机不供气,呼气阀继续关闭一个瞬间,以保持肺内压力在一定水平,此压力就被称为平台压或屏气压;然后,压力再逐渐下降,待降低至一定水平,呼气动作才随之产生(图 7-2-1)。所有吸气停顿(inspiratory pause)或屏气(inspiratory hold)所占用的时间,均属于吸气时间部分。因此,吸气停顿与屏气直接影响吸气时间与 I∶E,当吸气时间大于呼气时间,就

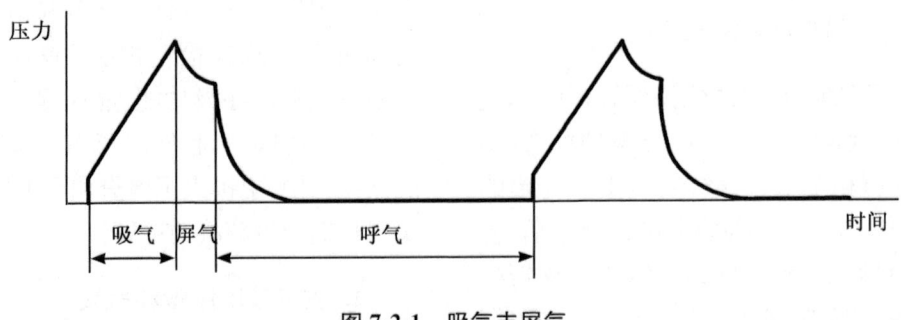

图 7-2-1 吸气末屏气

成为反比通气(Inverseratio ventilation, IRV)了。

(二)临床应用

1. 纠正缺氧

吸气屏气或停顿功能,因为延长了吸气时间,有利于气体的分布,也有利于气体弥散,适用于气体分布不均、以缺氧为主的呼吸衰竭患者,如弥散障碍或通气/血流($\dot{Q}_s/\dot{Q}_t$)失调导致的缺氧。

2. 药物在肺内的分布和弥散

吸气屏气功能有利于雾化吸入药物在肺内的分布和弥散。

3. 肺功能监测

有助于进行某些肺功能数据的监测,如气道阻力和静态顺应性等。这些均是十分有价值的肺功能数据,对了解和判断患者的肺功能状况有相当的作用,一般情况下较难测得。当然,借助呼吸机做肺功能监测,具体数据需要具体分析,因为随着所用机器的不同,测得的肺功能数据多变,一般强调动态观察。

4. 强制性在充分吸气状态下拍胸部 X 线片

吸气屏气产生原理与 PEEP 相仿,均是在吸气末暂时关闭吸气阀,以达到使压力保持在一定水平及屏气的目的,它同样可以用于令患者被动性、强制性在充分吸气的状态下拍胸部 X 线片。

(三)对机体影响

吸气末屏气的正压时间不易过长,否则可能会增加平均气道压,加重心脏负担,减少回心血流量,影响血流动力学。一般主张以不超过呼吸周期的 20% 或吸气时间的 15% 为妥。

二、呼气末正压(PEEP)

PEEP 是指呼吸机在吸气相产生正压,将气体压入肺内;但在呼气末,气道压力并不降为零,而仍保持在一定的正压水平。这种呼吸机所具备的能在呼气末仍保持一定水平正压(呼吸道压力)的功能(图 7-2-2),就被称为 PEEP。

(一)工作原理

呼吸机产生 PEEP 的原理,是借助呼气阀的作用,在呼气相仍保持一定水平的呼吸道压力(正压);故在整个呼吸周期,呼吸道压力均为正压(高于大气压)。目前,大部分呼吸机均具备 PEEP 装置。PEEP 水平的高低,可以由操作者任意调节。以往在呼吸机

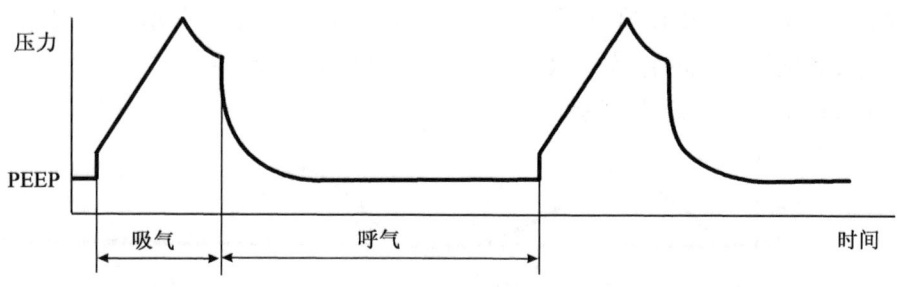

图 7-2-2 呼气末正压

尚不具备 PEEP 装置时,人们将通气机的呼气活瓣与一管道相连,并将该管道插入水封瓶内,并以呼气管道插入水平面的深度调节和控制 PEEP 水平,呼气管道插入水平面的深度就等于所采用的 PEEP 水平(图 7-2-3)。这种自制的 PEEP 装置,在一些基层单位,尤其是缺少具备 PEEP 装置的机械通气机,仍然有一定的实用价值。

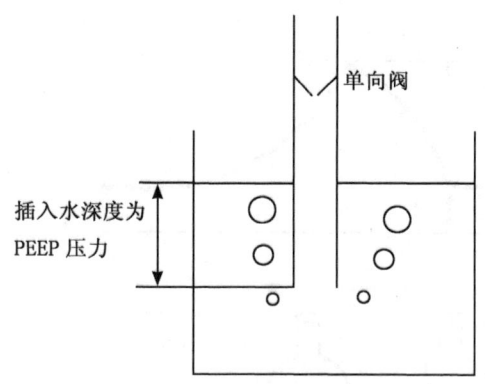

图 7-2-3 自制 PEEP 装置示意图

(二)临床应用

PEEP 临床应用已有二十余年的历史,主要适应证是 $\dot{Q}_s/\dot{Q}_t$ 所致的低氧血症,如以 ARDS 为代表的临床疾病。ARDS 引起低氧血症的主要病理生理改变之一是小灶性肺不张(肺泡萎陷)所致的 $\dot{Q}_s/\dot{Q}_t$ 增加,一般通气模式(IPPV)无法纠正这种类型的低氧血症,尤其是当 ARDS 病情严重,$\dot{Q}_s/\dot{Q}_t$ 也随之增加时;有时即使可以纠正,但必须在 $FiO_2>60\%\sim70\%$ 的条件下,这样将势必会增加氧中毒的可能性。因此,为有效纠正 $\dot{Q}_s/\dot{Q}_t$ 所致的严重低氧血症,多数学者主张对确诊 ARDS 或可疑 ARDS 的患者尽早采用 PEEP。多年的临床实践,充分肯定了 PEEP 治疗和纠正 ARDS 低氧血症的价值。

1. 纠正缺氧的机制

虽然正压通气能改善一部分由气道阻力增加、顺应性下降导致的通气功能障碍性缺氧,但当存在由肺泡表面张力增加导致的肺泡萎陷、$\dot{Q}_s/\dot{Q}_t$ 增加所致的严重低氧血症时,常规呼吸机的正压通气就不能使这部分肺泡扩张(图 7-2-4);加用 PEEP 后,使这部分肺泡在呼气时始终维持一定的膨胀度。依据 Laplace 定律,表面张力与肺泡的半径成正比,半径越大,表面张力越小;扩张肺泡所需要的压力与肺泡的半径成反比,半径越大,所需要的压力越小。PEEP 使这部分肺泡在呼气时维持一定的膨胀度,扩大了半径,也减少了扩张肺泡所需要的压力,同样的正压通气,就能使原来不能被扩张的肺泡膨胀(图 7-2-5);肺泡萎陷减少,FRC 增加,$\dot{Q}_s/\dot{Q}_t$ 降低,缺氧得以纠正。此外,肺泡压升高,在 FiO_2 不变的前提下,能使肺泡-动脉氧分压差(difference of partial pressure of oxygen of alveolar-arterial oxygen,$D(A-a)O_2$)升高,有利于氧向肺毛细血管内弥散；PEEP 使肺泡始终处于膨体状态，能增加肺泡的弥散面积，也有助于氧的弥散；肺泡充气改善，能使肺顺应性增加，在改善通气、弥散、$\dot{V}_A/\dot{Q}$ 失调的同时，还可减少呼吸做功。

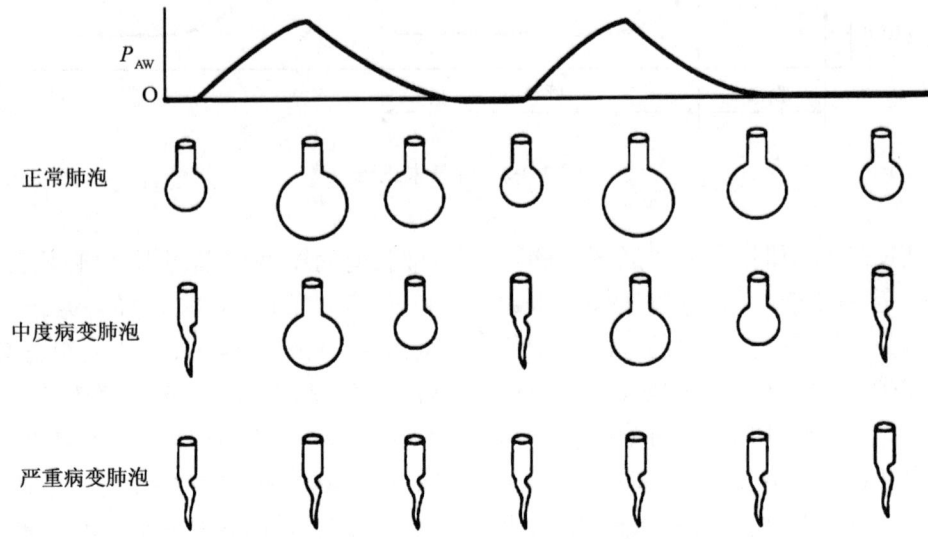

图 7-2-4　正压通气与肺泡充气

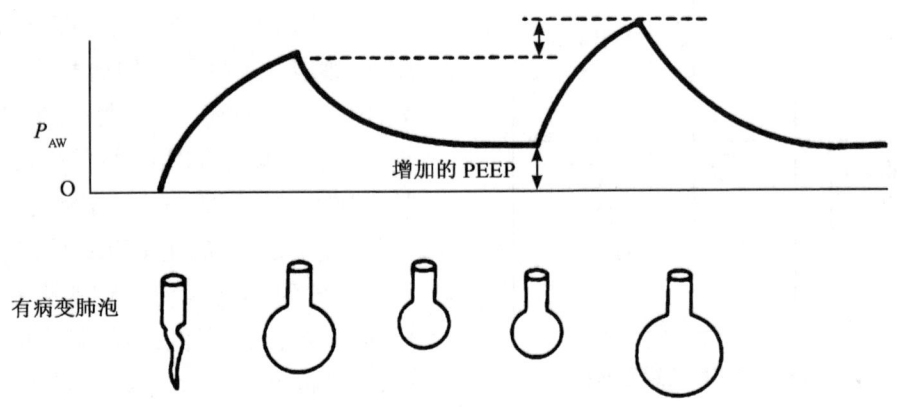

图 7-2-5　加用 PEEP 后"开肺"疗效增加

2. 影响 PEEP 临床疗效的因素

主要是 PEEP 水平的高低。正常人采用 5 cmH$_2$O 的 PEEP，可使 FRC 增加 500 ml；13 cmH$_2$O 可使 FRC 增加 1 180 ml；故一般正常情况下，PEEP 愈高，所增加的 FRC 愈多。但不同病理生理改变情况下，同等水平的 PEEP 所增加 FRC 的可能完全不同，主要取决于患者胸廓和肺的力学特征，如胸廓和肺的弹性与非弹性阻力、肺和胸廓的顺应性，气道阻力高、顺应性差，增加同等数量 FRC 所需的 PEEP 水平就愈高。为此，临床常用纠正缺氧所需的 PEEP 水平，作为判断 ARDS 缺氧严重程度和病情好转/恶化的指标。鉴于一味提高 PEEP 水平，还可能造成一系列副作用，最佳 PEEP 选择始终被关注。

3. PEEP 的主要副作用

(1)对血流动力学的影响:PEEP 可以使回心血量减少、心排血量下降、血压下降,尤其是对已有血容量不足、肺顺应性正常者的患者,PEEP 对循环系统的干扰大,发生血压下降的机会多。

(2)肺组织的气压伤:PEEP 可能使肺泡破裂和气胸的发生机会增加,尤其是已有肺组织的损伤或先天和后天性的肺组织发育不全,如肺部的创伤、先天性肺大疱、COPD 所致的肺气肿和后天性肺大疱形成等。

(3)有人做实验研究表明:PEEP 能扩张肺泡,使肺间质-肺毛细血管静水压增加,有可能引起肺泡或肺间质的水肿。这点在临床实际应用过程中并不突出,故有待进一步证实。

(4)PEEP 还可能压迫肺毛细血管,使肺血流量减少,有可能增加无效通气。

(5)有人认为,PEEP 能损害肺组织,减少肺表面活性物质;但也有人认为,PEEP 能促进肺泡表面活性物质的生成,此点尚未最后定论,有待探讨。

4. 最佳 PEEP 选择

鉴于 PEEP 的上述不利影响,多数学者不主张以一味提高 PEEP 水平的方式,纠正由 $\dot{Q}_s/\dot{Q}_t$ 增加引起的低氧血症。以往多主张不大于 15 cmH_2O,目前越来越多的证据提示,高 PEEP、低 V_T 是重要的保护性肺通气策略。因此,主张不大于 15 cmH_2O 的界限已经被废除,取而代之的是 PEEP 不大于 25 cmH_2O。具体应用时,还要根据患者的具体情况酌情掌握,这就涉及到最佳 PEEP 的选择。理论上讲,最佳 PEEP 应是能使萎陷的肺泡膨胀至可能好状态、$\dot{Q}_s/\dot{Q}_t$ 降低至最低水平、PaO_2 被提高至基本满意水平,而对血流动力学和肺组织气压伤等影响程度最低的水平,才是最佳 PEEP。如何选择最佳 PEEP 水平,始终是令人们困惑的难题。虽然同一个患者或同一种疾病,在疾病发生和发展的不同阶段,最佳 PEEP 水平不尽相同,随病情改善或加重,最佳 PEEP 水平也会随之改变。

(1)经验性选择:多数情况下,依靠经验,严密观察,选择最佳 PEEP 水平的方法还是切实可行的。具体操作是先将 FiO_2 提高至 100%,设置 PEEP 水平,并从 3~5 cmH_2O 开始逐渐提高,同时监测 SaO_2 或 PaO_2,直至能使 SaO_2 维持 ≥95%、PaO_2 ≥60 mmHg 时的最低 PEEP 水平;此时,虽然不能算是最佳 PEEP 水平,但基本能满足纠正缺氧的需求了;达到这个目标的前提是,首先需要兼顾 PEEP 水平,依据患者具体病情酌情掌握;其次是兼顾对循环和肺损伤的影响程度。理论上讲,最佳 PEEP 水平是在循环功能能够负担前提下、FiO_2 ≤60%、PaO_2 ≥60 mmHg 时的最低 PEEP 水平。因此,一旦缺氧被纠正,下一步就需要降低 FiO_2 至 ≤60%水平了;一旦 FiO_2 被降低至 ≤60%水平,SaO_2 能维持在 ≥95%、PaO_2 ≥60 mmHg 时,此时的最低 PEEP 就是最佳 PEEP 了。随病情恶化或好转,最佳 PEEP 可能被增加或降低,主要目标还是氧合的改善程度。肺部损伤或病变严重、循环不稳定,不能使用过高的 PEEP 时,只能借助酌情提高 FiO_2 方式(≥60%)纠正缺氧,以免因 PEEP 过高引起血流动力学障碍或肺组织气压伤。

(2)P-V 曲线下拐点(lower inflection point,LIP):理论上分析,P-V 曲线吸气支,容量突然增加那一点所指向的压力点,就是萎陷的气道或肺泡突然被打开的压力点;按照该压力上 2~3 cmH_2O 设置 PEEP,应该是能使肺泡开放的最低压力(图 7-2-6)。但

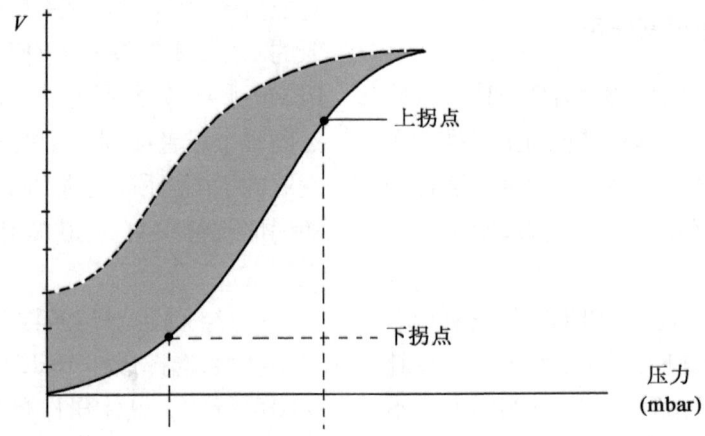

图 7-2-6　依据 P-V 曲线吸气支下拐点上 2～3 cmH_2O 设置最佳 PEEP

是,在临床具体实施过程中,情况并不是想像中那样灵敏,很多情况下,下拐点无法显示和判断;凭借猜测选择了下拐点后,按照上述方法设置 PEEP 水平,也得不到如此好的疗效。因此,临床上真正使用 LIP,设置或选择最佳 PEEP 的机会并不多。

(3)CT 扫描下监测肺复张:虽然 CT 扫描监测肺复张疗效,费时、费力、有风险,但如果能安全操作,的确能帮助选择最佳 PEEP。

5. 临床应用

目前,PEEP 临床应用已经十分普遍,主要针对两类疾病。

(1)肺开放/复张:虽然能用于肺开放/复张的策略很多,PEEP 是临床应用最早、疗效最确切的肺开放/复张策略;为提高疗效,常与高 PIP 联合;最佳 PEEP 水平各学者报道不一,通常是 20～40 cmH_2O,偶有报道应用 60 cmH_2O。由于应用高水平 PEEP 后,患者触发吸气的压力随之升高,为避免呼吸做功增加,高水平 PEEP 多用于控制性呼吸的 ARDS 患者;这类患者病情严重,保留自主呼吸还可能影响呼吸机疗效。

(2)克服或抵消 PEEPi 或 auto-PEEP:以往因为顾忌气压伤,并不主张对 COPD 患者,常规使用 PEEP,甚至认为是使用 PEEP 的禁忌证。随着对 PEEPi 或 auto-PEEP 的充分认识,PEEP 已被常规用来对抗或抵消 PEEPi 或 auto-PEEP 的作用。COPD 患者气道阻力增加,呼气需要的时间长,当呼吸频率增加时,由于呼气时间缩短和同等时间内气道阻力增加所致的呼出气减少,吸入气体明显多于呼出气体,肺泡内气体积聚,肺泡内压增加;PEEP 增加呼气阻力,延缓气流速度,降低阻力,减少气道动态压缩,有利于肺泡内气体排出,降低或减少 PEEPi 或 auto-PEEP 产生,改善通气。用以克服或抵消 PEEPi 或 auto-PEEP 的 PEEP 水平通常不高,虽然多数人认为,用以克服或抵消 PEEPi 或 auto-PEEP 的 PEEP 水平,应该与 PEEPi 或 auto-PEEP 相同,但实际工作中,一般无法准确测得 PEEPi 或 auto-PEEP 值。虽然有的呼吸机能测得 PEEPi 或 auto-PEEP 值,但与实际情况相符的证据不多。目前主张,对有可能产生或存在 PEEPi 或 auto-PEEP 的 COPD 患者,无论缺氧是否已经被纠正,都主张常规使用 3～5 cmH_2O 的 PEEP,用以抵消可能存在的 PEEPi 或 auto-PEEP。

三、呼气延长或延迟和呼气末屏气

呼气延长或延迟（expiratory retard）是指在呼气口加阻力，使呼气延长，但呼气终末压力仍降至零的一种通气功能。呼气末屏气（end-expiratory hold）同样可以延长呼气时间，使呼吸暂停于呼气阶段，其与呼气延长的不同点可能是压力的改变，前者压力仍然逐渐下降，而后者则可能暂时保持在一定的水平。

（一）工作原理

呼气延长或延迟一般均是通过改变排气孔或排气管道口径的方法来增加呼气阻力，使呼气延长或延迟的。呼气末屏气则可能是暂时关闭呼气阀，以达到使压力保持在一定水平及屏气的目的。

（二）临床应用

呼气延长或延迟与 PEEP 不同。它的生理作用是延长呼气时间，减慢呼气流速，减少呼气阻力，有益于气体排出，主要是 CO_2 的排出，尤其适合于 COPD 伴 CO_2 潴留者。另外，根据等压点学说，呼气延长或延迟可减少小支气管动态压缩，同样有益于呼出气的排出。影响 EPP 位置的因素有气流速度、管壁物理特征、周围组织及呼气用力的大小。COPD 患者习惯于噘嘴样呼吸，目的在于使 EPP 向远端（口腔端）移动，减少气道动态压缩，有利于呼气。这种不自主地通过延长呼气，来改善和增加呼出气的排出动作，是患者本能的自我保护性生理功能。正如临床上患阻塞性通气障碍的患者，是通过减慢 RR 及降低呼吸的速度来改善通气；而患限制性通气障碍的患者，则是通过增加 RR 来改善通

气和缺氧的。呼吸机附加呼气延长或延迟的通气功能，正是对患者这种保护性动作的模仿，具有一定临床价值，尤其是对有二氧化碳潴留的患者。PEEP 主要是防止肺泡萎陷，扩张气道，加快气体流速，有助于吸气和氧的吸入和弥散，主要适合于以缺氧为主的患者，尤其由肺泡萎陷、气道闭合、肺内分流增加所致的缺氧，如 ARDS 等。与 PEEP 的主要不同点是，PEEP 防止关闭的主要部位在肺泡，呼气延长则主要在小支气管；PEEP 适合于以缺氧为主的患者，而呼气延迟适合于伴有 CO_2 潴留 COPD 患者。目前所有的呼吸机，很少配有此种功能，可能与现有的通气模式和功能已基本完全可以纠正这类患者的呼吸功能障碍有关。呼气末屏气的临床价值，可能在于测定 PEEP 和 PEEPi 或 auto-PEEP。

四、叹息（sigh）

叹息即指深吸气，许多呼吸机设有叹息装置。不同的机器设置的叹息次数和量不尽相同，一般是每 50～100 次呼吸周期中，有 1～3 次相当于 1.5～2 倍于 V_T 的深吸气，它相当于正常人的呵欠。设置 sigh 的主要目的，是使那些易于陷闭的肺泡（肺底部）定时膨胀，改善这些部位的气体交换，防止肺不张，对于长期卧床和接受呼吸机治疗的患者，有一定的价值。有学者应用 sigh 功能实施肺开放与复张，取得较好临床疗效。

五、自动调节吸气流量

自动调节吸气流量（auto flow）不是一个新的独立通气模式，它是呼吸机 VCV 模式上附加的功能，能弥补 VCV 模式容量保证但易导致压力过高、引起气压伤的不足。虽然 auto flow 仅仅是呼吸机的一项功能，但

它能与很多模式联合使用,对 VCV 模式扩展。

(一)工作原理

auto flow 扩展 VCV 模式的原理,是根据患者当前肺顺应性的变化,自动调节吸气流量,达到保证 V_T 的同时,还不使压力上升过高(图 7-2-7)。auto flow 功能的完成,是通过呼吸机具有的非常灵敏、能自动调节吸、呼气流量的吸、呼气阀完成。auto flow 功能打开时,自主呼吸可以发生在呼吸周期的任何时相,故同步性能好,患者会感到舒适。

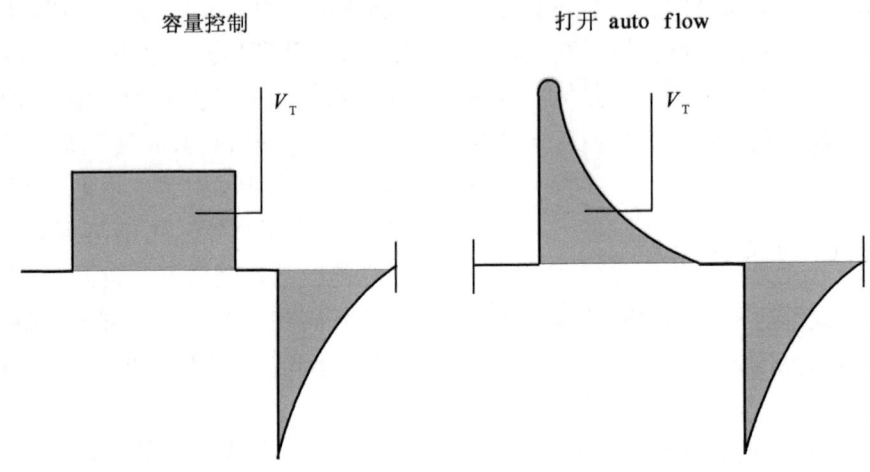

图 7-2-7 auto flow 保证 V_T 的工作原理

(二)调节机制的特点

保障 V_T 是所有接受呼吸机治疗的目标,不同模式或功能达到保障 V_T 目的的调节机制不同。PCV 是通过吸气压力(P_{insp})设置或调节来保障 V_T,VCV 是通过容量设置和压力调节来保障 V_T。作为能保留自主呼吸、同步性能好、避免高峰压的 PCV 模式,Bi-PAP 已在临床广泛使用;其最大的特点是保障 V_T 的机制与 PCV 相仿,即通过压力(P_{insp})设置,达到保障 V_T 的目的,但 V_T 是可变的。auto flow 也具有能保留自主呼吸、同步性能好、避免高峰压的特点,但 auto flow 并不是应用 VCV 模式保障 V_T 的压力调节机制,而是通过流量的自动调节,保障 V_T,并避免高峰压。

(三)临床应用

auto flow 能与 IPPV,SIMV,MMV 等 VCV 模式联合使用,等于在 VCV 或 VAV 模式基础上,通过对 P_{aw}、顺应性、容量等参数的持续监测,自动调节流量,达到或保证预设 V_T 目的,实质也是一种双控模式。操作时,除 P_{max} 和流量无法设置外,其余参数,如触发灵敏度、压力支持水平、RR,I∶E,V_T,PEEP 等各种模式需要设置的参数,均可人为设置。但还具备保留自主呼吸、允许在任何呼/吸相自主呼吸、不产生流量饥饿现象等优点,易于呼吸机协调,患者舒适,能减少镇静剂、肌肉松弛药使用。与 MMV 模式合用时,更能满足从完全控制呼吸到完全自主呼吸的过渡(图 7-2-8)。

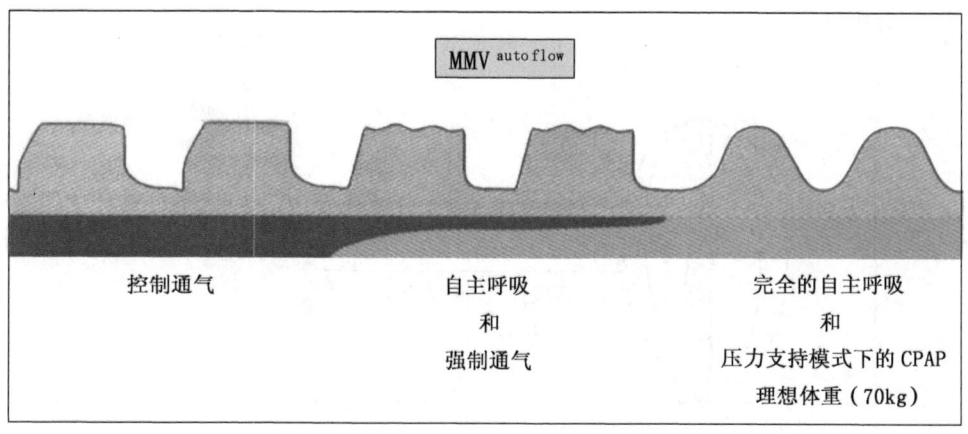

图 7-2-8 auto flow 与 MMV 联合使用更能满足从完全控制呼吸到完全自主呼吸的过渡

六、自动气道补偿

接受有创呼吸机治疗过程中，人工气道建立，无论是气管插管或切开，均可能因气道管径缩小，引起气道阻力增加。自动气道补偿（auto trachea compensation，ATC）是专为克服这些额外气道阻力增加，而设计的特殊功能。气管插管或切开选择的导管管径大小，直接影响气道阻力增加的程度，管径愈小，增加的气道阻力愈大（图 7-2-9）。ATC 功能打开时，呼吸机按照事先测算出克服这些气道阻力增加额外需要做的功，自动补偿气道阻力增加需要的额外压力，以此来减少呼吸做功（图 7-2-10）。有 ATC 功能的呼吸机，能减少人工气道建立所增加的呼吸功；但无 ATC 功能的呼吸机，人工气道建立所增加的呼吸功，也均由呼吸机承担。因此，呼吸机是否拥有 ATC 功能的实际价值或意义并不大。倒是脱机不拔管的患者，却可能面临人工气道增加呼吸做功的风险，故一般不主张长时间脱机而不解除人工气道。

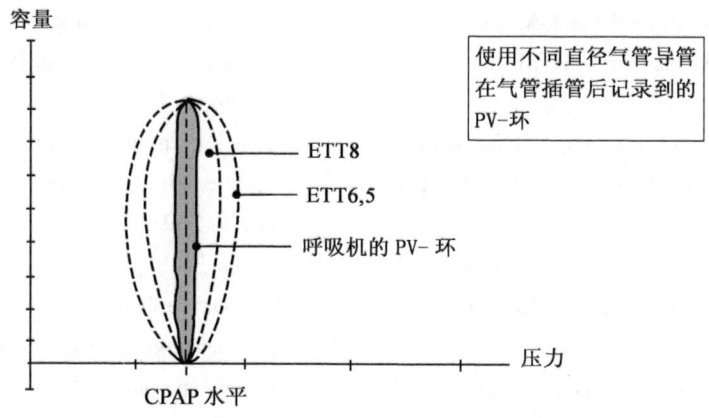

图 7-2-9 气管插管或切开选择的导管管径大小直接影响 R_{aw} 增加的程度

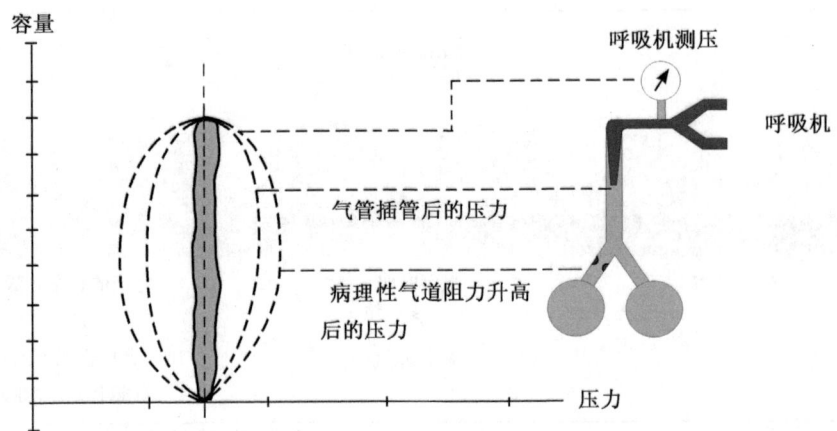

图 7-2-10 ATC 功能按照事先测算出克服气道阻力增加额外需要做的功自动补偿

（宋志芳　俞康龙　顾宏奎）

参 考 文 献

1. Tobin MJ. Critical Care Medicine in AJRCCM 2000. Am. J. Respir. Crit. Care Med. 2001，164(8)：1347～1361
2. Tobin MJ. Advances in mechanical ventilation. N Engl J Med 2001,344：1986～1996
3. Cairo JM and Pilbeam SP. Mosby's Respiratory Care Equipment. 6th ed, st Louis, Mosby, 1999，340～656
4. Stock MC, Downs JB, Frolicher DA. Airway pressure release ventilation. Crit Care Med；1987；15：461～466
5. Kuhlen R, Guttmann J, Rossaint R. New forms of assisted spontaneous breathing. Urban Fischer；2001；35～65
6. Tobin MJ. Critical Care Medicine in AJRCCM 2000. Am. J. Respir. Crit. Care Med. 2001，164(8)：1347～1361
7. Tobin MJ. Advances in mechanical ventilation. N Engl J Med 2001,344：1986～1996
8. Cairo JM and Pilbeam SP. Mosby's Respiratory Care Equipment. 6th ed, st Louis, Mosby, 1999；340～656
9. Stock MC, Downs JB, Frolicher DA. Airway pressure release ventilation. Crit Care Med；1987；15：461～466
10. Kuhlen R, Guttmann J, Rossaint R. New forms of assisted spontaneous breathing. Urban Fischer；2001；35～65
11. Pelosi P, Cadeingher P, Bottino N, et al. Sigh in acute respiratory distress syndrome. Am. J. Respir. Crit. Care Med. 1999,159；872～880
12. Chiumello D, Pelosi P, Calvi E, et al. Different modes of assisted ventilation in patients with acute respiratory failure. Eur. Respir. J；2002,20(4)；925～933
13. Prella M, Feihl F, and Domenighetti G. Effects of short-term pressure-controlled ventilation on gas exchange, airway pressures, and gas distribution in patients with acute lung injury/ARDS：comparison with volume-controlled ventilation. Chest；2002,122(4)；1382～1388

第 8 章

人工气道建立与管理
Setting and care of artificial airway

接受呼吸机治疗的患者,面临的首要问题是连接方式,选择是否合理,直接影响呼吸机的临床疗效。依据是否需要建立人工气道,呼吸机治疗被分为有创与无创。由于人工气道建立过程中可能产生的损伤与危害,给有创呼吸机治疗带来了风险。了解和掌握各种连接方式的利弊,有利于合理地选择。人工气道管理与护理也是呼吸机治疗的重要环节,管理与护理得当,并发症与意外事件发生率低;管理与护理不得当,并发症多、意外事件发生率高。

第 1 节 呼吸机连接

一、连接方式类型

呼吸机连接方式类型多,各种方式各有利弊,难易程度不等。了解各种连接方式的利弊,有助于灵活掌握和合理应用。

(一)通气道

主要是保持口、鼻、咽部气道通畅,很少与呼吸机相连,分口咽(oropharyngeal airway)和鼻咽通气道(nasopharyngeal airway)。

1. 口咽通气道

为一种"～"的两头相通的导管,扁平状,多为塑料制品(图 8-1-1),主要用于昏迷或神志不清的患者,防止舌根后坠,堵塞气道,以保持呼吸道通畅(图 8-1-2);另外,也可作为牙垫(图 8-1-3),避免牙关紧闭,压迫气管导管;同时便于口腔护理,还有利于口咽部分泌物被吸出。

2. 鼻咽通气道

也多为塑料或软橡胶制成,长短、粗细各

异,尾端有圆盘状管翼(图 8-1-4),以防止滑入气道,临床可根据需要选择;鼻咽通气道主要用于保持鼻咽部气道通畅,可以用同样口径的气管导管制成,尾端无圆盘状管翼时,为避免滑入气道,外侧端可用别针固定(图 8-1-5)或与导管接头连接。

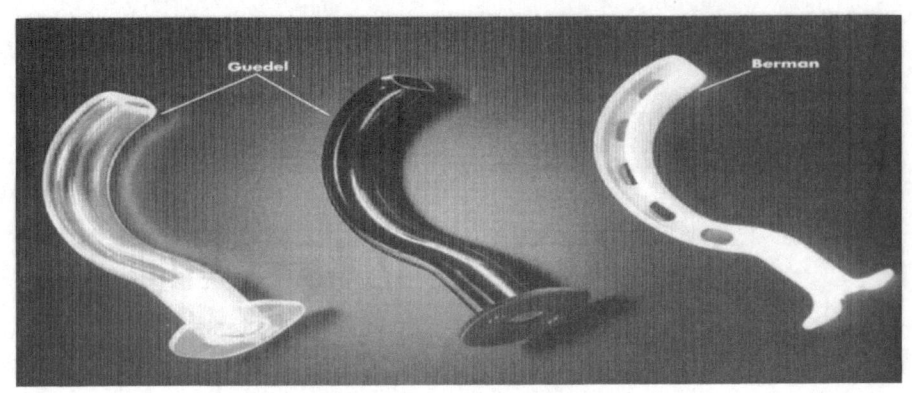

图 8-1-1　口咽通气道

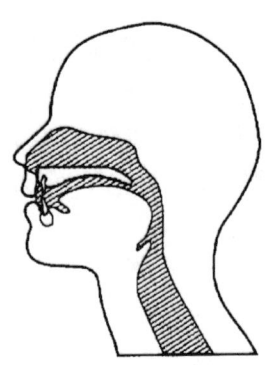

图 8-1-2　口咽通气道安置

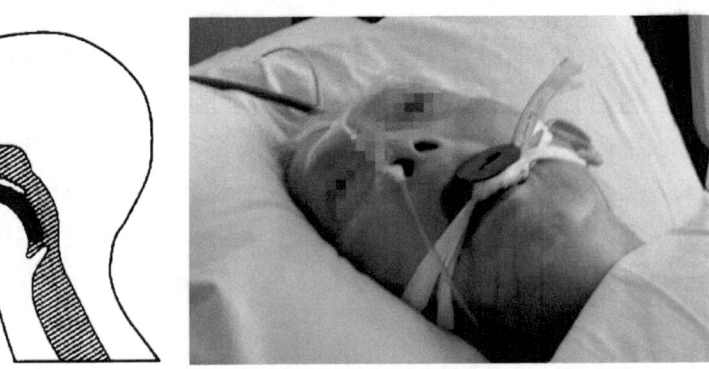

图 8-1-3　口咽通气道可以用作牙垫

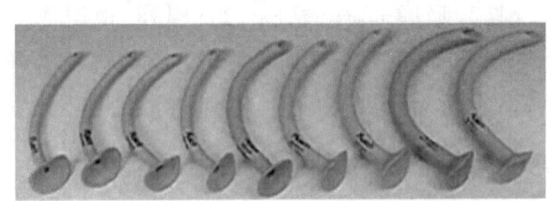

图 8-1-4　鼻咽通气道长短、粗细各异,尾端有圆盘状管翼

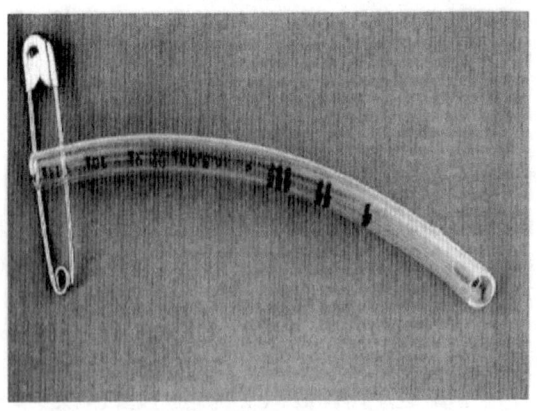

图 8-1-5　用气管插管导管制作鼻咽通气道

(二)接口或口含管

接口或口含管是一种含在口中、能与呼吸机连接的人工气道,也属于无创通气(noninvasive ventilator)治疗(图8-1-6),一般使用时需要鼻夹,以避免气体从鼻腔外溢。该连接方式主要用于神志清醒、能配合的患者,配合不好容易因体位变动和吞咽动作滑出,并容易引起胃肠道胀气,影响临床疗效,国内应用不多。

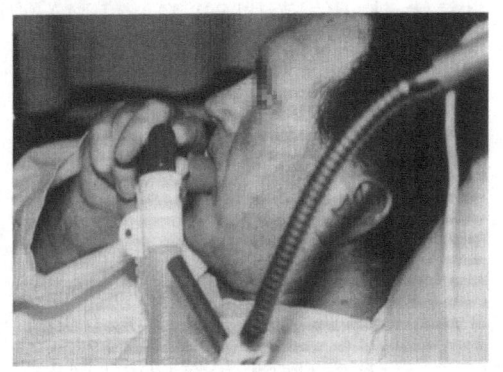

图8-1-6 接口器与呼吸机相连

(三)双鼻连接器

还有一种连接器,一端能插入双侧鼻腔,另一端与呼吸机连接(图8-1-7),同样适合神志清醒、配合良好的患者,甚至可以用于长期间断接受呼吸机治疗的患者。

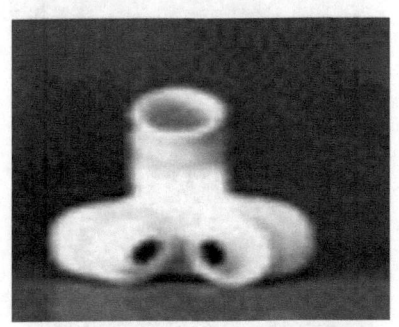

图8-1-7 一端能插入双侧鼻腔,另一端与呼吸机连接的鼻连接器

(四)口鼻面罩

能将口鼻部完全遮盖,并借助多头带固定(图8-1-8),主要用于连接无创呼吸机(noninvasive ventilator)治疗;FiO_2由吸入氧流量调节,密闭良好时,可达100%。应用口鼻面罩时,应注意选择适合患者面孔大小、鼻梁高低的型号,过大或过小均会使气道密闭困难,并引起不适;面罩固定可以用人工的方法,单手或双手将面罩固定在患者的口鼻部,也可以借助多头带将面罩固定;应用时应将患者下颌抬高,使气道充分拉直和开放,防止颈项屈曲,气道不通畅,气体进入有阻力。必要时,应有专人协助抬高下颌,并适当用力,使面罩与患者的面颊紧密接触,以求气道密闭良好。依靠面罩做人工气道连接呼吸机时,呼吸机疗效很大程度上取决于气道密闭的程度和患者配合的情况。偶尔用于配合不好、昏迷或神志不完全清醒的患者时,应让助手按压住上腹部,减少气体向胃肠道的逸漏,预防胃肠胀气。口鼻面罩较口含管舒适,容易掌握,对患者无损伤而安全,适用于需反复接受呼吸机治疗的患者,如COPD等。不利因素是,手法固定费力;多头带固定,太松时,密闭不好容易漏气;太紧时,患者会感到不舒适而难以接受。此外,患者配合不好或不协

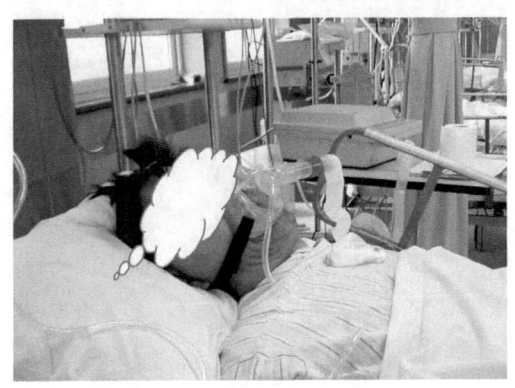

图8-1-8 面罩与多头带固定

调时,容易引起胃肠胀气。口鼻面罩连接呼吸机,持续时间不易过长,除上述不利因素外,还不利于口腔护理、气道湿化和吸引等。

(五)鼻罩

较口鼻面罩小,通常只能遮盖鼻部(图8-1-9);固定方法与口鼻面罩相同,可以徒手或用多头带(图8-1-10)。鼻罩的优点很多,由于口腔没有被遮盖,患者能够进餐、饮水、讲话,并便于咳嗽、排痰与进行口腔护理;缺点是要求患者配合程度高,呼吸机供气或吸气时,需要患者紧闭双唇(闭嘴),否则会漏气而影响呼吸机疗效。

(六)喉 罩

喉罩(laryngeal mask airway, LMA)是英国麻醉学者 Brain 于 1983 年发明、介于面罩和气管插管之间的新型维持气道通畅的人工气道。应用于临床多年,尤其适合应用于常规气管插管困难或紧急心肺复苏时的人工气道建立。LMA 置放于患者的咽喉部,几乎可以将喉部完全覆盖,遮挡食道。喉罩的周边有用于密封的气囊,可以根据需要,充入适量气体,密闭气道(图 8-1-11)。LMA 的种类很多,有直接置入咽喉部替代人工气道(图8-1-12),并利用周边气囊充气后密闭气道(图 8-1-13);有的 LMA 能插入气管导管,便于建立人工气道(图 8-1-14)。虽然该法属于无创,但较口含管、面罩、鼻罩等不容易引起胃肠胀气;由于必须要置放于咽喉部,容易引起恶心和食道反流,患者耐受程度有差异,清醒患者很难接受;此外,虽然通过 LMA 可以直接进入气管进行湿化与吸引,但由于 LMA 本身并不在气管内,不适合用于分泌物多、胃肠道压力高的患者;LMA 被置于咽喉部,局部黏膜还可能被压迫,造成损伤,放置时间不宜过长。国内应用尚不普遍,可能与上述顾虑有关。

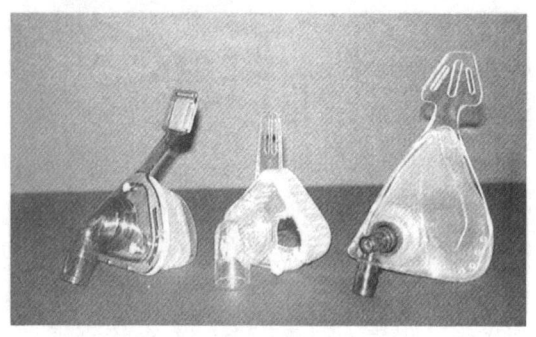

图 8-1-9 各种规格鼻罩

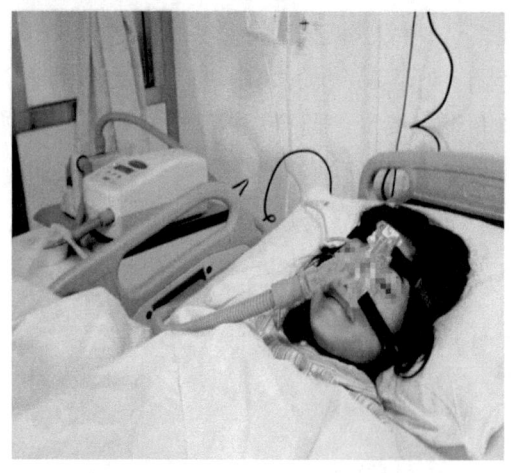

图 8-1-10 鼻罩用多头带固定法

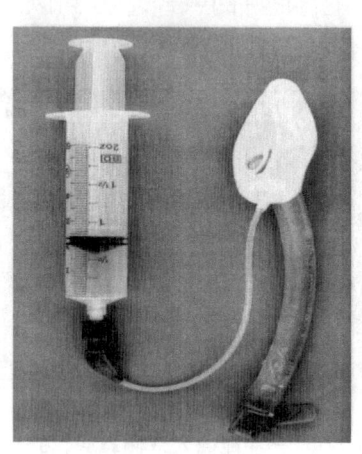

图 8-1-11 喉罩

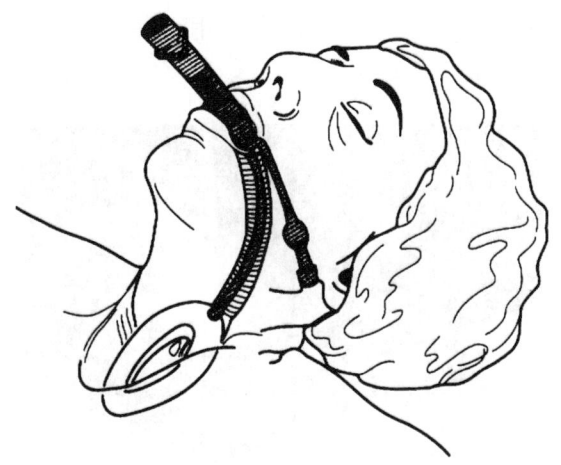

图 8-1-12 喉罩置入咽喉部替代人工气道

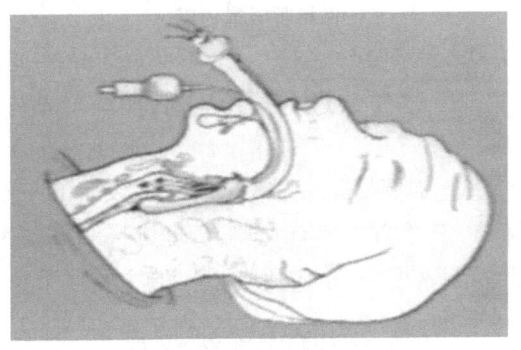

图 8-1-13 喉罩置入后利用
周边气囊充气密闭气道

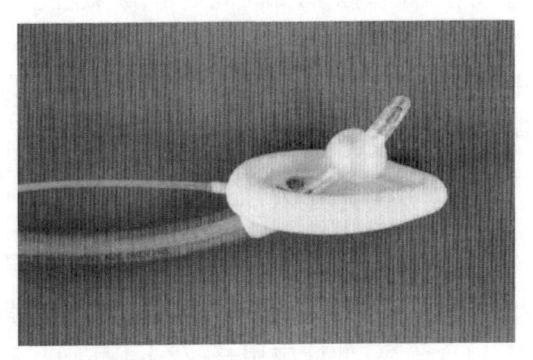

图 8-1-14 可以置入气管插管的喉罩

(七)气管插管

1. 经口插管

应用普遍,易于掌握,但不如经鼻插管容易耐受和固定;借助经口气管插管,可以作为人工气道与呼吸机连接(图 8-1-15),也可以仅仅作为人工气道,保持呼吸道通畅(图 8-1-16);一般要求控制在 72 h 以内,但留置 3~5 天,5~7 天,甚至更长时间,临床并不少见;最大的缺点是口腔护理困难,医院获得性感染发生率高。

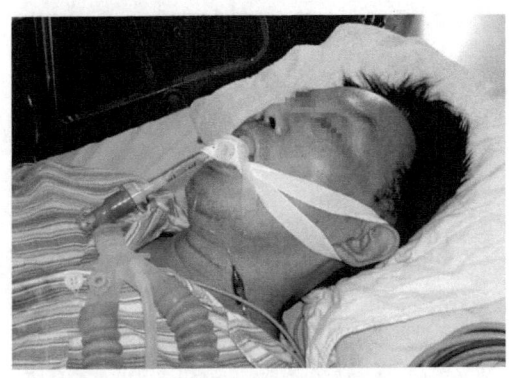

图 8-1-15 经口气管插管与呼吸机连接

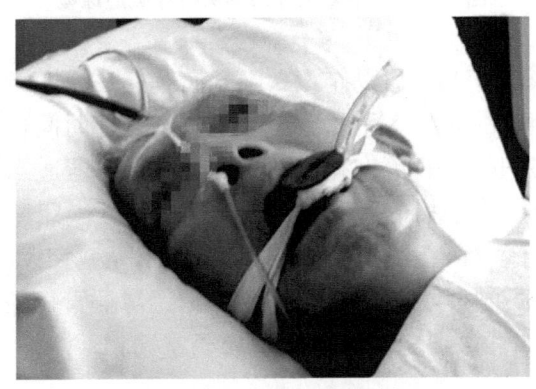

图 8-1-16 经口气管插管保持呼吸道通畅

2. 经鼻插管

可以作为人工气道与呼吸机连接(图

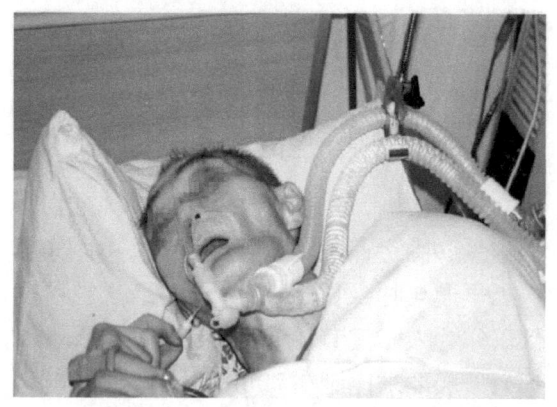

图 8-1-17　经鼻气管插管与呼吸机连接

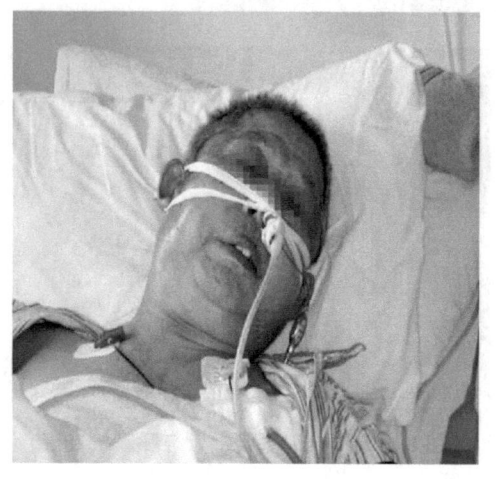

图 8-1-18　经鼻气管插管保持呼吸道通畅

8-1-17），也可以作为人工气道保持呼吸道通畅（图8-1-18）；优点是容易固定、维持时间相对长，一般可维持一周以上，气道护理适当时，可维持的时间更长，甚至可长达半年以上。导管通常较经口插管长而细，无效腔大，分泌物吸引有一定困难；另外，经鼻插管较经口插管难度大，初学者不容易掌握。

（八）气管切开造口置管

也是连接呼吸机的重要方法。优点是无效腔小、导管容易固定、气道湿化和分泌物吸引便利、患者耐受程度好、可以长期耐受，是临床医师最愿意接受的方式（图8-1-19）。但考虑到损伤大、并发症多（感染、出血、压迫坏死）、留有瘢痕等，该法不适用于需要反复建立人工气道的患者。

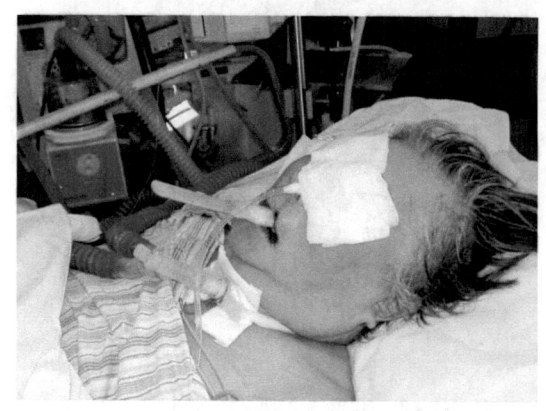

图 8-1-19　气管切开连接呼吸机或保持呼吸道通畅

二、连接方式选择

连接呼吸机的方式是应用呼吸机的主要环节，上述方式各有利弊，合理选择时需要考虑的因素很多，是应用呼吸机的主要环节。

（一）病情急缓程度

病情紧急、容不得耽误时间的患者，易采用最快、最简便易行、且又有效的方法，一般选择经口气管插管；如时间更紧，缺氧已经严重到立即能导致死亡的程度，也可先考虑应用面罩充分供氧，待缺氧有所缓解后，再考虑建立能维持较长时间的人工气道法。

（二）接受呼吸机治疗的时间

一般以数天或数小时划分，估计只需要数小时的，只需考虑经口气管插管、喉罩、面罩、口含管等；估计应用长，72 h 以内的，仍可考虑经口气管插管；超过 72 h 以上的，最好直接选择能保留相对长一些时间的人工气道法，如经鼻气管插管或气管切开造口置管术,除非患者存在不能耐受这两种人工气道的因素。应用时间无法估计时,宁肯先选择效果肯定而又安全、容易耐受、损伤小的方法,如先选择经口或经鼻气管插管法,以后视病情发展,再酌情改气管切开等。

(三) 是否需要反复接受呼吸机治疗

某些慢性疾病,有可能反复需要接受呼吸机治疗,不适合应用气管切开造口置管术等损伤大的人工气道,即使估计呼吸机应用的时间可能会超过1周,也应尽量避免,除非确实因病情需要或分泌物太多,其他类型人工气道无法实施时。

(四) 气道分泌物多寡

气道分泌物多时,为便于气道的湿化和充分吸引,可以根本不考虑面罩和喉罩等,直接选择气管插管或切开。

(五) 意识状况

患者意识状况好、能配合时,倘若估计应用呼吸机的时间短,呼吸道分泌物也不多时,可以考虑应用口含管、面罩或喉罩等,这样可不必担心造成胃肠道胀气的可能;如果意识状况不好,又不能较好配合时,即使可以应用口含管、面罩或喉罩,也应尽量避免,以免因引起胃肠道胀气,而影响呼吸功能。

(六) 气道梗阻部位

因呼吸道梗阻接受呼吸机治疗时,建立的人工气道必须得超过梗阻水平。倘若梗阻的部位在喉部,就只能选择能越过喉部的气管插管和切开法,而口含管、面罩或喉罩等均无济于事;倘若梗阻部位在喉部以下水平,即使选择气管插管和切开,所置的导管必须得超过梗阻水平。笔者曾遇一例胸内甲状腺压迫气管造成上呼吸道梗阻患者,为使所置导管超越梗阻水平,经气管切开造口处置气管插管导管,才能保持呼吸道通畅。

最佳连接呼吸机的人工气道的标准是,既能保证呼吸机合理应用,又能最大限度地减轻患者痛苦、损伤、并发症等,需权衡利弊,综合分析。

(宋志芳)

第 2 节 人工气道建立

人工气道是连接患者和呼吸机的惟一手段,合理、及时、有效地建立人工气道,并妥善护理,是确保呼吸机疗效、防止并发症的有效措施;人工气道建立的及时与否,人工气道方法选择的妥当与否,直接关系到呼吸机治疗作用能否发挥,甚至直接涉及患者的生命安危;因此,应当得到各级医务人员的重视和正确实施。

一、无创连接方式

主要指接口或鼻、口咽或鼻咽通气道、口鼻面罩、鼻罩、喉罩等,放置的位置截然不同,接口与口含管、口咽通气道是被放在口腔,鼻咽通气道是被放在鼻腔,口鼻面罩是放在口鼻腔外,鼻罩是放在鼻腔外,喉罩是放于咽喉部。它们的共同点是,这些部位均是呼吸道和消化道的共同通道,可以被统称为气管外人工气道,无论患者是否有自主呼吸,均可使气体进入呼吸道和消化道。气体的分流,不但会减少患者的实际吸气量,还会引起胃肠胀气,使膈肌上抬,影响肺和胸廓的有效膨胀,进一步减少患者的通气量。因此,它们具有几乎相同的指证或必要条件。虽然这些均属于无创连接方式,了解和掌握各自的特点,并恰当地选择,不但能提高无创呼吸机治疗的临床疗效,还能减少不必要的痛苦和并发症,也很有必要。

(一)无创连接方式建立

1. 接口或鼻、口咽或鼻咽通气道

(1)接口或鼻:国内采用该法连接呼吸机的机会不多,可能与市场缺少合适产品有关。国外主要用于神志清醒、肺部病变不严重、分泌物少、配合良好、多为神经肌肉疾患,导致呼吸机依赖的患者,是很重要的无创呼吸机连接方式。

(2)口咽通气道:主要用于保持口咽部气道通畅,置入方法简单,可以直接用带了手套的手指将口咽通气道送入,也可以用压舌板将舌头压下后送入;还可以将口咽通气道顶端对着上颚的方向送入,直抵舌根后上方的硬颚,然后180°旋转,使通气道卡在舌体上(图 8-2-1);如果从口腔的侧面送入通气道,则只需180°旋转。理想的位置,一定是通气道的顶端直接对着气管,然后依靠通气道外翼固定在口腔外(图 8-2-2)。口咽通气道容易被躁动的患者吐出,固定良好十分重要,必

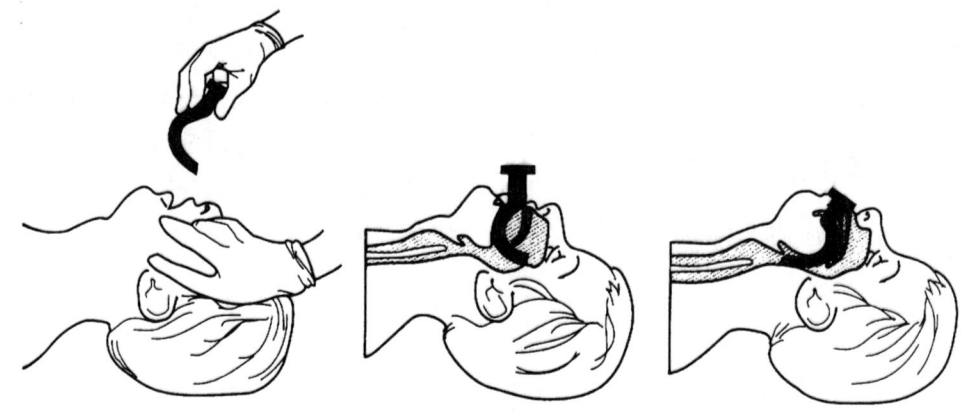

图 8-2-1　口咽通气道沿上颚置入法

要时需要借助镇静药物。但依据口咽通气道保持气道通畅的疗效,不如气管内置管确切,分泌物多、过度烦躁的患者不适合应用。

(3)鼻咽通气道:耐受程度较口咽通气道好,不妨碍口腔护理,不会被牙咬,容易固定,不容易脱出;安放方法也简单,但动作要轻柔,以免损伤血管导致鼻黏膜出血;其次,选择的通气道粗细、长短要合适;正确的位置是使通气道抵着咽后壁,顶端直接对着声门(图 8-2-3),而不是简单地插入鼻后孔(图 8-2-4)。

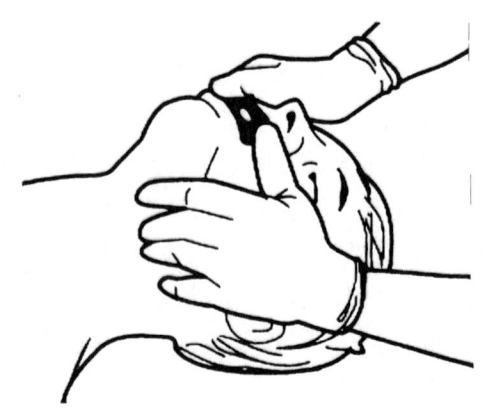

图 8-2-2　口咽通气道气道外翼固定法

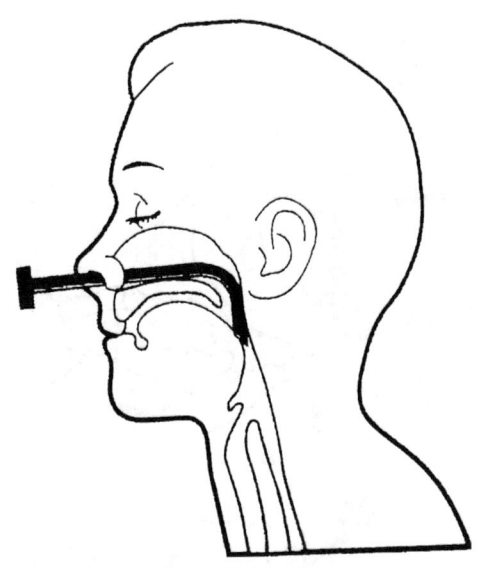

图 8-2-3 鼻咽通气道抵着咽后壁，顶端直接对着声门

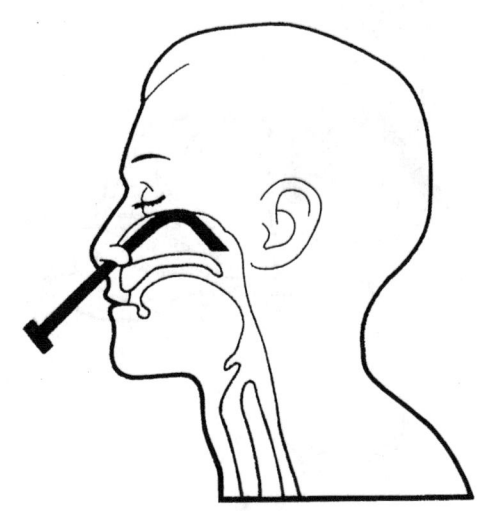

图 8-2-4 鼻咽通气道位置不正确

2. 口鼻面罩与鼻罩

口鼻面罩与鼻罩是主要的连接无创呼吸机治疗的方法，安置简单，舒适程度主要取决于面罩的大小是否适中和周边密闭材料的可塑性和弹性。此外，呼吸机参数设置也很重要，通常应以逐渐适应的方法，让患者接受口鼻面罩或鼻罩的呼吸机连接法。

3. 喉罩

喉罩置入方式有两种，一是盲探，二是借助喉镜指导。

(1) 盲探插入法（图 8-2-5）：在满意的表面麻醉或全身麻醉状态下，使头颈部轻度后仰，术者左手固定头部，右手拇指和示指持笔样握住 LMA 的喉罩与通气管结合部，用中指将下颌推开，使患者张口，喉罩面向前，尽量向上切牙方向贴近，将 LMA 送进口腔（图 8-2-5A）；然后，沿上腭向下推送 LMA（图 8-2-5B）；推送时，可以用示指探查合适的路径（图 8-2-5C），直至抵达合适的位置（图 8-2-5D）。也可以让助手固定头部，术者用左手使患者张口，右手将 LMA 送进口腔，直至抵达合适位置。操作时，动作要轻柔，避免牙齿损伤 LMA 周边气囊后影响密闭。

(2) 喉镜指导插入法：方法简便，左手持喉镜，压住舌根后将下腭上抬，右手持 LMA 将其送入合适的位置。

LMA 大小选择要适中，表面麻醉要充分，以免引起恶心、呕吐或加重局部损伤。

（二）适应证

所有无创连接方式，均有共同的适应证。

1. 神志清醒

意识状况是无创连接方式的必要条件，只有能主动配合的患者，才能主动与呼吸机协调或同步，才能在吸气时使会厌将食道口遮盖，避免气体流入胃肠道，减少胃肠胀气发

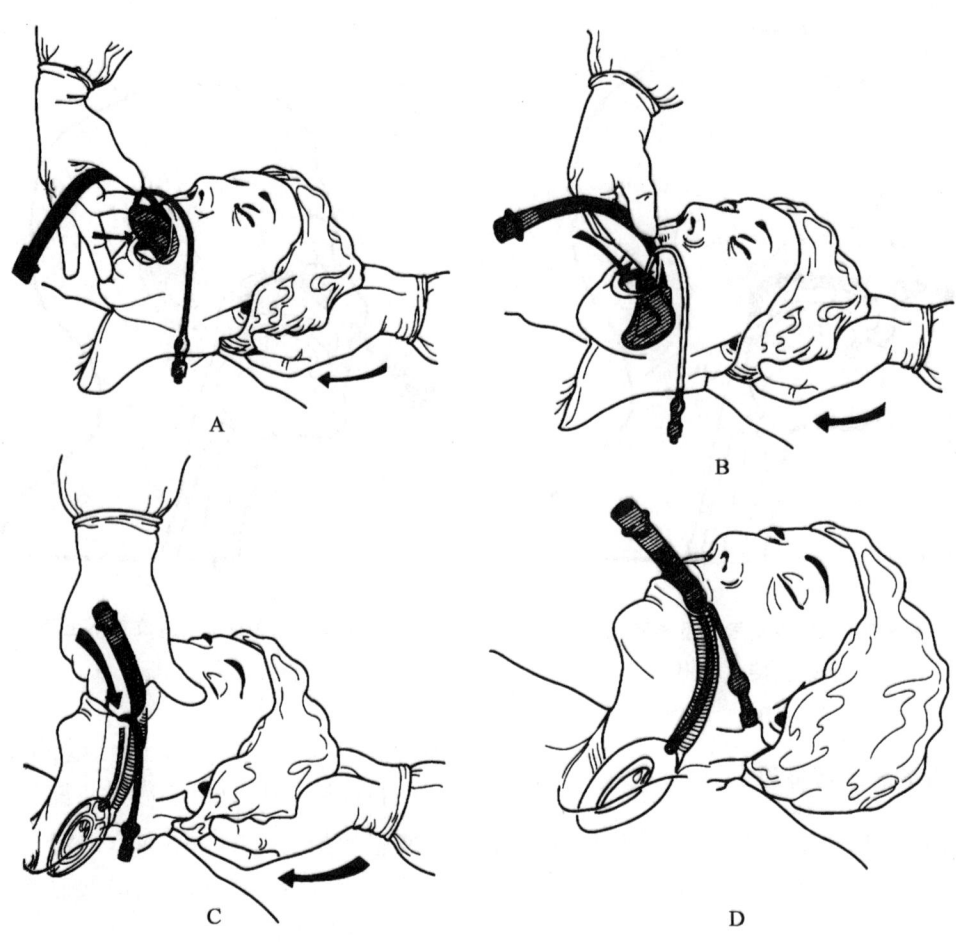

图 8-2-5 喉罩盲探插入法

2. 呼吸道分泌物少

呼吸道分泌物多时,不适合应用气管外人工气道连接呼吸机,原因是正压通气能阻碍分泌物排出,尤其是来自鼻咽部或滞留于此处的分泌物,还可能被正压通气压入呼吸道,造成不同程度的气道阻塞。

3. 接受呼吸机治疗时间短

使用气管外人工气道连接呼吸机时,呼吸机治疗的时间不能过长,它们仅适合作短期、临时或间断连接呼吸机的人工气道法。如全身麻醉时的诱导、紧急状态时的暂时性抢救或高浓度吸氧、短时间的呼吸停止、COPD 慢性 CO_2 潴留缓解期的治疗等。

(三) 注意事项

1. 及时更换有创人工气道

应用无创连接方式接受呼吸机治疗时,倘若疗效不满意,缺氧改善和纠正不明显,应及时更换有创人工气道。

2. 胃内压增高者禁用

有频繁恶心与呕吐或随时可能呕吐迹象、有饱餐或饮水的患者等,均禁用该法进行人工呼吸。该法不能有效地将气道和消化道隔离,故不能防止误吸,况且还会增加胃内压,诱发呕吐和误吸。误吸对患者的危害极大,可诱发肺部感染和 ARDS,严重时可因窒息引起心搏、呼吸骤停,甚至死亡。

二、有创人工气道建立

气管插管是临床常用的连接呼吸机的人工气道,操作简便,任何场合均可进行,也不需要特殊仪器和设备。需要的物品主要为喉镜、导管、持管钳等(图 8-2-6),按路径不同,分经口或经鼻。

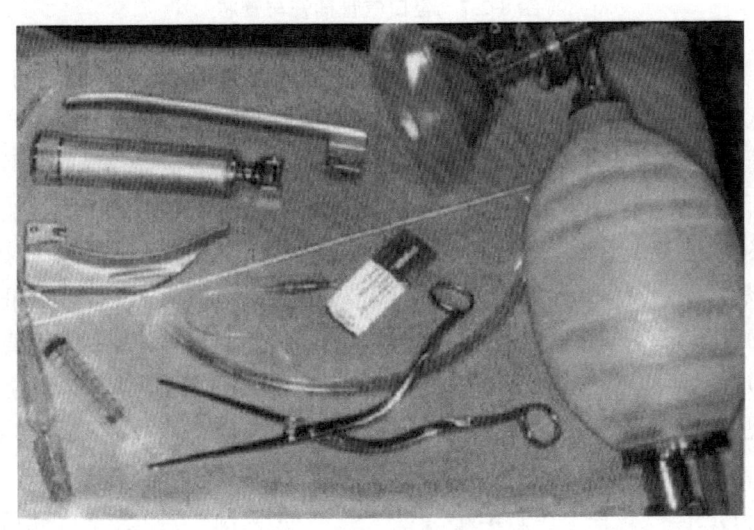

图 8-2-6 气管插管需要的物品

1. 经口

此法是经口将气管插管导管置入气管,依靠气囊密闭气道,并与呼吸机直接相连,进行呼吸机治疗。该法效果肯定,能有效隔离消化道,防止误吸,且操作简便,易于掌握。

(1)指征:几乎适用于所有接受呼吸机治疗的患者,除非有经口气管插管的禁忌证,如气管上 1/3 以上部位(喉、声带、口腔等)病变,致使气管导管无法插入,且也不解决问题;另外,也不适合用于呼吸机治疗时间太长的患者。

(2)方法:分三步。

①插管前准备:选择合适导管(长短、粗细),检查气囊,并确信不漏气;准备好牙垫、喉镜(直、弯)、吸痰管、吸引器和水等,检查喉镜的灯泡是否亮或足够亮,吸引器的吸力;备好固定导管的胶布;另外,经口气管插管一般需要管芯(铜丝或铁丝),一定要比导管长,前端不能外露,外端弯曲至管外(图 8-2-7),以免滑入气道;插管前,要依靠管芯调整导管的弯曲度。

②插管:取平卧,无论用直或弯喉镜(图 8-2-8),均先将喉镜插入口腔,同时将患者头部充分后仰,当喉镜抵达咽后壁或舌根处后,将喉镜充分上翘,以挑起会厌,充分暴露声门或声带为原则,然后将带有管芯和气囊、并有一定弯曲度的气管导管插入。导管的弯曲度

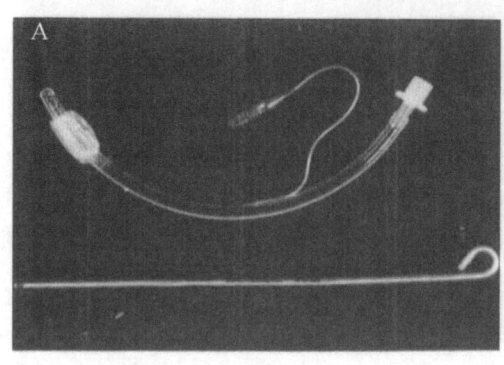 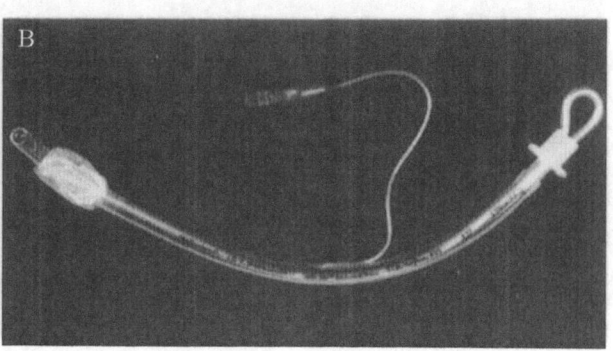

图 8-2-7　经口气管插管与管芯

依靠管芯调整,原则以能顺利抵达声门为好。会厌挑起不满意或声门暴露不理想时,不要盲目插管,以免损伤声带或喉部黏膜,引起喉痉挛。必要时,可让助手从颈外轻压喉部。患者咽喉部分泌物(痰或血)多或有胃肠反流的,应在插管前充分吸引。时间允许时,插管前应做好咽喉部表面麻醉剂(2%利多卡因和(或)1%地卡因),使咽喉部黏膜和肌肉充分松弛,避免引起恶心、呕吐,并减少激惹和损伤,便于插管。插管深度,以进入声门后5~6 cm为妥,最好安放在气管中、下1/3处,不易滑出,也不会过深,以免抵在隆突部或误入支气管。

③导管固定与连接:当导管插入气管后,立即拔出管芯,同时置入牙垫,以免牙齿将导管压扁,致呼吸道不通畅;将吸痰管插入气管导管,充分吸引;气囊充气,并将导管与简易呼吸器相连,用捏皮球的方式做人工呼吸,肺部听诊确信气管插管在呼吸道内,且两肺呼吸音均等后,固定气管导管。固定前,还应将口腔分泌物充分吸引。与事先调试好的呼吸机相连后,检查气囊充气后气道密闭情况,充盈度以不漏气或少漏气(<50~100 ml)时的最小充盈度为好,这样可将气囊对气道的压迫损伤减少至最低。

(3)注意事项:虽然经口气管插管易于掌握,但需要注意的事项很多。

①去除假牙或已松动的牙齿:插管前,应充分检查是否有假牙或已松动的牙齿,并将其提前去除,以免插管时不留意脱落至气道内,造成窒息时可直接危及生命。

②动作轻柔:不能以牙齿为支点挑会厌,要以上腭为支点暴露声门;插管时,应在声门打开时置入导管,避免导管直接触及声带。

③胸部X线确定导管位置:气管插管连接呼吸机后,应常规拍摄胸部X线片,确定和调整导管位置。

④监测和急救:气管插管挑会厌时,迷走神经反射能引起心搏、呼吸骤停,缺氧严重或心肺功能差的患者更容易发生。因此,插管前,除了应向患者亲属充分交待、取得理解外,插管前要充分加压面罩氧给氧,持续监测心率/律、SaO_2,随时准备实施抢救。

2. 经鼻气管插管

较经口插管难度大,但有许多优点。

(1)指征:较经口插管窄。

①应用呼吸机时间:适用于估计应用呼吸机时间多于3~5天,但又不足以行气管切开。

②病情轻重和缓急:经鼻插管需要的时间通常较经口插管长,即使操作熟练也是如此,病情重或紧急时,一般不选择经鼻气管插管,待病情稳定后再做调整。

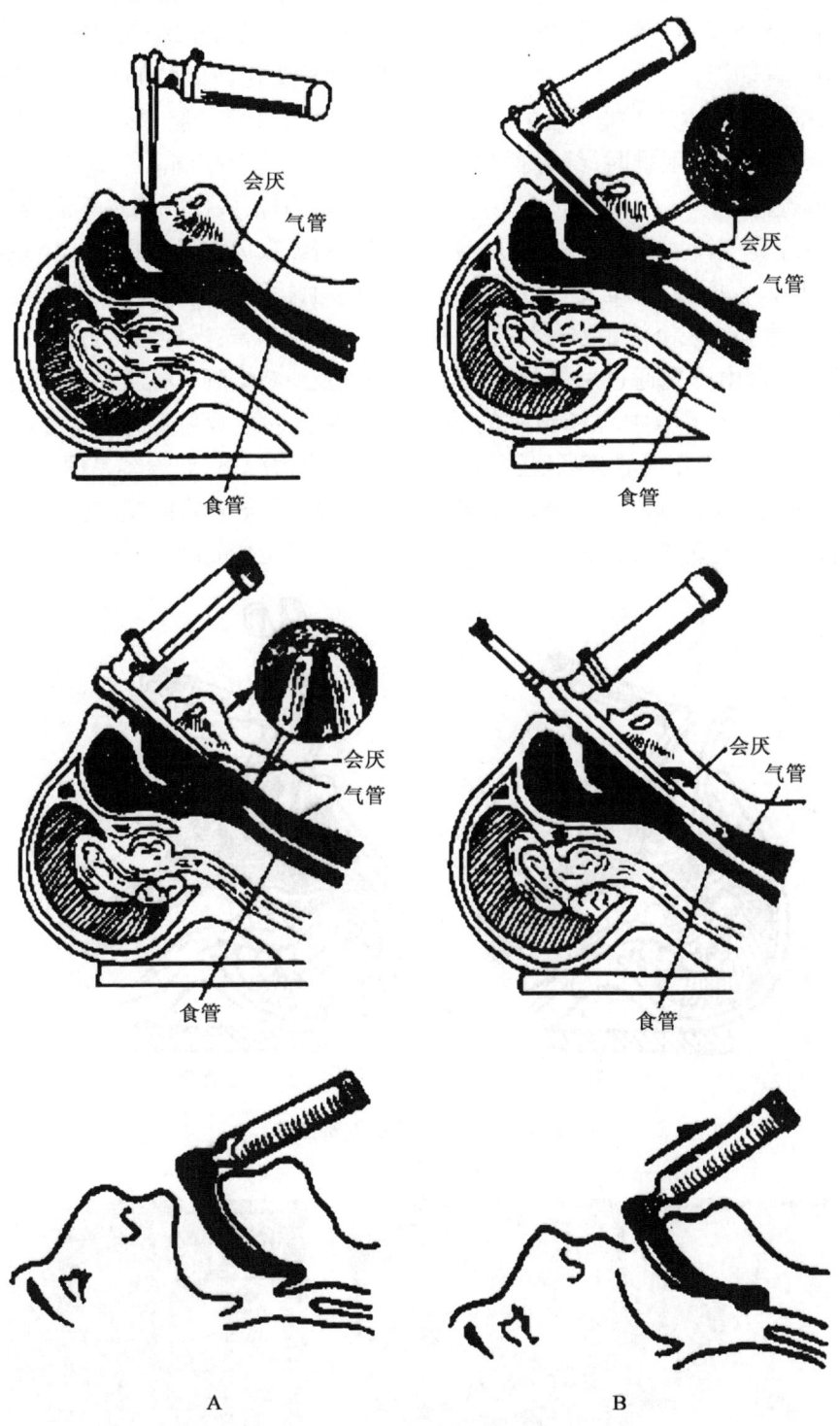

图 8-2-8 使用直、弯型喉镜经口气管插管

③疾病种类：COPD 患者病情反复，应用呼吸机时间长，选择经鼻气管插管能延长维持时间，避免气管切开。

④体位：很多强迫体位不能平卧的患者，给经口插管带来很大的困难时，经鼻插管是方便和理想的选择。

(2) 方法：经鼻气管插管有三种方法，明插或直视（明视）、盲插、经纤维支气管镜（以下简称纤支镜）导向。无论使用哪一种插法，第一步均是将导管由鼻孔通过后鼻腔，送入咽后部或鼻咽部。由于鼻中隔和鼻甲的关系，往往出血较多，如果用经导管吸痰管做导引丝的作用，吸痰管进入咽后部或鼻咽部再送气管导管，可减少对鼻腔的损伤。

①明视：将导管通过鼻孔送入咽后部或鼻咽部后，用喉镜挑起会厌、暴露声门或声带后，将导管钳自口腔伸入，夹住导管，趁声门张开插入气管导管（图 8-2-9），深度和气囊充盈与经口插管相同。

②盲插：头颈部基本不需要后仰，凭借气流声音或吸痰管导向插管。自主呼吸停止或减弱时，插管失去导向，不适合采用盲插方法。

气流声音：当导管接近声门时，可从导管口闻及或感觉到气流通过或流出的声音（图 8-2-10），此时观察呼吸动作，趁吸气时插入导管；很多情况下，导管容易误入食道；必要时，事先调整好导管弯曲度，使导管进入鼻咽部能有一定向上弯曲度，以便容易抵至声门部。

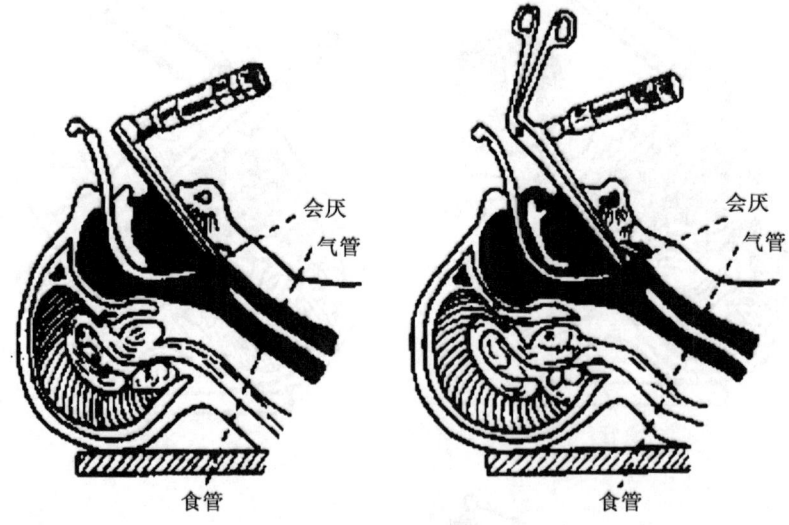

图 8-2-9　明视经鼻气管插管

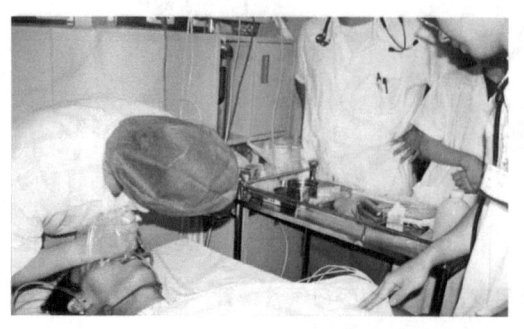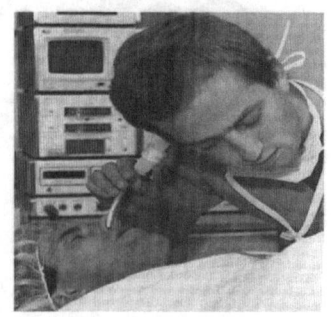

图 8-2-10　从导管口闻及或感觉到气流通过或流出的声音

借助经导管吸痰管：凭借气流声音，直接插入导管容易激惹声门而关闭；吸痰管细，进入气管容易。当导管置入后鼻孔后，将吸痰管送入并不断吸引，随导管慢慢下送，导管内有气流声音、患者不能发音、剧烈呛咳、吸痰管吸出液为痰液等一系列现象出现时，是吸痰管进入气管的标志，让助手协助将导管下送，直至确定导管进入气道。

③纤支镜导向：鼻导管被送入鼻咽部后（图 8-2-11），经鼻导管插入纤支镜（图 8-2-12），借纤支镜的冷光源挑起会厌，暴露声门，当纤支镜通过声门、进入气管后（图 8-2-13），再将鼻导管顺势插入（图 8-2-14），位置合适后，退出纤支镜，充盈气囊后固定导管（图 8-2-15）。

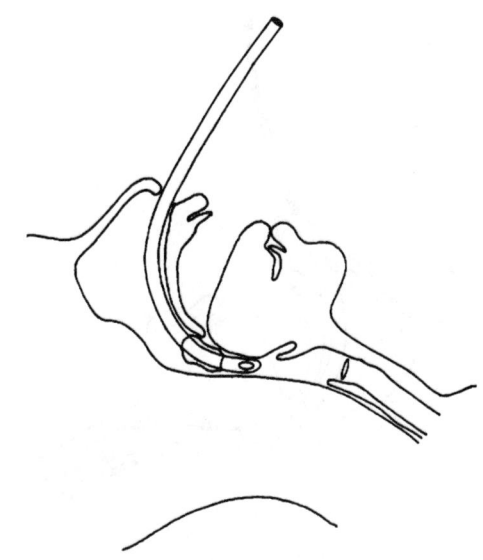

图 8-2-11 鼻导管被送入鼻咽部

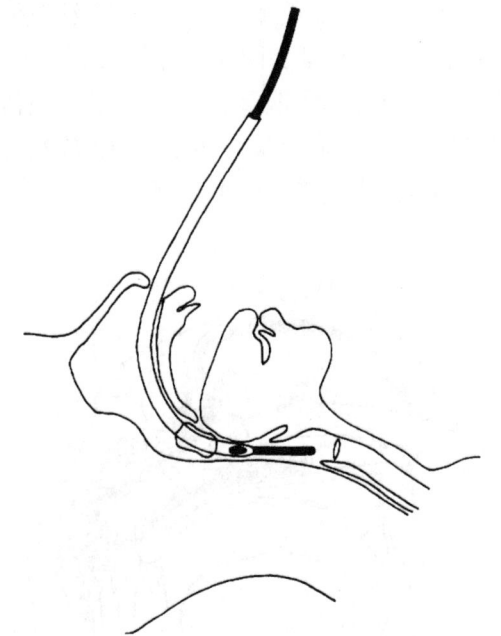

图 8-2-12 经鼻导管插入纤支镜

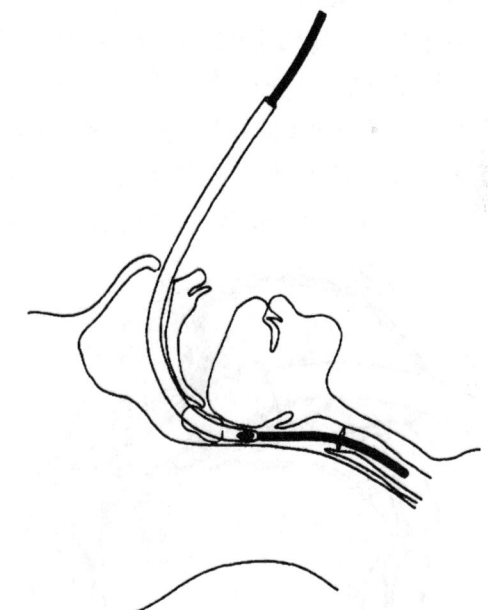

图 8-2-13 纤支镜明视下挑起会厌，暴露声门，进入气管

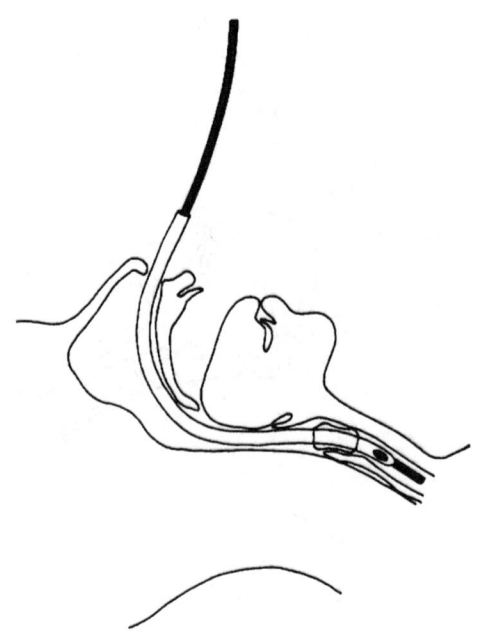

图 8-2-14　将鼻导管顺势沿纤支镜插入气管

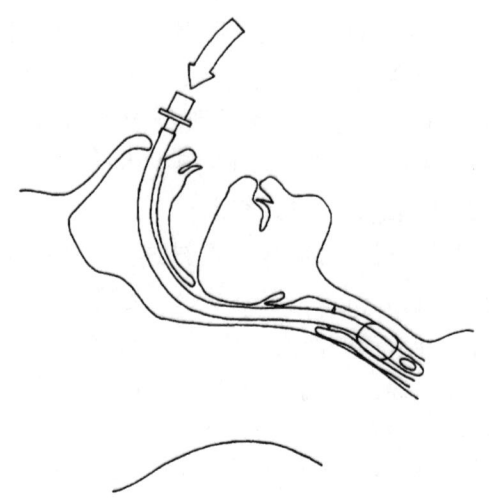

图 8-2-15　位置合适后充盈气囊固定导管

(3)注意事项

①鼻出血:鼻腔黏膜娇嫩而血管丰富,插管时容易损伤导致出血。损伤与出血机制如图 8-2-16 所示,图 A 为经鼻气管插管进入腺体样围绕的凹部,该部位有耳咽管进入鼻咽部;图 B 为经鼻气管插管刺穿黏膜,可导致大量出血。出血严重时或误入呼吸道后,能造成窒息。操作时,除了动作轻柔、导管选择适当外,充分麻醉很重要,有主张将导管浸泡在温水中变软后再插。凝血机制障碍、鼻部外伤患者,避免选用经鼻气管插管。

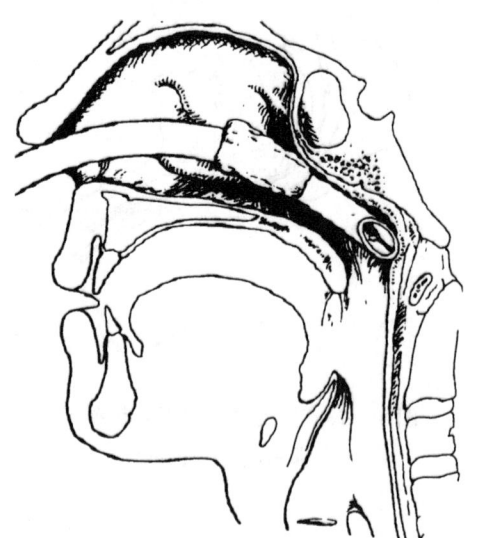

图 8-2-16A　经鼻气管插管进入腺体样围绕的凹部(鼻咽部)

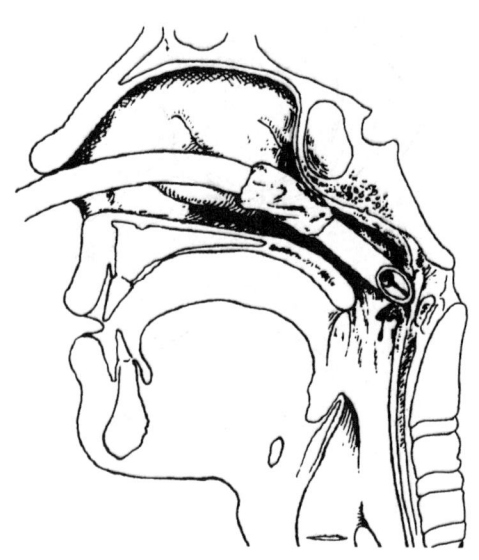

图 8-2-16B　经鼻气管插管刺穿黏膜导致出血

②鼻中隔偏斜：多数患者有不同程度的鼻中隔偏斜或一侧鼻腔已被胃管或氧气管占据，此时最好是将鼻插管与胃管或氧气管同插一侧，有困难时只能将胃管或氧气管暂时拔除。经鼻气管插管时，可将氧气管插入鼻插管，同时供氧。气管插管气囊充盈后再插胃管有难度时，可借助导丝留置胃管。

③导管选择：一般较经口插管细0.5～1号，同样需要带气囊。插管前，应将导管用凡士林或石蜡油充分润滑，减少摩擦和损伤。此外，可选择带细钢丝的导管（图8-2-17），损伤会明显较少。

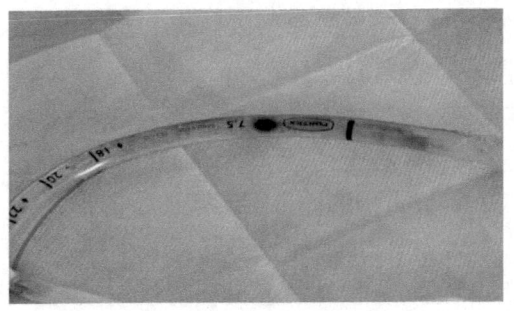

图 8-2-18　经鼻插管导管管腔痰液堵塞、痰痂形成

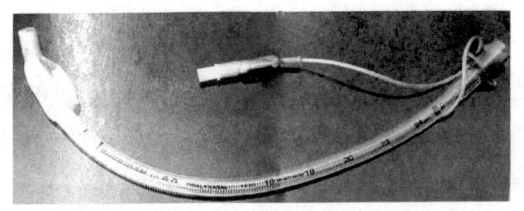

图 8-2-17　选择带细钢丝的导管更有利于经鼻插管

④插管困难时及时更换方法：盲目插管不成功时，及时改明视下插管；明视不成功，及时改经口插管；切忌强求一种方法，以免延误病情。

⑤无需管芯：经鼻气管插管有导管钳协助，不需要管芯。

⑥颅底骨折禁忌：明确或可疑有颅底骨折患者，多有鼻漏，禁忌选用经鼻插管，减少出血和感染向颅内扩散。

⑦气道护理有难度：经鼻插管导管细而长，气道护理困难大，管腔痰痂形成发生率高（图8-2-18），借助交换管及时更换很有必要（图8-2-19）。

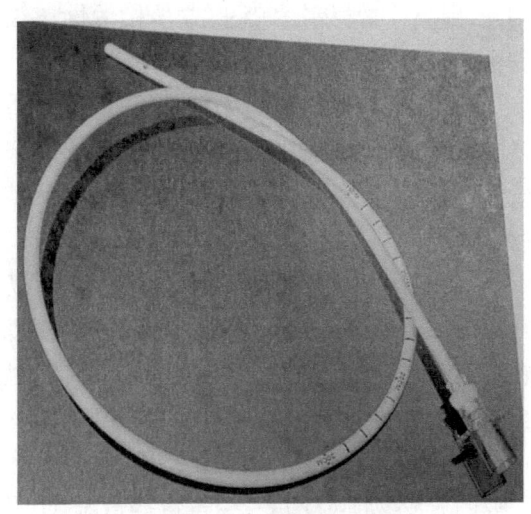

图 8-2-19　气管插管交换管

三、气管切开造口置管
(tracheotomy)

利用气管切开的方式，在气管上造口置管。临床上，气管切开造口置管的目的，并不一定是连接呼吸机，可以作为临时或永久性上呼吸道梗阻的通气道，也可以用于长期昏迷或不能主动排痰的患者。

（一）适应证与禁忌证

1. 适应证

与气管插管相比，气管切开造口置管损

伤大，需要特殊医疗器械和技术，还会留下瘢痕，影响美观；但好处是无效腔小，易于湿化与吸引，意外脱管发生率低。

(1) 病程长：估计呼吸机治疗时间长（>7天），可以直接选择气管切开造口置管。

(2) 气道护理经验不足：重大疾病抢救过程中，预防各种并发症是获得最后成功的主要影响因素，气道护理经验不足时，不需要顾忌气管切开造口置管的弊处，及时选择气管切开，提高疗效、缩短病程、减少相关性感染发生率。

(3) 主动咳嗽排痰能力差：意识障碍或昏迷的患者，通常不能主动咳嗽排痰，直接选择气管切开造口置管，有利于被动排痰和保持呼吸道通畅。

(4) 躁动使气管导管不容易固定：气管切开造口置管容易固定，滑脱后易于再插，躁动患者气管插管后意外拔管发生率高，有时甚至会导致严重后果。

(5) 呼吸道分泌物多：由于某些因素，致呼吸道分泌物明显增多，经气管插管湿化、吸引、排痰不满意时，应及时考虑采用或改用气管切开造口置管。

2. 禁忌证

原则上讲，气管切开造口置管没有禁忌证。但有的情况下，尽量避免很必要。

(1) 病情严重而紧急：气管切开造口置管手术需要时间，病情严重而紧急时，根本来不及实施气管切开。

(2) 凝血机制障碍：严重凝血机制障碍患者，慎用气管切开造口置管。

(3) 局部感染：局部皮肤破溃或感染时，尽量避免气管切开造口置管。

(二) 方 法

1. 术前准备

(1) 器械：手术剪、直与弯血管钳、普通刀片与尖刀片、缝针与缝线、甲状腺拉钩和普通小拉钩、带气囊气管切开套管、治疗巾与纱布。

(2) 体位：取仰卧位，肩部垫高（约10 cm），头、颈部充分后仰、暴露，气管向前突。

2. 方法与步骤（图8-2-20）

(1) 切口：取颈部正中直或横切口。直切口起点为环状软骨下1~2 cm，长度以能暴露气管、置入套管的最短切口。切口位置不易过低，以免损伤后波及胸腔或纵隔。

(2) 气管前组织分离：切开皮肤后，逐层切开皮下组织和脂肪，充分止血、结扎；沿正中线用血管钳向上下和左右钝性分离胸骨舌骨肌和胸骨甲状肌，将怒张的颈前静脉用拉钩拉向一边，将用纱布钝性推移甲状腺峡部组织，直至暴露气管前筋膜；分离肌层和筋膜时，为确保始终沿着颈正中线和气管前方，术者和助手拉钩用力要均等，以免偏斜后无法寻及气管或损伤颈部大血管。拉钩深度以充分暴露气管为好，以免过深致气管受压引起呼吸困难或刺激性咳嗽。

(3) 气管切开：充分暴露气管前筋膜后，可隐约看见或触及气管和软骨环，可用注射器试穿刺，抽出气体即为气管。血管钳和剪刀或刀片充分分离气管前筋膜，选第2~4软骨环为气管造口部位。切开气管环宜用尖刀片或镰状刀片，自下而上将某一个气管环纵形或垂直形挑开，刀尖不可过深，以免损伤气管后壁或食道前壁。为置管顺利，气管造口要足够大，一般将气管环纵形或垂直挑开后，

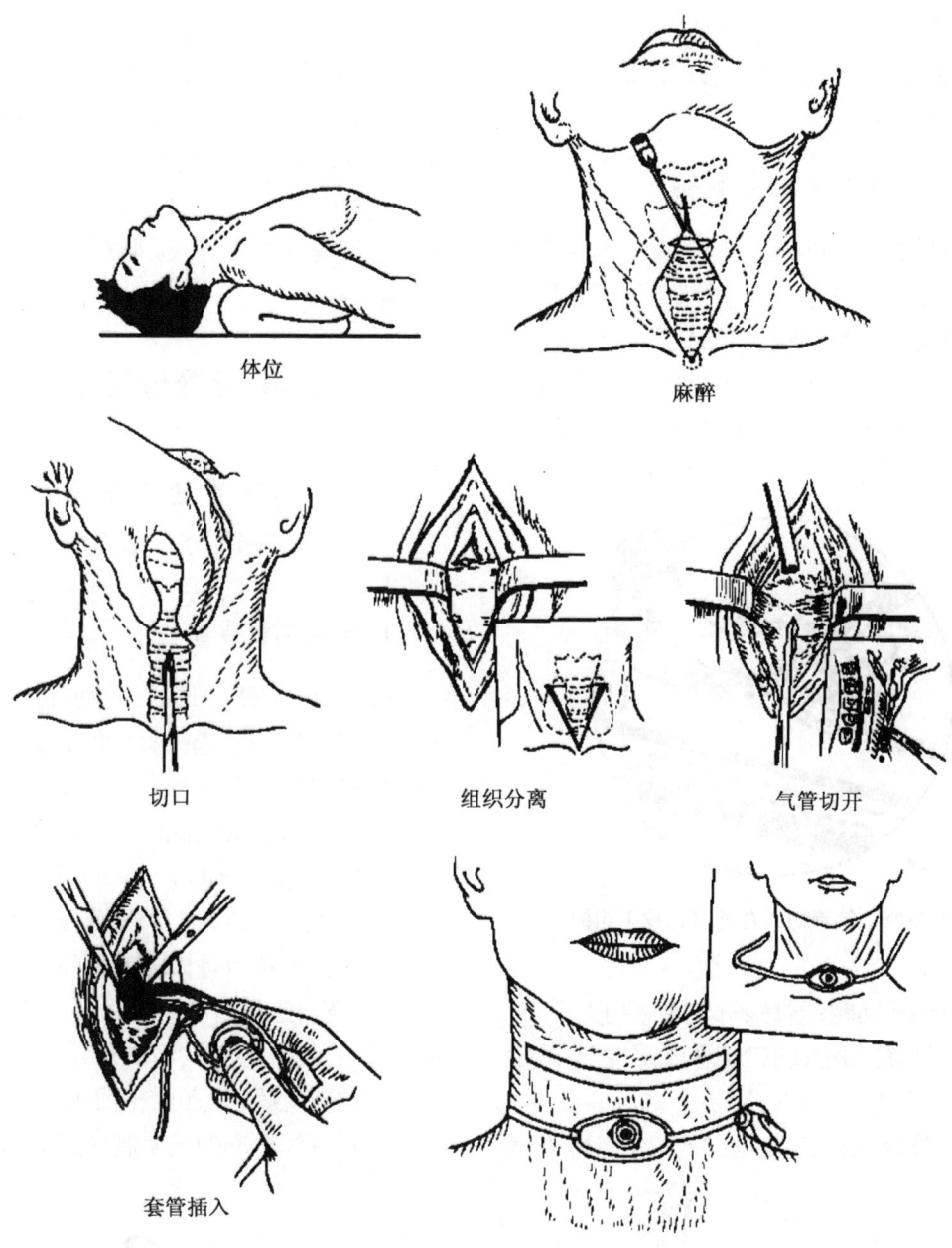

图 8-2-20 气管切开造口置管的方法与步骤

再横向切开,必要时切去小块软骨环组织,切下前用组织钳夹住,以免吸入或落入气道。

(4)置管:气管切开造口后,用弯血管钳向上下和左右将气管切口撑开,由助手将事先备好的带管芯和气囊的套管顺势插入气管。气管切开套管有一定弯曲度,先在水平方向将套管头部插入气管,然后90°旋转,顺势送入气管。套管一旦置入,立即拔去管芯,充分吸引后与呼吸机连接。

(5)套管固定:依靠布带,从套管两侧系于颈后或颈旁,松紧度以能容纳一指为妥;过松套管容易滑出,过紧容易压迫颈部皮肤和软组织。充盈套管气囊,以不漏气为妥。切口皮肤视大小在套管上、下缘各缝一针,皮下软组织可以不缝合,充分止血后,凡士林纱条或纱布充填,以防套管与气管间隙内气体外逸后引起皮下气肿。

(三)注意事项

(1)避免切口过高或过低:过高容易伤及甲状腺,分离不当易出血;过低易损伤胸膜和纵隔,引起气胸和纵隔气肿;切口过低,还容易使套管滑出进入皮下,并造成气道阻塞(图8-2-21),肥胖和颈项短的患者多见,严重时能危及患者生命。

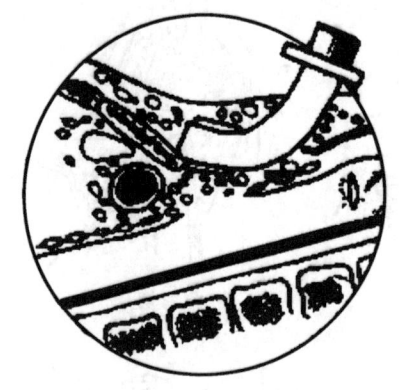

图 8-2-21　气管切开套管滑入皮下组织

(2)切开问题:不易多长,除影响美观外,还不利于套管固定;切口切忌成漏斗形,致手术野暴露不佳。

(3)置管动作轻柔:置管前常规检查气囊,并用凡士林充分润滑,置管过程动作要轻柔,以免损坏气囊,引起漏气。

(4)连接呼吸机:连接前要明确套管在气管内,明确的方法是手感气流外逸,自主呼吸消失或减弱的患者,可在连接呼吸机前,先用简易呼吸器做人工呼吸,观察胸廓抬举和肺部呼吸音。

四、导管与气囊

(一)气管插管导管和气管切开套管

1. 气管插管导管

(1)经口与鼻:一般无区别(图 8-2-22),只是经口气管插管选择导管时,通常较经鼻气管插管导管细 0.5~1.0 cm。近年来,根据需要设计的新型气管插管导管也很多。

①RAE(ring-adair-elwin)导管:可以用于经口(图 8-2-23)或鼻气管插管(图 8-2-24),该导管的特点是口腔或鼻腔外导管弯曲度已经固定,选择合适导管后,只需将导管置入气管后,使外导管的弯曲部位正好卡在口腔或鼻腔部位固定即可。由于设计的原理已经是按照不同标准的长度制作成不同规格的

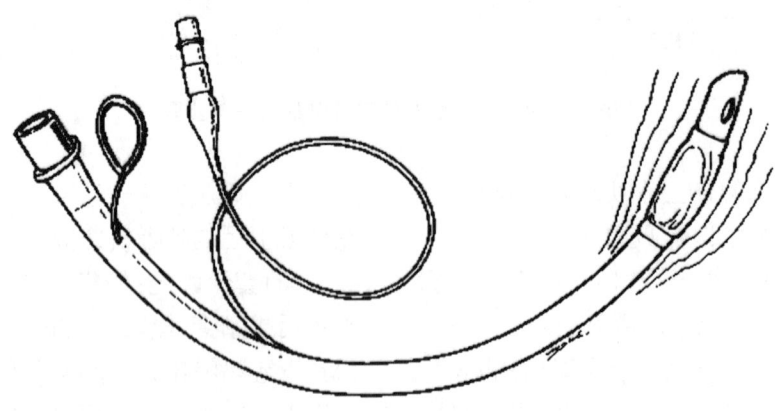

图 8-2-22　经口与鼻气管插管导管

气管内的位置过深或过浅,且易于固定。

②带钢丝的导管(spiral wire embedded tube):特点是导管壁内有细钢丝被埋入(图 8-2-17),不容易被压迫而弯曲,适用于经鼻气管插管。

(2)型号大小的选择:型号大小依内径的大小来区别。内径大小的选择十分重要,口径过小,气流阻力大,吸引不方便;气囊膨胀后,如体积不够大,气道密闭不严;气囊膨胀过大,时间长时,会使气囊损耗而破裂漏气。口径过大,插管和置管均不方便,且易损伤组织,如喉部、声带、鼻腔黏膜、鼻咽部黏膜、气管黏膜等。

(3)各种导管或套管的材料:可由金属、硅橡胶、氯化聚乙烯、尼龙、聚四氟乙烯等不同材料制成。传统用于气管切开的套管均为金属套管,如银制或镀银制品。金属套管易造成压迫损伤,刺激黏膜;金属氧化物也可能对局部组织产生刺激作用,目前临床已逐渐被人工合成的材料所替代。

2. 气管切开套管

(1)金属:以往应用的气管切开套管均为金属套管(图 8-2-25),多为镀银或钛合金制品,有内套管;有的内套管呈"Y"形,有两个开口,可以分别用于给氧、吸痰、滴入药液等;金属套管通常不带气囊,带气囊也是将橡胶制品气囊套在管外,与套管的接合不紧密,容易滑脱,现在已基本不用于与呼吸机联接。

(2)一次性气管切开套管:目前临床应用的气管切开套管多为聚乙烯、硅胶制品,一次性、带气囊(图 8-2-26),甚至可根据颈部皮下组织厚薄调节套管的长短。优点是材料组织相容性好,对机体无刺激,可以长期留置;气囊与套管固定,不容易滑脱,且多为等压或低压性气囊,对气管压迫损伤小。

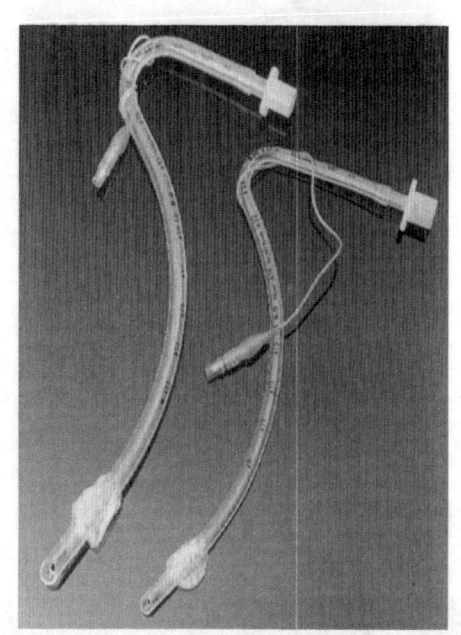

图 8-2-23 经鼻 RAE 导管

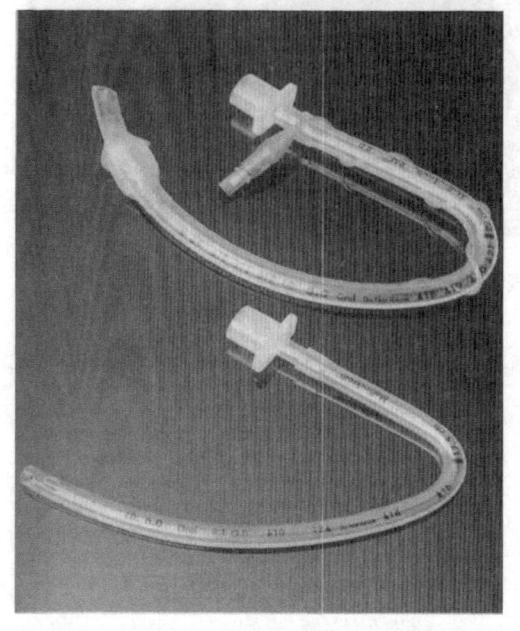

图 8-2-24 经口 RAE 导管

导管,只要选择的导管规格合适,导管在气管内的位置就一定适中,不会深也不会浅。使用 RAE 导管的优点是,不需要顾忌导管在

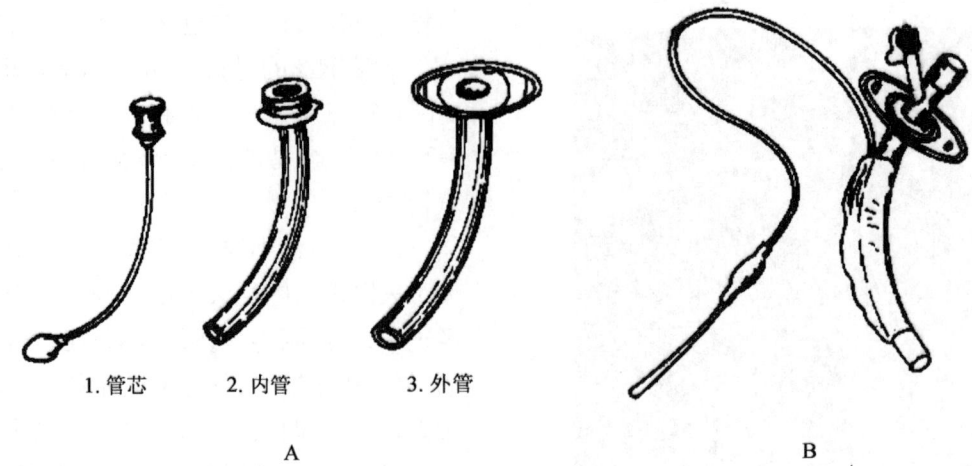

图 8-2-25　金属气管切开套管与气囊

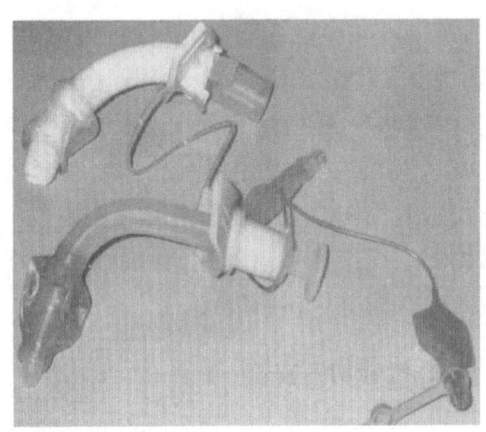
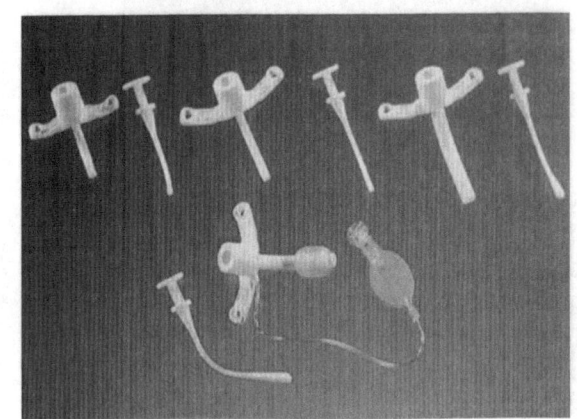

图 8-2-26　非金属气管切开套管

(二) 气囊

1. 气囊压力

(1) 高压气囊：气管插管导管和气管套管所以能密闭气道，均靠其前端的气囊充气后压迫在气管壁上，达到密闭气道的目的。如果气囊对气管黏膜压迫的时间过长或压力太甚，就可能引起气管黏膜的损伤，甚至坏死。理想的气囊压力应小于毛细血管灌注压（约25 mmHg），以往的气管导管和套管的气囊充气后均呈球形（图 8-2-27），气囊与气管壁黏膜的接触面积小、压强大，因而对所接触部位黏膜产生的压力高，且气囊内压力高于大气压，故称为高压气囊。

(2) 低压气囊：实际与大气压相比，并不是低压，而仍是高压气囊。但与以往的高压气囊相比，其充盈后呈圆柱形（图 8-2-28），因与气管黏膜的接触面积明显增大，故单位面积上的压力减少，压强降低，故被称为高容积、低压力气囊，它与以往高压气囊的主要区别就在于对气管黏膜的损伤小，压迫坏死率低。

(3) 等压气囊：气囊内的压力与大气相

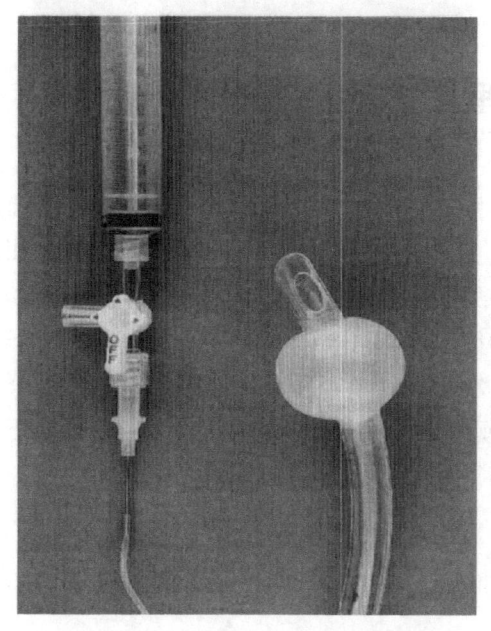

图 8-2-27 气囊充气后均呈球形

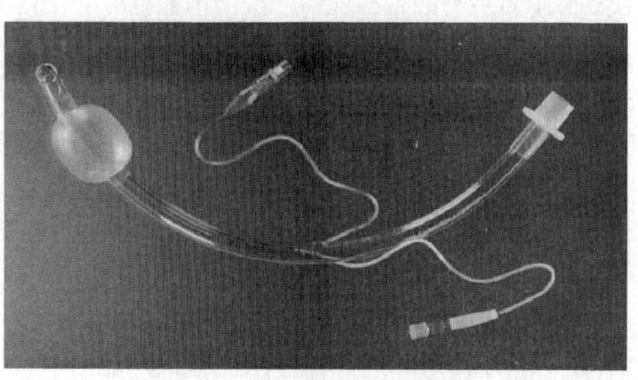

图 8-2-28 气囊充盈后呈圆柱形

等,只有当气囊内的气体被抽出后,气囊才瘪下去;当气囊活瓣口被打开时,因为气囊内的压力与大气相等,所以气囊自动充盈。此种类型气囊的优点是能按照导管和套管与气管管壁间的间隙,自动调节气囊的充盈度,能减少气囊充盈过度或压力过高对管壁黏膜的压迫损伤。

2. 气囊的个数

气囊分单气囊和双气囊两种。

(1)单气囊:以往和目前所用的大多数气管插管导管和气管切开套管的气囊均为单个的气囊,减少气囊充盈对气管壁压迫的方法有两条途径,一是普遍采用的定时给气囊放气的方法,效果很难肯定,尤其对病情重,允许气囊放气和呼吸机漏气时间短的患者;二是对气囊压力的改进和调整,如近几年出现的等压和低压气囊,应该能有一定的效果。

(2)双气囊(图 8-2-29):最近,国外又生产一种双个气囊的气管插管导管,即在气管导管的下方,上下各有一个气囊,使用时利用轮流充盈气囊的方法,变换气囊压迫气管壁的位置,减少对局部气管黏膜的压迫,减少压迫坏死的发生率。理论上讲,这种导管应该比较先进,减少压迫损伤的疗效可观。

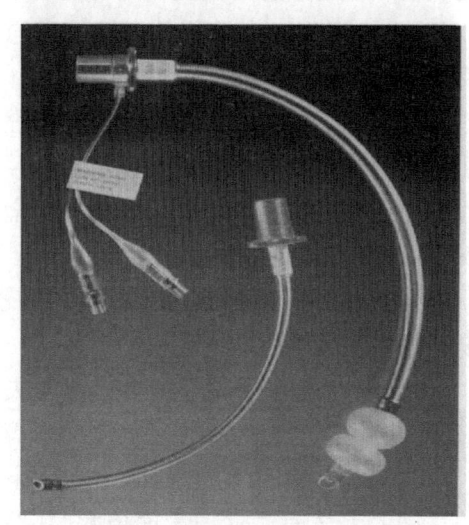

图 8-2-29 双气囊气管插管导管

(宋志芳 张希洲)

第3节 气道管理与护理

呼吸机治疗时,人工气道管理与护理是影响呼吸机疗效的重要环节。气道护理是气道管理的重要内容,气道湿化、吸引是气道护理的主要组成部分。

一、人工气道管理

气道管理是急救与危重病医师重要急救技术。气道管理的目的是保持呼吸道通畅,保证氧合。气道不通畅,氧合不保证,患者随时可能死亡。在许多急诊与危重病的综合救治过程中,保持气道畅通是抢救的关键。及时、有效、果断的气道管理,能产生截然不同的结果。

气道管理流程并不复杂,但真正做得好、做得到却并不是件容易的事情。很多情况下,需要耐心细致地观察与果断的决策。

(1)快速评估患者是否需要紧急气管插管与病情严重与紧急的程度,尽快做出决策。

(2)尽快明确或决定哪种人工气道方法最好或最简便易行而便于管理。

(3)尽快决定建立人工气道前或过程中使用何种药物与用药的顺序与剂量。

(4)正确评价气道管理患者病情与全身状况之间的关系。

(5)熟练使用各种保障气道通畅的装置,降低缺氧和高碳酸血症发生率。

(6)当预计气道开放干预治疗可能失败时,及时使用其他技术,如加压面罩给氧等。

急诊与危重病医学的医师,一定要学会熟练掌握人工气道建立与管理技术,并熟悉镇静药、肌肉松弛药使用。在很多临床实践中,的确有许多病例是由于操作者的决策错误或优柔寡断而导致抢救延迟、患者死亡;对一些插管困难的患者,预后不良的主要原因是人工气道建立迟缓,缺氧时间长。正确判断与果断决策,通常只来源于从大量临床实践中得到的第一手经验,预后好坏更取决于最初决定插管是否及时和选择的方法是否恰当,操作者技术熟练程度固然重要,但更重要的还是如何把握时机。

二、人工气道护理

人工气道类型不同,气道护理侧重点有所不同,但气囊的管理与护理大致相同。

(一)气管插管护理

1. 经口气管插管

虽然管腔可能较经鼻气管插管粗一些,气道的湿化和吸引都相对好做,但主要困难是口腔和牙垫的护理。

(1)口腔护理:经口气管插管患者口腔护理困难,原因是导管和牙垫均在口腔内,影响口腔的清洗,加之胶布固定,更给口腔护理带来困难。尽管如此,仍应定时去除胶布或更换胶布,并在胶布去除后,由助手固定导管和牙垫,用血管钳夹住盐水或5%碳酸氢钠溶液棉球,清洁口腔,每日至少1~2次。分泌物清洗困难时,可在确信气囊密闭气道的前提下,用生理盐水冲洗口腔。

(2)牙垫的护理:经口气管插管需要牙垫,选择的牙垫要有一定的硬度和长度。硬度是防止被咬扁,致气管导管也被压扁,但太硬会损伤牙齿,所以硬度要适中,常用的是硬橡胶制品;长度是防止因患者咀嚼、吞咽、躁动,将牙垫吐出或滑入咽喉部。

(3)导管的固定:经口气管插管导管固定困难的主要原因,是口腔大而导管细,固定无支点;其次,患者耐受性差,经常会竭力设法将导管吐出。有用特制的口腔导管固定器,效果好。导管意外滑出,能给患者带来生命危险;也会因导管活动,增加与气管黏膜之间的摩擦,损伤黏膜。预防的最好方法,除了是选择合适的固定器外,适当应用镇静和抗焦虑药,妥善并做好患者的心理疏导工作,必要时酌情改换人工气道的方式,如气管切开等。

2. 经鼻气管插管

虽然不存在口腔清洁难、固定难、牙垫难等问题,但导管细,给分泌物吸引带来困难;导管对鼻翼黏膜的压迫,也不容忽视。

(1)导管细长:经鼻气管插管留置的时间可以较长,甚至数月,护理中最大的困难是导管细长导致的吸引困难,尤其当湿化不足造成痰痂形成后,管腔完全或不完全性堵塞,使吸引更加困难。解决的办法只能是充分湿化,必要时及时更换导管。

(2)导管对鼻翼黏膜的压迫:经鼻气管插管留置时间长时,对置管侧鼻翼黏膜的压迫会随之加重,有时还会波及鼻翼的局部皮肤,引起压迫性水肿,并会继发感染。预防的办法是经常改变固定导管的支撑点,如内、外两侧交替作支撑点;另外,尽量避免呼吸机管道和接口处对导管和其支撑点的压迫,尤其当应用呼出气 CO_2 分压、浓度或产生量监测时,要充分利用呼吸机管道的支架。否则,CO_2 探头重量重,患者的鼻翼很难承受。

(3)鼻腔黏膜护理:经鼻气管插管占据了鼻腔的空间,黏膜护理很重要。定期清洗,酌情滴入消毒液,能有效保持局部清洁,避免鼻腔黏膜中长出蛆的个案发生。

(4)副鼻窦炎:欧美国家主张废弃经鼻气管插管的主要原因,是希望降低由此导致的相关性感染,副鼻窦炎最被重视,减少局部压迫、保持引流通畅,是最好的预防方法。我们之所以不主张废弃,理由是权衡利弊的结果,经鼻气管插管可能造成的后果,远不如反复经受气管切开严重。

(二)气管切开护理

气管切开的解剖无效腔少、管腔粗而短、容易吸引与固定,是所有人工气道中最容易护理的。

1. 创面的护理

气管切开创面护理十分重要,一般每日至少一次,分泌物多或局部有出血或渗血时,应及时清洁伤口和更换敷料,这对预防和治疗局部切口的感染和呼吸道的感染,均是同等的重要。倘若局部有活动性出血,更应及时地处理,以免流入气道和增加感染的机会。

2. 套管护理

(1)套管更换:目前所用的气管切开套管几乎均没有内套管,套管的内腔无法经常清洗,倘若气道湿化和吸引不好,很容易引起分泌物沉积或结痂,并有可能堵塞管腔。此时,唯一的解决方法就是更换套管。故应注意观察套管的通畅程度和状况,及时发现和处理是最有效的途径。当然,充分地湿化和吸引,防止分泌物的沉积和结痂,是最根本的措施。

(2)套管固定:气管切开套管滑出或误入皮下组织,屡有发生。避免的方法是固定带不能太松,尽量减少患者头部的活动;脖子短而粗的患者,套管弯曲度与脖子的成角小,更容易滑出,必要时需要选择加长型的气管切开套管。

(3)套管清洗:有的气管套管有内套管,定期清洗和消毒很重要,方法依套管的材料不同而异,一般是煮沸、浸泡和熏蒸。

3. 吸引(口腔和鼻腔)

这些部位的分泌物可能来自两个途径,一是这些部位黏膜和腺体的分泌,另一方面可能主要来自胃肠消化液的反流,倘若不及时清除,不但容易引起呼吸道的感染,也可能随时因气道的密闭不好而流入气道。故在做好气管切开患者口腔护理的前提下,要及时发现和清除口、鼻、咽部的分泌物。对胃肠压增高患者,及时留置胃管或胃肠减压,有助于减少胃肠液反流和由此导致的下呼吸道感染。

4. 口腔护理

气管切开患者的口腔护理,较气管插管护理简单得多,护理的主要环节仍是清洁、湿化与吸引。能经口进食的患者,进食后及时清洁口腔,以防异物残留在口腔内,随吸气时吸入造成窒息。

(三)气囊的护理

气囊密闭气道,是保障呼吸机疗效的基本环节。气囊的质量重要,护理也不能忽视。

1. 气囊充盈度

气囊充盈,能密闭气道、固定套管;充盈过度,会增加气囊的损耗和局部压迫。各种类型的气囊中,少量、分次注入气体,使气囊充盈,是密闭气道和预防呼吸机漏气的主要途径。为避免气囊充盈过度,怀疑气囊漏气或充盈度不够时,应将全部气体放出后再重新注入;能密闭气道的气囊充盈量因人而异,判断的标准是逐渐增加一次注入的气体量,直至能密闭气道的最低充气量。

2. 定时给气囊放气

以往十分强调定时给气囊放气,并主张每日至少1~2次,理由是气囊持续充气,不但会减少气囊寿命,增加气囊耗损,还会加重气囊对气管黏膜的压迫;定时给气囊放气,能预防和减少压迫性坏死、延长套管气囊寿用;时间可根据患者能耐受脱离呼吸机的情况酌情掌握。但临床上很难做到,原因很多。多数情况是患者病情严重,不允许脱离呼吸机;有时是需要医师守候,以防意外;有时是因气囊放气前,口、鼻咽部分泌物未被充分吸引,盲目放气囊后导致大量分泌物误入气道,造成误吸、窒息,使病情加重,甚至突然死亡,以后就不敢再定时给气囊放气了。鉴于目前临床使用的气管插管导管和气管切开套管,配备的均为等压和低压性气囊,气道黏膜受压矛盾不突出,加上气囊放气操作不好,还会加重病情或造成意外,故已不再强调定时给气囊放气了。

(四)头部位置固定和调换

接受呼吸机治疗和建立人工气道患者,头部位置固定和调换是减少气管压迫损伤、防止人工气道滑脱的方法之一,应注意兼顾。

1. 头部位置固定

有人工气道的患者,头部位置应相对固定,一是减少导管和套管与气管间的磨擦,减少损伤;二是减少套管滑出气道的可能性,防止气道堵塞;三是减少气囊的耗损和破裂。固定的方法是选择合适和舒服的位置,并适当地抬高或充填,防止颈后部腾空所造成的不适。另外,患者的思想工作也不能缺少,主动配合是最好的办法。

2. 头部位置调换

经常调换头、颈部位置的目的,是改变人工气道与气管黏膜的接触面,防止某个部位压迫时间过长所致的损伤,此点在临床很容易被忽视。调换的方式一般有为仰卧、左转、右转三种方向交替选择。改变头部方向时,需强调头、颈部一致性或同方向的转动,否则不但减轻不了局部压迫,还有可能加重压迫。

三、气道湿化

气道湿化是人工气道护理的主要环节,气道湿化的效果直接影响着其他人工气道护理的质量,如分泌物的吸引、感染的预防等。做好气道湿化,是做好所有人工气道护理的关键。

(一)目　的

1. 维持呼吸道的正常生理功能

人工气道占据的上呼吸道,在呼吸功能中的作用,除了作为气体吸入和呼出的通道外,还承担着对吸入气体加温和湿化的作用,这是呼吸系统非特异性防御功能的重要组成部分。人工气道建立后,上呼吸道固有的维持呼吸通道的作用被人工气道替代,呼吸道非特异性防御功能也被削弱,气道湿化的目的是恢复呼吸道原有的这种功能。上呼吸道对吸入气体的加温和湿化作用,所以被认为是呼吸系统非特异性防御功能的重要组成部分,是因为它能保护气管和支气管黏膜,维持支气管纤毛上皮细胞的生理功能,促进正常的纤毛运动,使纤毛运动的清除吸入气中尘埃颗粒、微生物、有害物质及呼吸道分泌物等作用更加有效,这在一定程度上起到了预防肺部感染的生理保障作用,对维持正常肺组织非特异性防御功能有着特殊的意义。

2. 减少和弥补水分丢失

气道开放和呼吸机治疗时,通气量增加和正常通气途径改变,使呼吸道水分蒸发较正常平静状态下明显增加,如同张口呼吸感到口干一样。呼吸道干燥,使纤毛的运动功能减弱,排除呼吸道分泌物和异物的功能减弱。还会使分泌物黏稠,不易被咳出或排出,严重时可能会形成痰栓或痰痂,堵塞气道。呼吸道引流不通畅,肺的防御功能降低,易引起下肺单位的感染或使感染难以控制。气道湿化能保持呼吸道通畅、预防肺部感染。

(二)方　法

呼吸机本身配备的加温湿化装置,是气道湿化的主要方法。定时或间断地向人工气道内滴入一定量的生理盐水,对气道湿化也很重要。

1. 呼吸机加温湿化装置

按照加温和湿化原理不同,加温湿化装置分为两类:

(1)蒸汽发生器:利用将水加温至一定水平后产生蒸汽的原理,使吸入的气体被加温,并利用水蒸气的作用达到使呼吸道湿化的目的。该装置的加温和湿化效率受气体流量、水的温度、蒸发面积等三个因素影响,气体进入呼吸道以前,还受室温影响,部分凝集在管道内,进入呼吸道的气体温度也在管道的流动中衰减而降低。因此,带该装置的呼吸机,多配有温度控制器,在患者的吸气口还配有温度传感器,既能控制和调节加热器的温度,也能监测吸入气的实际温度,使水温不至于过低而影响水分地加温、蒸发和气道湿化,也不至于过高而引起呼吸道烫伤。一般吸入气温度维持在 35 ℃为宜,不宜大于 40 ℃,否则有可能发生呼吸道烫伤。

(2)雾化器:该装置是利用射流的原理,将水滴撞击成微小颗粒,并输入气道,起到气道的湿化作用。随雾化器的类型不同,同样气流下,雾化器产生雾滴的数量和大小不尽相同。雾化器产生雾滴的大小,直接影响雾滴进入和沉积气道的大小。简言之,雾滴愈小,进入小气道的可能性愈大;雾滴愈大,进入小气道的可能性愈小。雾滴的直径最好在 $2\sim10~\mu m$,如果雾滴过小,如小于 $0.5~\mu m$,雾滴虽然可以进入终末肺单位,但很快又会随呼出气而被排出,实际的湿化效果会被降低。雾化器多以压缩空气为动力源,多与定压型呼吸机相配制。一般说,雾化器的湿化效果不如蒸发器好。无论是蒸发器或雾化器,呼吸机治疗过程中,单凭机器加温湿化装置气道湿化的疗效总是不理想,人工气道湿化的方法一定不能少。

2. 直接滴入(连续、间断)

向人工气道内直接滴入生理盐水的气道湿化作用和价值,已得到临床充分肯定和高度重视。大量临床实践和实例说明,该法应用的效果直接影响着气道的通畅和肺部感染的发生率,不能被任何其他方法所替代的。

(1)直接滴入法:分连续和间断滴入两种,目前普遍采用的还是间断滴入法多。因为不同疾病、不同通气模式、不同人工气道连接方式,对呼吸道水分的消耗和需求不尽相同,间断滴入法能酌情掌握滴入的数量,不至于因滴入过少而致分泌排出困难,也不至于因液体滴入过多而影响肺的通气和弥散功能。

(2)直接滴入液体的量:一般没有明确规定,由操作者酌情掌握。气道湿化的目的是预防气道水分丢失过多所致的分泌物黏稠和排出障碍,滴入液体的数量应以能使呼吸道分泌物顺利被咳出为原则。判断呼吸道分泌物能否被顺利排出的征象很多,常需从多方面细致观察,灵活掌握。分泌物黏稠时,每次滴入液体的数可适当增加,间隔时间也可缩短;分泌物稀薄时,每次滴入的液体量可酌情减少,甚至可以单纯吸引而不滴入生理盐水,

如急性肺水肿(心源性与非心源性)呼吸道分泌物明显增多,此时除了强心、利尿、去除原发病因外,充分吸引也很重要。呼吸道分泌物少,需要湿化的液体多,因为气道干燥,是分泌物不能被排出的主要原因;加强湿化后,分泌物增加,更说明气道干燥,需要增加滴入的液体量或缩短间隔的时间。

总之,判断呼吸道分泌物多寡和决定气道湿化数量的工作,看上去微不足道,真正做到或做好,却不是一件容易的事。它需要在获得多方面临床资料的基础上,全面分析,综合估价。

(3)直接滴入液体的种类:目前临床气道湿化应用的液体,最普遍的是生理盐水,效果好。有时为协助控制肺部感染,可在湿化液中加适量的抗生素。另外,5%碳酸氢钠液气管内滴入,作为预防和控制肺部真菌感染的一项措施,未发现任何不良反应。

3. 人工鼻的应用

在呼吸机的管道和导管的接头处增加一个人工鼻,可起到过滤和气道湿化的作用。

四、分泌物吸引

气道湿化充分,分泌物吸引并不困难,但也有一定技巧和注意事项。

(一)吸引技巧

1. 方法

从人工气道吸引分泌物是协助排痰的有效方法,掌握得好,能有效地保持呼吸道通畅,预防和控制呼吸道和肺实质感染。掌握吸引方法,需要注意三个要点。

(1)送管和抽出吸痰管的方法:送入吸引管时,为防止吸管被吸引器的吸力吸附在气管或人工气道的某个部位,影响吸引管置入

气道的深度,送管时应将吸引器关闭或用手指将吸引管自与吸引器接头的部位折叠,待吸引管被送至足够深度时,再将吸引器或吸引管的折叠处打开,使吸力出现,并边吸引边缓慢抽出吸引管;逐渐抽管时,应旋转吸管,以防吸管被吸附或停留在某个部位。插入吸引管至气道的深度,愈远或愈深愈好。为减少吸引管与气管壁和人工气道之间的摩擦,可将吸引管用水或蘸有石蜡油的纱布充分润滑。

(2) 吸引管的冲洗:每次重新插入吸引管前,应用水将吸引管充分冲洗,去除管内残留分泌物;吸管被分泌物堵塞后,应及时更换;吸管的粗细,应以能自由插入气道的最粗管径,以免太细会影响疗效。

(3) 吸引与湿化液注入的先、后和间隔时间:可以灵活掌握。呼吸道分泌物少、气道干燥时,应先注入适量生理盐水,停留片刻或连接呼吸机,呼吸1~2次后再做吸引;分泌物多时,先充分吸引后,再酌情注入一定量的湿化液,并立即吸引。

2. 吸引的时机

一般根据患者的耐受程度,有的患者呼吸功能差、低氧血症严重,无法耐受较长时间的缺氧,应以增加吸引次数、缩短吸引时间的方法抵消吸引的不利影响;必要时,吸引前后,应暂时性提高FiO_2或增加V_T等。

3. 吸引技巧

为尽可能多地吸出呼吸道的分泌物,除用水、石蜡油或凡士林润滑吸管,以便吸管能被插入较深的气道外,选用粗细适中的吸引管也很重要。吸引管的外径以能被顺利插入的最大外径为妥,一般应略小于人工气道内径的1/2。吸引器的吸力不能过小,否则影响分泌物的吸出。

(二)注意事项

1. 应用一次性吸痰管

吸痰管采用一次性(图8-3-1),能显著减少重复感染和污染的机会;也有将一次性吸痰管密封在塑料包装内,更能减少污染机会(图8-3-2)。

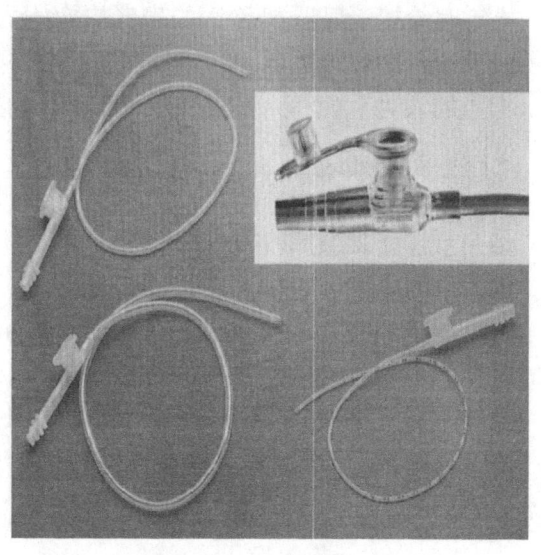

图8-3-1 一次性吸痰管

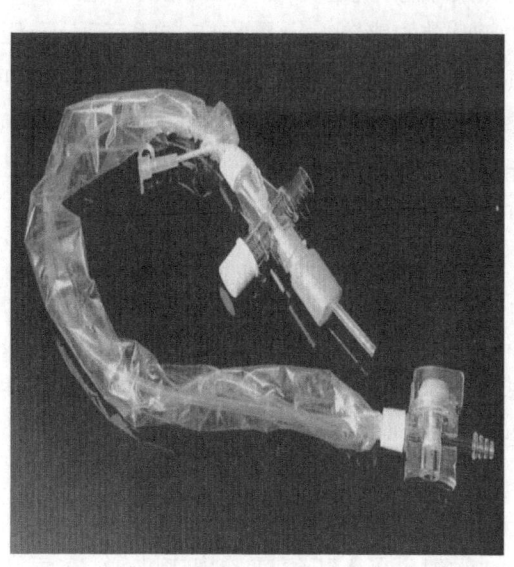

图8-3-2 密封在塑料包装内一次性吸痰管

2. 根据病情决定吸引次数和时间

患者病情严重、全身条件差时,吸引的时间和间隔的时间应相应地缩短或减少,采用增加吸引次数、缩短吸引时间的方法减少吸引给患者带来的不利影响,有的患者只能耐受数十秒或十余秒钟的吸引。对该类患者吸引和中断呼吸机的过程中,要加强生命体征监测,随时准备预防不测。

3. 利多卡因气管内注入

对呼吸道黏膜高反应的患者,为减少刺激性呛咳,可向气道内注入一定量的利多卡因,这种表面麻醉剂,还有预防和治疗心律失常的作用。

五、人工气道相关感染预防与处理

对建立人工气道和接受呼吸机治疗的患者,预防和治疗感染,尤其是肺部感染十分重要。人们对建立人工气道,尤其是气管切开的最大顾虑,就是随之而来的感染,包括切口和呼吸道的感染。大量临床实践表明,人工气道建立后,虽然感染的发生率高,但权衡利弊,保障生命更为重要,只要预防和治疗措施能跟上,这种感染是可以预防和治疗的,不必有太多的顾虑。

(一)环境和器具消毒和隔离

有人工气道的患者,之所以呼吸道感染率高,诸多影响因素中空气和医疗器械是主要途径。

1. 空气和环境的消毒和隔离

对建立了人工气道的患者来说,空气和环境的消毒和隔离非常重要,气管切开的患者更应加强此方面工作。

(1)空气和环境的消毒:人工气道建立后,去除了正常情况下人体上呼吸道对呼吸道感染的防护作用,空气在患者所处环境和呼吸道之间直接来往。空气中所含的尘埃颗粒和病原微生物,一部分可能受呼吸机配置的空气过滤器和滤菌器阻挡,不能进入呼吸道,另一部分则很可能直接进入呼吸道,导致呼吸道感染。预防和控制这类感染途径的主要措施,是对环境和空气的消毒及必要的隔离。空气消毒的方法很多,除了事先在病房的建筑结构上做好准备,如建立层流病房,日常的消毒就是通风、日照、紫外线照射、过氧乙酸喷雾或(和)高锰酸钾混合后熏蒸。接受呼吸机治疗的患者,倘若消毒时不能离开消毒的环境,即与环境同时接受消毒,所能选择的方法只能是通风、日照、紫外线照射,其中紫外线照射的效果很难保证。影响紫外线照射消毒、杀菌的效果很多,如紫外线照射灯表面尘埃的厚度、与消毒物之间的距离、照射的时间等,要充分利用紫外线照射消毒的作用,就要把好这几个环节,才可能达到预期的目的。必要时,为提高环境消毒的疗效,可以考虑定时给接受呼吸机治疗的患者更换病房,以求达到对环境消毒的彻底。但该工作需要相当的人力和时间,比较麻烦,临床不容易做到。

(2)隔离:对患者采取适当隔离措施,也是空气和环境消毒的另一种方式。接受呼吸机治疗的患者,最好能住在单独的病房,这样可以预防患者之间空气和环境的交叉感染。适当的限制进入病房人员的数量,并采取必要的隔离措施,如穿隔离衣和鞋、带帽子和口罩等。否则,很难做到空气和环境的消毒和患者的隔离。

2. 医疗器械消毒

建立人工气道和接受呼吸机治疗的患者,治疗和护理中所需要的医疗器械很多。做好这些医疗器械的消毒,对预防和控制呼吸道感染具有相当重要的价值。需要消毒的器械具体可分三个部分。

(1)人工气道用品的消毒:包括各种气管插管、套管和气管切开伤口换药器械的消毒。消毒的方法有消毒液浸泡、高压蒸汽和煮沸。具体实施过程中,不同器械所应用的方法随器械的制作材料不同和应用的急缓,可作不同地选择。如所有的气管插管和目前所用的大部分气管套管,均只能采取浸泡消毒的方法;气管切开伤口换药所需要的器械,如镊子、剪刀、纱布、棉球等,一般均采用高压消毒的方法,偶尔因为急需,也可用煮沸的方法消毒其中的金属器械。气管切开套管如为金属制品,如旧式的银制或镀银气管套管,多用高压蒸汽消毒的方法灭菌,紧急情况下,对其内、外套管均可采用煮沸的方法消毒,时间≥20 min。

(2)呼吸机管道和机器的消毒:呼吸机管道和机器也是重要的消毒环节,具体方法详见第十八章。

(3)湿化和吸引器械的消毒:气道湿化和分泌物吸引是预防和控制感染的主要环节,湿化和吸引所用器械的消毒也很重要。湿化和吸引的器械包括湿化液、湿化注射器、吸引管、持管镊、吸引器管道、吸引瓶及其中所留置的水分等,其中除吸引管和湿化液无需重复消毒,均为一次性制品或制剂外,其余均需重复消毒和使用,消毒的方法是在定时更换和彻底清洗基础上的有效灭菌消毒。更换和清洗很重要,尤其对吸引装置,如吸引器管道和吸引瓶,吸引瓶中的水和吸引物也应定时更换和倒除,以免逆行感染。

(二)换 药

气管切开的患者,开切口感染不可避免的,定时清洁伤口、去除切口上的分泌物和分泌物结痂、更换敷料,是预防和控制切口感染的主要措施。即使对已经感染的切口,常规局部换药也很必要,一般每日1次,必要时随时换药,尤其对呼吸道分泌物多的患者,保持切口的清洁和干燥,是预防和控制感染的基本保障。切口组织水肿明显时,可酌情应用高渗盐水局部换药。目前很少有人主张局部应用抗生素,以免耐药菌株的产生,即使局部切口感染已十分明确。必要时,可酌情考虑应用雷夫鲁尔液局部换药。

(三)湿化和吸引

气道的湿化和分泌物的吸引,也是预防和控制切口和呼吸道感染的具体措施,而且是很重要的措施。气道湿化不好,分泌物黏稠,排出困难和分泌物吸引不及时、充分,均可导致分泌物在呼吸道和肺实质内蓄积,这尤如未能及时切开引流的脓肿,感染无法预防和控制。只有充分湿化和吸引,才能在保障分泌物彻底排除基础上的感染预防和控制。

(四)抗生素的应用

在预防和控制人工气道和接受呼吸机患者呼吸道和切口感染的过程中,有目的地选择合适的抗生素,采用全身和局部两条途径,预防和治疗感染很有必要。

1. 全身用药

采用静脉途径全身应用抗生素,是已建立人工气道和接受呼吸机治疗患者预防和治疗肺部和气管切开切口感染必不可少的方法。常用的药物很多,但一定要防止不加选择或毫无针对性地、尤如推磨式地选择各种抗生素,这是滥用抗生素的一种表现。根据病原学检查的药敏试验结果选择合适的抗生素是最好的方法,但由于病原学检查和药敏试验需要一定的时间,建立人工气道和接受呼吸机治疗的患者不能很快得到,所以抗生素的选择可以分两步进行。第一步是凭经验判断可能感染的病原菌,并选择相应的抗生素,如侧重 G^+ 菌或 G^- 菌的抗生素,并参考该抗生素耐药菌株的多寡;第二步是待病原学检查和药敏试验结果出来后,再酌情作适当调整。为尽快获得选择合适抗生素的病原学诊断依据,对任何怀疑感染或确立感染的患者,均应尽早进行病原学检查,对建立人工气道和应用呼吸机的患者更应如此。全身用药抗感染的原则是:感染明确,即使尚未获得病原学或药敏学的依据,也可按照常规选择相应的抗生素;获得病原学依据后,按照各种抗生素的抗菌谱,选择对这种病原菌有效的抗生素;明确感染,且获得病原学和药敏学依据时,按照这些结果更有目的地选择合适的抗生素。

2. 气道内用药

将适量抗生素加入湿化液,让抗生素随湿化液注入气道,预防和治疗感染是气道内用药的主要目的。但是,目前越来越不主张局部应用抗生素。湿化液只是单纯的生理盐水,即使感染明确,主要依靠全身用药,局部只要保证痰液引流通畅,不但能协同全身抗感染,还能降低耐药菌株产生。

(五)缩短呼吸机治疗时间

诸多影响因素中,接受呼吸机治疗时间是感染的主要因素,一旦生命体征平稳,肺功能改善,尽可能早地缩短呼吸机治疗时间,是降低相关性感染发生率的关键措施。

(宋志芳 张红亚 张希洲)

参 考 文 献

1 Dailey R,Simon B,Young G,et al. The airway emergency management. Mosby Year Book,1992:73～143

2 Cairo JM and Pilbeam SP. Mosby's Respiratory Care Equipment,6th ed, st Louis,Mosby,1999,138～167

3 尤荣开主编. 人工气道建立与维护. 北京:人民军医出版社,2002;29～162

第9章

呼吸机参数设置和调节
Parameters of ventilator setting and regulating

呼吸机使用时,合理设置和调节各项参数,是非常重要的内容。每一位操作者在人工气道建立后,所面临的第一个问题就是参数的设置;其次,由于参数设置的合理程度不同与病情变化,首次设置的参数不一定均能满足病情的需要,所以有必要不断地作些调整。应用呼吸机治疗时,各项参数设置和调整的合理程度,直接关系到呼吸机临床应用的疗效和并发症。有经验的呼吸机应用者,应该能使不同疾病和病理生理机制造成的缺氧和(或)二氧化碳潴留,均能通过合理应用和调节呼吸机,达到满意地纠正。尽管依据呼吸机的类型不同,需设置的参数也不完全相同,但作为呼吸机的应用者,必须掌握各种类型呼吸机常用参数的设置和调节原则。某些特殊类型呼吸机所具有的特殊参数,只能在不断地应用过程中摸索和积累设置这些参数的经验和常识。

一、呼吸机工作参数设置

(一)呼吸频率(RR)

RR 是最常需要设置的参数,设置得合适与否,直接影响呼吸做功和呼吸机协调。掌握好 RR 设置,有利于减少呼吸做功,有助于呼吸机协调。

1. 自主 RR

设置 RR 时,首先应观察自主 RR。倘若自主 RR 基本正常(16～24 次/min)或明显减弱,甚至已经停止,RR 设置简单,仅需按照正常 RR 设置(16～20 次/min)即可。为了不增加呼吸做功、减少无效腔通气,并保障有效肺泡通气,设置原则是低 RR、高 V_T。因此,一般应尽可能地将 RR 设置在 12～15 次/min。倘若自主 RR＞28 次/min,初始 RR 不易设置过低,否则容易发生呼吸机拮抗,增加呼吸做功,一般以接近或略低于自主 RR 为原则;如果自主 RR 为 40 次/min,RR

可设置在35次/min,以后随引起自主RR增快的原因被去除,自主呼吸减慢,再逐渐降低RR。

2. 不同疾病病理生理特点

设置RR时,需要分析发生、产生呼吸衰竭的病理生理学特点。对R_{aw}增加的阻塞性疾患,最好能将RR设置在12~15次/min,以降低R_{aw};对限制性肺部疾病,是因为肺顺应性下降(肺膨胀受限)导致有效气体交换肺单位减少,可将RR设置在正常较高水平(18~24次/min);肺功能正常时,即不存在呼吸病理生理学改变,如中枢性或外周性呼吸衰竭,设置RR时不需要考虑上述因素,只需将RR设置在12~15次/min即可,中枢性呼吸节律不规则或频率过快者例外。

(二)V_T

除PCV模式外,大多数呼吸机均需设置V_T。设置得适当与否,直接影响通气功能改善得程度。虽然V_T设置与RR设置有关,但首次V_T设置,还应掌握一定规律,以减少设置时的盲目性。随低V_T、高PEEP等LVPS被提出,以往主张的8~15 ml/kg已逐渐被5~8 ml/kg替代,并兼顾RR。

(三)MV

MV与V_T的临床价值相同,设置时只需要考虑其中一个参数。依据呼吸机类型不同,并非所有呼吸机均需要设置V_T和MV,多数的呼吸机只有其中一项,如单有V_T或MV设置。当只有MV设置,没有V_T设置时,MV等于V_T与呼吸频率的乘积。

(四)吸/呼(I∶E)

I∶E是指Ti与Te各占呼吸周期中的比例,是重要的呼吸机参数。Ti有助于吸入气(氧气)的分布,但时间过长对循环有不利影响;Te影响二氧化碳排出。

1. I∶E设置值

依据对患者呼吸病理生理学改变特点的分析。呼吸功能正常时,1∶1.5~2;有阻塞性通气功能障碍,1∶2~2.5;患限制性通气功能障碍时,1∶1~1.5。其次,也要参照缺氧和二氧化碳潴留的程度,兼顾患者的心功能状况或血流动力学改变情况。缺氧为主的患者,只要循环功能状况允许,可选择Ti适当长一些的I∶E;以二氧化碳潴留为主的患者,可选择Te稍长的I∶E。无论缺氧情况如何严重,一般初始应用或设置呼吸机参数时,不主张应用反比呼吸(1.5~2∶1)。

2. I∶E设置方法

依据呼吸机类型不同,I∶E设置方式不同。

(1)直接设置:是最简便的设置方式,即将呼吸机的I∶E旋钮或开关放在相应的位置。

(2)通过设置Ti设置:即通过调节Ti,达到满意的I∶E。此法比较麻烦,一般均需计算在RR固定的前提下,预计设置的I∶E所需要的Ti,然后再将Ti调至相应的位置。

具体的计算方法是:

60(s)÷RR(次/min)=呼吸周期时间(s/次)

呼吸周期时间(s/次)÷预计设置的I∶E=吸气时间(s)

例如:所设置的RR是20次/min,预计设置的I∶E是1∶1.5,计算所需设置的吸气时间(s):

60(s)÷20(RR,次/min)=3 s(呼吸周期时间)

3 s(呼吸周期时间)÷(1+1.5=2.5)=1.2 s(吸气时间)

所以所需设置的吸气时间为 1.20 s,依次将吸气时间旋钮调至相应的位置,就可以得到预定的吸/呼。

当 RR 改变时,应重新计算吸气时间,并作相应地调整,否则会使原先设置的 I:E 发生变化。该法操作复杂,目前已很少有呼吸机使用这种方法设置吸/呼。

(3)调节流速的方法设置:这种设置 I:E 的方法也有两种。

①直接显示:即先将 RR 和 V_T 设置固定,然后调节流速旋钮,以求从显示屏幕上直接读出或显示出所需设置的 I:E。此法操作简便,唯独不便利的是随 RR 和 V_T 的变化,I:E 随时可变。因此,需要经常调整吸气的流速,以保证 I:E 恒定不变。

②间接显示:应用拉计算尺的方法。在计算尺上,先将 RR 固定,再在计算尺上寻找达到预计的 I:E 所需要的吸气时间,最后调节流速旋钮,以求从显示屏幕上直接读出或显示出所需设置的吸气时间为止。通过该法设置的 I:E,同样受 RR 和 V_T 变化的影响,也需要经常地拉计算尺,寻找达到预计的 I:E 所需要的吸气时间,并调整吸气的流速,以保证 I:E 恒定不变。

总之,I:E 设置重要而方法多变,应该经常检查和核实。考虑吸气屏气(inspiratory pause)的时间时,应将其算在吸气时间内。

(五)通气压力(吸气压力)

呼吸机总是应用正压,抵消胸、肺的弹性阻力,产生吸气,并使肺膨胀,一般为能达到满意 V_T 的最低通气压力(15~20 cmH$_2$O)为妥。应用呼吸机时,通气压力一般不需设置,而只要在呼吸机工作压力正常前提下,完成 V_T 设置,就等于设置了合理的通气压力。较多的是设置通气压力上限或下限,以确保通气压力不至于过高产生气压伤或过低造成通气不足。

影响通气压力的因素很多,如呼吸机的工作压力、设置的 V_T 及患者的气道阻力等。这些因素均与通气压力成正比,即这些因素的水平越高,通气压力的水平也会越高,一般主张<25 cmH$_2$O 水平为妥。通气压力与肺、胸的顺应性成反比,如肺水肿、ARDS 及广泛肺纤维化时,需适当提高吸气压力,才能达到满意的 V_T,吸气压力最高可达 60 cmH$_2$O,但必须严密观察,防止气压伤。有时为减轻心脏负担,可以缩短吸气时间来补偿。

(六)PEEP

PEEP 会加重心脏负担,减少回心血量和心排血量,能引起肺气压伤,在能不用的情况下,应该尽量避免;初使用呼吸机时,一般也不主张立即应用或设置;但一段时间后,可以从低水平(<5 cmH$_2$O)PEEP 设置开始,依照需要逐渐升高。

(七)呼气末负压

应用 IPNPV 呼吸机时,呼气时的负压水平也要设置。虽然呼气时的负压有利于增加静脉回流和心排血量,能提高血压,适用于心功能不全的患者,但因其能引起肺泡萎陷和小灶性肺不张,尤其对 COPD 患者。所以,仍然主张逐渐增加,一般首次设置以小于 5 cmH$_2$O 为妥。

(八)FiO$_2$ 设置

初用呼吸机治疗时,为迅速纠正低氧血症,可以应用较高浓度的 FiO$_2$(>60%),最高可达 100%,但时间应控制在 30 min 至 1 h。随低氧血症纠正,再将 FiO$_2$ 逐渐降低至小于60%的相对安全的水平。低氧血症未得完全纠正的患者，不能以一味提高FiO_2的方式纠正缺氧，应该采用其他方式，如应用PEEP等。低氧血症改善明显的患者，以将FiO_2设置在40%～50%水平为最佳，否则应尽可能控制在小于60%水平。总之，FiO_2设置的原则是能使PaO_2维持在60 mmHg前提下的最低FiO_2水平。

二、呼吸机参数调节

合理调节呼吸机各类参数是正确使用呼吸机的必备条件。否则，不但达不到治疗目的，相反却会引起各种并发症，严重时能直接导致死亡；如呼吸机造成的气胸，如不被及时发现，盲目继续应用呼吸机，只会加重低氧血症，导致死亡。调节呼吸机各项参数的主要依据，是动脉血气分析；其次，应兼顾患者的血流动力学状况，并尽可能地避免气压伤。

（一）动脉血气分析指标

动脉血气分析指标，是调节呼吸机各项参数的最可靠依据。通常在应用呼吸机治疗20～30 min后，应常规进行动脉血气分析监测，以观察或评价呼吸机治疗的临床疗效。动脉血气分析内的指标很多，能指导呼吸机参数调节的主要指标是PaO_2和$PaCO_2$。

1. PaO_2

小于60 mmHg是判断是否存在低氧血症的标准。接受呼吸机治疗的患者，通常以该指标作为判断低氧血症是否被纠正的标准。

（1）低氧血症已被纠正者：接受呼吸机治疗后，低氧血症已被纠正，即$PaO_2 \geq 60$ mmHg，说明所设置的有关纠正低氧血症的呼吸机参数基本合理。倘若所设置的FiO_2水平已经降至40%～50%水平，可以暂不作调整，待患者的PaO_2稳定一段时间后再作调整，直至降低至准备脱机前的水平；倘若所设置的FiO_2水平较高，则应逐渐降低FiO_2，直至降低至相对安全的水平（FiO_2 40%～50%）。至于其他方面参数是否需要调整，应参照$PaCO_2$值；倘若$PaCO_2$值在正常（35～45 mmHg）范围，其他方面参数也无需调整；倘若$PaCO_2$值过高或过低，其他参数的调整可参照下文。

（2）低氧血症尚未被纠正者：当患者接受一定时间的呼吸机治疗后，如低氧血症仍未能得到满意地纠正时，可从以下三方面着手调整呼吸机有关参数。

①分析产生低氧血症的可能原因，调整相应参数。如果认为产生低氧血症的最可能因素是$\dot{Q}_s/\dot{Q}_t$，除非患者有应用PEEP的禁忌证，否则应首先考虑应用PEEP，并根据应用PEEP的临床疗效，将PEEP水平逐渐提高，直至达到最佳PEEP水平。如果分析产生低氧血症的可能原因是弥散障碍，则一般只能通过适当提高FiO_2。如果分析产生低氧血症的可能原因是通气功能障碍，最简单的调节方法除了是尽可能多地去除呼吸道分泌物、保持呼吸道通畅外，就是适当增加V_T。如果产生低氧血症的原因一时无法确定，也可以借助上述方法鉴别低氧血症的可能因素。如应用PEEP可以纠正的低氧血症，多预示着$\dot{Q}_s/\dot{Q}_t$可能是低氧血症的主要原因；如果是提高FiO_2可以纠正的低氧血症，多预示着弥散障碍可能是低氧血症的主要原因。如果是两种方法均可以纠正的低氧血症，则通过观察那一种方法最为明显，来分析产生低氧血症的主要原因。有些情况下，低氧血症是由多种原因造成的，如同时合并$\dot{Q}_s/\dot{Q}_t$和弥散障碍，这时需要分析哪种原因占的比例更大，并结合患者的具体情况，选择疗效最

好、副作用最小的纠正低氧血症的方法；实在无法分清时，可两种纠正低氧血症的方法均用。同时合并二氧化碳潴留时，调节方法详见下节 $PaCO_2$ 升高的处理方法。

②盲目采用几种可能能纠正低氧血症的方法。如适当增加 V_T 及延长吸气时间、增加吸气平段或吸气屏气的时间、应用 PEEP 及提高 FiO_2 等，几种方法依次进行，观察疗效，最后酌情选择最佳方法。

总之，应用呼吸机纠正不同病理生理改变造成的低氧血症过程，也是较为复杂的过程，需要全面分析和灵活运用各种有效的方法。操作者只有通过大量临床实际运用和长期的经验积累，才可能真正地掌握。

2. $PaCO_2$

$PaCO_2$ 是判断患者是否有呼吸性酸、碱中毒的主要指标。呼吸性酸中毒预示通气不足，即高碳酸血症；呼吸性碱中毒预示通气过度，即低碳酸血症。虽然 $PaCO_2$ 的正常值是 35～45 mmHg，但应用呼吸机治疗时，一般以 $PaCO_2$ < 35 mmHg 作为过度通气的指标，以 $PaCO_2$ > 50 mmHg 作为判断通气不足的指标。

(1) 当患者出现过度通气，即 $PaCO_2$ < 35 mmHg 时：一般可通过降低 V_T 及缩短呼气时间、调整 I∶E 等方法进行调节。除非因为病情需要，如对某些脑部病变的患者，主张人为地使患者保持在轻度的呼吸性碱中毒状态，即使 $PaCO_2$ 维持在 25～30 mmHg 水平，以便减少脑血管扩张可能引起的脑水肿加重。但并不主张 < 25 mmHg，以免因脑血管收缩严，造成脑缺血；另外，碱中毒严重时，能使氧离曲线左移，造成组织缺氧加重。上述方法仍无法纠正的低碳酸血症，应分析是否有其他方面的病理因素，如严重缺氧未得纠正、代谢性酸中毒、中枢性疾病等。倘若有这些因素存在的可能，则应采用相应措施予以纠正，如纠正缺氧和代谢性酸中毒、去除中枢性疾病或因素引起的过度通气。对严重低碳酸血症患者，如果心功能和血流动力学状况允许，有时可采用反比通气。

(2) 当患者出现通气不足，即 $PaCO_2$ > 50 mmHg 时：除了尽可能地保持呼吸道通畅，去除因导管扭曲和分泌物、痰痂阻塞造成的呼吸道不通畅外，主要可通过增加 V_T、MV、RR 和延长呼气时间等加以纠正。

接受呼吸机治疗的患者，出现过度通气的机会远多于通气不足，即使对以通气功能障碍为主的 COPD 患者也是如此。就过度通气和通气不足而言，后者更易于纠正。多数情况下，通气不足无法纠正的主要原因是未能充分保持呼吸道通畅，如支气管痉挛、分泌物吸引不及时和充分、人工气道的管腔狭窄或被分泌物阻塞等。倘若这些原因能被去除，通气不足所致的高碳酸血症均很容易得以纠正。

(二) 心功能和血流动力学状况

调整呼吸机参数时，应兼顾患者的心脏功能和血流动力学状况。倘若已存在不同程度的心功能障碍和血流动力学紊乱，如心力衰竭和血压下降等，应该慎用某些呼吸机的功能，如 PEEP 及吸气延长、吸气末屏气和反比通气等。如果患者的循环功能良好，则可不必顾忌这些因素，大胆应用各种对纠正缺氧和二氧化碳潴留有效的通气模式和功能。

(三) 肺组织气压伤

肺组织气压伤是呼吸机应用过程中较严重的并发症。在调节呼吸机各项参数时，既不能忽视可能存在的易发因素，如先天或后天性肺大疱、肺损伤，也要熟悉和了解容易引起气压伤的通气功能和模式，如 PEEP 及 PSV 及高 V_T 等。对存在有肺组织气压伤易发因素的患者，应该尽可能地避免使用容易引起气压伤的通气模式和功能；因病情需要，确实无法避免使用这些模式和功能时，应该严密地观察，及时地发现和处理肺组织的气压伤。即使是对没有肺组织气压伤易发因素的患者，如果已经应用了这些模式和功能，也同样应该严密观察，时刻警惕肺组织气压伤的发生。

三、呼吸机报警参数设置和调节

随着呼吸机的不断改进和发展，呼吸机所具有的各种报警参数日益增多。合理应用和设置这些参数，是呼吸机临床应用的重要内容。只有合理地设置和调节这些参数，才能充分发挥和保障呼吸机的临床作用，预防和降低各种并发症的发生。呼吸机报警参数的多寡和种类随呼吸机类型不同而有所区别。一般来说，呼吸机的功能越多，需设置的报警参数也越多，价格也越昂贵。

（一）容量（V_T或MV）报警

呼吸机容量报警系统是预防因呼吸机管道或人工气道漏气和患者与呼吸机脱离引起通气不足的主要结构。容量监测的种类因呼吸机类型而异，有的呼吸机只监测V_T，有的只监测MV，也有的呼吸机对V_T和MV同时监测。无论监测的容量是V_T或MV，一般均以呼出气的V_T或MV为准，当实测V_T或MV低于所设置的报警水平时，呼吸机就可能报警，以利及时发现和处理。该报警装置对保障患者有足够的通气量、防止管道和人工气道漏气引起的通气不足和因脱机给患者带来的生命威胁，有相当重要的价值。合理设置这两个参数，有助于及时发现漏气和脱机。

V_T或MV报警水平的具体设置，依患者的V_T或MV的设置水平不同而异。一般V_T或MV的高水平报警限设置与所设置的V_T或MV相同，低水平报警限以能维持患者生命的最低V_T或MV水平为准。这样，当呼吸机与人工气道漏气时，呼出气的V_T或MV必然低于所设置的水平；一旦呼出气的V_T或MV低于所设置的水平，呼吸机的容量报警系统就会发挥作用，以蜂鸣和灯光闪烁的方式提醒人们的注意。同样，当由于某种原因，如体位变动、咳嗽、人为因素等，使患者与呼吸机脱离时，呼出气的V_T或MV更低于所设置的水平，呼吸机容量报警系统启动，有助于及时发现与处理。

容量报警的高水平限制不如低水平限制有价值，它主要在于提醒人们重视和防止实际V_T或MV高于所设置水平的状况出现，这种情形多出现在自主呼吸增强的情况下。因此，实际V_T或MV高于所设置水平的报警，多预示患者可能存在自主呼吸与呼吸机拮抗。

（二）高压和低压报警

压力报警装置也是呼吸机具有的重要保护装置。压力报警水平分上限和下限，主要用于对患者P_{aw}的监测。当由于某种原因使P_{aw}升高，超过压力报警上限水平时，呼吸机高压就会报警；同样，当由于某种原因使患者的P_{aw}降低，低于所设置的低压水平时，呼吸机的低压报警装置就会被启用。呼吸机低压报警装置实际是对患者脱机的又一种保护措施，因为低压报警最可能因素是脱机。高压报警则不然，多见于咳嗽、分泌物堵塞气道、管道扭曲、自主呼吸与呼吸机拮抗等。

高、低压报警装置十分重要，设置水平主要依据患者正常情况下的P_{aw}。一般情况下，高压上限设定在正常气道最高压（峰压）上$5\sim 10$ cmH_2O水平；低压下限设定在能保持吸气的最低压力水平。一旦患者的气道压高于或低于这个水平，呼吸机就会报警，提醒人们及时发现这些异常情况。当然,有些情况下,由于某种原因使气道压明显增高,经多方查找仍无法明确原因时,患者的一般情况尚可,为减少机器报警蜂鸣声的噪声,可以在提高报警上限至相应水平的同时,继续查找气道压增高的原因。

(三) 低 PEEP 或 CPAP 水平报警

有些呼吸机为保障 PEEP 或 CPAP 的压力能在所要求的水平,配备了低 PEEP 或 CPAP 水平的报警装置。设置此项报警参数时,一般以所应用的 PEEP 或 CPAP 水平为准,即倘若所设置的 PEEP 或 CPAP 水平为 10 cmH$_2$O,报警水平也设置在此水平,一旦低于这个水平时,机器就会报警,人们也能及时发现和处理。倘若未应用 PEEP 或 CPAP,该项参数就不用设置。

(四) FiO$_2$ 报警

FiO$_2$ 报警是用于保障 FiO$_2$ 在所需要的水平,倘若实际 FiO$_2$ 低于或高于所设置的报警水平,FiO$_2$ 报警装置就会被启用,告诫人们实际 FiO$_2$ 水平的增高或降低。因此,FiO$_2$ 报警是对 FiO$_2$ 的保障。FiO$_2$ 报警水平的设置可根据病情需要做决定,一般可高于或低于实际设置的 FiO$_2$ 10%～20%即可。当因病情需要,在调整 FiO$_2$ 的同时,切勿忘记对 FiO$_2$ 报警水平的重新设置。

呼吸机各项报警装置和参数设置,均是用于保障呼吸机的各项功能能正常进行,即便有意外情况发生,机器能自动发现,并及时提醒操作者注意。报警装置功能的正常与否和参数设置的是否合理,直接关系到呼吸机的功能和患者的生命安危。除非机器不具备这些装置,否则应充分发挥这些报警装置的作用。合理设置这些参数,就是为保障报警装置的作用。当有些机器不具备某些报警装置时,只能依靠人工的方法进行监测。

(宋志芳)

参 考 文 献

1. Laghi F, Karamchandani Kand Tobin MJ. Influence of ventilator settings in determining respiratory prequency during mechanical Vventilation. Am. J. Respir. Crit. Care Med., 1999, 160(5): 1766～1770
2. Leung, P. A. Jubran, and Tobin. MJ. Comparison of assisted ventilator modes on triggering, patient effort, and dyspnea. Am. J. Respir. Crit. Care Med. 1997, 155: 1940～1948
3. Corne SD, Gillespie D, Roberts, et al. Effect of inspiratory flow rate on respiratory rate in intubated patients. Am. J. Respir. Crit. Care Med. 1997, 156: 304～308
4. Tobert DG, Simon PM, Simon RW, et al. The determinants of respiratory rate during mechanical ventilation. Am. J. Respir. Crit. Care Med. 1997, 155: 485～492
5. Wongsurakiat P, Pierson DJ, and Rubenfeld GD. Changing pattern of ventilator settings in patients without acute lung injury: changes over 11 years in a single institution. Chest, 2004, 126(4): 1281～1291

第10章

呼吸机与自主呼吸协调

Coordinating Respiratory Effort and Mechanical Ventilation

呼吸机应用的目的是减少患者呼吸做功,改善和纠正致命性缺氧与急性进行性加重性呼吸性酸中毒。辅助/控制(A/C)、IMV/SIMV 及 PSV 等模式是临床应用最普遍的模式,A/C 模式下,如果患者没有自主呼吸触发(压力或流量),呼吸机可以按照预先设置的 V_T 提供气体;但 IMV/SIMV 与 PSV 模式需要同步功能,即需要患者自主呼吸去触发呼吸机,才能使呼吸机供气。

急性呼吸衰竭患者吸气用力(inspiratory effort)程度可能是正常人的 4 倍,甚至增加到 6 倍,后果是呼吸做功增加、氧耗增加、吸气肌疲劳,引起呼吸衰竭病因造成的损害继续加重。人们可能认为,一旦应用了呼吸机,这些现象就可能被解决。事实不是这样简单,如果不妥善设置或调节呼吸机参数、及时处理一些可能造成呼吸机拮抗的因素,呼吸机非但不能减少呼吸做功,还可能使原有的造成呼吸衰竭的病因或损害加重。某些中枢、神经、肌肉等疾病引起的呼吸衰竭,由于呼吸驱动受到影响,自主呼吸已经减弱或停止,即使呼吸机参数设置不合理,患者也能跟随呼吸机设置产生呼吸动作,这时呼吸机与自主呼吸不协调或拮抗的矛盾不突出。如果自主呼吸过强、过快、过于不规则,即使呼吸机同步装置性能再好,也很难与自主呼吸合拍;两者不合拍或不同步时,对人体的危害大,有时甚至可能危及生命。

此外,随着呼吸机治疗技术与策略的不断发展与提高,人们越来越不主张多用 CMV 模式和功能。只要有自主呼吸,就存在呼吸机与自主呼吸同步或协调的问题。自主呼吸过强或过快,同步性能再好的呼吸机都很难与自主呼吸合拍,呼吸机拮抗矛盾突出。因此,呼吸机协调已经成为一项重要的呼吸机临床应用技术。

一、呼吸机协调机制

接受呼吸机治疗的患者,只要有自主呼吸存在,就会面临呼吸机与自主呼吸协调的问题。正常情况下,呼吸机供气的时候,应该是患者吸气的时候,供气量和流量与患者的需求相关;呼吸机停止供气、呼气阀打开的时候,应该是患者呼气的时候;只有这样,才能既减少呼吸做功,又保证呼吸机疗效。

呼吸机与自主呼吸协调机制,受很多因素影响。

(一) 呼吸机同步性能

呼吸机同步性能是衡量呼吸机质量的重要标志。早期生产的呼吸机,最大的弱点就是同步性能差,除了与生产工艺有关外,也与人们使用呼吸机的观念转变有关。早期呼吸机使用控制性模式多,并使用药物抑制自主,因强调让患者跟随呼吸机,故对呼吸机同步性能要求不高;现在越来越强调和主张保留自主呼吸,所以对呼吸机同步性能要求日益增加。随着呼吸机制造生产工艺日益提高与完善,吸、呼气触发装置改进,尤其是逐渐从单一的压力触发转变或增加了流量触发,使呼吸机的同步性能进一步增强,多数呼吸机已经不存在触发装置不灵敏的问题了。

(二) 呼吸触发 (triggering) 分类

自主呼吸触发呼吸机供气(吸气)或停止供气(呼气),机制复杂多变,可以受多种因素控制和调节,压力、时间、流量、容量、患者本身等,均能控制或引起吸气。呼吸机的触发装置主要指吸气触发,而很少有呼气触发装置。近年来,呼气触发受到重视,并有呼吸机设置呼气触发,认为呼气触发不同步,同样会造成不舒适感,并增加呼吸做功。

1. 压力触发 (pressure triggering)

气流运动需要压力,呼吸机有基础压力维持呼吸。压力触发是呼吸机最早采用的触发装置,它是通过位于机身内主气流出来部位(吸气端)、呼出阀部位(呼气端)、气道的 Y 型接头处(气道近侧端)连接的压力传感器,感受呼气时压力下降的程度,当下降至预设 (preset) 的压力水平时,通常是 $-0.5 \sim -2\ cmH_2O$,呼吸机开始供气而产生吸气。当如果设定的 PEEP 为 $+10\ cmH_2O$ 时,触发压设置为 $-1\ cmH_2O$,压力必须下降至 $+10\ cmH_2O$-触发压 ($-1\ cmH_2O$),即 $10-1=9\ cmH_2O$ 时或低于 PEEP $1\ cmH_2O$,吸气才会开始。

2. 流量触发 (flow triggering)

(1) Flow-by:通常是通过位于呼气活瓣附近的流量传感器感受流量下降的程度,如果预设(preset)流量触发的水平是 $1 \sim 5\ L/min$,一旦传感器感受到流量下降到这个水平,呼吸机就开始供气而产生吸气。如果选择流量触发为 $2\ L/min$,呼吸机的基线流量(base flow)是 $6\ L/min$,呼吸机流量传感器感受必须感知基线流量下降至 $4\ L/min$,呼吸机才可能开始吸气,即 $6\ L/min$ - 触发流量 ($2\ L/min$) = $4\ L/min$。换句话说,呼吸机是感受到基线流量下降至亏损的设置流量触发水平时,才启动吸气。

(2) 呼气期间 PEEP 伺服法:即采用呼吸机在呼气期间,供气(吸气)部分仍伺服 PEEP,维持 PEEP 压力,当患者有吸气动作时,供气部分工作而补充气体,达到一定的流量值后,呼吸机进入吸气状态。

3. 容量触发 (volume triggering)

把第二种流量触发的触发条件变为达到一定的容量后,呼吸机进入吸气状态,这种触发装置就被称为容量触发。

4. 时间触发 (time triggering)

时间触发是通过呼吸机所设置的呼吸频率或 Ti 来控制或触发产生吸气动作的,常用于 CMV 或指令性通气模式。有时也作为患者在某一呼吸周期内没有有效地触发呼吸机时,呼吸机维持患者最低通气量的手段。

5. 患者触发(patient triggering)

患者本身是主要的压力、流量触发影响因素,也受触发灵敏度(trigger sensitivity)设置影响。触发压力、流量水平过高,患者不容易触发

6. 其他

很多呼吸机有手控的方式(manual breath)触发吸气,还有用胸壁运动触发吸气。

(三)触发装置类型选择与触发灵敏度设置

呼吸机触发装置是呼吸机协调的重要机制,触发装置类型选择与触发灵敏度设置直接影响呼吸机协调。有的临床医生由于错误地理解了呼吸机协调机制,认为人为地将触发装置的压力或流量灵敏度提高,能减少患者吸、呼触发做功,并以此来处理或减少呼吸机拮抗。殊不知这样设置会增加无效触发(ineffective triggering),结果是非但不可能纠正和控制呼吸机拮抗,还会增加呼吸做功,诱发呼吸肌疲劳和呼吸机依赖。任何辅助自主呼吸的状态下,呼吸机压力或流量触发水平设置的原则,是患者正常的吸气动作或要求,能很容易触发呼吸机供气或停止供气产生呼气,通常压力触发灵敏度水平设置是$-1\sim-2\ cmHO_2$,流量触发水平触发灵敏度设置是$3\sim 5\ L/min$;设置值的绝对值越小,触发灵敏度越高。一味降低触发灵敏度,只能增加呼吸做功;随意提高触发灵敏度,可能会增加误触发,即(可能是环境引起的)轻微的压力或流量变化就会触发呼吸机供气或停止供气产生呼气等。鉴于上述原理或机制,呼吸机压力触发水平总是设置在$-1\sim$ $-2\ cmHO_2$,流量触发水平总是设置在$3\sim 5\ L/min$,通常不随意变动;需要变动的可能仅仅有时需要从压力触发转变为流量触发,有时需要从流量触发转变为压力触发,因为流量触发装置可能比压力触发更灵敏。

(四)患者因素

经过半个多世纪的努力,呼吸机制造已经发展到空前的地步,触发装置的灵敏性几乎不容质疑;合理设置触发装置参数也是件很容易的事情,为什么呼吸机拮抗的发生率仍然很高,呼吸机协调仍然是呼吸机临床应用过程中时常面临的难题?主要问题或关键的环节发生在患者本身,即患者自身的呼吸频率太快或呼吸节律太不规则,以至于同步性能再好的呼吸机也无法跟患者的节拍。能引起患者呼吸频率太快或极不规则的原因很多,去除或纠正引起呼吸频率或节律改变的因素,是协调呼吸机,纠正或控制呼吸机拮抗的唯一选择。

(五)气道管道因素

气道管道泄漏,特别是有PEEP设置的时候,会引起非患者触发的触发。管道内过多的水分,也会引起压力波动而引起触发。气道管道引起的不利因素必须排除,以取得最佳触发灵敏度的设置。

(六)通气模式选择

普通VCV模式与患者充分协调不是很容易,病情变化也会对呼吸机协调产生影响。PCV模式不容易产生拮抗,可以试着改变通气模式,注意改用PCV模式后通气量是否稳定或满足,设定好通气量上、下限报警,确保使用安全。此外,选定通气模式后,需要仔细调整吸气流量、V_T及吸气压力,以符合患者的需求。

二、呼吸机拮抗机制

(一)呼吸机拮抗定义

呼吸机拮抗是指呼吸机与自主呼吸不同步,即呼吸机供气的时候,并不是患者吸气的时候;呼吸机停止供气、呼气阀打开的时候,也不是患者呼气的时候。设置的参数与患者的需求误差大时,吸气时压力波动大,以至能引起吸气时的负压;呼气时,V_T检测得到的数据波动也大;不同步时相误差越大,不协调程度越严重。无论不协调的程度如何,都被称为呼吸机拮抗。

(二)呼吸机拮抗原因与机制

引起呼吸机拮抗的原因很多,机制各不相同,其中来自患者本身因素更为重要。

1. 患者本身因素

(1)接受呼吸机治疗前未采取过度措施:初接受呼吸机治疗或者已经接受了呼吸机治疗时,因气道湿化和吸引等,临时停用呼吸机后再次与呼吸机连接时,由于缺氧还没有得到充分纠正,或者已经得到很好纠正后由于中断呼吸机湿化和吸痰又导致缺氧,以至于患者自主呼吸频率增快,并与呼吸机设置的呼吸频率不一致,或者差距很大,一旦与呼吸机相连接时,如未采取一定的过渡措施,如暂时性地提高呼吸机的呼吸频率、以手控的方式或捏皮球的方法进行人工过度通气抑制自主呼吸、停止呼吸机湿化和吸痰前或后暂时性提高 FiO_2 至100%,以便缺氧能被迅速纠正,自主呼吸频率能尽快接近呼吸机设置的参数等,就很容易出现呼吸机拮抗。

(2)患者本身的生理活动:如白天和晚上、安静与紧张状态等,都可能影响呼吸机拮抗的产生。

(3)缺氧未得到充分纠正:缺氧本身就能通过颈动脉体和主动脉体的化学感受器使呼吸加深、加快,当呼吸加深或加快至一定水平,呼吸机的同步性能无法相适应,就可能产生明显的呼吸机拮抗。缺氧未得纠正的原因很多,除了很容易发现和判断缺氧外,如通气不足、弥散障碍、通气/血流失调等导致的 PaO_2 和 SaO_2 显著下降、口唇、甲床发绀等,还有很多无法判断和被发现的缺氧。如临床经常遇见 PaO_2 和 SaO_2 接近正常或基本正常情况下,患者却表现出十分明显的烦躁或意识障碍、呼吸频率快、心率快、脏器功能不全,很大程度上可能与组织脏器存在不同程度缺氧与氧利用或摄取障碍有关。

(4)急性左心衰:肺泡和间质水肿引起的弥散障碍是急性左心衰产生低氧血症的主要机制,这种低氧血症能引起明显的呼吸急促和呼吸困难,临床表现是呼吸频率加快和呼吸幅度增加,呼吸机很难与其合拍,呼吸机拮抗发生率很高。

(5)中枢性呼吸频率(律)改变:很多中枢系统疾病,能直接引起呼吸频率(律)的改变,如癫痫发作或持续状态、抽搐,具体表现在呼吸节律不规则,如呼吸暂停(屏气)、潮式呼吸、叹息样呼吸等,也可表现在呼吸频率的增快或减慢。当这种由中枢性疾病或因素引起的呼吸频率(律)改变,使呼吸机无法适应时,呼吸机拮抗发生率高。

(6)咳嗽、分泌物堵塞、体位不当:这些因素均可直接或间接地引起呼吸机拮抗。直接引起呼吸机拮抗的因素是咳嗽和体位变化不当的本身,间接因素是咳嗽、分泌物堵塞、体位不当等引起的气道压增加和通气不足使患者发生暂时性缺氧加重、呼吸频率增快。一般情况下,倘若是这些因素直接引起的呼吸机拮抗,随这些因素的自动消失而去除,呼吸机拮抗也可能迅速好转；倘若是这些因素引起的气道压增加和通气不足等间接引起的呼吸机拮抗，则只能当由此引起的缺氧和呼吸频率改变恢复，呼吸机拮抗才可能好转。

(7)精神或心理因素：患者的精神或心理因素，也可能引起呼吸频率(律)改变，如常见的疼痛和精神紧张等，能引起呼吸频率增快和不规则，并由此引起呼吸机拮抗。

(8)代谢性酸中毒：严重代谢性酸中毒能引起明显的呼吸频率过快和呼吸幅度过深，临床酷似支气管哮喘持续状态，并可能由此引起呼吸机拮抗。

(9)高热、抽搐、肌肉痉挛：当这些状况存在时，机体代谢率增高、氧耗量增加，患者可能因此而产生过度通气，并可能引起呼吸机拮抗。

总之，在呼吸机应用过程中，出现呼吸机拮抗时，除了要考虑是否采用了过度措施外，主要应分析各种造成病情恶化致自主呼吸频率(律)改变和由此引起呼吸机拮抗的患者方面因素。

2. 呼吸机方面因素

(1)呼吸机同步性能：是保障呼吸机与自主呼吸同步、协调的重要机制，呼吸机同步性能随呼吸机类型不同而异；决定呼吸机同步性能的主要因素是生产工艺水平和所应用同步装置类型及其敏感性，有些较新型呼吸机应用流量触发装置，较压力触发装置敏感很多。

(2)同步装置触发灵敏度设置：呼吸机同步功能的触发灵敏度设置是否合理，也影响呼吸机与自主呼吸协调；触发灵敏度设置合理，患者的自主呼吸容易触发；反之，则不容易触发。此外，当触发装置出现故障或失灵时，也可能因此而出现呼吸机拮抗。

(3)呼吸机管道漏气所致的通气不足：呼吸机管道漏气是应用呼吸机过程中经常出现的情况，虽然依靠呼吸机所固有的报警装置和其他方面的监测手段能及时地发现和处理，一般不至于严重到因通气不足所致的呼吸机拮抗。但类似情况确属难免，尤其是当监测设备不完全或操作者缺乏全面知识时，遇见无法解释的呼吸机拮抗时，要考虑到这种可能。

(4)患者病情变化导致通气量设置不足：虽然这种情况发生率不高，但也有可能。因此，临床经常需要根据患者情况的变化，调整通气模式和各项通气参数，使更符合临床需求。

三、呼吸机拮抗危害

呼吸机拮抗给人体带来的危害很大，严重时可以导致死亡。

(一)MV/V_T下降

呼吸机拮抗时，虽然患者已经吸气，但呼吸机尚未供气；虽然患者已经呼气，但呼吸机却可能仍正在供气。两者不协调，患者的 MV 和 V_T 必然下降；结果是患者呼吸代偿性地加快和加深；自主呼吸加快和加深的结果，又可能加重原有的呼吸机拮抗。如此周而复始，构成了促使呼吸机拮抗的恶性循环，使 MV 或 V_T 更进一步地下降。

(二)呼吸做功增加

呼吸机拮抗时，呼吸机的辅助通气作用减少，患者的呼吸做功增加；另外，为克服呼吸机拮抗所产生的气道阻力增加，患者只能以增加呼吸做功的方式，尽可能地保持一定水平的 V_T 和 MV。这些现象的结果，均能使呼吸做功明显增加。随呼吸做功增加，氧耗量也明显增加；氧耗量增加的结果，又是为补偿氧耗量也增加所产生的呼吸加深和加快，呼吸加深和加快反过来又可增加呼吸做功；同样是如此周而复始，构成促使呼吸做功增加的恶性循环。

（三）低氧血症加重

呼吸机拮抗产生的辅助通气作用减少、呼吸做功增加、氧耗量增加等，均可使低氧血症加重；低氧血症加重的结果，又是为代偿或纠正低氧血症加重所引起的呼吸加深、加快、呼吸做功增加和氧耗量增加等，这些均又可能加重低氧血症。

（四）循环系统负荷增加

呼吸机正压通气本身，就可能因胸内压增加使循环负荷增加；当患者出现呼吸机拮抗时，由于呼吸机与自主呼吸不协调，这种胸内压增加使循环负荷加重的现象更加明显。另外，呼吸机拮抗造成的 MV 和 V_T 下降、呼吸做功增加、氧耗量增加，均使低氧血症加重；低氧血症加重后，心脏会以加快心率、增加心肌收缩力的方式，代偿低氧血症加重对循环系统功能的影响；此时，除了有低氧血症加重引起的心肌缺氧和缺血，还会有因心率增加和心脏收缩功能增加引起的心肌氧耗量增加。这些均可进一步地增加心脏和循环系统的负担，严重时还可诱发急性左心衰竭，甚至直接导致死亡。

四、呼吸机拮抗处理

呼吸机拮抗的处理是呼吸机临床应用的重要技术，熟练掌握该技术直接涉及呼吸机临床应用的疗效和并发症。由于引起呼吸机拮抗的因素错综复杂，多数情况下很难一目了然，需要仔细耐心地分析与观察，必要时还需要守护在呼吸机与患者的床旁，不断地调试与观察。

（一）分析判断引起呼吸机拮抗的原因

能引起呼吸机拮抗的原因很多，患者方面的因素重要，如上文所述；其次，当排除患者方面因素后，再考虑呼吸机方面因素。

（二）去除引起呼吸机拮抗原因

一旦明确了引起呼吸机对抗的原因，应立即去除或治疗。

1. 缺氧

倘若是缺氧造成的呼吸机拮抗，应该首先纠正缺氧。引起缺氧的原因很多，在缺氧原因未明确以前，无论是何种原因引起的缺氧，均可采用以下两种最简单的纠正缺氧方法：一是暂时性地提高 FiO_2，一旦缺氧缓解，立即将 FiO_2 恢复至原来水平；二是应用手控、捏皮球或简易呼吸器的方法，既可以通过进行过度通气的方法抑制患者的自主呼吸，也可以通过过度通气、增加通气量的方法纠正缺氧。倘若采取上述两个简便方法仍无法纠正缺氧时，则可根据引起缺氧的原因，采取相应的措施。倘若是气道湿化和吸引造成的暂时性缺氧，并引起呼吸机拮抗，可以在吸引和湿化的前后，临时将 FiO_2 提高，最高时可达 100%，一旦缺氧缓解，呼吸机拮抗消失，再将 FiO_2 恢复至原先水平；如果是支气管痉挛引起的缺氧，在提高 FiO_2 及阻断缺氧可能使支气管痉挛加重的同时，还应应用解痉药物（地塞米松、氨茶碱）解除支气管痉挛；倘若是呼吸道分泌物阻塞或导管扭曲引起的缺氧，应立即去除分泌物、调整导管位置或更换导管；如果是管道或气囊漏气引起的通气量不足和缺氧，也应采取相应的措施，如暂时性增加 V_T 及提高 FiO_2，然后再寻找漏气的部位，重新连接或更换管道和气囊等；如果属于肺组织病理生理方面的因素，如通气障碍、弥散障碍、肺内分流（$\dot{Q}_s/\dot{Q}_t$）等引起的缺氧，可参照呼吸机参数调节，应用相应的通气模式和功能，调整相应的参数。

2. 代谢性酸中毒（代酸）

补充碱性药物（静脉滴注 5％$NaHCO_3$），是纠正代酸的主要方法；其次，纠正缺氧，也能协助纠正代酸。

3. 急性左心衰

虽然强心、利尿、扩张血管、激素等，是纠正心衰的主要途径，但对于接受呼吸机治疗的患者，提高 FiO_2 至 100％是最直接而有效的方法；提高 FiO_2 能纠正弥散障碍引起的缺氧，缺氧又能直接缓解急性左心衰。

4. 疼痛或精神因素

止痛、镇静是呼吸机治疗中的常规手段，对有精神焦虑的患者，还要增加心理治疗，应着手解除患者的顾虑和心理负担，必要时还可采取暗示疗法。

5. 高热、抽搐、肌肉痉挛

除了治疗引起高热、抽搐、肌肉痉挛的原发病外，物理或药物降温、镇静、止痉是主要方法，必要时还需要借助人工冬眠的方式予以协助。

6. 呼吸机方面因素

如重新设置或调整触发灵敏度和触发水平，改进或改变触发装置；如果属于呼吸机同步性能等方面因素引起的呼吸机拮抗，这不是操作者依靠呼吸机调节所能解决的，故只能依赖于某些药物的合理应用。

（三）药物治疗

虽然药物治疗是协调呼吸机与自主呼吸最有效的方法，但并不是所有有呼吸机拮抗的患者都需要应用药物抑制自主呼吸。

1. 用药指征

（1）呼吸机拮抗的原因已明确，但短期内无法去除，为尽快使呼吸机与自主呼吸协调，阻断由呼吸机对抗造成的恶性循环，有时只能借助药物作用。如某些由低氧血症引起的自主呼吸增强和呼吸机拮抗，倘若低氧血症是由于间质性肺炎引起的肺组织弥散障碍，间质性肺炎不可能在短期内得到控制，为避免氧中毒又不可能给患者长时间地高浓度吸氧，但要纠正呼吸机拮抗，就只能借助药物抑制自主呼吸；否则，呼吸机拮抗只能使原有的低氧血症更加明显，继而反过来又使呼吸机拮抗加重，如此周而复始，形成恶性循环。又如急性左心衰竭引起的呼吸机拮抗，虽然强心、利尿、扩血管、激素等是综合救治的必要措施，但短时间不一定能奏效，呼吸机拮抗引起的缺氧很可能加重心衰，此时借助药物迅速抑制自主呼吸很有必要。

（2）呼吸机拮抗原因不明：多方分析和寻找，呼吸机拮抗原因仍无法明确，为迅速阻断呼吸机拮抗对人体产生的不利影响，应毫不犹豫地应用药物，保障呼吸机与自主呼吸的协调，避免呼吸机拮抗引起的呼吸做功增加、低氧血症加重、氧耗量和循环负担增加等。

（3）无法去除的呼吸机拮抗因素：呼吸机拮抗的原因明确，但肯定无法去除时，也只能依靠药物协调呼吸机。临床常见是重症支气管肺炎，尤其是病原菌不明确的间质性肺炎，肺脏本体感受器受波及，呼吸频率增快明显，呼吸机拮抗发生率高；由于病原菌不明确，肺炎得不到有效控制，呼吸机拮抗因素无法去除。

所有可以用于呼吸机协调的药物，均有不同程度的呼吸抑制。有相当一部分临床医师，对这些药物的呼吸抑制作用存在顾虑，担心这些药物应用后，会影响患者自主呼吸的恢复，有时也对这些药物的其他方面作用存有戒心。因此，在需要用药时，犹豫不决，甚至因此而延误时机，给患者带来不可挽回的后果。如原有的缺氧未得纠正，呼吸机拮抗又加重了原有的缺氧，操作者因顾忌药物对呼吸和循环造成的不利影响，迟迟拖延用药的时机，以至于缺氧和呼吸机拮抗构成的恶性循环始终未得阻断，缺氧不断加重，最后造成死亡。笔者的经验是，应用这些药物时，不必担心这些药物对自主呼吸的抑制，不必顾虑应用这些药物后会影响自主呼吸恢复，除非患者已存在呼吸中枢抑制方面的疾患，否则自主呼吸不会受药物的影响，一旦药物作用消失，自主呼吸会自然恢复。况且，接受呼吸机治疗的患者，即使有暂时性地呼吸抑制，也不会给患者带来危害，协调呼吸机正是应用这些药物抑制自主呼吸的药理作用。合理地、不失时机的应用这些药物，大多能获得相当满意的临床疗效。当用药指征掌握不好时，有时可适当放宽，必要时应宁肯错用，而不可不用。

2. 常用药物

临床上，用于协调呼吸机的药物分两类，镇静、镇痛药和肌肉松弛药。

(1)镇静和镇痛药：如地西泮(安定)类、吗啡、哌替啶、芬太尼、乙丙酚等。

①地西泮(Diazepamum)类：又名苯甲二氮䓬(valium)，临床多称安定。属弱酸性药物，色淡黄，pH6.4～6.9，遇葡萄糖溶液或弱碱性溶液易混浊，与生理盐水和蒸馏水不发生沉淀。地西泮的主要药理作用是选择性抑制大脑边缘系统，对扁桃体和海马起作用，产生良好的镇静作用，可减少恐惧和焦虑，降低自主神经反应；此外，对横纹肌有轻度松弛作用，对疼痛无镇痛作用，主要适用于高度精神紧张或兴奋不安，各种原因引起的末梢性和中枢性肌肉痉挛，也是较好的抗惊厥药物。一般情况下，地西泮是呼吸机协调的首选药物，每次 10～20 mg，静脉注射，儿童或老年可以酌减。有时为控制中枢性癫痫发作或惊厥、抽搐引起的呼吸机对抗，可采用持续静脉滴注或注射泵维持。地西泮对呼吸中枢有抑制作用，但对接受呼吸机治疗的患者，应用这些药物时，不用担心呼吸抑制，需要顾忌的是血管扩张导致的血压下降。地西泮有血管扩张作用，能降低血压，尤其对有血容量或有效循环量不足的患者更加明显。地西泮主要在肝脏内代谢，分解后 75% 由尿中排出，10% 由粪排出，其余在体内缓慢分解代谢。地西泮协调呼吸机的优点是不成瘾、对循环干扰小、副作用少，可以短期内反复使用；缺点是呼吸抑制作用弱，对由于某些顽固性因素引起的自主呼吸增强作用欠佳，目前临床多以咪唑唑仑(Midazolam)替代，作用比地西泮强 2～3 倍，呼吸抑制与血管扩张作用强，有近期遗忘效果，与其他药物合用，代谢延迟，作用延长，临床多以每次 5 mg 静脉注射或每次 15～30 mg 静脉滴注维持。

②吗啡(Morphine)：是较强的呼吸抑制和镇静、镇痛药。主要作用于中枢神经系统，尤其是大脑、脑干和延髓。对大脑的作用是对皮层的抑制，即意识状态的改变，对脑干是镇痛的作用，对延髓的作用是对呼吸中枢的抑制。吗啡的镇痛作用较强，机理很多，能通过对皮质联合区的抑制，使患者对疼痛的耐受性增加；通过作用于吗啡受体，提高患者的痛阈；通过抑制边缘系统的某些部位，减少因疼痛引起的交感和副交感神经的反应；通过

作用于高级神经系统，改变机体对疼痛反应的形式，如减少和消除疼痛引起的紧张、恐惧和退缩。吗啡对呼吸的抑制作用也较强，对呼吸中枢有直接抑制作用。小剂量时，降低呼吸中枢的兴奋性；大剂量可导致呼吸停止。具体表现为呼吸减慢和幅度增加，随呼吸抑制加深，V_T锐减，直至呼吸停止。此外，吗啡还可抑制咳嗽中枢。临床应用吗啡做呼吸机协调时，多在应用地西泮无效或效果不佳的情况下使用。常用剂量是每次5～10 mg，静脉注射。接受呼吸机治疗的患者应用吗啡，同样可以不顾忌吗啡对呼吸的抑制，而应重视吗啡对循环系统的影响。吗啡对循环系统的影响轻微，但能通过迷走神经兴奋和对窦房结和房室结的直接抑制，使心率减慢，出现心动过缓；对周围血管有明显的扩张作用，使血压下降，尤其当有血容量减少的情况下明显。当然，吗啡对循环系统的影响也有有利的方面，如能扩张肺静脉和冠状血管，使右心的后负荷和左心的前负荷降低，冠状血管的血流量增加。正是因为这个因素，对有心功能不全的患者，协调呼吸机的常用药物，应首选吗啡。

③哌替啶(Dolantine)：是人工合成的镇痛药。镇痛的强度是吗啡的1/10～1/8，有镇痛、催眠、解痉、抗胆碱能作用，用后可使口腔和呼吸道的分泌物减少，平滑肌松弛，并能对抗气管、肠管、输尿管和动脉的平滑肌，有使血管扩张、血压下降的作用。在体内分解迅速，久用无蓄积作用，90%在肝内分解，10%从尿中排出，维持时间约2～4 h。哌替啶皮下或肌内注射时，对呼吸没有明显的抑制作用，但当静脉注射时，常有呼吸抑制，但较吗啡为轻。应用哌替啶协调呼吸机时，多采用静脉注射，每次50～100 mg。同样，也无需顾忌对呼吸的抑制，只需注意血压下降、恶心、呕吐、久用后成瘾等不良反应。另外，哌替啶有使脑脊液压力升高的作用，有颅内压升高的患者慎用。哌替啶也可与异丙嗪(非那根)、氯丙嗪等合用，作为冬眠合剂持续静脉滴注或间断肌内注射，通过镇静、抗癫痫和抽搐，协调机械通气。

④芬太尼(Fentanyl)：也是人工合成的镇痛药，化学结构与哌替啶相似，但镇痛作用强，是吗啡的80～188倍，是目前常用的强效镇痛药。芬太尼的药理性质与吗啡相似，能干扰视丘脑下部对痛刺激的传导，并产生镇痛作用，不同处是芬太尼对比大脑皮层的抑制轻。芬太尼对呼吸中枢的抑制作用明显，但时间较哌替啶短，用后能降低呼吸中枢对CO_2的敏感性，产生呼吸的次数减少、MV和肺泡通气量降低，而V_T代偿性增加。对血流动力学无影响或很小，可替代大剂量吗啡进行静脉复合麻醉，尤其适用于心血管手术的患者。芬太尼静脉注射后作用快而强，可立即产生镇痛作用，持续时间短，约1～1.5 h。大部分由肝脏代谢，10%从尿中排出，常用量是每次0.1～0.2 mg(成人)。临床应用芬太尼时，主要应注意严防成瘾；其次，有缩瞳、角膜反射下降、支气管平滑肌痉挛的作用，有支气管哮喘的患者禁用。有时还可能出现颈、胸、腹肌紧张，可用肌肉松弛药对抗。

⑤乙丙酚(Propofol)：为一种烷基酚，剂型为豆油、丙三醇、蛋磷脂中1%悬液，不溶于水，有良好的镇静与催眠作用，能使患者处在自然睡眠状态。乙丙酚无止痛作用，对呼吸抑制有作用，能诱发低血压和心肌抑制。完全控制呼吸时，需与肌松药合用。乙丙酚用于呼吸机协调的优点是起效快、作用平稳、副作用小，缺点是价格高。临床多以一定剂量持续静脉注射维持，速度与剂量依据临床镇静与呼吸机协调的需要调节。

(2)肌肉松弛药(muscle relaxant)：又称肌松药，直接松弛横纹肌，是麻醉常用药物。

呼吸机治疗过程中，有些造成呼吸机拮抗的因素无法去除，如间质性肺炎、弥漫性间质性肺纤维化患者的缺氧，主要是由于弥散障碍，这些原发病得不到有效控制，缺氧也无法改善；加之间质性病变的本身，就可能因肺本体感受器受刺激，引起过度通气。所以，这类疾病造成的呼吸机拮抗十分顽固，单凭一些自主呼吸抑制药，不但效果不好，而且容易成瘾。为协调呼吸机，有时需要借助肌松药的作用。肌松药的种类多，按作用机制分去极化、非去极化、混合型三类。

①去极化肌松药：是指药物与神经肌肉接头后膜的受体结合，通过膜通透性的改变，改变肌肉的静止膜电位，并产生能引起肌纤维束收缩的动作电位。主要代表性药物琥珀酰胆碱（司可林），自 1951 年应用于临床以来，一直是临床常用的去极化肌松药，也是呼吸机协调的常用药物。特点是作用发生快、持续时间短，缺点是注射后 20～60 s 内产生肌束颤动，1 min 内肌肉松弛就达高峰，并引起呼吸停止；对心肌无抑制作用，不释放组织胺，不引起支气管痉挛。主要被体内的胆碱酯酶水解，5%～15% 由尿中排出，有使眼压增高作用，目前已逐渐被非去极化肌松药替代。

②非去极化肌松药：又称竞争性肌松药，与乙酰胆碱竞争位于神经肌肉接头后膜上的受体。非去极化肌松药与受体的暂时性结合不引起膜通透性的改变，故不改变静止膜电位，从而阻断了正常乙酰胆碱与受体结合所产生的引起肌肉收缩的动作电位。临床拥有的非去极化肌松药很多，管箭毒（Tubarine），又称右旋管箭毒（d-Tubocrarine），是最早（1942 年）用于临床的非去极化肌松药，由防己科植物提取的结晶性生物碱，胃肠道不吸收，仅静脉注射有效；首次剂量每次 0.2 mg/kg，2 min 起作用后持续 30～45 min，如果需要 60 min 后需重复注射首剂的 1/2～2/3；该药竞争性地阻滞乙酰胆碱作用，使横纹肌麻痹；缺点是有释放组织胺引起和诱发支气管痉挛和血压下降作用，在体内能被胆碱酯酶破坏而失效，重症肌无力或疑有肌无力患者禁用、慎用或不用，新斯的明是有效的拮抗剂，毒扁豆碱也可以对抗。阿曲库铵（卡肌宁，Atracurium，Tracrium），1981 年合成，是较新的非去极化肌松剂（1981），优点是反复给药后作用时间恒定、无蓄积、有肝肾功能不全时不影响该药的代谢、组胺释放作用轻、对循环系统的干扰也小，是较好的呼吸机协调药物；常用每次 0.2～0.5 mg/kg，静脉注射或 0.075 mg/(kg·h) 静脉滴注，1.4～2.6 min 起效，维持时间是 48～58 min。戈拉碘铵（三碘季胺酚，falaxedil），作用与管箭毒相似，对喉肌和平滑肌松弛良好，无组胺释放作用，不会引起支气管平滑肌痉挛；作用发生快，静脉注射后 2～4 min 达顶峰；维持时间短，有效时间为 10～25 min；首剂每次 1 mg/kg，有心动过速、重症肌无力、肾功能不全及碘过敏的患者禁用，心脏病的患者慎用，新斯的明、腾喜龙和毒扁豆碱可以拮抗其作用。泮库溴铵（Parcuronium，Pavulon），是目前临床应用较多的类固醇族新型非去极化肌松剂，作用基本与管箭毒相同，静脉注射后作用发生快，仅需数十秒，1 min 内起作用，也是 2～4 min 达顶峰，维持时间长（20～50 min）；优点是作用消失快，不抑制心肌，不会使血压下降，也无组胺释放和引起支气管平滑肌痉挛之顾忌；与非去极化肌松药、硫苯妥钠、氟烷、地西泮等有协同作用，新斯的明和其他抗胆碱酯酶药为其拮抗药，肾上腺素和氯化钾也可起对抗作用。一般每次 3～6 mg 静脉注射，重复追加时每次 1～2 mg，禁忌证与管箭毒相同。维库溴铵（万可松，Vecuronium，Norcuron），肌肉松弛作用与泮库溴

铵相似或稍强,主要在肝脏代谢,代谢产物是3,17位羟基化合物,其余约20%以原形从胆汁排泄,10%～15%由尿排出。对心血管功能影响小,无心脏迷走神经的阻滞作用;也无组胺释放,对肝肾和其他系统功能无影响;常用0.07～0.2mg/kg,起效时间是2.2～2.6 min,作用时间为34～53 min,恢复时间较其他非去极化肌松药均快(8～14 min);与阿曲库铵相似,反复给药,作用时间恒定,无蓄积作用,适合于静脉持续滴注维持;一般单次静脉注射后,追加剂量为首次的1/5～1/3,也可以0.075 mg/kg·h静脉持续滴注维持;该药对眼内压和颅内压均无影响,还可用于重症肌无力。有肝肾功能不全也可选用此药,只是在有肝功能不全时,该药的作用时间延长1倍;新斯的明也是其拮抗药。

③混合型肌松药:混合型肌松药是开始为去极化作用,随后又为非去极化作用。属于此类药物的是氨酰胆碱,该药作用缓慢而持久,有蓄积作用,2 h仅从尿中排出5%,8 h排出75%。与琥珀酰胆碱有协同作用,呼吸抑制时间长,适用于长时间手术或呼吸抑制的患者。对心血管系统无影响,新斯的明和其他抗胆碱酯酶药不是其可靠的拮抗剂,一般每次2～4 mg,40 min后追加每次1～2 mg。

3. 注意事项

使用肌松药协调呼吸机,是近年来随呼吸机临床广泛应用而兴起,单就协调呼吸机方面的实际临床经验有限,需要强调的注意事项如下:

(1)与镇静药物合用:除非患者已有神志不清,否则应用肌松药前,一定要先给予镇静剂(地西泮、达唑仑、乙丙酚等),以消除意识、减少痛苦。

(2)维持水、电解质平衡:水与电解质紊乱能直接影响肌松药的作用,加重或诱发肌松剂的不良反应,应用过程中要注意监测与维持。

(3)撤除呼吸机治疗前应先停用肌松药:肌松药的作用长短不一,撤除呼吸机治疗前一定要先停用肌松药,并待肌松药的作用充分消除后,再开始撤机。

(4)应用非去极化肌松药的拮抗剂(新斯的明)前5 min,可先静注阿托品1mg,以防严重心动过缓或心搏停止。

(宋志芳　顾宏奎)

参 考 文 献

1　Tobin MJ. Advances in mechanical ventilation. N Engl J Med 2001,344:1986～1996

2　Kuhlen R,Guttmann J,Rossaint R. New forms of assistd spontaneous bresthing. 1st,Urban & Fischer Verlag Munich · Jens Germany; 2001:1～15,67～92

3　Leung P,Jubran A and Tobin MJ. Comparison of assisted ventilator modes on triggering, patient effort, and dyspnea. Am. J. Respir. Crit. Care Med. ,1997, 155(6): 1940～1948

4　Tobin MJ. Mechanical ventilation. N Engl J Med 1994,330:1056～1061

5　Marini JJ, Smith TC, Lamb VJ. External work output and force generation during synchronized intermittent mechanical ventilation. Effect of machine assistance on breathing effort. Am Rev Respir Dis. 1988,138(5):1169～1179

6　Parthasarathy S,Jubran A and Tobin MJ. Cycling of

Inspiratory and Expiratory Muscle Groups with the Ventilator in Airflow Limitation Am. J. Respir. Crit. Care Med, 1998, 158(5):1471~1478

7 Du HL,Ohtsuji M,Shigeta M,et al. Expiratory Asynchrony in Proportional Assist Ventilation Am. J. Respir. Crit. Care Med. , 2002, 165:972~977

8 Kondili E, Prinianakis G and Georgopoulos D. Patient-ventilator interaction British Journal of Anaesthesia,2003,91(1):106~119

9 Aslanian P, EI Atrous S, Isabey D, et al. Effects of flow triggering on breathing effort during partial ventilatory support. Am J Respir Crit Care Med 1998,157:135~143

10 Cairo JM and Pilbeam SP. Mosby's Respiratory Care Equipment. st Louis, Mosby; sixth edition; 1999:288~289

第 11 章

呼吸机撤离与依赖

Discontinuation of and dependent on mechanical ventilation

危重病患者接受呼吸机治疗的时间随病情而异,少时可仅数小时,多时可数月或数年。虽然呼吸机治疗是危重综合救治中不可以缺少的技术,但不顾病情需要,一味延长呼吸机治疗时间,必然增加呼吸机相关性肺损伤(ventilator associated lung injury, VALI)的发生率,严重时甚至可直接危及生命,导致病死率升高;呼吸机可以救命,也可以致命。多数情况下,一旦导致缺氧或呼吸衰竭的病因被去除,呼吸机撤离并不是件难事。有资料显示,接受呼吸机治疗的患者中,77.2%能在 72 h 内脱机,91%能 7 天内脱机,仅 10%患者可能面临脱机失败的困惑。脱机不困难的患者,无论采用何种方法或模式,都可能成功撤离呼吸机;但有潜在呼吸机依赖的患者,无论采用何种模式、指标或方法,都可能存在脱机、拔管失败的可能。因此,呼吸机撤离策略主要是针对这些脱机困难患者。呼吸机相关性肺炎(ventilation associated pneumonia, VAP)、VALI 及呼吸机依赖等并发症,均与接受呼吸机治疗的时间密切相关,其后果必然是病死率增加、费用增加、生活质量下降。因此,呼吸机撤离是呼吸机治疗技术的重要内容。

第 1 节 呼吸机撤离

呼吸机撤离(Discontinuation of mechanical ventilation)得是否安全、顺利,涉及到呼吸机并发症的预防,严重时可至关患者的生命,甚至可能导致死亡,增加病死率。接受呼吸机治疗时,必须要建立人工气道,时间过长,不仅增加患者痛苦,还影响肺功能恢复;许多原有慢性肺功能不全的患者,可能因此而产生对呼吸机的依赖,给日后的脱机带来困难;另外,人工气道的持续建立和气道开放,会妨碍患者主动咳嗽排痰的能力,增加肺部感染的机会和途径。但是,如果脱机、拔管过早,可能导致缺氧加重或病情反复,并可直接危及生命,使所有的抢救均无效。有多中心、大样本的研究表明,成功脱机、拔管患者发生致死性事件发生率(incidence of fatalities)仅为2.6%,而脱机、拔管过早需要紧急再插管(reintubation rates)患者却为27%,致死性事件发生率明显高于脱机、拔管成功患者10倍。因此,呼吸机撤离失败的结果不仅仅是费用增加,再插管率和病死率增加是最令人烦恼的事情。各个ICU报道的再插管率(reintubation rates)为4%~23%不等,有精神神经系统疾患时可能高达33%;虽然最佳再插管率还不知道,但估计能控制在5%~15%已经是很好的了。呼吸机撤离失败患者,VAP发生率是脱机、拔管成功患者的8倍,病死率是6~12倍。

因此,如何将呼吸机撤离的时机掌握得恰到好处,正确掌握呼吸机撤离时机,最大限度地使患者既利用呼吸机度过严重失代偿性呼吸衰竭的难关,又避免了不必要的长时间应用呼吸机带来的不便和痛苦,最大限度发挥呼吸机治疗的利、降低呼吸机治疗的弊,是呼吸机临床应用的主要环节。

一、呼吸机撤离指征和考核指标

多年来,人们投入了大量人力、物力和精力,一直在探讨和摸索呼吸机撤离指证或标准,跨地区、跨国家、多中心、大样本、随机、对照的研究很多,结果不令人满意,迷茫和困惑始终围绕着人们,使人们无法确切地评价出哪一项或哪一组指标对指导准确掌握脱机、拔管时机更有价值。国外已有的研究,多集中在导致缺氧或呼吸衰竭的病因是否被去除、氧合改善情况、呼吸频率、吸入氧浓度(FiO_2)是否降低至40%~50%、氧合指数(PaO_2/FiO_2)是否≥150~200、浅快呼吸指数(rapid shallow breathing index,RSBI 即 f/V_T)、吸气初始0.1 s时口腔闭合压($P_{0.1}$)、自主呼吸试验(spontaneous breathing trials,SBTs)、不同通气模式、无创通气序贯等;即便如此,文献报道中因脱机、拔管失败导致再插管率仍高达5%~15%以上,并可能因此而导致病死率增加。在我国,应用最普遍的还是依靠不同通气模式,如SIMV、CPAP及PSV等模式下监测得到的各项氧合或通气功能参数,结合原发病控制情况,意识状况、咳嗽排痰能力等,凭借操作者个人的经验进行综合判断,脱机、拔管失败导致再插管或造成不可挽回后果的现象时有发生。总之,虽然经过了数十年的努力,有关呼吸机撤离的指标仍不成熟,探讨切实可行的呼吸机撤离综合指标,即最佳脱机方案(optimal methods of weaning ventilatory support)仍然是亟待解决的问题。

(一)呼吸机撤离指征

衡量患者能否成功脱机前,应分析和考虑以下几点。

1. 导致呼吸衰竭的原发病因是否解除或正在解除之中

此点是撤离呼吸机很重要的指证,倘若导致呼吸衰竭的原发病因尚未解除,即使暂时能脱离呼吸机,原发病因还会导致患者出现失代偿性呼吸衰竭,届时还得依靠应用呼吸机。如肺部感染引起的呼吸衰竭,应该在肺部感染基本控制的前提下才考虑脱机;胸部外伤引起的广泛肺挫伤或连枷胸引起的呼吸衰竭,应该在肺挫伤基本吸收或造成连枷胸的肋骨骨折已经形成骨痂的前提下考虑;急性左心衰引起的低氧血症需要应用呼吸机治疗时,脱机的前提是急性左心衰是否已被纠正;中枢性疾病(脑外伤、肿瘤、卒中等)引起的呼吸衰竭,要考虑这些中枢性疾病是否已得到缓解；脊柱外伤后骨折或肿瘤压迫引起的呼吸肌麻痹性呼吸衰竭，脱机的前提是这些因素引起的呼吸肌麻痹是否已经得到恢复；低血钾引起的呼吸肌麻痹性呼吸衰竭也是如此，主要应考虑引起低血钾的原因是否已经去除和引起的呼吸肌麻痹的严重低血钾是否已被纠正或正在纠正之中等。

2. 通气能力与氧合状况

通气能力包括患者的呼吸力量或幅度、V_T及VC或MV水平等，氧合状况是肺内气体交换的情况。通气和氧合能力，均可依据一定形式的客观检查数据或指标进行考核，如通气功能可以依靠床边肺功能测定，氧合能力可以依靠动脉血气分析，粗略的临床观察也很重要。如观察通气能力，可以通过对呼吸时胸、腹部抬举幅度、手感人工气道口的气流量、气道湿化和吸引时咳嗽反射能力，均可为判断患者的通气能力提供依据；氧合能力可以通过对口唇和甲床的颜色观察，并排除血流动力学异常）或温度对末梢循环的影响，如低血压、休克、低温等。

3. 咳嗽和主动排痰能力

主动咳嗽和排痰能力是排出呼吸道分泌物、保持呼吸道通畅的主要保障，影响因素很多，应该分别考核。

(1)咳嗽反射：各种中枢性疾病（脑外伤、炎症、肿瘤）均可因波及咳嗽中枢而妨碍咳嗽反射正常存在，使咳嗽反射减弱或消失，主动排痰能力下降。一般情况下，即使加强气道的湿化和吸引，只能保持呼吸道的分泌物不至于过于黏稠而难以被吸引，气道内吸引只能吸出位于隆突水平上下的分泌物，即使有时可借助纤维支气管镜的作用加强吸引，也不可能吸出段或段以下支气管或肺单位的分泌物；真正位于下肺单位的分泌物，主要依靠患者主动咳嗽，将其排至隆突或是主支气管水平。当某种原因导致咳嗽反射减弱，即使反复吸引和刺激，也无法使患者产生较强的咳嗽动作，必然影响下呼吸道分泌物的排出；呼吸道分泌物的有效排除，是预防和治疗肺部感染的主要措施，一旦失去主动或被动排除呼吸道分泌物的能力，肺部感染不可避免；随着肺部感染加重，呼吸功能很难恢复，脱机成为不可能。临床遇见呼吸机依赖患者中，因中枢系统疾患导致咳嗽反射减弱、排痰困难、肺部感染反复发作而造成呼吸机依赖的病例很多，最后均可能死于MODS。这些患者呼吸机依赖的主要原因，就可能是咳嗽反射减弱导致的排痰困难。

(2)意识状况：是主动咳嗽和排痰、维持气道通畅的重要因素；有意识障碍的患者，即使没有呼吸衰竭，也有建立人工气道的指征。因为对不能主动咳嗽和排痰的患者，只能通过被动吸引来排出呼吸道分泌物、保持呼吸道通畅。对有意识障碍的患者，条件成熟时可以考虑脱机，但解除人工气道要慎重，以免由于痰液引流不通畅而造成感染加重或发生窒息等。

(3)呼吸肌力量：咳嗽动作产生，有赖于咳嗽中枢支配下的咳嗽反射；咳嗽的力量是否足以排除下肺单位的分泌物，主要取决于呼吸肌的力量。呼吸肌力量受多种因素影响，如营养状况、体力、肢体活动状况等，营养状况差、体力弱、肢体活动受限的患者呼吸肌力量弱，长期卧床或缺少应有的功能锻炼，呼吸肌废用性萎缩，加之营养不良，均可能引起呼吸肌衰弱，致使咳嗽力量不足，排痰力量降低；脱机拔管后，排痰能力下降，即使短时间内可能脱机成功，一旦排痰不畅，感染反复或加重，还可能出现呼吸衰竭。判断呼吸肌力量可以通过观察手的握力、腿的蹬力、咳嗽反射的强度等综合判断。

(4) 气道通畅：咳嗽动作和能力固然依赖于咳嗽反射存在和咳嗽力量，呼吸道是否通畅也是重要的影响因素；当有分泌物堵塞、痰痂或痰栓形成、小支气管痉挛等气道不通畅或不完全通畅情况下，即使咳嗽力量充足，也很难保证呼吸道分泌物能被充分排出。

(二) 呼吸机撤离考核指标

1. 考核原发病因是否解除方法

主要依靠对患者临床症状和体征的观察，必要时应结合各种客观检查，如胸部 X 线片、超声波、心电图、CT 及 MRI（核磁共振）、各项血液化验指标等。其中生命体征的稳定程度十分重要，如血压、脉搏、呼吸、神志或意识状况等。倘若通过各方面临床资料的分析，认为引起患者呼吸衰竭的原发病或病因已经去除或基本被控制，则可依次考虑后面的因素。

2. 通气功能考核指标

虽然能用于通气功能考核的指标多，如肺活量（VC）、MV、V_T 及第一秒用力肺活量（FEV1）、最大吸气压（maximal inspired pressure）、RR 等，但真正能用在临床的指标很少，原因是 VC>10~15 ml/kg，V_T>5~8 ml/kg，FEV_1>10 ml/kg，最大吸气压>-20 cmH_2O，MV（静态）<10 L，每分钟最大自主通气量>2×每分钟静息通气量≥20 L 等指标，均需要患者主动配合，测试结果受患者对测定方法理解和能否配合的影响大，测试结果的客观性小；况且危重病患者，由于病情严重，很难在床边接受肺功能测定。目前应用较多的还是在 CPAP, PSV, SIMV 等模式下，观察呼吸频率、V_T 及最大吸气压等。相比较而言，这些指标中最敏感的指标可能还是 RSBi（f/V_T）。

3. 氧合状况考核指标

主要依靠动脉血气分析或经皮血氧饱和度（SpO_2）监测到的 SaO_2：

(1) 当 FiO_2<40%~50%，患者在 CPAP、低水平 PSV 及 SIMV 指令通气频率降至 5~8 次/min 条件下，PEEP<5~8 cmH_2O，仍能保持相对正常的 RR（<20~24 次/min）和满意的氧合状态（SaO_2>95%、PaO_2>60 mmHg）。

(2) PaO_2/FiO_2>150~300 mmHg，即当 FiO_2 100% 时，PaO_2>150~200 mmHg。

(3) $D(A-a)O_2$>300~350 mmHg。

(4) $\dot{Q}_s/\dot{Q}_t$<15%。

(5) V_D/V_T<0.55~0.6。

上述氧合状况考核指标中，以指标(1)和(2)临床应用最多，比较实用；指标(3)和(4)通常无法直接测得，而是通过 PaO_2/FiO_2 换算得到；虽然指标(5)能通过少数呼吸机测得，但结果值得商榷；这些仅为理论上的指标，临床考核应用较少。

4. 咳嗽和排痰能力考核指标

虽然咳嗽和排痰能力对保持气道通畅、预防下呼吸道感染、保障脱机、拔管成功关系密切，但由于缺少客观指标，临床很难掌握。

(1) $P_{0.1}$：主要反映呼吸驱动力，以≤4~6 cmH_2O 可能预计撤机成功，但由于能测定 $P_{0.1}$ 的呼吸机较少，测得值很难评价，临床实用性受到限制。

(2) 咳嗽反射能力：通常只能通过气道吸引时是否有咳嗽动作来判断咳嗽反射是否存在或咳嗽反射的完整性，对于咳嗽能力判断很少有量化指标。有学者应用纸片法判断患者的咳嗽能力，即将白纸片放在距离人工气道 1～2 cm 处，鼓励患者咳嗽，倘若分泌物能被喷在白纸片上，说明试验阳性，患者具备咳嗽能力；倘若分泌物不能被喷在白纸片上，说明试验阴性，患者不具备足够的咳嗽能力。该学者的研究发现，白纸片试验阴性患者拔管失败是阳性患者的 3 倍，说明该方法对判断拔管成功或失败有一定参考价值。

（3）营养状况：相当一部分患者脱机困难与营养状况差、呼吸肌无力有关，考核咳嗽、排痰能力，营养状况也是很重要的指标，可以通过血浆蛋白检测、皮下脂肪厚度等，结合其他指标综合判断，通常营养状况差的患者，脱机困难发生率高。

5. 浅快呼吸指数（rapid shallow breathing index, RSBi）

即呼吸频率与 V_T 比值（f/V_T），是反映呼吸驱动与潮气量改变之间关系的指标，V_T 减低的后果是呼吸频率增加，f/V_T 随之增加；该指标测试简便，是目前最被普遍公认的最有价值预示撤机能否成功的指标。很多研究提示，$f/V_T \leqslant 80$ 次/(min·L)，多预示撤机成功；$f/V_T \leqslant 80\sim105$ 次/(min·L)，需谨慎撤机；$f/V_T > 105$ 次/(min·L)，预示撤机失败。但有研究表明，f/V_T 值预示撤机成败准确性受测试时间影响，自主呼吸试验（SBTs）刚开始时测定，以 $f/V_T \leqslant 105$ 次/(min·L) 为界限，预计撤机成功为 84%；3 h 后测定，以 $f/V_T \leqslant 130$（次/min·L）为界限，预计撤机成功率准确性能提高到 92%。很多资料也显示，在实施 SBTs 过程中，相当一部分 f/V_T 为 100～125 次/min·L 的患者，可能获得脱机成功。由于有学者发现，脱机 30 min 后测定 f/V_T，以 $f/V_T < 100$ 次/(min·L) 为界限，预计脱机患者成功率的准确性要优于刚停呼吸机时，因此，将 SBTs 与 f/V_T 很好地结合起来应，用于脱机困难的患者，不失为较好的方法。

鉴于截至目前为止，大量临床研究始终尚未寻找到切实可行的呼吸机撤离指标，掌握和分析上述指征和具体指标时需要灵活，综合评价和判断，切忌一味地教条和生搬硬套，尤其是对某些指标的分析。有些情况下，人工气道保留，可能会妨碍患者主动而有效的排痰能力，因为在气道开放的条件下，正常人咳嗽动作产生时声门关闭造成的气道内压急骤增加现象已不可能存在，这势必妨碍咳嗽的效率；一旦撤离呼吸机，人工气道被拔除，正常咳嗽动作完全恢复，有效排痰后能使通气和氧合功能进一步改善，可能出现脱机、拔管后指标较脱机前明显改善和提高的现象。此外，呼吸状态也是氧合指标满意的重要参考指标。氧合指标满意，但呼吸费力，可能表现为呼吸急促或呼吸困难，意味着通气储备已经动用，即使暂时可能获得脱机成功，需要插管和呼吸机治疗的概率大；相反，脱机后氧合指标勉强达到或尚未达到，但呼吸平稳，患者表现得安静、坦然，也可在严密观察下试行脱机。

二、呼吸机撤离策略

呼吸机撤离的难易程度主要取决于两个因素，一是原有的心、肺功能状况，原有肺功能不全的患者，容易因呼吸机依赖而出现脱机困难；二是原发病对心、肺功能损害的程度及是否有心、肺部并发症的影响，如肺部感染和心衰控制不佳，常常是脱机困难的主要原因。依据脱机困难的难易，呼吸机撤离的方法可分为两种情况。

（一）直接撤离

1. 对象

主要针对没有慢性心肺功能不全、因为某种急性疾病或突发因素造成缺氧或呼吸衰竭、需要应用呼吸机治疗的患者；治疗过程中，呼吸功能恢复良好，基本达到撤离呼吸机的指证和具体指标；这些患者在被决定脱机前，就基本具有脱机成功的把握，可采用直接撤离方法。

2. 方法

（1）逐渐降低呼吸机条件：如逐步降低 PEEP 和 PSV 水平，直至完全去除；同时也逐渐降低 FiO_2 水平，一般以将 FiO_2 降低至 $<40\%\sim50\%$ 水平为宜，因为终止呼吸机治疗后，经鼻导管或鼻塞给氧，FiO_2 完全能达到 $<40\%\sim50\%$。

（2）撤除呼吸机：当降低呼吸机条件至上述水平后，患者的氧合水平仍能保持在较好的水平（$PaO_2>60$ mmHg，$SaO_2>90\%\sim95\%$），可以考虑撤除呼吸机。

（3）拔除人工气道：撤除呼吸机 30 min 至 2 h 后，生命体征稳定，呼吸平稳、通气和氧合水平符合上述标准，预示脱机已经成功，可以拔除人工气道，并继续严密观察，以防不测。

（4）鼓励咳嗽和排痰：对脱机和拔管后的患者，需要通过多种方法，加强和鼓励主动咳嗽和排痰，以保持呼吸道通畅、预防肺部感染，如雾化吸入、拍背、刺激咽喉部产生咳嗽，以防脱机失败。

（二）分次或间断撤离

1. 对象

主要是针对原有慢性心肺功能不全、因某种原发病对肺功能损害严重或者是并发肺部感染等并发症，预计呼吸机撤离困难的患者；这些患者呼吸机撤离的指证和具体指标可能已经勉强达到，但无足够把握保证脱机成功，为避免脱机、拔管失败导致的危及生命的并发症，采用分次或间断呼吸机撤离方法，可能更加安全有效。

2. 方法

（1）脱机前准备：对脱机困难的患者，加强心理疏导，解除心理负担和顾虑。此外，对有营养状况差、肺功能不全的患者，从接受呼吸机治疗起，就应该着手加强营养支持与肺功能锻炼，如加强腹式呼吸，锻炼膈肌运动等，为成功脱机早做准备。

（2）应用不同通气模式：对脱机困难或没有足够把握的患者，采用一定通气模式作为呼吸机撤离的过度措施是十分必要的。多年来，能应用于呼吸机撤离的模式很多。

①SIMV：是人类用于呼吸机撤离最早的模式，通常总是通过逐渐降低 SIMV 指令呼吸次数至 $5\sim8$ 次/min 时，如果患者能维持满意的通气和氧合时，则意味着脱机可能获得成功。

②PSV：采用 PSV 作为过度措施的通气模式，开始可逐渐增加 PSV 的压力支持水平，以利肺、胸廓的充分膨胀，做被动性的肺功能锻炼；以后可逐渐降低 PSV 的压力支持水平，一旦当压力支持水平下降至一定水平或完全撤除后，患者仍能维持满意的呼吸功能时，就意味着脱机的条件已经成熟，可以试行脱机。

③SIMV＋PSV：对对呼吸肌衰竭的患者，除加强营养，被动性的呼吸肌锻炼也很重要。可先采用逐渐降低 SIMV 的通气支持次数，直至达到可以脱机的次数（5 次/min）时，再逐渐降低 PSV 压力；如果自主呼吸可

以达到满意的氧合状况,即可以考虑脱机。

④MMV:既是保障患者合适通气水平的通气模式,也可用于脱机前的过渡。但要注意患者的自主 RR,有时自主 RR 增快,通气量不变,但实际肺泡有效通气量却明显下降。因此,有自主 RR 趋于增快的患者,不适合应用 MMV 模式。

⑤CPAP:可以单独应用,也可与 SIMV+PSV 合用;方法与 PSV 基本相同,压力逐渐降低,自主呼吸频率也要兼顾,过快时应寻找原因,并及时更换通气模式。

(3)间断脱机或 SBTs:是指将脱机的时间分开,先是逐小时,即每日分次脱机数小时;以后视情况逐渐增加每日脱机的次数或延长每次脱机的时间;最后还可以改成逐日或白天脱机、夜间上机等,直至完全停用。间断脱机主要适用于脱机非常困难、即使应用特殊的通气模式或功能,仍无法脱机的患者;间断脱机需要的时间,依脱机难易程度而异,有的仅需数天,有的却可能需要数周、数月,甚至更长。目前,国外学者主张应用最多、最普遍的脱机方法就是 SBTs,这也是一种间断脱机的方法,但对脱机时间的掌握更加规范,通常每天测试 1~2 次或更多,经 T 管给氧或低水平压力支持($5 \sim 7$ cmH_2O)或 CPAP(5 cmH_2O),实施 SBTs 至少 $30 \sim 120$ min,如果该过程中无焦虑或大汗、无辅助呼吸肌参与呼吸动作、心率(HR)<120 次/min、无需血管活性药物支持下血流动力学稳定、$FiO_2 < 40\% \sim 50\%$ 时 $PaO_2 > 60$ mmHg 或 $SaO_2 > 90\% \sim 95\%$,即判断脱机成功;相反,如果呼吸频率 >35 次/min 持续 >5 min,$SaO_2 < 90\%$,HR>140 次/min、收缩压大于 180 mmHg 或小于 90 mmHg、出现焦虑和大汗,等上述表现中任意一项,即判断为脱机失败,中断 SBTs,次日继续上述试验,直至达到上述标准后,才认为脱机成功,可以拔管。如此随机对照,比较 SBTs 组与常规方法脱机组的再插管率和 ICU 病死率,发现采用 SBTs 法组患者再插管率和 ICU 病死率均低于对照组,但 1 次/天 SBTs 和 2~3 次/天 SBTs 组,无显著差别,提示 1 次/天 SBTs 可能优于 2~3 次/天 SBTs 组。这类研究通常剔除气管切开的患者,仅选择经口或鼻气管插管的患者,可能与脱机、拔管失败导致的再插管率和病死率是研究主要观察的指标有关,气管切开患者有永久人工气道,基本不需要考虑再插管率由其增加病死率。

(4)人工气道拔除:通常当改变通气模式或间断脱机若干时间后,患者能维持满意通气和氧合状况,即可考虑拔除人工气道。由于病情复杂,有时病情发展或变化难以预料,呼吸机撤离失败、需要再插管、并导致并发症死亡的现象屡有发生,再次应用呼吸机治疗的难易程度主要取决于人工气道的重新建立。对脱机后人工气道尚未拔除,如气管插管和气管切开导管尚保留的患者,再次与机械通气机连接并不困难;困难的是已经拔除人工气道的患者,需要重新建立人工气道(气管插管和气管切开),这样既费时、费力,也会给患者增加痛苦,严重时还会因人工气道的重新建立给患者的生命安全带来威胁。因此,即使是对符合标准或要求的患者,撤离呼吸机也分为两步进行,第一步是脱机,第二步才是拔除或去除人工气道;对病情发展难以预料的患者,可适当延长拔除人工气道后对患者的观察时间,必要时随时准备再次插管和应用呼吸机治疗,以防不测。近年来有学者主张测定成功 SBT 末呼气流速($\dot{V}E$)降低至基础流速 1/2 所需要的时间(RT50%$\Delta\dot{V}E$),他们发现成功拔管患者 RT50%$\Delta\dot{V}E$ (2.7 ± 1.2)min 显著低于拔管失败的患者 (10.8 ± 8.4)min,认为该指标能作为预计拔管是否成功的独立敏感指标,并主张所有无中枢系统疾患危重病患者进行床边RT50%$\Delta \dot{V}E$测定，以协助判断能否拔管；该指标的主要价值在于判断呼吸驱动与肺功能状况之间的关系，肺功能状况好，$\Delta \dot{V}E$降低所需要的时间短，拔管成功概率高；反之，就完全不同；分析对预计拔管成功有一定帮助；真正价值尚待探讨与摸索。

(5)加强拔管后的气道护理：对脱机困难患者，拔管后气道护理是脱机成败的关键；加强气道护理的目的是促进呼吸道分泌物排出，保持气道通畅，预防肺部感染。气道护理的方法很多，如超声雾化吸入，以利痰液稀释，便于排出；捶、拍背震荡或刺激咽喉部产生咳嗽动作，驱使和鼓励患者咳嗽、排痰；应用抗生素和祛痰药，控制感染和稀释痰液，以利减少分泌物的产生和排出。

(6)无创正压通气(noninvasive positive-pressure ventilation, NIPPV)序贯治疗：脱机后患者，及时接受NIPPV序贯治疗，已经成为临床应用十分普遍的脱机策略。然而，最近连续发表的单中心(single-center, randomized trial)或多中心随机(multicenter, randomized trial)研究均证实，无选择性地对呼吸衰竭拔管后患者应用NIPPV，并不能预防再插管(reintubation)率，也不能降低病死率，接受NIPPV组患者ICU病死率甚至高于常规治疗组，从呼吸衰竭到再插管时间也长，NIPPV组平均12 h，常规治疗组平均2 h 30 min。多中心研究收集了八个国家37个ICU的221例接受呼吸机治疗至少48 h的患者，在继后的48 h内随机分成通过面罩(face mask)接受NIPPV和常规治疗(standard medical therapy)组，两组患者需要再插管率均为48%。即便如此，笔者仍然认为，不能轻易否定NIPPV序贯治疗的作用，因为相当一部分患者，依靠NIPPV，确实能继续改善呼吸功能，保障脱机疗效，预防脱机过程中的各种并发症，直至脱机完全成功。上述研究所以得出意料之外的结果，主要原因是无选择性对所有呼吸衰竭拔管后患者随机进行NIPPV和常规治疗。应该是有选择性地，即NIPPV序贯治疗的对象是无意识障碍、能主动咳嗽排痰、呼吸肌运动与力量足够、分泌物少的患者。此外，影响NIPPV疗效的因素很多，如操作者的临床技能、NIPPV开始时间的早晚等，如果一定等呼吸衰竭临床症状严重或十分明显时才开始接受NIPPV治疗或脱机拔管后常规接受NIPPV治疗，结果可能完全不同。

(三)国际组织推荐脱机原则

(1)脱机困难患者的程度可以完全不同，需要的时间与过程也长短不一。

(2)所有接受呼吸机治疗的患者，均应尽可能早地考虑脱机或进入脱机程序训练。

(3)SBTs是目前被公认的判断能否脱机、拔管成功的主要测试手段；通常最初的SBTs应该持续30 min，并通过T-管或低水平压力支持呼吸；以后逐渐延长，直至120 min；SBTs测试过程，至少应该1次/天；最初试验失败的患者，最好采用压力支持或辅助/控制通气模式；倘若SBTs 120 min过程中，患者不出现各项脱机失败征象，则可能意味着可以进入拔管阶段；倘若反复测试SBTs，多次失败，则意味着患者不具备脱机、拔管的条件，可以考虑建立永久人工气道，如气管切开等。

(4)NIPPV技术对有些患者能起到缩短气管插管时间的作用，但并不主张对所有拔管失败的患者均常规使用。

(5)对脱机失败的患者，要积极寻找呼吸机依赖的原因，尽早纠正或去除，并加强肢体功能锻炼、营养支持、心肺功能维护、内环境紊乱纠正，创造条件，尽快进入脱机程序。

(6)脱机训练完全可以由非医生系列的人员承担,如呼吸治疗师、护士、家属等,以缩短脱机训练的过程,满足尽快脱机的需要。

(宋志芳)

第2节 呼吸机依赖

呼吸机依赖(Dependent on mechanical ventilation)一直是困扰和阻碍呼吸机临床应用和发展的问题,由此产生的相关性肺炎、相关性肺损伤、生活质量下降、费用增加、有限医疗资源浪费,过度医疗等,逐渐受到关注。如何降低或减少呼吸机依赖发生率,也已逐渐成为呼吸机治疗过程受到关注的突出矛盾。

一、呼吸机依赖判断标准

呼吸机依赖十分常见,但定义却很不统一。很多文献将呼吸机依赖限定于接受呼吸机治疗>24 h或脱机失败的患者,呼吸机撤离的研究多选择接受呼吸机治疗>48 h的患者,少数选择呼吸机治疗>2周的患者。笔者认为,将呼吸机依赖限定于接受呼吸机治疗>24~48 h,可能过于宽松,很多导致缺氧和呼吸衰竭的因素或病因可能需要更长的时间才能去除;研究呼吸机撤离方法的利弊,选择>48 h接受呼吸机治疗患者作为评价对象,结果不足以评价某种方法的好坏,因为其中有很多非呼吸机依赖的因素在左右着对呼吸机撤离方法利弊的判断;但是,将呼吸机依赖限定于>24 h的主要目的,是为了尽早考虑脱机;鉴于真正脱机困难的呼吸机依赖患者不足10%,当需要考核或评价最佳脱机模式或指标时,可能应该统一选择呼吸机治疗>2周的患者作为研究对象,这样得出的结论可能才最有说服力和价值。

二、呼吸机依赖的原因

(一)导致呼吸机功能不全的因素或原发病未得解除

1. 中枢系统疾病

脑外伤、肿瘤、手术、中风等,都可能损伤脑干的呼吸中枢,导致呼吸节律不规则或呼吸减弱,甚至停止,中枢性的自主呼吸减弱和神经-肌肉系统疾病,如脊柱创伤和压迫引起的呼吸机依赖较多。

2. 神经-肌肉系统疾病

神经-肌肉疾患可能导致呼吸肌无力或运动障碍,如脊柱外伤或肿瘤导致的高位截瘫,造成呼吸肌运动障碍;中毒、药物、电解质紊乱,也可以造成呼吸肌抑制和运动障碍;营养不良、肌肉疲劳,更始呼吸机依赖的常见原因。

3. 呼吸道阻力

肺部各种感染导致的分泌物排出不畅或不彻底,呼吸道阻力增加、支气管痉挛都可能导致呼吸做功增加,呼吸肌疲劳和衰弱。

(二)呼吸肌疲劳和衰弱

长期卧床和缺少应有的功能锻炼,肌肉废用性萎缩;营养不良也可造成呼吸肌的衰弱;慢性肺功能不全和长期缺氧所致的用力呼吸、呼吸做功增加等,均容易引起呼吸肌疲劳和衰弱,导致呼吸机撤离困难。

(三)肺部感染未得到控制

肺部感染未得到控制也是呼吸机撤离困难的重要原因之一。常见的原因多是感染严重或耐药菌株产生,其次是分泌物排出不畅,也有可能是患者因某种原因致机体抵抗力下降(长期应用免疫抑制药),这些原因均可导致抗感染治疗效果不佳。

(四)心血管疾患

心血管疾患导致的慢性心功能不全是呼吸机依赖的常见原因。

(五)心理障碍

很多呼吸机依赖的患者,由于长时间依赖呼吸机治疗,对疾病的过分担忧和存在顾虑,很容易对呼吸机产生心理依赖,即使心肺功能已得改善,符合脱机条件,但由于心理准备不充分,一旦脱离呼吸机后,患者同样会出现类似呼吸功能不全的不适或不安。对这类患者进行心理安慰和准备十分重要,逐步增强脱机信心是脱机成功的重要保障。

三、呼吸机依赖的处理

脱机困难的处理比较复杂,有时需要相当长时间的临床观察、摸索和调试。大部分患者可能最后均能获得成功,但也有相当一部分患者脱机失败,需要长期的呼吸机支持。呼吸机撤离的成败,除受患者本身因素的影响,也受掌握脱机的时机和方法好坏的影响。因此,为预防发生脱机失败,应尽早做好以下几个方面的工作。

(一)尽早进行脱机锻炼

一旦发现患者接受呼吸机治疗>24 h或脱机失败,就应该开始进行脱机训练,如改变通气模式,逐渐降低呼吸机支持频率与压力水平,改善心肺功能与营养状态,加强肢体与肌肉功能锻炼,如通过半卧位、坐位、腹式呼吸等方式加强通气功能和咳嗽、排痰能力训练,保持呼吸道通畅、减少相关感染。

(二)积极寻找和治疗原发病

对呼吸机依赖的患者,首先要积极寻找和分析呼吸机依赖的原因,并针对呼吸机撤离困难的原因,采取相应措施。如肺部感染严重患者,积极抗感染治疗;心功能不全患者,改善心脏功能;营养不良患者,加强营养支持,改善营养状况;呼吸肌疲劳患者,除加强营养支持,功能锻炼要同步进行,如尽早采用合适的通气模式,进行肺功能锻炼,鼓励患者床上肢体运动等;神经-肌肉与中枢系统疾患,原发病治疗更重要,由于呼吸驱动丧失,最后的选择只能是有创或无创呼吸机治疗。

(三)提前做好思想准备

对有心理障碍的患者,要提前做好思想准备,不失时机地做好患者的思想工作,建立良好的心理素质,避免因心理因素造成脱机失败。

(四)避免长时间地应用呼吸机

对有可能产生呼吸机依赖的患者,尽可避免长时间地应用呼吸机是惟一的选择;一旦脱机条件成熟,及时采用一定呼吸机模式与功能。向脱机过渡的同时,也加强对呼吸肌的被动性锻炼,避免呼吸肌衰竭造成的撤机困难。

(五)长期呼吸机依赖

即便是长期呼吸机(>1年或以上)依赖的患者,仍应不间断地进行脱机训练;这些患者由于病情相对稳定,在充分交代脱机训练重要意义、获得患者本人与家属的理解与配合前提下,脱机训练可以交给非医疗体系人员负责,如呼吸治疗师、护士、家属等;加强生活护理与物理治疗,积极预防各种并发症,维持心肺功能与内环境稳定,随时做好准备脱机。

(宋志芳)

参 考 文 献

1. MacIntyre N R, Evidence-Based Guidelines for Weaning and Discontinuing Ventilatory Support: A Collective Task Force Facilitated by the American College of Chest Physicians; the American Association for Respiratory Care; and the American College of Critical Care Medicine. Chest. 2001, 120: 375S~396S
2. Esteban A, Frutos-Vivar F, Ferguson ND, et al. Noninvasive positive-pressure ventilation for respiratory failure after extubation. N Engl J Med 2004, 350(24): 2452~2460
3. Manthous C A. The Anarchy of Weaning Techniques. Chest. 2002, 121: 1738~1740
4. Ely EW, Baker AM, Dunagan DP, et al. Effect on the duration of mechanical ventilation of identifying patients capable of breathing spontaneously. N Engl J Med 1996, 335: 1864~1869
5. Boles JM, Bion J, Connors A, et al. Weaning from mechanical ventilation. Eur Respir J. 2007, 29: 1033~1056
6. Chatila, W, Jacob, B, Guanglione, D, et al. The unassisted respiratory rate-tidal volume ratio accurately predicts weaning outcome. Am J Med 1996, 101: 61~67
7. Schachter EN, Tucker D, Beck GJ. Does intermittent mandatory ventilation accelerate weaning? JAMA 1981, 246: 1210~1214
8. Esteban A, Frutos F, Tobin MJ, et al. A Comparison of Four Methods of Weaning Patients from Mechanical Ventilation. N Engl J Med 1995, 332: 345~350
9. Morganroth M, GrumCM. Weaning from Mechanical Ventilation Journal of Intensive Care Medicine,. 1988, 3: 109~120
10. Hernandez G, Fernandez R, Luzon E, et al. The Early Phase of the Minute Ventilation Recovery Curve Predicts Extubation Failure Better Than the Minute Ventilation Recovery Time. Chest; 2007, 131: 1315~1322
11. Frutos-Vivar F, Ferguson ND, Esteban A, et al. Risk Factors for Extubation Failure in Patients Following a Successful Spontaneous Breathing Trial. Ches; 2006, 130: 1664~1671
12. Quinnell TG, Pilsworth S, Shneerson JM, et al. Prolonged Invasive Ventilation Following Acute Ventilatory Failure in COPD* Weaning Results, Survival, and the Role of Noninvasive Ventilation. Chest; 2006, 129: 133~139
13. Ely EW, Meade, MO, Haponik EF, et al. Mechanical Ventilator Weaning Protocols Driven by Nonphysician Health-Care Professionals. Evidence-Based Clinical Practice Guidelines Chest. 2001, 120: 454S~463S
14. Khamiees M, Raju P, Degirolamo A, et al. Predictors of extubation outcome in patients who have successfully completed a spontaneous

bresthing trisl. Chest. 2001,120:1262~1270

15 Krieger BP, Isber J, Breitenbucher A, et al. Serial meashrements of the rapid-shallow-breathing index as a predictor of weaning outcome in elderly medical patients. Chest. 1997, 112: 1029~1034

16 Chatila W, Jacob B, Guaglionone D, et al. The unassisted respiratory rate-tidal volume ratio accurately predicts weaning outcome. Am J Med. 1996,101:61~68

17 Esteban A, Alia I, Gordo F, et al. Extubition outcome after spontaneous breathing trial with T-tube or pressure support ventilation. The Spanish Lung Failure Collaborative Group. Am J Respir Crit Care Med. 1997,156:459~465

第 12 章

呼 吸 机 对 生 理 的 影 响
Effects on physiology of mechanical ventilation

呼吸机是借助机械的力量,产生和辅助呼吸动作,故对人体的影响,不同于自主呼吸动作。虽然呼吸机是治疗各种类型呼吸衰竭必不可少的手段和措施,但它对人体所产生的影响并不全是有利的。了解和掌握呼吸机对人体的影响,是正确使用呼吸机、合理掌握适应证和禁忌证、充分发挥呼吸机在各种危重病抢救中的作用、最大限度地减少呼吸机对人体的不利影响、预防和降低并发症的重要先决条件。随着呼吸机临床应用日益广泛,人们对呼吸机对人体影响的认识不断深入和提高。不同类型呼吸模式和功能,对人体产生的影响也不尽相同。

第 1 节　对呼吸生理影响

呼吸机对呼吸生理影响,可谓是呼吸机价值所在。呼吸机之所以能在很大程度上改善通气,纠正缺氧和二氧化碳潴留,正是利用了呼吸机对呼吸生理的有利影响。其对肺组织的主要不利点,是不同程度的气压伤(barotrauma)。合理应用和调节呼吸机各项参数,是预防各种并发症的关键。

一、肺 容 量

(一)V_T增加

呼吸机在吸气相产生正压,使口腔与气道之间的压力差增加,不但有助于扩张气道和肺泡,降低吸气 R_{aw},而且能增加吸气流速,使单位时间内的吸气量增加,这些均可使 V_T 增加。正常情况下,肺的压力与容量改变的关系,不是呈线性关系,但随吸气压力提高,容量成比例地增加。当有肺部疾病时,肺的压力与容量变化就更不呈线性关系了,此时即使增加吸气压力,V_T增加的量也十分有限。与自主呼吸时相同,同样的压力水平,V_T增加的幅度主要取决于R_{aw}和肺的顺应性。呼吸机能提高吸气压力,使吸气的压力梯度增加,能克服R_{aw}增加和肺顺应性下降对V_T的影响,故可以在相当程度上纠正由R_{aw}增加和肺的顺应性下降造成的V_T减少。此外,应用呼吸机也可人为地提高呼吸机的工作压力至一定水平,进一步克服疾病造成的R_{aw}增加和肺顺应性下降,使V_T达到满意水平。有些呼吸机附设了叹息(sign)功能,这就是人为增加V_T(1.5~2倍不等)的功能,主要目的是利用定时、间断地高V_T,使肺组织充分膨胀,防止肺不张。

(二)FRC 增加

应用一般通气模式,可能 FRC 的增加并不明显;只有在应用特殊通气模式时,如 PEEP 和 CPAP 时,FRC 才可能明显增加。PEEP 和 CPAP 增加 FRC 的机制,是避免呼气末的肺泡萎陷和气道闭合,减少肺不张,这对减少肺内分流、改善气体交换、纠正缺氧十分有利。尤其是对病理性的小灶性不张,如 ARDS 时十分有效。有学者做实验发现,PEEP 5 cmH_2O 能使 FRC 增加 500 ml,13 cmH_2O 时增加 1 180 ml。

二、肺的通气

肺的通气也有动态和静态之分,即静态 MV 和最大分钟通气量。机械通气对肺通气的影响,主要是指对静态 MV 的影响。静态 MV 按实际的肺泡通气量,又可分为 MV 和分钟有效肺泡通气量,也可简称为分钟肺泡通气量,MV 包括分钟有效肺泡通气量。

(一)MV

MV 是呼吸频率(RR)与V_T的乘积,呼吸机对 MV 的影响不恒定。一般来说,呼吸机能使V_T增加,也可以增加 MV。但由于呼吸衰竭的患者,早期多以增加 RR 的方式改善通气,尤其是中枢性和限制性通气障碍的患者。倘若这类患者接受呼吸机治疗前V_T变化不大,呼吸机治疗降低了 RR,MV 反而降低;但倘若这类患者接受呼吸机治疗前,就以V_T减少为呼吸衰竭通气障碍的主要原因,呼吸机治疗后V_T增加,MV 也会明显增加。由于 MV 不是影响肺通气和气体交换的主要因素,接受呼吸机治疗时,即使 MV 不变,V_T增加而 RR 下降,由于分钟有效肺泡通气量增加,肺的通气也会得到明显改善。

(二)分钟有效肺泡通气量

分钟有效肺泡通气量 = ($V_T - V_D$) × RR,它是决定肺通气和气体交换的主要因素。机械通气能通过四种方式,使肺泡通气量明显增加。

1. 减少解剖无效腔

人工气道建立(气管切开和造口),可减少患者的解剖无效腔,在V_T和 MV 不变的条件下,分钟肺泡通气量可以明显增加。

2. 减少生理无效腔

机械通气的正压吸气,能扩张气道,使原来阻塞或不完全阻塞的气道开放;PEEP 减少肺泡萎陷,减少小灶性不张,这些均可使病理状况下存在的生理无效腔减少。人体在正常情况下,由于重力关系,就存在着生理无效腔,如不同肺容量水平,肺自上而下的肺泡充盈度和气道扩张程度不尽相同,下肺带肺泡和气道易于陷闭,尤其在呼气末。机械通气能减少肺泡塌陷和气道闭合,故同样能减少正常情况下的生理无效腔,使有效肺泡通气量进一步增加。

3. 降低 V_D/V_T

解剖无效腔和生理无效腔减少的结果,是 V_D/V_T 的减少。V_D/V_T 的正常值是 0.3～0.4,该值的增加意味着有效肺泡通气量的减少,该值的减少则意味着有效肺泡通气量的增加。在 MV 不变的条件下,该值越小,则意味着无效腔越少。考虑到呼吸做功和呼吸机对呼吸、循环的不利影响,应将 V_D/V_T 降低到最低限度。

4. 气体分布均匀

机械通气可使肺内气体分布更加均匀,这也有助于提高肺泡的有效通气,改善肺的通气。

总之,机械通气对改善肺通气的疗效极为有效而肯定。所以,在前文中曾提及,机械呼吸与机械呼吸机的最准确称呼应该是机械通气或机械通气机。

三、肺内气体分布

机械通气可以改善气体分布,使气体分布更加均匀。正常人肺内就存在着气体分布不均,此差异取决于重力。一般来说,上肺带充气早而多,排气晚而少;下肺带充气晚而少,排气早而多;中肺带相对比较均匀。病理的情况下,肺内气体分布取决于 R_{aw} 和肺组织的顺应性。在静态的条件下,同样气道压力可以使 R_{aw} 低、顺应性好的肺泡充气多,R_{aw} 高而顺应性差的肺泡充气少。另外,吸气时间与气体分布也有关系,阻力大、顺应性差的肺泡需要长一些的吸气时间,阻力小、顺应性好的部位(肺泡)需少一点吸气时间(指同等水平的吸入气量)。吸气时间与 R_{aw} 和肺组织顺应性三者之间的关系,通常以时间常数(Time constant, TC)表示,即 TC=气道阻力(resistance, R)×顺应性(compliance, C)=RC。机械通气使气体分布趋于均匀的主要途径有三条。

(一)正压通气

机械通气机正压通气的本身,就能通过增加吸气时的压力梯度(差),纠正或改善一部分 R_{aw} 高、顺应性差部位气体分布少的状况,使气体分布趋于均匀。

(二)吸气时间或 I:E

机械通气的吸气时间或 I:E,也是趋使气体分布更加均匀的主要因素。因为气体分布得均匀与否,主要是指吸入气的分布。而吸入气的分布,又主要指的是氧的分布。吸入气分布得均匀性,主要受吸气时间的影响。吸气的时间愈长,氧的分布愈趋于均匀;吸气的时间愈短,氧的分布愈加不均匀。I:E 是调节吸、呼气时间的主要途径,在 RR 固定的前提下,吸气时间愈长,呼气时间也就越短;反之,呼气时间越长,吸气时间也就越短。临床上对以缺氧为主的患者,多主张以增加或延长吸气时间、降低 I:E 的方式,改善肺内气体的分布,使氧气的分布更加均匀。当然,延长吸气时间还可能有助于增加氧的弥散,这同样能纠正因弥散障碍引起的缺氧。

(三)吸气流量和波形的设置和调节

1. 吸气流量

吸气流量与流速是两个不完全相同的概念。流速是指单位时间内气体的流量,流量则没有时间的概念和限制,通常是吸气的流速影响气体的分布。正常情况下,气体的流速就与气道的阻力呈正比,即流速愈快,阻力越大。造成这种状况的原因很多,如流速增快时气体分子间的摩擦、气体分子与气管和支气管管壁间的摩擦、气流通过分支曲折的支气管树时涡流的形成等,这些均是使阻力增高的主要原因。在病理的情况下就更是如此,如气管和支气管的炎症,使管壁肿胀和狭窄、分泌物增多与附着等,更易增加气体分子与管壁间的摩擦、涡流的形成,致使气流阻力增加更加明显,并加重气体分布不均。应用机械通气时,吸气的流速受吸气时间的控制。上文已经提及,对以缺氧为主的患者,多主张以增加或延长吸气时间、降低 I∶E 的方式,改善肺内气体的分布,使氧气的分布更加均匀。其缘由正是因为延长吸气时间,必然导致吸气流速的下降;流速下降,气道阻力也随之降低;阻力降低,肺内气体的分布也随之增加而趋于均匀。具体在应用机械通气时,吸气流速、吸气时间、I∶E 等,可以通过不同的方式进行调节,但三者间的关系密切,它们相互控制、制约和影响,往往调节其中的一个参数,必然引起另一个参数发生相应地变化。

2. 吸气流量的压力波型

吸气流量的压力波型也影响吸入气的分布。如吸气末的屏气,又称吸气平台、平段等,其压力波型多呈方波型,即吸气压抵达一定的水平后,将维持一定的时间,然后再逐渐下降。这种方波型的吸气压力就有助于改善气体分布的均匀性,使气体分布更加均匀,并也有助于提高肺泡的通气和增加肺泡与肺毛细血管间的气体交换。

四、$\dot{V}_A/\dot{Q}$

$\dot{V}_A/\dot{Q}$ 是呼吸功能的重要环节,是肺换气功能的主要组成部分。人体在正常状态下,就存在着一定程度的 $\dot{V}_A/\dot{Q}$ 失调。如上肺带通气多而血流少,$\dot{V}_A/\dot{Q}$ 高(>0.8);下肺带通气少而血流多,$\dot{V}_A/\dot{Q}$ 低(<0.8);只有中肺带 $\dot{V}_A/\dot{Q}$ 相对均匀($=0.8$)。正常状态下的 $\dot{V}_A/\dot{Q}$ 失调,同样与重力有关。病理状况下,$\dot{V}_A/\dot{Q}$ 失调将会更加严重。机械通气纠正 $\dot{V}_A/\dot{Q}$ 失调的作用远不如纠正通气功能障碍的作用大。但随着机械通气机的不断改进和完善,各种特殊呼吸模式和功能的相继出现,机械通气在纠正 $\dot{V}_A/\dot{Q}$ 失调方面已起了相当大的作用。如在治疗 ARDS 肺内分流($\dot{Q}_s/\dot{Q}_t$)增加所致的低氧血症方面,PEEP 的效果已得到充分地肯定。自 PEEP 出现并在临床广泛应用后,低氧血症已不再是 ARDS 患者死亡的主要原因,也不是令临床医师感到困惑和棘手的问题了。$\dot{V}_A/\dot{Q}$ 失调有两种形式,一是单位时间内的肺泡通气量减少所致的 V-A 分流(或称静脉血掺杂),二是单位时间内肺血流量减少所致的无效通气。机械通气对这两种类型的 $\dot{V}_A/\dot{Q}$ 失调,均有一定的治疗作用。

(一)增加肺泡通气量

机械通气能通过各种不同途径,如正压通气、吸气末屏气、PEEP 及 CPAP 等,增加单位时间内的肺泡通气量,改善肺泡通气量,减少或纠正因单位时间内的肺泡通气量减少所致的 V-A 分流(或称静脉血掺杂),使原来 $\dot{V}_A/\dot{Q}$ 降低部位的 $\dot{V}_A/\dot{Q}$ 值增加。

(二)增加肺血流量

引起单位时间内肺血流量减少的原因很多,其中缺氧造成的肺血管痉挛就是很重要的原因之一。机械通气能在相当的程度上纠正各种原因所致的缺氧,所以也能在一定的程度上解除缺氧所致的肺血管痉挛,使肺血流量增加。一旦单位时间内的肺血流量增加，原有的无效通气将随之减少，最终将会使因无效通气增加所致的 $\dot{V}_A/\dot{Q}$ 失调得以改善和纠正。机械通气使肺血流量增加的作用是相当有限的，它只能纠正因暂时性肺血管痉挛所致的肺血流量下降低，对因长期、慢性缺氧所致的肺血管痉挛，及继后出现的肺血管壁改变引起的肺血流量下降低，几乎没有作用。另外，机械通气对 $\dot{V}_A/\dot{Q}$ 的影响并不一定均是有利的。当机械通气使用不当，如所设置的吸气工作压力过高、V_T过大、吸气的时间过长等，有可能使肺泡充气过度或肺泡内压过高，这些均有可能挤压肺泡周围毛细血管，使肺血流量减少，造成医源性无效通气增加所致的 $\dot{V}_A/\dot{Q}$ 失调；倘若这些区域的血液，再向那些肺泡通气较差、肺泡内压较低的部位转移，势必又会增加因肺泡通气量减少、V-A 分流增加所致的 $\dot{V}_A/\dot{Q}$ 失调。此外，吸气压力过高、时间过长时，也可直接减少回心血量，继之降低心排血量，并造成整体的肺血流量减少，这将会使 $\dot{V}_A/\dot{Q}$ 失调更加明显。

五、气体弥散

一般来说，机械通气对气体弥散的影响和作用是十分有限的。所以，对有弥散障碍的患者，机械通气机的治疗价值很难肯定，尤其是当引起弥散障碍的原因为不可逆性的，如肺间质性纤维化等。但机械通气对气体弥散障碍的作用有限，也并不等于没有作用。机械通气可以通过三个很确切的途径改善气体的弥散。

（一）提高和保障 FiO_2

气体的弥散受很多因素影响，其中提高 FiO_2 也是纠正和改善弥散障碍的重要方法之一。在氧疗的章节中我们已经提及，氧疗的方法很多，但提高 FiO_2 的最有效方法就是借助机械通气，在气道密闭状态下的作用。此时不但可以充分保障 FiO_2 在所需要的范围，必要时也可将 FiO_2 提高至 100%，这是其他氧疗方法所不可及的。FiO_2 提高的最终效应，是能有效提高肺泡内的 PO_2，增加氧的弥散量。

（二）改善和增加弥散面积

机械通气的加压呼吸，能增加呼吸道和肺泡内压，减少肺毛细血管渗出，减轻肺泡和肺间质的水肿，促进渗液的吸收，改善和增加氧的弥散面积。另外，正压通气能使萎陷的肺泡膨胀和复张，这也在一定程度上增加了气体弥散的有效面积。

（三）缩短弥散距离

机械通气的增加呼吸道和肺泡内压、减少肺毛细血管渗出、减轻肺泡和肺间质水肿、促进渗液的吸收等，除能改善和增加氧的弥散面积，还能缩短气体弥散的距离。

六、肺的力学

机械通气对肺力学的影响，在呼吸衰竭和呼吸功能不全的治疗中有相当重要的价值。它主要通过三个途径对肺的力学产生影响。

（一）提高肺顺应性

机械通气能通过增加肺的单位时间的通气量、减轻肺的充血和水肿（肺泡和间质）、防止和纠正肺泡的萎陷和不张，提高肺的顺应性。

（二）降低 R_{aw}

机械通气降低气道阻力的作用环节

很多。

(1)机械通气的正压吸气或有目的地提高吸气压力至一定水平,能明显地扩张细支气管,增加内径,使 R_{aw} 下降。

(2)机械通气能有效地纠正缺氧,故也能迅速有效地解除支气管痉挛,纠正由支气管痉挛引起的气道阻力增加。

(3)机械通气所建立的人工气道,能保证患者呼吸道的充分湿化和吸引,促进患者咳嗽反射的产生,也促进分泌物的充分排出,保持呼吸道的通畅,这些均将有助于降低患者的 R_{aw}。

(4)机械通气时,还能根据患者的具体病理生理改变环节,通过选择性地控制患者的 RR 和吸、呼气时间,降低吸、呼气的气流速度,降低 R_{aw}。如遇阻塞性通气障碍的患者,选择慢 RR 和高 V_T,并相对延长呼气时间的方法,减低呼气流速,降低呼气时的 R_{aw};如遇限制性通气障碍的患者,则可选择相对快一些的 RR 和低一点的 V_T,并使 Ti 对延长的方法,减低吸气流速,使吸入的气体更容易分布均匀。

(三)减少呼吸做功

机械通气减少呼吸做功的作用十分肯定,这对降低氧耗和防止呼吸肌疲劳的发生十分有益。当然,倘若机械通气使用或调试不当,呼吸机与自主呼吸协调不好,非但不能减少呼吸做功,还可能使呼吸做功增加。

(1)机械通气能部分或完全替代呼吸肌做功,产生和辅助产生呼吸动作,故能减少呼吸肌做功产生的能量消耗。

(2)机械通气能通过多种途径,降低气道阻力和提高肺的顺应性,这就能在很大程度上减少呼吸做功。

(3)有些机械通气机所具备的特殊模式和功能,如 PSV 等,也能在相当的程度上减少呼吸做功。

(4)机械通气能有效地纠正各种原因所致的缺氧,所以也能去除患者由缺氧所致的烦躁、激动、过度通气等,这也能使呼吸做功明显减少。

七、对肺的不利影响

权衡呼吸机对肺的有利和不利影响,尤其是机械通气在各种危重病中的治疗价值和意义,机械通气对肺的不利影响似乎就显得并不十分重要。但为了更好地发挥机械通气的治疗作用,也有必要对机械通气对肺的不利影响有所了解。归纳机械通气对肺的不利影响,主要有两个方面。

(一)气压伤

机械通气对肺引起的气压伤十分重要,如不及时发现和处理,有可能危及患者的生命,故有必要严加提防。

(二)肺表面活性物质减少

机械通气引起的过度通气,能使肺表面活性物质减少,详细机制不明,可能与过度通气所致的肺血流量减少,影响了表面活性物质的合成、降低了表面活性物质的活性有关。

第 2 节 对循环和血流动力学的影响

呼吸机对循环和血流动力学的影响有利有弊,利弊的大小,取决于很多因素。呼吸机应用得妥当,可以将对循环和血流动力学的干扰降至为最低限度,甚至可以没有任何不利影响。反之,则不然。

一、回心血量和心脏的充盈度

呼吸机治疗与正常状态下自主呼吸最大的区别,是吸气时胸内负压的减少或降低。回心血量和心脏的充盈度在相当的程度上,取决于周围静脉和中心静脉的压力差。自然呼吸状态下,吸气时胸内负压增加,有利于提高周围静脉和中心静脉之间的压力差,使静脉回流量增加,心脏充盈度良好。但机械通气时,由于吸气时的正压,可以使吸气时的胸内负压减少或者消失,中心静脉压增高,周围静脉和中心静脉之间的压力差减少,回心血量减少、心脏充盈度降低。机械通气对回心血量和心脏充盈度影响的程度,受多种因素的影响。

(一)通气模式和功能

1. IPPV

应用 IPPV 通气模式时,虽然自然呼吸状态下,吸气时负压增加所致的回心血量增加和心脏充盈度良好的状况消失,但呼气时,随气道压和胸内压的降低,静脉回流量和心脏充盈度可能恢复或增加。

2. CPAP 和 PEEP

当应用 CPAP 和 PEEP 通气模式和功能时,呼气时随气道压和胸内压降低所致的静脉回流量增加和心脏充盈度恢复也可能消失。有学者对冠脉搭桥术后患者应用 PEEP 治疗的心脏充盈度进行研究,发现当 PEEP 从 0 上升至 15 cmH$_2$O 时,右房压明显降低。未使用 PEEP 时,右房容积随呼吸周期改变,吸气相右房纵径缩短,呼气相增大;使用 PEEP 后,右房纵径缩短,原因是静脉回流量的减少,此时如静脉输入适当晶体液,回心血量减少可望改善。

3. IPNPV

当应 IPNPV 时,由于呼气时的负压,有利于回心血量的增加和心脏充盈度的增高。但鉴于 IPNPV 对小气道和肺的不利影响(小气道闭合和肺泡萎陷),临床应用受到一定限制。

(二)吸、呼气压力的高低

一般来说,吸、呼气相压力愈高,回心血量减少、心脏充盈度降低愈明显。所以应用机械通气时,为减少机械通气对回心血量和心脏充盈度的影响,既不主张一味提高吸、呼气相的工作压力,也不主张轻易使用 CPAP 和 PEEP 等能明显增加吸、呼气压力的模式和功能。

(三)吸、呼气压力增高的时间

机理与吸、呼气相压力增高,对回心血量和心脏充盈度的影响相同。既然吸、呼气相压力愈高,回心血量减少、心脏充盈度降低越明显;当然,吸、呼气压力增高的时间越长,引起回心血量减少、心脏充盈度降低所持续的时间也可能会越长短。

(四)患者本身因素

机械通气对回心血量和心脏充盈度影响的程度,除受机械通气的因素影响外,患者本身的因素也有一定影响。

1. 血容量水平

当血容量水平充足或正常时,即使机械通气的正压吸气有可能使回心血量减少和心脏充盈度降低,患者可以通过血管-神经反射性地调节,使周围血管收缩,静脉压升高,抵消由于胸内压增加、中心静脉压升高引起的周围静脉与中心静脉间压力差的降低，从而有可能恢复减少了的回心血量和心脏充盈度。相反，倘若已经存在着不同程度的血容量减少和有效循环量下降，机械通气正压吸气或呼气引起的回心血量减少和心脏充盈度降低将会更加明显，其影响的程度同样受血容量水平减少或降低的严重程度影响。因此，对有血容量不足的患者，在血容量水平未补足以前，应尽量减少或避免应用机械通气，尤其是 PEEP 和 CPAP 等。

2. 肺组织的顺应性

机械通气对患者回心血量和心脏充盈度影响的程度，还可能受肺组织顺应性的影响。顺应性差的患者，引起回心血量减少和心脏充盈度降低的可能性小；顺应性正常的患者，出现回心血量减少和心脏充盈度降低的可能性反而大。笔者曾遇到法洛氏四联症术后的患者，术前就有严重的心功能不全和慢性肺淤血，术后尽管依据血流动力学及临床指标监测，分析已经存在一定程度的血容量不足，但在应用机械通气后，甚至加用 PEEP 后，并没有出现预料之中的血流动力学改变，如血压下降等。相反，另外一些没有长期、慢性肺淤血所致的肺组织顺应性下降的患者，如中毒性休克所致的微循环障碍和有效循环量减少，在血压正常的状况下，仅应用机械通气的 IPPV 模式，就引起明显的血压下降，以至于不得不应用大剂量的血管活性药来提高血压。这提示无肺部疾患时，机械通气对循环的影响大；而有肺部疾患，如肺实变、肺顺应性降低时，机械通气对循环的干扰和影响反而小。分析原因，可能与肺组织顺应性直接影响压力的传导有关。肺实变致肺组织顺应性降低时，压力通过肺组织对胸内压和胸内血管及心脏的影响小；反之，影响则大。

3. 血管的舒缩功能

当患者的血管的舒缩功能障碍，如麻醉状态下或外伤、疾病等所致的血管舒缩功能障碍，机体不能通过周围血管收缩的静脉压升高，来抵消由于胸内压增加、中心静脉压升高引起的周围静脉与中心静脉间压力差降低和由此造成的回心血量减少和心脏充盈度降低；相反，由于血管广泛扩张，血液淤滞，有效循环血量也可能下降，这将进一步加重机械通气对循环的干扰和影响，使回心血量的减少和心脏充盈度降低更加明显。

二、心排量(CO)、心排指数(CI)、血压

机械通气对心排量(CO)、心排指数(CI)及血压的影响，主要取决于对回心血量和心脏充盈度影响的大小；其次，还取决于患者的心功能状况。

(一)回心血量和心脏充盈度

回心血量和心脏充盈度是影响 CO 和 CI 的主要因素。当回心血量减少和心脏充盈度下降时，CO 和 CI 均可能降低；CO 和 CI 降低，除非有外周血管阻力升高的代偿，否则血压也会有不同程度地下降。影响回心血量减少和心脏充盈度下降的因素，在上文中已作分析和叙述，不再赘述。

(二)心功能状况

患者的心功能状况更是维持 CO、CI 及血压的主要因素。当心功能状况恶化，心功能障碍、心肌收缩力下降时，即使回心血量正常、心脏充盈度良好，也会引起 CO、CI 及血压的明显降低。虽然正压呼吸有可能增加心脏的压力和负荷，增加心肌的氧耗量，但从

整体水平分析,机械通气能有效地纠正缺氧,当然可以纠正由于缺氧引起的心功能障碍;心功能障碍被纠正,心肌的收缩力增强,CO、CI及血压就能在一定程度上给予保障。此外,机械通气能纠正缺氧,也能减少缺氧造成的肺血管痉挛,降低心脏的前、后负荷,使CO及CI保持不变或进一步增加,并维持相对正常的血压。

综合分析机械通气对CO、CI及血压的影响,取决于降低和升高两方面因素的对比。两方面因素力量均衡,两种作用相互抵消,CO、CI及血压可以保持不变;反之,就有可能出现不同程度的CO、CI及血压的下降。

三、心功能状况

机械通气对心功能状况的影响如前所述,利多弊少。总体趋势是能通过两条途径改善心功能状况。一是通过保障心肌的充分氧供,增强和改善心肌的收缩力,使心功能状况趋于稳定;二是通过纠正缺氧所致的肺血管痉挛,降低心脏的前、后负荷,使心功能状况得以进一步改善。至于机械通气的正压通气,有可能增加心脏负荷和氧耗量等之说,与其改善心功能状况的作用相比,就显得无足轻重了。这也是近年来,机械通气的应用指证之所以能逐步扩大,由心肌梗塞和心功能不全引起的急性肺水肿等并发症,已不再是应用机械通气的禁忌证,相反却是适应证的主要缘由,且已取得了相当多的临床经验。

四、肺循环的影响

正常情况下,肺循环的特点是低压、低阻、高(流)容量。当有某种疾病或病理生理改变时,肺循环阻力可以升高,造成不同程度的肺动脉高压。机械通气的正压吸气或呼气,能改变肺循环的阻力和肺血容量。

(一)肺循环阻力下降

机械通气能通过多种方式和途径改善或纠正缺氧,所以也能阻断缺氧引起的肺血管痉挛和肺循环阻力的升高。肺循环阻力下降,肺循环的压力将会随之下降。

(二)肺血容量

机械通气正压呼吸的本身,就能使肺血流量减少。有学者研究表明,当吸气压力为30 cmH$_2$O时,原肺血容量的50%将会被挤出胸腔,大部分流入腹腔。但倘若血管神经反射正常,机体可以通过全身血管收缩的代偿,使肺血容量恢复正常。

(三)肺毛细血管

虽然机械通气的正压通气可以使肺毛细血管受压、血流量减少,但是机械通气也可以纠正缺氧引起的肺毛细血管痉挛和血流量减少。两者相互作用,倘若机械通气应用合理,吸、呼气压力调节适当,肺毛细血管血流量增加的可能性较大。这有助于增加肺血流量,改善和增加气体的弥散和交换,减少无效通气。

五、对O$_2$运输的影响

O$_2$运输量=心排量(L/min)×SaO$_2$(%)。机械通气对O$_2$运输的影响也是双重性的。因为机械通气能纠正缺氧,提高SaO$_2$,在CO不变的情况下,O$_2$的运输量必然增加,组织氧供就可能随之增加;但是,倘若机械通气使CO下降,即使机械通气能提高SaO$_2$,单位时间内O$_2$的运输量也未必增加;倘若CO下降明显,超过SaO$_2$升高所能增加的O$_2$运输量,

机体总的 O_2 运输量非但不会增加,反而会下降。机械通气提高 SaO_2 的作用,在多数情况下是可以保证的。因此,机械通气对 O_2 运输量的影响,主要取决于 CO 下降的幅度。倘若机械通气应用合理、调节适当,CO 能保持不变,机体 O_2 运输量将会明显增加。

第 3 节 对中枢的影响

机械通气对中枢系统的影响,总体趋势是利多于弊。因为在人体各脏器中,脑是耐受缺氧能力最差的器官,脑细胞也是可逆性最差的细胞。机械通气能纠正缺氧,保证脑组织和细胞的充分氧供,无疑能在相当程度上保护脑细胞的功能,避免脑细胞发生不可逆性的改变。当然,脑细胞的氧供还要靠脑血流的携带和脑细胞自身对氧的利用。以下将分别介绍机械通气对呼吸中枢、脑血流、意识状况的影响。

一、呼吸中枢

机械通气对呼吸中枢的影响是抑制作用,抑制自主呼吸的具体机制如下。

(一)对呼吸中枢的直接作用

机械通气的正压吸气使肺泡膨张,刺激肺泡的牵拉感受器,通过传入神经,抑制大脑中枢的吸气神经元,再经传出神经传出,抑制患者的吸气动作。在机械通气与自主呼吸的协调过程中,笔者常有意识加大 V_T,以过度通气的方式,抑制自主呼吸,使机械通气能与自主呼吸协调,正是应用了这个原理。由于机械通气能直接抑制呼吸中枢,所以在判断接受呼吸机治疗患者是否存在自主呼吸时,不能轻易下自主呼吸停止的结论。一般主张,停止机械通气治疗至少 7 min,自主呼吸仍不能恢复者,方可判定为自主呼吸停止或消失。

(二)纠正缺氧引起的过度通气

缺氧是兴奋呼吸中枢的主要因素,它既可以直接作用于呼吸中枢,也可以作用于化学感受器。缺氧患者之所以能采用频速的自主呼吸,也正是利用了缺氧对呼吸中枢作用的代偿机制。当机械通气纠正缺氧后,缺氧对呼吸中枢的作用消失,自主呼吸自然会减慢、减弱。

二、脑 血 流

脑血流量主要受 $PaCO_2$ 的影响。当 $PaCO_2$ 升高时,脑血管扩张,脑血流量增加明显;反之,当 $PaCO_2$ 下降时,脑血管收缩,脑血流量减少。脑血流量与颅内压增高关系密切。当脑血流量增加时,颅内压可能增高,脑脊液的产生也会增加。机械通气造成的过度通气,能降低 $PaCO_2$,使脑血流量减少和颅内压下降。因此,临床采用呼吸机治疗中枢系统疾病的患者时,多主张保持轻度的呼吸性碱中毒,使 $PaCO_2$ 维持在 25～30 mmHg 水平,但一般不小于 25 mmHg,以免造成过度的呼吸性碱中毒,使脑血流量减少过于明显,以至影响脑细胞的血供。有学者研究表明:$PaCO_2 < 20$ mmHg 时,脑血流量可以降低至正常脑血流量的 40%。

其次,脑血流量也受 PaO_2 的影响。当 PaO_2 下降时,脑血管收缩,脑血流量减少;脑细胞血供减少和氧供降低,均可造成脑细胞功能障碍。此外,脑细胞缺血、缺氧的结果使代谢产物堆积、通透性增加、颅内压增高;颅内压增高,有可能压迫脑细胞,使缺血、缺氧更加明显。如此恶性循环,最终造成不可逆性的脑功能障碍。机械通气能提高PaO_2,改善缺氧,当然可以避免缺氧造成的脑血流量减少和脑功能障碍。但一般主张应尽早纠正脑细胞的缺血和缺氧,以免因时间过长,不可逆性的损害形成,即使机械通气提高了PaO_2,改善或纠正了缺氧,脑功能障碍也无法恢复。PEEP过高时,也能影响颈内静脉的血液回流,使颅内压增高。

三、意识状况

意识状况受多种因素的影响,如PaO_2、$PaCO_2$、颅内压增高等。肺性脑病患者的意识障碍,是$PaCO_2$过高所致,故又有CO_2麻醉之称。应用机械通气,能使$PaCO_2$迅速降低,故也能缓解患者的神经、精神系统症状,改善意识障碍。

缺氧所致的意识障碍,也能通过机械通气纠正缺氧而得以缓解。惟有颅内压增高所致的意识障碍,单凭机械通气效果不会十分明显,这与产生颅内压增高的原因有关。机械通气如能迅速去除引起颅内压增高的原因,如PaO_2下降和$PaCO_2$升高,颅内压就有可能迅速恢复正常。反之,也可能会无济于事。但对因颅内压增高引起的呼吸停止,机械通气能不依赖呼吸中枢的控制和调节,产生呼吸动作,维持呼吸功能,这对为救治引起颅内压增高的原发病赢得时间,有着特殊的价值。

第4节 对肾功能的影响

机械通气对肾功能的影响,主要取决于对低氧血症、高碳酸血症、酸中毒的纠正情况及对循环功能的影响。

一、改善肾功能

任何原因引起的呼吸衰竭,均可因低氧血症(< 40 mmHg)和高碳酸血症(> 65 mmHg)使肾血管收缩、肾小球滤过率下降、肾功能障碍,最终致钠水潴留;高碳酸血症所致的酸中毒($pH<7.2$),可以使肾小管再吸收HCO_3^-增加,Na^+重吸收增加,致钠水潴留,这其中可能有抗利尿激素分泌、肾素-血管紧张素和肾上腺素系统的参与。机械通气能纠正低氧血症和高碳酸血症,能纠正酸中毒,故能阻断这些因素所致的肾功能损害,改善肾功能,减少因肾功能不全和障碍所致的钠水潴留。

二、加重或导致钠水潴留

机械通气加重或导致钠水潴留的主要机制是对循环功能的影响。倘若机械通气使用或调节不当,正压通气使胸内压增加致使回心血量减少、心排血量下降、血压下降,肾血流量也必定减少;加之原有的缺氧、二氧化碳潴留、呼吸性酸中毒等,均可导致肾功能不全和障碍,导致或加重原有的钠水潴留。

避免机械通气对肾功能不利影响的主要方法,是减少或降低机械通气对循环功能不利影响。如合理应用和掌握PEEP和PSV的压力水平,适当调节吸气压力、吸气平台(段)、I∶E等,将机械通气所致的回心血量减少、心排血量下降、血压下降等,限制到最低限度,最好不引起血流动力学方面的改变。倘若真能做到此点,机械通气对肾功能的影响就只能是利多于弊,随着低氧血症、高碳酸血症、酸中毒的纠正,肾功能和钠水潴留状况也得以改善和减少。

第5节 对胃肠和肝功能的影响

一、对胃肠功能的影响

机械通气对胃肠功能的影响,应该是利多于弊。危重病的缺氧是造成胃肠道黏膜破坏、出血、应激性溃疡的主要因素。机械通气能较好地纠正缺氧,当然能减少胃肠道黏膜的破坏和出血,降低应激性溃疡的发生和发展,故能保护胃肠道功能。

但是,如果机械通气的正压,妨碍了下腔静脉的回流,就有可能使下腔静脉淤血、门脉压升高、胃肠静脉充血,其结果就可能诱发消化道出血、应激性溃疡等。对原有门脉高压和食道静脉曲张的患者,更应警惕消化道出血的发生。

二、对肝功能的影响

机械通气对肝功能的影响,同样应该是利多于弊。因为缺氧可以造成各个脏器的功能障碍,肝脏的功能也不例外。肝功能障碍时,机体的凝血机制、蛋白的合成、毒素和毒物的灭活、各种物质的代谢、糖元的合成等均会受到影响。机械通气纠正缺氧,能在相当的程度上预防肝功能障碍。即使对已有肝功能不全的患者,机械通气也能在一定程度上,通过纠正缺氧改善肝脏的功能。

同样,如果机械通气的正压,使中心静脉压(CVP)升高明显,也能加重肝脏的淤血,妨碍肝脏的功能。从理论上分析,缺氧和CVP升高所致的肝脏淤血,应该是缺氧所致的肝功能障碍更加明显。机械通气能纠正缺氧,阻断缺氧所致的肝功能障碍,机械通气正压所致的CVP升高、肝脏淤血、肝功能障碍就显得无足轻重了。因此,在危重病抢救的过程中,不失时机地合理应用呼吸机,是预防、治疗、保护肝脏功能的极好方法。

(宋志芳)

参 考 文 献

1 Tobin MJ. Critical Care Medicine in AJRCCM 2000. Am. J. Respir. Crit. Care Med. 2001, 164(8):1347~1361

2 Tobin MJ. Advances in mechanical ventilation. N Engl J Med 2001,344:1986~1996

3 Tobin MJ, Mechanical Ventilation. N Engl J Med;1994,330:1056~1061

4 L'Her E, Deye N, Lellouche F, et al. Physiologic Effects of Noninvasive Ventilation during Acute Lung Injury. Am J Respir Crit Care Med;2005, 172:1112~1118

5 Bernard GR, Sopko G, Cerra F, et al. Pulmonary

artery catheterization and clinical outcomes: National Heart, Lung, and Blood Institute and Food and Drug Administration Workshop report: consensus statement. JAMA 2000,283:2568~2572

6 Tobin MJ. Culmination of an era in research on the acute respiratory distress syndrome. N Engl J Med 2000,342:1360~1361

第 13 章

呼吸机治疗期间监测
Mornitoring of ventilation

呼吸机治疗期间,采用必要的监测手段十分重要。它对确保呼吸机疗效和最大限度地预防并发症有着特殊的意义,也是合理应用和调节呼吸机不可缺少的措施。监测的项目、手段、方法及所应用的监测仪器和设备,不必强求一致。从医学的角度上,监测的项目越全、监测的仪器和设备越先进,越能充分发挥呼吸机的疗效。实际临床运用过程中,监测项目的多少,必然涉及监测仪器和设备的性能,而这又取决于各单位的经济实力;另外,监测手段和方法还涉及有创或无创、可能给病人所带来的损伤和痛苦。因此,实践中开展呼吸机治疗的各医疗单位和部门,应根据本单位和患者的具体情况,酌情采取相应的监测手段和方法,开展不同的监测项目,以应用现有仪器和设备、尽可能地减轻患者痛苦、确保呼吸机临床疗效为原则。

本章将分别介绍呼吸机治疗期间的基本监测和特殊监测。基本监测是必须进行的,如生命体征、动脉血气分析、胸部 X 线等,这些项目在一般基层医疗单位均可进行。特殊监测则供各单位酌情选择和开展,如呼吸功能方面的呼出气 PCO_2、呼吸力学(顺应性和气道阻力)、压力、流速、SaO_2 或 SpO_2 等。另外,还有循环功能方面的持续心电图和血流动力学监测等。

第 1 节 基本监测

一、生命体征监测

生命体征主要指能代表呼吸和循环功能的、最基本的具体体征,这些体征不需要特殊的仪器和设备,一般只需要物理的手段,如视、触、叩、听,但又是不容忽视的基本手段和方法,虽然不十分准确,但简便易行,并且直观,有时还能发现用仪器设备不能发现的、具有相当临床参考价值的重要阳性体征。以下将分呼吸和循环两方面分别介绍。

(一)呼吸方面

1. 呼吸频率(RR)

接受呼吸机治疗的患者,倘若自主呼吸存在,RR 的监测十分重要。RR 异常减慢(<10 次/min)或增快(>24 次/min),均是疾病引起的具体病理生理改变。呼吸机治疗的目的,正是为纠正这些病理生理改变,使 RR 趋于正常(16～20 次/min)。应用机械通气后,RR 仍未恢复正常,应引起足够的重视,并积极寻找原因后,采取相应措施妥善处理,直至 RR 恢复正常。RR 恢复正常总需要时间,长短依病情严重程度不同而不同,并随病情的变化而变。使用呼吸机初期,不必强求 RR 立即恢复正常,应允许病情改善有一定的过程。随病情改善,RR 会自动逐渐恢复正常。当病情已得改善,预料之中的可能引起 RR 异常的因素已经去除,但 RR 仍未恢复正常时,就应引起足够的警惕和重视。

RR 监测的方法,一般采用物理的视觉直观法或触诊法,有条件也可采用仪器监测和显示法。当采用仪器监测和显示时,不但能得到持续的 RR 数据显示,有的仪器还可能直观地显示出呼吸的曲线图,由此可了解患者呼吸幅度的变化。

2. 呼吸幅度

观察呼吸幅度变化的最简便方法,是依靠视觉观察胸廓抬举或起伏的幅度。胸式呼吸不明显时(COPD 患者胸廓过度膨胀),可观察腹部的抬举或起伏。监测呼吸幅度变化,能得到很多有价值的临床信息和资料。

(1)了解通气量:虽然依靠该法判断通气量十分粗糙,但可作为初步观察,以后再通过动脉血气分析,监测通气量的变化,并指导呼吸机参数的调节,直至达到满意或理想的通气量为止。

(2)判断人工气道建立得是否妥当:依靠观察呼吸幅度变化,还能有助于判断人工气道(气管插管)建立得是否妥当。气管插管误插至食道时,患者不会出现胸廓的抬举或起伏,主要表现是随人工呼吸的进行,腹部异常膨隆,叩诊呈鼓音。遇此情景,应高度警惕气管插管误插至食道,并力争及时发现,及时纠正;模棱两可、似是而非时,宁肯先拔出气管插管,并重新插管,以免耽误时机,给患者造成不可挽回的后果。也可借助其他方法综合判断,如呼吸音的变化和发绀改善的情况。倘若气管插管误插食道,胸部呼吸音不会随人工呼吸而增强,口唇和甲床发绀也不会得以改善。除非存在气管食道瘘时,可能会出现呼吸改善和腹部膨隆同时存在的情景,但此时的腹部膨隆出现的比较缓慢,甚至可以一直不出现,而只有在患者进食时,才可能出现所进的食物或饮料由气道口或人工气道内吸出或外溢。

(3)了解自主呼吸与呼吸机协调情况:观察呼吸幅度变化,也有助于了解自主呼吸与呼吸机协调的情况。当自主呼吸与呼吸机不协调或不同步时,患者的胸廓抬举与呼吸机供气的时间不一致,即患者胸廓抬举吸气时,呼吸机可能正处于呼气状态;呼吸机供气时,患者胸廓塌陷却正处于呼气状态。引起呼吸机拮抗的原因很多,一旦发现,应立即寻找原因,妥善处理。呼吸幅度变化的观察,正是掌握这方面信息的主要途径。

(4)观察有无病理性呼吸动作:如连枷胸时的反常呼吸,其存在或纠正情况,也是通过呼吸幅度变化的观察来了解。

3. 呼吸音和啰音变化

对接受呼吸机治疗的患者,应用最基本的物理方法-肺部听诊,观察呼吸音和啰音变化,十分必要。肺部听诊获得的临床观察指标,是仪器设备不能替代、也不可替代的,即使是最先进的仪器和设备,也是如此。通过肺部听诊,了解呼吸音的变化和是否有异常的呼吸音出现,如干、湿性啰音和哮鸣音等,可以得到很多临床信息,这些对观察病情的发展和改善,对更好地应用和调节呼吸机参数,预防各种并发症,均有相当价值。

(1)判断人工气道位置与通畅情况:

①人工气道位置:一般首先应明确人工气道确实在气管内。当人工气道误插入食道或导管滑出气道时,肺部听诊呼吸音不会理想,它不会随人工通气的增强而增强。其次,再通过了解两侧肺呼吸音的强弱是否均等,判断人工气道的深浅度。过浅容易滑出,过深又容易进入单侧肺,引起医源性单侧肺不张。因此,人工气道一旦建立,在人工气道尚未固定前,第一步就是依靠肺部听诊,确定人工气道的位置。即使是在应用呼吸机治疗的过程中,也应经常依靠肺部听诊,了解或判断人工气道的位置。因为,人工气道的位置可随咳嗽、体位变动、气道护理(吸痰)等经常变化,或深或浅均可能发生。气管切开造口置管的患者,还可能出现气管切开造口的导管滑入皮下,引起气道阻塞和皮下气肿。

②人工气道通畅与否:在应用呼吸机治疗的过程中,人工气道的护理十分重要,护理不当,气道湿化不够或吸引不及时,分泌物结痂或聚积,均可使气道不通畅,严重时可完全堵塞气道,造成窒息和死亡。肺部听诊对呼吸音的观察和了解,可以协助判断人工气道的通畅情况,必要时及时采取措施,如加强湿化和吸引、调整导管位置、更换导管等。

(2)了解呼吸道分泌物的量、黏稠度及部位:通过肺部听诊,了解是否有异常呼吸音和啰音出现,是了解呼吸道分泌物多寡和黏稠度的主要方法。分泌物多,干、湿性啰音多,尤其是湿性啰音;分泌物黏稠时,肺部听诊时多以闻及干性啰音为主;以哮鸣音为主时,多意味着气道狭窄,如分泌物阻塞或支气管痉挛等。此外,肺部听诊观察干、湿性啰音的粗细,还能判断分泌物所在的部位,并借此了解肺部病变的性质和严重程度。一般情况下,干、湿性啰音的粗细,与分泌物所在的部位有关,与肺部病变的性质和严重程度并不一定呈正比。啰音越粗大,预示分泌物所在的肺单位越高,如较大的支气管;反之,则可能在较低的肺单位,如细小支气管或肺泡。分泌物所在的肺单位高,提示病变主要以支气管为主,病变不会很重;分泌物所在的肺单位低,提示病变可能以较低的肺单位为主,多意味着肺实质的病变,因此病变较重。但是,未闻及干、湿性啰音,也并不代表肺部病变轻。以肺间质性改变为主的病变,肺部听诊时除可能闻及呼吸音粗糙外,其余可能无异常发现。鉴于上述,对肺部呼吸音的改变或变化,应该综合判断和评价。

(3)判断和发现肺不张或气胸:借助对呼吸音和异常呼吸音出现的部位和性质等变化的观察,协助判断肺不张或气胸等并发症的诊断。肺不张和气胸是呼吸机治疗患者经常出现或可能存在的疾病和并发症,呼吸音观察有助于这些疾病的初期诊断,尤其在缺少必要仪器和设备的条件下。肺不张或气胸存在时,肺部呼吸音减低或者消失,两者也有必要鉴别诊断,因为它们的处理原则完全不同,及时发现是妥善处理的前提。未经引流的气胸是机械通气的禁忌证,气胸又是呼吸机应用过程中常出现的并发症,故不能忽视。

4. 发绀改善情况

口唇和甲床发绀改善情况,代表缺氧的纠正情况。大部分患者的缺氧,能够通过机械通气得以改善。只是随病变的程度和性质不同,改善的程度和速度可能有所不同,必要时需根据病情,综合分析,以便采用特殊的呼吸模式。应用呼吸机后,缺氧一度得到改善,以后又突然加重时,应首先排除并发气胸可能。

5. 呼吸道分泌物病原学检查

呼吸机治疗期间,呼吸道感染很难避免,常规进行呼吸道分泌物病原学检查必不可少。一般应定期送检,且连续3次,包括细菌培养和药物敏感试验,有条件还应行真菌直接镜检和培养。标本收集时,应尽量避免污染,连续两次或两次以上为同一种病原菌属有价值的诊断依据。

总之,上述呼吸功能方面的监测,均是最基本的监测项目,也很容易做到。关键在操作者对此是否有足够的重视,并能踏实而认真地去做。倘若能真正做好,其对呼吸机合理应用所起的作用,有时是不可估量的。

(二)循环方面

呼吸机治疗时,循环方面的基本监测主要是心率(律)、脉搏、血压和末梢循环或微循环状态。

1. 心率(律)

不但是维持患者血压和生命的重要因素,对接受呼吸机治疗的患者,尤其在建立人工气道期间,有特殊的临床价值。建立人工气道时,主要指气管插管时,咽喉部的刺激,有时能反射性地引起心搏停止,心律失常也是常出现的情况,加之患者的原发病等,均决定了心率(律)的监测必不可少。

传统的方法是心脏听诊,包括心率(律)的变化、心音的强弱、异常心音的判断和分析。近代医学的发展,心率(律)的监测均采用监护仪,不但显示和记录心率的具体数据,而且显示心电的图形,根据这些图形,能大致诊断和发现简单的心律失常。监护仪监测心率(律)均是持续性地,十分便利而直观。但即使如此,它也替代不了传统的心脏听诊。与肺部听诊相同,心脏听诊得到的临床资料,是先进仪器和设备不可及的,如对心音强弱的观察或异常杂音的判断和分析。另外,心房颤动患者的心律极不规则,即使依靠持续心电监护仪,也难得到较准确的心率。因此,应用呼吸机的医师,听诊器是不可缺少的基本仪器,即使到科学仪器高度发展的将来听诊器总是不可缺少的基本器械,任何时候均不可轻视。

2. 脉搏

脉搏是反映心率(律)的间接指标。对接受呼吸机治疗的患者进行脉搏监测,与监测血压变化同等重要。常用的简便方法是桡动脉触诊,间隔时间可依病情而定,不必强求一致。随着医疗器械的发展,持续监测脉搏的各类监护仪已相继出现,大多数监测的方法均是无创的,既可以持续监测脉率和显示脉率数,也可以显示脉搏的波动图形。所用仪器有多功能监护仪和脉氧仪。

3. 血压

血压是维持生命和各脏器功能的基本保障。呼吸机治疗的本身就可能引起血压变化,危重病原发疾病所致的血压波动更加明显,这些均决定着监测血压的重要性。血压变化未及时发现,轻者可能仅引起某脏器的功能障碍或衰竭,如脑和肾脏等;重者能直接导致患者死亡。常规血压监测是借助血压计的测量,间隔时间不等,可根据病情灵活掌握,少则数分钟或数十秒,多则数小时。病情有变化时,随时监测。协调呼吸机时,常需应用镇静药或肌松药。接受呼吸机治疗的患者,应用这些药物,不必担心对呼吸的抑制,而主要应防止血压的变化,必要时还需应用血管活性药。另外,当应用对患者血流动力学有影响的呼吸模式和功能时,也应及时监测血压变化。即使没有这些因素存在,血压监测也不能废弃。目前市场上许多监护仪器均配备无创血压监测装置,可根据临床需要,持续或间断地自动监测血压变化,并同时显示和记录。接受呼吸机治疗的危重患者,应充分应用这些装置,尤其对循环功能不稳定的患者。

危重病患者的血压监测,还可通过有创的方法,如桡动脉插管置管持续监测。该法需要特殊的仪器和设备,加之有一定的损伤性,接受呼吸机治疗的患者可以不常规进行。倘若因原发病需要,如心脏大手术后的监护或循环功能状况严重不稳定时,有必要经桡动脉插管置管,持续监测血压(收缩和舒张压、平均动脉压)变化。使用期间,应警惕导管堵塞和滑脱。导管堵塞影响监测值的准确性,导管滑脱会引起大出血。另外,无菌操作和预防感染也很重要。一般留置时间不易过长,一旦病情稳定,应当立即拔除。

4. 末梢循环或微循环

末梢循环或微循环是反映组织血液灌注的重要临床指标。一般通过肉眼直观和触摸,了解局部皮肤颜色、温度、弹性等,也有通过特殊仪器和设备,如微循环测量仪等。有时,末梢循环或微循环的状况也能间接反映脏器的血液灌注,故通过观察体表的末梢循环和微循环状况,也可了解到器官水平的组织灌注,以此来判断预后和转归等,有一定的必要性。

二、呼吸机固有的监测装置

呼吸机固有的监测装置,对呼吸机的合理应用至关重要。监测装置的类型与多寡,因呼吸机类型不同而异。目前,呼吸机类型繁多,价格也昂贵,其中相当一部分是在呼吸机监测装置方面的改进和完善。从临床应用的角度考虑,呼吸机固有的监测装置越多越好。兼顾经济和财力的因素,以能保障呼吸机合理应用为原则,并不一定强调过多的监测装置。这里将一般呼吸机固有的基本监测装置归纳如下。

(一)压力监测系统

呼吸机压力监测装置,是较重要的监测系统。多以压力传感器的形式,持续监测病人气道压力的变化。压力监测分高压和低压两种,当实际压力超过或低于所设置的压力水平时,呼吸机将以报警的形式提示操作者注意,报警的形式有灯光闪烁和蜂鸣声。

1. 吸气峰压高限

呼气峰压高限俗称高压报警。高压限制的具体数据,由操作者根据患者的具体情况设置。正压通气时,气道压力多为 $20\sim30~cmH_2O$,所以可设置在$\leqslant 30~cmH_2O$水平,小儿应更低些。致使气道压力升高的原因很多,如咳嗽、分泌物堵塞、管道扭曲、呼吸拮抗等。遇此情景,应立即寻找原因,并及时去除,切不可大意。有时因病情变化,如支气管痉挛、管道被分泌物结痂堵塞或管径缩小,原因虽已查明,但无法立即去除,可在处理气道压力增高的同时,适当提高高压限制水平。高压原因一时无法查明时,只能通过持续地严密观察,直至查明原因。

2. 吸气峰压低限

吸气峰压低限俗称低压报警。压力下降主要为管道脱落或漏气、患者与呼吸机脱离、高压气源工作压力下降等。最为危险的是管道脱落和漏气,如不及时发现,尤其对自主呼吸消失和减弱的患者,呼吸功能主要依赖呼吸机的工作,一旦脱机或漏气未能被及时发现和处理,患者将会因缺氧或通气不足而危及生命。

(二)容量监测系统

呼吸机的容量监测装置,主要为保障患者的 MV 或 V_T 而设置。监测是以流量传感器对吸气或呼气流量积分计算,持续监测患者 MV 或 V_T 的变化,监测得到的具体数值可以被直接显示。容量传感器多置于呼出气管道口,监测的是呼出气的分钟通气量或潮气量。容量控制状态下,MV 或 V_T 降低,主要为漏气。可以漏气的部位很多,如人工气道的气囊、呼吸机管道、呼吸机管道与患者的连接处、加温湿化器等。为帮助操作者及时发现漏气所造成的通气不足,呼吸机多设有报警装置,当 MV 或 V_T 低于预设值时,呼吸机将自动报警。遇到低 MV 或 V_T 报警时,应逐一寻找漏气的部位;一时无法明确漏气部位时,可暂时将 MV 或 V_T 加大,然后再仔细寻找。

(三) FiO_2 监测

FiO_2 监测的目的,是保障患者能吸入所需要的氧浓度气体。FiO_2 过高或过低均不尽人意,过高会引起氧中毒,过低不能满足病人纠正缺氧的需要。所以,必须控制 FiO_2。大多数呼吸机均有此装置,但并不是所有呼吸机均有。对具有 FiO_2 监测装置的呼吸机,应充分利用它的监测作用,有误差时要及时请专业技术人员协助校正。

(四)湿化器温度监测

湿化瓶温度监测,是防止湿化瓶内温度过高或过低的保险装置。温度过高可能引起呼吸道灼伤,温度过低又妨碍对吸入气体的加温和湿化,理想的温度监测是保持湿化器温度恒定在所需要的范围,一般在 30～40 ℃。

三、动脉血气分析监测

呼吸机治疗期间,血气分析监测的主要临床价值,是指导临床医师合理应用呼吸机。倘若没有血气分析监测,接受呼吸机治疗患者的盲目性就会增加,呼吸机很难达到应有的临床疗效,还有可能增加呼吸机对患者造成不利影响的可能性。因此,动脉血气分析监测,是发挥呼吸机临床疗效的重要保障。一般来说,凡是具备呼吸机的医疗单位,均应具备血气分析仪,这是最基本的条件。对接受呼吸机治疗的患者来说,动脉血气分析监测是最基本的常规监测项目。

(一)动脉血气分析监测的主要价值

1. 确定应用呼吸机治疗的指征

临床上,单凭临床症状和体征,多数情况下很难掌握呼吸机治疗的指证。借助动脉血气分析监测,能对缺氧与二氧化碳潴留状况做出正确的估价,能协助掌握应用呼吸机治疗的时机,以免贻误良机,耽误病情,造成不良后果。

2. 指导呼吸机模式、功能选择与参数设置

初用呼吸机治疗时,呼吸机模式、功能选

择和参数设置,均由操作者凭借临床经验和已掌握的临床资料选择和设置。接受呼吸机治疗后,这些模式、功能和参数设置是否妥当,除了依靠患者的临床症状和体征反映,动脉血气分析结果是最可靠而直观的数据。定期或间断的动脉血气分析监测,能为呼吸机参数设置和模式、功能选择的调整提供可靠依据。当然,前提是血气分析监测值的质量控制应保证。否则,血气分析监测就失去了应有的价值。

3. 为判断和分析病情提供依据

主要从两方面反映。一是缺氧或低氧血症的严重程度,二是是否存在酸碱平衡失调。倘若患者存在酸碱平衡失调,动脉血气分析结果还能协助诊断酸碱平衡失调的类型。这是很重要的临床数据和资料,无论对患者的救治或是医学科研资料的总结,均有着相当重要的价值。很难设想,倘若没有动脉血气分析监测,低氧血症和酸碱平衡失调的诊断和治疗将能如何进行。

4. 确定脱离呼吸机治疗的指征

应用呼吸机治疗时需要动脉血气分析,脱离或中断呼吸机治疗时也少不了动脉血气分析的指标。血气分析能增加脱机的安全性,减少盲目性,也可增加脱机成功的把握性。

(二) 动脉血气分析监测的方法

动脉血气分析监测多是间断进行。取血方法大多是动脉穿刺,可以穿刺取血的部位很多,如股动脉、桡动脉、肱动脉、足背动脉等。也有取动脉化的末梢血,即将局部末梢组织加温,应用特殊的装置和器械取血,并进行血气分析。该法在临床应用不多,价值很难评价,唯一优点是损伤小,可以连续、多次取血。

动脉血气分析监测的次数不定,一般在应用呼吸机治疗前、后 30 min,应常规行动脉血气分析。以后每当呼吸机参数有较大的调整,均应在 30 min 后再作一次动脉血气分析,直至达到所设置的呼吸机参数基本符合患者的需要或者患者原有的缺氧和酸碱失衡已得到纠正。具体到某个患者,初用呼吸机时,动脉血气分析监测的次数主要取决于四个因素:

1. 低氧血症是否已得纠正

倘若已得纠正,主要看各参数设置得是否合理。如果 FiO_2 很高($\geqslant 60\%$),即使低氧血症已得纠正,也应将 FiO_2 逐步降低,直至较安全范围($\leqslant 60\%$)。只有当低氧血症得以纠正的条件下,才可暂停动脉血气分析的监测。当然,单纯监测低氧血症纠正情况,还可采用无创 SaO_2 监测法。

2. 是否存在酸碱失衡

有酸碱平衡失调的患者,动脉血气分析监测应一直做到酸碱平衡失调已得纠正或很有把握纠正时为止,否则只能继续监测。

3. 是否有病情变化

各种类型的病情变化,均可导致原已纠正的缺氧和酸碱失衡再度出现,这时的动脉血气分析监测十分必要。有条件时,随时变化,随时监测,直至病情稳定。

4. 呼吸机参数和模式是否改动

应用呼吸机时,无论何种原因需要改动呼吸机参数或模式,为判断疗效或测试所改动的参数设备是否合理,均应进行动脉血气分析监测。

鉴于上述诸因素,有的患者初用呼吸机治疗时,只需在应用呼吸机前、后各作一次动脉血气分析监测即可;有的患者则可能需要作4~5次,方得以调整合适。一旦病情稳定,且没有特殊病情变化,一般每日一次即可。长期接受呼吸机治疗的患者,一旦掌握了病情发展的规律,甚至无需每日进行动脉血气分析监测。特殊情况下,没有血气分析仪的单位,只能借助 SaO_2/SpO_2 监测或发绀改善情况,判断低氧血症的纠正情况;借助 CO_2 结合力测试,了解酸碱平衡失调纠正的情况。即使不十分可靠,也只能因陋就简、因地制宜地开展工作。

四、胸部 X 线的监测

胸部 X 线监测也是接受呼吸机治疗患者常规的监测项目之一。该法操作简单,多以胸部摄片的形式监测。这类患者不能轻易搬动,胸部 X 线摄片监测只能在床边进行。

(一)胸部 X 线监测的价值

1. 明确人工气道的位置

初建立人工气道接受呼吸机治疗的患者,除利用物理诊断的方法了解人工气道的位置是否妥当外,有必要借助胸部 X 线进一步明确人工气道的位置。位置过深或过浅时,应注意及时调整。即使在长期应用呼吸机治疗的过程中,也应通过间断胸部 X 线摄片监测,了解和明确人工气道的位置,对经口或鼻气管插管的患者更为重要。这两种类型的人工气道,不如气管切开造口置管位置容易固定,患者的咳嗽、体位变动和吸痰等,均可能使导管位置变动。过浅时容易滑出,过深时容易进入单侧肺通气。

2. 了解肺部感染情况

肺部感染既可能是应用呼吸机治疗的原发病,也可能是应用呼吸机治疗后的并发症。无论何种原因,常规间断胸部 X 线摄片监测十分必要,它有助于了解和判断肺部感染的是否存在或严重程度,也有助于了解原发病控制情况或者是否有肺部感染等并发症出现。

3. 呼吸机治疗并发症的诊断和鉴别诊断

呼吸机治疗过程中常见并发症的诊断和鉴别诊断均有赖于胸部 X 线的监测,如肺不张、气胸、肺部感染等。单凭物理诊断的方法,远不能满足临床需要。因此,凡接受呼吸机治疗的患者,无论是否出现肺部并发症,均应常规定期拍摄胸部 X 线片,以了解或及时发现各种类型的肺部并发症,并及时处理。

4. 应用呼吸机和脱离呼吸机的指标

胸部 X 线表现也是决定患者是否需要接受呼吸机治疗或脱离呼吸机的重要指标之一。接受呼吸机治疗前,根据胸部 X 线片表现,能判断和分析病情的严重程度,尤其对肺部病变,并能判断预后,决定患者是否需要接受呼吸机治疗;在呼吸机治疗期间,胸部 X 线片能协助了解肺部病变的转归,决定是否需要继续应用呼吸机或大致的时间;中断呼吸机治疗前,也需要通过胸部 X 线监测,正确掌握脱机和拔除人工气道的指证。

5. 选择合理的人工气道方法

通过胸部 X 线监测,能了解和掌握肺部原发病或并发症的严重程度;根据肺部原发病或并发症严重程度的判断,能大致估计需要呼吸机治疗的时间;根据时间,能协助适当选择人工气道的方法。一般估计 72 h 内能好转的病情,经口气管插管即可;72 h 以上者,尽可能选择经鼻气管插管;肯定在 1 周或 15 天以上时,直接选择气管切开造口置管(COPD 除外)。当然,具体人工气道方法选择,还要兼顾多方面情况综合分析和判断,肺部原发病或并发症的严重程度和大致估计需要呼吸机治疗的时间,只是需要兼顾的方面之一。最后的选择,有赖于全面分析和综合判断后酌定。

(二) 方法和注意事项

接受呼吸机治疗的患者不能轻易搬动,胸部 X 线监测只能在床边进行。为保障胸部 X 线监测效果,需特别注意以下几点。

1. 摄片的体位

危重病患者大多取平卧位,此种体位摄片有很多不利点,如膈肌上抬、心影增大、肺野暴露较小等;另外,有胸腔积液或气胸时,也会因平卧位使积液或积气铺开,胸部 X 线片上难以诊断。因此,除非病情不允许,否则应取半卧位摄片,躯体抬高 30°～45°为妥。

2. 摄片的呼吸气相

一般胸部摄片均在深吸气相进行,这样肺野暴露完善,有利于疾病的诊断和鉴别诊断。危重病患者很难主动配合,尤其是接受呼吸机治疗的患者,此时可借助呼吸机附设的屏气装置,令患者被动性地吸气,并在吸气末屏气时摄片。该法操作简便,只需揿下屏气电钮即可,一旦摄片完毕后立即恢复原位,唯操作者有接受 X 线照射之顾忌。

3. 摄片时去除所有遮挡 X 线的物体

危重病患者病情需要,胸部常有很多能遮挡 X 线的物体,如各种监测的电极和导线等。接受呼吸机治疗的患者,呼吸机的管道和各类传感器和连接管等,也均能遮挡 X 线,妨碍肺部视野的暴露。摄胸片时,这些物体应尽可能地去除,以免妨碍对胸部疾病的诊断和分析。

4. 摄片的曝光度

这是影像诊断技术人员应掌握的技能。接受呼吸机治疗的患者,大多肺部病变较重,摄片的曝光度对肺部病变严重程度的判断很有影响。曝光过度,病灶被滤过;曝光不足,肺野不清晰,附加影太多。这就要求摄片者正确判断患者躯体所需要的曝光强度,合理掌握曝光度。曝光度不合适所拍的胸片,很难对病情进行分析,必要时只能重新拍摄胸片。

五、其 他

呼吸机治疗期间,其他方面的基本监测也很重要,它有助于全面掌握患者的全身情况,并对病情作出综合评定和判断。这些监测不需要特殊仪器和设备,只要求认真地去做即可。

(一) 中枢神经系统

中枢神经系统是控制自主呼吸频率、强度、规则与否的主要器官。控制自主呼吸的中枢神经系统可分中枢和周围两部分,中枢性主要指脑对自主呼吸的控制,周围性指脊神经对自主呼吸的控制。脑对自主呼吸控制的部位有脑干呼吸中枢和大脑皮层,它既控制呼吸频率,也控制呼吸的节律;脊神经主要通过所支配的呼吸肌,控制呼吸的强度或幅度。接受呼吸机治疗患者的中枢神经系统监测主要分几个方面。

1. 意识状况

主要受大脑皮层功能的影响,但皮质下功能障碍也可引起皮质功能障碍,引起意识状况的改变。所以,监测意识状况十分重要。意识状况分正常与障碍两种,意识状况正常时,患者神志清醒,能按指令性吩咐行动。意识障碍依程度不同分多种类型,如嗜睡、昏睡、谵妄、昏迷等。意识障碍大多为大脑器质性病变所致，也可能其他脏器功能障碍所致，如肺性脑病、肝性脑病、胰性脑病等。不论意识障碍的原因如何，对意识障碍的监测应定时、准确，并按时记录。具体监测的间隔时间，视病情变化和意识障碍的程度而定，多则每 30 min 一次或随时有变化随时监测，少则每日 1~2 次。

2. 精神状态

可以是功能性，也可以是器质性病变所致。精神状态异常，同样可以引起自主呼吸不规则或障碍。精神状态监测较意识状况监测困难，因为精神状态障碍表现多样，有时很难判断，需要较细致的观察和分析，有些还是非精神神经专业人员力所不能及的，只能尽力做好。

3. 瞳孔

包括瞳孔大小，双侧是否等大、等圆及对光反射灵敏程度等。尤其对有意识障碍的病人，常规监测瞳孔变化十分重要。神志清醒的患者，可以不监测瞳孔变化。监测间隔的时间，也视病情变化和意识障碍的程度而定，基本可与意识障碍监测同步。

4. 眼底

有条件时，对意识障碍的患者还可进行眼底的监测，主要通过观察视盘水肿和眼底的出血等情况，间接监测颅内高压的情况。眼底监测并不困难，也不需要十分昂贵的仪器设备，但要求监测者有一定专业经验。瞳孔极度缩小的患者，眼底监测也有一定困难，非特殊情况，可以不做常规监测。

（二）肾功能

肾功能与心、肺功能的关系极为密切，接受呼吸机治疗的患者常规监测肾脏功能很有必要。

1. 尿量

主要指 24 h 尿量，有助于判断血容量水平、肾脏的血液灌注和排泄功能。

2. 尿比重

常规 4~6 h 1 次，有助于与 24 h 尿量结合，综合判断和分析患者的血容量水平，了解肾脏的浓缩功能。

3. 血/尿渗透压

每日 1 次即可，同样有助于综合判断和分析血容量水平和肾脏的浓缩功能，但必须是血、尿渗透压同时监测，利用血/尿渗透压较单纯监测尿渗透压更有价值。

4. 尿液的病原学检查

应用呼吸机治疗的患者，因应用大剂量抗生素，易并发菌群失调，引起泌尿系统真菌感染，定期进行尿液的病原学检查，包括中段尿细菌培养和真菌镜检及培养。

5. 尿常规

尿中发现蛋白或红、白细胞，有助于对尿路感染或肾功能损害情况的了解和掌握，虽然简便易行，但同样有价值，值得定期进行。

6. 血肌酐、尿素氮

属于血液生化检查，主要用于判断肾脏功能。呼吸机使用不当，也有可能减少肾脏的血流灌注，妨碍肾脏的排泄功能。定期通过血液生化指标监测肾脏功能，能防患于未然。特殊情况下随时监测，没有特殊情况时可每 3~6 天检查 1 次，长期应用呼吸机时每 15 天复查 1 次。

(三)消化道功能

消化道功能监测,主要是对消化道出血的预防和处理。另外,胃内压增高和消化道的排泄功能也很重要。

1. 消化道出血情况监测

有条件时,定期送胃肠引流液和粪便作隐血试验,一旦有消化道出血或出血倾向,及时采取有效预防和治疗措施。

2. 胃内压增高和消化道的排泄功能

接受呼吸机治疗患者胃内压增高、胃内容物或胃肠消化液反流,很容易因误吸造成肺部感染或吸入性肺炎,严重时甚至能造成窒息致死。消化道的正常排泄功能也很重要,肠蠕动功能丧失时,如中毒性肠麻痹或麻痹性肠梗阻,腹内压会急剧增高,严重时膈肌上抬,明显影响患者的呼吸功能。另外,肠蠕动功能丧失时,大量胃肠消化液排泄受阻,同样可因反流造成误吸。因此,无论胃内压增高和消化道排泄功能障碍的原因如何,遇到这些情况时,除寻找病因,并积极去除外,应及时留置胃管,进行胃肠减压。接受呼吸机治疗患者因人工气道建立后气囊的压迫,有时致胃管很难插入,这时应将气囊内的气体抽出,胃管插入后再重新将气囊充盈。有时气囊放气后仍不能插入,必要时还需借助导丝的帮助。呼吸机治疗前就有胃内压增高或疑有肠蠕动功能障碍者,应在人工气道建立前,常规留置胃管,进行胃肠减压。

(四)体 温

体温是反映病情变化的综合指标,能引起体温升高的原因很多。体温升高对呼吸的影响是使呼吸加深加快,接受呼吸机治疗的患者可因此出现呼吸机拮抗。监测体温改变有利于综合评定和分析病情,也有助于寻找呼吸机拮抗的原因。对有下呼吸道感染的患者,结合气道分泌物的病原学检查,有助于对肺部感染做出诊断和及时地治疗。

体温监测是应用体温计间断测试,这已是沿用数百年的传统方法,目前仍不失为临床广泛应用的简便方法。应用体温计间断测试体温变化简便易行,目前多以腋下温度变化为主。测试体温时,体温计应紧贴皮肤,以免妨碍体温计的感应,造成测试值的人为误差,影响对病情的分析和判断。

近年来也有借助温度传感器与仪器相连后持续监测体温变化,持续温度监测分皮温(腋下)、肛温、食道温、血温四种。血温是通过 Swan-Ganz 导管前端的热敏电阻持续监测,虽然最能反映体内真实温度,但因操作复杂,又需特殊仪器和设备,且属有创性监测法,临床难以常规开展;肛温和食道温监测能较好地反映体内真实温度,有条件时应尽量采用这两种方法持续监测体温变化;腋下皮温监测较为普遍,但容易受外界温度的影响,不如血温和肛温更能反映体内真实温度变化。持续体温监测均需要特殊仪器设备,临床尚不能常规开展。

第 2 节 特殊监测

呼吸机治疗期间的特殊监测,是对有条件的医疗机构而言。这些监测项目的开展需要特殊的仪器设备,有些还需要专项的专业技术人员和操作技术,加之其中相当一部分是有创性监测,所以还得兼顾患者方面的情况。了解、掌握或必要时应用这些监测项目和手段,对提高危重病抢救成功率有一定价值。

一、$P_{ET}CO_2$ 和 $F_{ET}CO_2$ 监测

$P_{ET}CO_2$ 是呼气末的 CO_2 分压,单位是 mmHg;$F_{ET}CO_2$ 是呼气末的 CO_2 浓度,单位是%。临床应用较多的是将监测所得的 $F_{ET}CO_2$ 换算成 $P_{ET}CO_2$。

(一)方法与原理

$P_{ET}CO_2$ 与 $F_{ET}CO_2$ 监测的方法有三种,监测的原理均不相同。

1. 红外线测试法

测试原理是利用红外线 CO_2 浓度分析仪测试 $F_{ET}CO_2$,然后再换算出 $P_{ET}CO_2$,并通过显示屏显示出。该法属无创性监测,多采用持续监测,即将红外线测试传感器置于患者呼出气管导道的近患者端,持续监测呼出气中的 $P_{ET}CO_2$ 和 $F_{ET}CO_2$,并通过显示仪显示出测得的具体数据和波型。此法简便、安全、可靠、无并发症,目前临床应用较多。监测时,应注意以下几点。

(1)传感器由气体通道和红外线传感器组成,两者装配时要紧密,不能错位。

(2)红外线测试传感器分成人和小儿两种,30kg 以下者,应该用小儿传感器。

(3)打开分析仪开关后,应先检查传感器的灯光是否发亮,然后再将传感器与患者气管导管的接口处相连,不得漏气。

(4)经过几个呼吸周期后,红外线 CO_2 浓度分析仪的示波屏上,就会出现稳定的波型和具体的数据。

(5)传感器的进气口和出气口分别与呼吸机和患者的气管导管紧密相连,两者连接时不能倒接。

2. 气相色谱热导检测仪

气相色谱热导检测仪是利用气相色谱热导的检测原理,检测 $F_{ET}CO_2$。该法也属无创性持续监测法,方法与红外线测试法基本相同,只是监测时需将气相色谱热导检测器预热 5 min,并应调节零点。因气相色谱热导检测器价格昂贵,临床应用不多。

3. 血气分析仪检测法

收集呼出气体,利用血气分析仪的检测原理进行监测。该法的主要困难是呼出气的收集,且操作时容易出现误差,临床应用不普遍。

(二)临床价值

$P_{ET}CO_2$ 和 $F_{ET}CO_2$ 主要用于反映或代表 P_ACO_2。P_ACO_2 与 $PaCO_2$ 有较好地相关性,$P_{ET}CO_2$ 能间接代表 $PaCO_2$。$P_{ET}CO_2$ 的正常值是 38 mmHg,$F_{ET}CO_2$ 的正常值是 5%。对接受呼吸机治疗的患者,持续监测 $P_{ET}CO_2$ 和 $F_{ET}CO_2$ 的临床价值较大,具体表现在以下几个方面:

1. 持续监测通气功能

过度通气所致的呼吸性碱中毒是呼吸机治疗时最常见的并发症,持续监测 $P_{ET}CO_2$ 替代 $PaCO_2$ 监测,能免去反复抽取动脉血监测 $PaCO_2$ 之苦。单凭 $P_{ET}CO_2$ 监测,能指导合理调节呼吸机的某些参数,预防和纠正过度通气所致的呼吸性碱中毒。通气不足所致的呼吸性酸中毒,也可通过 $P_{ET}CO_2$ 监测得到预防和纠正。没有血气分析仪的单位,可以借助 $P_{ET}CO_2$ 监测,指导呼吸机的临床应用。

2. 作为脱机和拔管的指标

主要用于脱机后的 $P_{ET}CO_2$。脱机后 $F_{ET}CO_2$ 明显高于正常值（$F_{ET}CO_2 > 5.5\%$ 或 $P_{ET}CO_2 > 38$ mmHg），提示患者仍可能存在通气不足，故暂不能盲目拔除气管导管，而应继续严密观察，寻找造成通气不足的原因，并尽快去除。

3. $P(a-E)CO_2$（动脉-呼气末 CO_2）监测

有报道，$P(a-E)CO_2$ 可作为选择最佳 PEEP 水平的标准。$P(a-E)CO_2$ 反映肺内 $\dot{V}_A/\dot{Q}$。$\dot{V}_A/\dot{Q}$ 增加时，$P(a-E)CO_2$ 也增高；$P(a-E)CO_2$ 正常，说明 $\dot{V}_A/\dot{Q}$ 适当。PEEP 能减少肺内分流（$\dot{Q}_s/\dot{Q}_t$），改善 $\dot{V}_A/\dot{Q}$，降低 $P(a-E)CO_2$，使 $PaCO_2$ 增高；相反，PEEP 水平过高，心排血量减少，$PaCO_2$ 反而降低。因此，可能 $P(a-E)CO_2$ 最低值时的 PEEP 为最佳 PEEP。

4. 红外线分析仪描记的波形有一定的临床价值

(1) 波形降低或消失，表示呼吸机与患者的人工气道脱离或者导管扭曲。

(2) 单线波形低平，表示漏气或阻塞。

(3) 逐渐降低，表示过度通气、血压下降、栓塞性心搏停止。

(4) 逐渐升高，表示通气不足或体温骤升。

(5) 波形全部升高，表示 CO_2 吸收不良，无效腔量增多。

（三）注意事项

应用分析仪监测 $P_{ET}CO_2$ 和 $F_{ET}CO_2$ 时，为减少误差，应定期用标准浓度的 CO_2 定标和校对。

二、呼吸力学监测

主要指 R_{aw} 和肺顺应性（C）的监测。理论上讲，呼吸力学监测对了解肺功能状况，尤其是肺力学改变，有相当重要的价值，有些呼吸机附有这些监测装置。临床实际应用过程中，R_{aw} 和 C 的监测没有起到其真正应有的价值，临床医生很少用这两项指标来判断患者的病情和肺部病变的严重程度。原因是多方面的，但主要是测得的这两项指标值多变，不但随病情多变，而且还随呼吸机的类型不同而变，使临床医生难于掌握这两项指标的正常值。笔者体会，观察和监测 R_{aw} 和肺顺应性的变化，任何时候均应强调动态观察。同一个患者，应用同样的机器，监测所得的 R_{aw} 和肺顺应性变化值，对判断患者的病情和肺部病变的力学改变程度应该具有一定的价值。倘若监测的 R_{aw} 进行性地增高，可能真正意味着患者 R_{aw} 的增高；监测的顺应性进行性地下降，可能意味着患者肺顺应性的下降。笔者对该方面监测的经验不多，有必要在今后的临床工作中作进一步地观察和探讨。总之，对 R_{aw} 和肺顺应性变化值的监测，如同各种压力监测一样，不能依靠某个绝对的正常值，来判断患者的肺部力学变化。

三、持续 SaO_2 或 SpO_2 监测

持续 SaO_2 或 SpO_2 监测，是目前临床应用较多且极为普遍的监测方法。测试的基本原理是利用红外线，测定末梢组织中的氧合血红蛋白含量，间接测得 SaO_2。所以，测得值并不能代表真正的 SaO_2，而是 SpO_2，故正确的称呼应该是持续 SpO_2 监测。该装置可以附属在多功能监护仪上，也可是单独的测试装置。测试 SpO_2 的电极或探头，多夹在患

者的耳垂、手指或足趾处，通过红外光传感器测量这些部位组织中的氧合血红蛋白含量。所测得的 SpO_2 与 SaO_2 的相关性很好，绝对值也十分接近，故临床主要用于对 SaO_2 的持续监测。SpO_2 监测属于无创性监测，且同时还可以持续监测脉率的和脉搏波形的变化，临床多称其为无创性血氧饱和度脉搏监测，所用的仪器也被称为无创性血氧饱和度脉搏监测仪。因为这种血氧饱和度监测是通过皮肤进行的，故有称其为经皮血氧饱和度监测。

SpO_2 监测的优点是简便易行，除能替代持续 SaO_2 监测外，还能间接反映 PaO_2 的变化，能减少有创性动脉血气分析的监测，避免反复动脉穿刺之苦。此外，它不仅能反映组织的氧合状况，还能反映末梢组织的血流灌注状态。当末梢循环不良、血流灌注较差时，SpO_2 监测可明显降低，且与实际动脉血测得的 SaO_2 不一致。因此，影响 SpO_2 监测值准确性的主要因素，是末梢组织的血液灌注和循环。当患者末梢循环差、血流灌注少时，SpO_2 不能替代真正的 SaO_2。此时，应致力于改善患者的末梢循环，如注意保暖，提高局部的温度；适当应用血管扩张药等；血压下降者，意在提高动脉血压，增加局部的血流灌注。

借助持续 SpO_2 监测，能持续监测脉率和脉搏波形的变化，在脉率相对规则的情况下，可以替代心率监测。但倘若患者的脉搏不规则，如患有心房颤动的患者或因其他原因致使脉峰不规则时，监测所得的脉率值与患者实际脉率有较大的差异，此时监测得的脉率值仅供参考。

四、经皮氧和二氧化碳分压的监测

经皮氧分压（$tcPO_2$）和二氧化碳分压（$tcPCO_2$）的监测，是近年来发展的新技术。

（一）测试原理

$tcPO_2$ 和 $tcPCO_2$ 监测，是借助经皮氧和二氧化碳分压的测量电极，直接测试和显示出测得的 $tcPO_2$ 和 $tcPCO_2$。为增加测试部位的血流，使局部的毛细血管动脉化，所用的经皮氧测量电极内含有加温装置，它可以将皮肤温度加热至 44 ℃ 左右，以增加氧和二氧化碳向皮肤表面的弥散，使测得值更加接近 PaO_2 和 $PaCO_2$。

（二）临床价值

$tcPO_2$ 和 $tcPCO_2$ 监测的主要临床价值，是替代 PaO_2 和 $PaCO_2$ 的监测。因为在正常情况下，即末梢循环良好的条件下，$tcPO_2$ 和 $tcPCO_2$ 与 PaO_2 和 $PaCO_2$ 的相关性较好。当监测所得的 $tcPO_2$ 和 $tcPCO_2$ 值可以替代 PaO_2 和 $PaCO_2$ 的监测时，它也就能指导呼吸机各项参数的设置和调节，并能协助分析和判断患者的缺氧或缺氧纠正情况，对病情严重程度和预后作出估价。此外，应用该法监测 $tcPO_2$ 和 $tcPCO_2$ 还具有简便易行、无损伤、速度快、可以持续、避免反复动脉穿刺行动脉血气分析监测等优点。新生儿和婴幼儿的皮肤菲薄，穿透性好，监测得的 $tcPO_2$ 和 $tcPCO_2$ 值与 PaO_2 和 $PaCO_2$ 的相关性更好，加之小儿的动脉穿刺较成人困难，所以对小儿更有着特殊价值。

（三）注意事项

(1) $tcPO_2$ 和 $tcPCO_2$ 的监测值与 PaO_2 和 $PaCO_2$ 的相关性主要受末梢循环状况的影响。末梢循环不良时，它们的相关性较差，测得的 $tcPO_2$ 和 $tcPCO_2$ 值可能不能替代真正的 PaO_2 和 $PaCO_2$ 值，如低温、严重低血压、休克等情况存在时。另外，水肿和有皮下气肿的患者，$tcPO_2$ 和 $tcPCO_2$ 也不能正确反映

PaO_2 和 $PaCO_2$ 的变化。

(2) 测试前,需预热、校标仪器和皮肤电极。

(3) 为保证电极与皮肤的良好接触,除了应选择血管多、脂肪少,并能紧密粘贴皮肤的部位,如上胸部、腹部、上臂和大腿的内侧等处外,还应用细砂片磨擦皮肤表面,并用乙醇或乙醚去除皮肤表面的鳞屑和油脂。

(4) 当电极粘贴在所准备的皮肤上后,应待电极将皮肤加温 15~20 min,且 $tcPO_2$ 和 $tcPCO_2$ 值基本趋于稳定时,方可监测 $tcPO_2$ 和 $tcPCO_2$。倘若监测的 $tcPO_2$ 和 $tcPCO_2$ 值,在 15~20 min 内仍不能稳定,提示局部灌注不好或电极受压,此时应更换电极粘贴的部位。

(5) 一般情况下,电极的温度不应超过 45 ℃,新生儿小于 43 ℃,并要求在 4~6 h 更换 1 次测量部位,以防局部发生烧灼伤。

(6) 仪器在测试 $tcPO_2$ 和 $tcPCO_2$ 时,可同时显示电极的耗热量。电极的耗热量受局部血流的影响,血流越多,电极耗热量越大。倘若测得的 $tcPO_2$ 或 $tcPCO_2$ 值突然下降,同时伴电极的耗热量也显著下降,提示局部的血流减少;倘若仅有 $tcPO_2$ 或 $tcPCO_2$ 值的突然下降,电极耗热量没有明显改变,提示局部血流没有明显改变,$tcPO_2$ 或 $tcPCO_2$ 下降可能意味着 PaO_2 或 $PaCO_2$ 的下降,尤其是 PaO_2 的下降。

五、V_D/V_T 监测

V_D/V_T 是生理无效腔和潮气量之比,主要反映肺泡有效通气量。正常人 V_T 约 500 ml,其中 V_A(肺泡通气量)为 350 ml,V_D 为 150 ml,故正常人的 V_D/V_T 比例为 0.3(0.2~0.4)。$V_D/V_T > 0.4$,提示无效腔过大,肺泡有效通气量下降,是 PaO_2 下降的常见原因。常用的监测 V_D/V_T 方法有两种:

(一) 通过对 $PaCO_2$ 和 $P_{ET}CO_2$ 的监测

$P_{ET}CO_2$ 也可写作 P_ECO_2。

因为 V_E(呼出气)= $V_A + V_D$

$V_E \times P_ECO_2 = V_A \times PaCO_2 + V_D \times P_ICO_2$
$\qquad = (V_E \times P_ACO_2 - V_D \times P_ACO_2)$
$\qquad \quad + V_D \times P_ICO_2$

$V_D(P_ACO_2 - P_ICO_2) = V_E(P_ACO_2 - P_ECO_2)$

$V_D/V_E = \dfrac{P_ACO_2 - P_ECO_2}{P_ACO_2 - P_ICO_2}$

∵ $P_ICO_2 = 0$,$P_ACO_2 = PaCO_2$,
$V_E = V_T \times f$(呼吸频率)

∴ $V_D/V_T = \dfrac{PaCO_2 - P_ECO_2}{PaCO_2}$

(二) 通过对 $PaCO_2$ 和 MV 的监测

由 $PaCO_2$ 和 MV 的监测,能够计算出 V_D/V_T 的近似值。具体计算公式是:

$$V_D/V_T = \dfrac{MVex(呼出气的 MV)}{MVee(预计的 MV)} \times 0.33 \dfrac{PaCO_2}{40}$$

MVee 可由 Radford 表查出。

临床常用的 V_D/V_T 监测法也有两种:一是直接测定,即有的呼吸机附有 V_D/V_T 直接测试装置,通过显示屏幕可以直接读出测试的 V_D/V_T 值。此法操作简单,无需特殊的专业技术,当测试原理是通过对 $P_{ET}CO_2$ 或 $F_{ET}CO_2$ 的监测时,需安置 CO_2 测试探头,注意事项同 $P_{ET}CO_2$ 和 $F_{ET}CO_2$ 的监测。二是测试得 $P_{ET}CO_2$ 或 MVex 值后,通过相应的公式计算所得。此法较烦琐,但不一定需要 $P_{ET}CO_2$ 和 $F_{ET}CO_2$ 监测装置,适合临床广泛开展和应用。

六、呼吸指数(PaO_2/FiO_2)监测

PaO_2/FiO_2是监测肺换气功能的主要指标之一。当肺弥散功能正常时,随FiO_2升高,PaO_2应该能相应地升高;尤其是对接受呼吸机治疗的患者,FiO_2可以得到充分地保障,随提高FiO_2,PaO_2均应相应地升高。

PaO_2/FiO_2的正常值是350~500 mmHg(PaO_2 85~100/FiO_2 0.2~0.6)。倘若随FiO_2升高,PaO_2不能相应地升高,除提示患者有一定程度肺弥散障碍外,主要提示患者可能存在不同程度的肺内分流($\dot{Q}_s/\dot{Q}_t$)所致的低氧血症。因为一般情况下,肺弥散障碍出现较晚,即使有弥散障碍时,早期弥散障碍仍然可以通过提高FiO_2使PaO_2下降得到不同程度地改善。只有$\dot{Q}_s/\dot{Q}_t$增加所致的低氧血症,不能通过提高FiO_2使PaO_2下降得到改善。ARDS患者低氧血症产生的主要原因就是$\dot{Q}_s/\dot{Q}_t$增加,故PaO_2/FiO_2是诊断ARDS的重要指标。

PaO_2/FiO_2监测的方法简单,主要借助动脉血气分析测得PaO_2值,然后根据所设置的FiO_2或监测得到的FiO_2值进行计算。虽然在不同的FiO_2条件下,均可计算PaO_2/FiO_2值,但为简化操作和计算,对应用呼吸机的患者,可选择FiO_2为100%时的PaO_2计算或测试PaO_2/FiO_2值。当FiO_2为100%时,不但测得的PaO_2/FiO_2值准确,而且还可同时测得$\dot{Q}_s/\dot{Q}_t$。因为在FiO_2为100%条件下测得的$\dot{Q}_s/\dot{Q}_t$值最为准确。当改变FiO_2时,为使肺内气体充分得到平衡,应在至少20 min后方可抽取动脉血进行血气分析。

对应用其他方法提高FiO_2的患者,PaO_2/FiO_2监测值的准确性可能会受到一定程度的影响。因为除应用呼吸机或特殊的面罩,FiO_2均不可能得到保障,尤其当$FiO_2>$50%时。应用这些方法,FiO_2很少能$>$50%。FiO_2得不到保证,由此计算所得的PaO_2/FiO_2当然不可能可靠。

七、$D(A-a)O_2$监测

$D(A-a)O_2$也是代表肺换气功能的主要指标之一。$D(A-a)O_2$对不接受呼吸机治疗的患者较难监测,因为吸纯氧时(FiO_2 100%)测得的$D(A-a)O_2$值可能最准确。接受呼吸机治疗的患者可以做到吸纯氧,故监测$D(A-a)O_2$比较方便。

(一)$D(A-a)O_2$监测方法

在吸氧的条件下,抽取动脉血进行动脉血气分析,测得$PaCO_2$和PaO_2,然后根据FiO_2不同,以不同的计算公式进行计算测得。

1. 吸纯氧时(FiO_2 100%)

$$D(A-a)O_2 = P_AO_2 - PaO_2$$
$$= [标准大气压 - 47(饱和水蒸气压) - PaCO_2] - PaO_2$$
$$= [760 - 47 - PaCO_2] - PaO_2$$

2. 吸氧气时

$$D(A-a)O_2 = P_AO_2 - PaO_2$$
$$= P_1O_2 - PaCO_2 \times [FiO_2 + \frac{1-FiO_2}{R(呼吸商)}] - PaO_2$$
$$= P_1O_2 - PaO_2 \times [FiO_2 + \frac{1-FiO_2}{0.8}] - PaO_2$$

P_1O_2=吸入气氧分压(mmHg),
FiO_2=吸入气氧浓度(%)。

3. 吸空气时

(1) $D(A-a)O_2 = P_AO_2 - PaO_2$

$$= [20 - PaCO_2 \times 1.25] - PaO_2$$

20 为吸入气体(空气)中的氧分压(以千帕,kPa 计算),1.25 为校正因素,约为呼吸商的倒数。

(2) $D(A-a)O_2 = P_AO_2 - PaO_2$
$$= (150 - PaCO_2) - PaO_2$$

既然吸纯氧时测得的 $D(A-a)O_2$ 值可能最准确,接受呼吸机治疗的患者又很容易做到。所以,对需要了解肺换气功能的呼吸机治疗患者,可定期、间断测定 FiO_2 100%条件下的 $D(A-a)O_2$ 值,并由此计算出 $\dot{Q}_s/\dot{Q}_t$。一般每日一次,动态观察以了解换气功能障碍改善的情况。

(二)$D(A-a)O_2$ 监测的价值

(1)$D(A-a)O_2$ 是判断氧从肺泡进入血液难易程度的标志,任何原因引起的 $\dot{V}_A/\dot{Q}$ 失调、$\dot{Q}_s/\dot{Q}_t$、弥散功能障碍,均可导致 $D(A-a)O_2$ 增加。因此,监测 $D(A-a)O_2$ 改变,能协助判断和分析呼吸衰竭产生的病理生理机制,能指导对不同病理生理改变所产生的呼吸衰竭的治疗。

(2)通过测得和计算所得的 $D(A-a)O_2$ 值能计算出 $\dot{Q}_s/\dot{Q}_t$。$\dot{Q}_s/\dot{Q}_t$ 能作为疾病诊断的指标,也能作为病情严重程度或转归的指标。动态监测 $D(A-a)O_2$ 值,能起到动态监测 $\dot{Q}_s/\dot{Q}_t$ 的作用。

八、$\dot{Q}_s/\dot{Q}_t$ 监测

$\dot{Q}_s/\dot{Q}_t$ 是肺内分流的指标。正常人由于重力的关系,$\dot{Q}_s/\dot{Q}_t$ 为 5%。当 $\dot{Q}_s/\dot{Q}_t > 10\%$ 时,则意味着肺内分流指标的异常增加。监测 $\dot{Q}_s/\dot{Q}_t$,就是监测肺内分流量,这对 ARDS 的诊断和治疗有着特殊的临床价值。ARDS 与其他类型呼吸衰竭最根本的区别,就在于肺内分流增加是其产生低氧血症的主要病理生理改变。所以,$\dot{Q}_s/\dot{Q}_t$ 可谓是诊断 ARDS 最特异性的指标。监测 $\dot{Q}_s/\dot{Q}_t$ 的动态变化,也有助于对病情发展(恶化)或好转的判断和观察。监测 $\dot{Q}_s/\dot{Q}_t$ 的方法有两种:

1. 直接测定法(通过 Swan-Ganz 导管采取混合静脉血)

$\dot{Q}_s/\dot{Q}_t = CcO_2 - CaO_2/CcO_2 - C\bar{v}O_2$

CcO_2(肺终末毛细血管氧含量)= $1.39 \times Hb + 0.0031 \times PaO_2$

CaO_2(动脉血氧含量)

$C\bar{v}O_2$(混合静脉血氧含量)

2. 间接测定法(吸纯氧 20 min 后抽取动脉血)

(1) $\dot{Q}_s/\dot{Q}_t = (700 - PaO_{21.0}) \times 5\%$

$PaO_{21.0}$ 为吸 100% 氧气至少 20 min 后,测得的 PaO_2 (mmHg)。

(2) $D(A-a)O_2 (mmHg) \div 16$
$$= \dot{Q}_s/\dot{Q}_t(\%)$$

即每 16 mmHg 的 $D(A-a)O_2$ 相当于 1% 的 $\dot{Q}_s/\dot{Q}_t$。

上述两种方法中,以吸纯氧 20 min 后抽取动脉血的间接测定法较为普遍,尤其对接受呼吸机治疗的患者十分方便。为协助病情观察,一般每日做 1 次即可。

九、持续心电图监测

目前市场所有的多功能监护仪几乎均有持续的心电图监测,可监测导联多少,依监护仪的类型不同有所不同。这种持续的心电图监测,主要是模拟心电图,与实际的心电图有一定的差异,主要功能是监测心率和心律的变化,对监测危及生命的严重心律失常十分有价值,但对严重心肌缺血,如心肌梗塞的诊断、定位或动态观察病情变化等,均不尽人

意,它不能替代这类患者的常规心电图检查。

呼吸机治疗患者的持续心电图监测,不但有助于对患者心律失常的监测,还有利于对患者的心肺功能状况和呼吸机疗效作综合性地判断和估价。呼吸机各参数的适当与否、缺氧的严重程度、呼吸机与自主呼吸协调的状况等,均可直接影响患者的心率(律)。当这些因素去除后,如果没有其他非呼吸机因素影响,患者的心率(律)应该能恢复正常。所以,通过持续心电图监测,能间接了解呼吸机使用情况,并协助判断和分析呼吸机疗效不满意的原因,有助于及时发现和处理。

持续心电图监测装置可以是单独的装置,也可以与其他监测功能同时存在一台装置上。如与多功能监测仪(同时监测心电图、体温、SaO_2、无创血压、血流动力学、呼吸频率、呼吸波形、甚至与配套的呼吸机相连监测呼吸机上的所有参数)并存、与心脏起搏和除颤装置并存、与 SaO_2 监测仪并存等。

十、血流动力学的监测

对接受呼吸机治疗的患者,进行血流动力学监测,其价值不仅在于对患者血流动力学状况的监测,而且还在于进一步地了解呼吸机对患者血流动力学影响的情况,指导人们更加合理地应用各种不同的通气模式,有效地预防各种不必要或可以避免的并发症,尤其是对血流动力学干扰的并发症。目前,随着呼吸机的不断发展、更新和完善,通气模式和功能的变化和改进,日趋集中在压力的调节和变化上,这势必对患者血流动力学的影响更加明显。在这样大势所趋的情况下,血流动力学监测日趋上升至更重要的地位。充分应用这些监测手段和数据,能提高呼吸机的抢救成功率,降低危重病的死亡率,减少呼吸机对循环系统的不利影响。

血流动力学监测分无创与有创两种,各有利弊。无创血流动力学监测是利用阻抗的原理,虽然无损伤,但准确程度受一定的限制。有创血流动力学的监测需要专门的仪器设备和操作技术,如深静脉穿刺置管至上、下腔静脉,测定 CVP;外周或深静脉穿刺置带气囊的右心导管或称漂浮导管(Swan-Ganz 导管)至肺动脉水平,测定一系列血流动力学数据。

(一)深静脉穿刺置管

该法也属创伤性监测,主要用于测定 CVP。但因危重病患者多需持续静脉给药或补充液体,深静脉穿刺置管输液是经常采用的补液途径。倘若留置的导管能抵至上、下腔静脉,即可进行 CVP 监测。

CVP 监测的临床意义是判断患者的容量负荷与水平。CVP 增高,提示容量增多或右心前负荷增多;有时也可提示静脉压的增高,如有右心功能不全的情况下,CVP 可能明显增加;门静脉系统的压力增加,如肝硬化所致的门脉高压等;上腔静脉压迫综合征,也可引起 CVP 增加。

接受呼吸机治疗的患者,胸内压增加,CVP 也应该有所增加,尤其当应用 PEEP、CPAP、PSV 等通气模式或功能时。监测 CVP 对接受呼吸机治疗的患者,其价值也不仅仅在于对患者血容量或右心功能状况的了解和估价,更重要的还在于了解患者血容量或右心功能状况前提下,对呼吸机各参数的合理设置和调节,尽可能地预防和避免机械通气对循环系统的不利影响,实际可起到指导人们合理应用呼吸机的目的。CVP 监测的方法有两种。

1. 简便法

无需特殊的仪器和设备,只需将深静脉

穿刺留置的导管与一延长管相连,该管可以是普通的输液导管,也可是玻璃的硬质导管,一般以塑制的导管为好,且需足够的长度(以没有回血为原则);将其固定在标尺上,标尺以与心脏水平的位置为零点,刻度以 cm 为单位,利用该法能简便而持续地监测 CVP 变化。该法是利用物理的原理,直接测定压力的变化,是临床最早就采用的简便方法,适合在基层医疗单位推广使用。

应用该法进行 CVP 测定时,需要强调两项注意点:一是要确定导管抵至上、下腔静脉,既不能不够,也不能过长;导管长度不够或插的不够深,尤其是当从股静脉置管至下腔静脉时,测得的 CVP 不能代表真正的 CVP 数值;插得过深,导管就有可能进入右心房,不但测得的数值不是 CVP,而是右房压(right atrial pressure,RAP),而且很容易引起心律失常。二是即使已经确定导管抵至上、下腔静脉,但影响 CVP 数值的因素很多,如测定时患者的体位、检查者的视线、导管内是否有血凝块等。所以,仍应强调对 CVP 数值的动态观察,可能比单凭某一个绝对的数值更有临床参考价值。

2. 机器测定法

该法需要特殊的压力传感器和特殊的压力显示仪,价格昂贵,不易普遍开展。具体操作是将导管通过压力传感器与压力显示仪相连,测定时压力传感器的位置应与心脏的位置水平,测定前应常规校标或称校零,测得值能直接显示在显示仪上。测定值的单位依监测仪的设定而不同,有的监测仪以 mmHg 为单位。

通过机器测定 CVP 的优点是操作和观察均方便,数值的直接显示能减少测试者的视觉误差。但同样要注意导管的位置和测试时患者的体位。与简便法不同的是更要防止传感器内进气泡,以免影响监测的数值。此外,利用机器监测 CVP 时,多同时采用三通接头与静脉输液通道相连,测压可与补液同时进行或在间断测压的间隙内持续补液,此时一定要在测压时将输液管道关闭,否则也会影响测压的数值。

(二)Swan-Ganz 导管

实际上是对传统的右心导管的改进,主要不同点是导管的前端附有能盛 1~1.5 ml 气体的气囊。当导管被插置心腔后,常规将气囊充气,让导管借助气囊的浮力,随血流的动力漂浮,直至肺小动脉。理想的肺小动脉水平是当气囊充气后,肺小动脉被阻塞,血流暂时性终止。这时能测得肺小动脉契压(pulmonary arterial wedge pressure,PAWP),并用其代表肺毛细血管契压(pulmonary capillary wedge pressure,PCWP)。Swan-Ganz 导管较传统右心导管的优点在于损伤小,并发症少,且获得的数据或参数多。归纳通过 Swan-Ganz 导管所能获得的参数大致有以下几个方面:

1. 反映左心功能或左心前负荷的参数

PCWP 主要临床反映左室舒张末压(left ventricular end-diastolic pressure,LVEDP),在左心导管临床开展极不普遍的今天,LVEDP 对间接了解左心功能的状况有相当的价值。

2. 反映肺循环阻力和右心的后负荷的参数

RAP 和肺动脉压(pulmonary arterial pressure,PAP),其中 PAP 又分肺动脉收缩压(pulmonary arterialsystolic pressure,PASP)、肺动脉舒张压(pulmonary arterial diastolic pressure,PADP)、平均肺动脉压

(mean pulmonary arterial pressure, PAP)，这些数值均是通过压力传感器直接测得，对了解肺循环的阻力和右心的后负荷十分有价值。

3. 反映体、肺循环阻力的参数

借助已测得的压力和容量数据，利用监测仪中的微电脑装置和已有的程序，按照公式计算，还能测得体循环（周围循环）阻力(systemic resistance, SVR)、体循环（周围循环）阻力指数(systemic resistance index, SVRI)、肺循环阻力(pulmonary resistance, PVR)、肺循环阻力指数(pulmonary resistance index, PVRI)、左室每搏功(left ventricular systolic work, LVSW)、左室每搏功指数(left ventricular systolic work index, LVSWI)、右室每搏功(right ventricular systolic work, RVSW)、右室每搏功指数(right ventricular systolic work index, RVSWI)、射血分数(ejective fraction, EF)、左室舒张末容量(left ventricularend-diastolic volume, LVEDV)等。这些数据能综合反映患者的心肺功能、前后负荷和容量水平等。

4. 测定心排量(cardiac output, CO)

CO的测定一般有三种。温度稀释、染料稀释或通过Fick公式计算法。通过Swan-Ganz导管测得的CO，是利用温度稀释法的原理，即通过肺动脉导管，注入一定量的室温或冰盐水(右旋糖酐)，由位于Swan-Ganz导管尖端的热敏电阻感受温差的变化，利用监护仪微电脑储存的计算程序，直接在显示屏上显示CO。这样的操作至少连续3次，微电脑自动取平均值作为测定结果。利用该法测得的CO，实际是右心的CO。一般说，温度稀释法测得的CO结果较准确，但在CO降低明显时，可能会有误差。另外，在心腔内存在血液分流或二尖瓣、三尖瓣反流存在时，不适合应用此法。

将所测的CO结合患者的体表面积(body surface area, BSA)，还能计算患者的心排指数(index of cardiac output, CI)、每搏量(systolic volume, SV)、每搏指数(systolic volume index, SVI)，这些参数均能通过监护仪直接显示出来。

5. $\dot{Q}_s/\dot{Q}_t$ 计算

通过Swan-Ganz导管抽取的不同部位的血标本，如肺动脉、混合静脉血，与动脉血气分析结合，还能较准确地计算患者的 $\dot{Q}_s/\dot{Q}_t$。

6. 氧消耗($\dot{V}O_2$)的计算

已知患者的CO(CI)、动脉和混合静脉血的血氧含量，应用Fick公式，能计算出患者的 $\dot{V}O_2$。计算公式是：

$$\dot{V}O_2 = CI(CaO_2 - CvO_2) \times 10$$

正常人的 $\dot{V}O_2$ 是 180～200 ml/(min·m²)，危重病患者或接受呼吸机治疗的患者可能会有不同程度地增高。监测 $\dot{V}O_2$ 有利于判断和估价氧的代谢率，更好地了解患者的全身代谢和脏器功能，是近年来日益受关注的新的监测指标。

总之，通过Swan-Ganz导管，能得到很多对临床十分有用而难得的指标。所以，这是一项极有价值的血流动力学监测项目。国外学者对危重病的监测，将其作为常规。国内不少医院也陆续开展，但仍不尽人意。最大的困难还是财力，但该项操作计术的开展不够普及也是重要的原因之一。为减少误差，除强调每次测定值的可重复性或固定专人操作外，还应强调动态观察下的具体变化值。这些数据虽然不容易测得，但却能为综合评定患者的心肺功能、前后负荷和容量水平等,提供重要而较可靠的依据。临床广泛开展的主要困难是导管和所需仪器的价格昂贵,况且临床操作过程中,有可能并发出血、心律失常、心肌穿孔、气胸等一系列并发症。

Swan-Ganz导管置管的部位可以是外周静脉,如正中静脉、头静脉等,也可以是深静脉,如颈内静脉、锁骨上(下)静脉、股静脉等。两种途径各有利弊,外周静脉安全,出血或气胸等并发症可能会少一些,但插管的路径长,置管有一定的困难。深静脉插管的路径短,置管相对容易,但并发症的发生率可能会高一些。关键还在技术操作的熟练程度和指征及禁忌证的合理掌握。

十一、床边肺功能测定

床边肺功能测定主要是针对危重病患者开展的某些项目。接受呼吸机治疗的患者,因为活动受限,也只能接受床边肺功能测定。

(一)床边肺功能测定的方法和项目

床边肺功能测定的方法主要有两个,一是借助呼吸机固有的测试装置,如 V_T、MV、R_{aw} 和肺的顺应性等,二是应用另外的肺功能测试装置。目前所能开展的床边肺功能测定项目,也主要取决于两个因素。一是所具有的床边肺功能测定的仪器设备,二是患者能够耐受的肺功能测试程度。有些肺功能测试项目是床边肺功能测定仪不具备的,有些项目是危重病患者无法耐受的。由于受到这两方面因素的限制,目前临床所能开展的项目相当局限。归纳床边肺功能测定的项目,大致分以下四个方面。

1. 肺容量

对接受呼吸机治疗的患者,较有价值,且能够开展的肺容量方面测定是 V_T 和 FRC 或 RV。其中 V_T 的测定较为简单,既可以借助呼吸机所固有的测试装置,在 CPAP 的通气模式下进行;也可以利用额外的床边肺功能测定仪;加之 V_T 测试不需要患者特殊的配合,只要求患者平静地呼吸,所以临床开展并不困难。FRC 或 RV 测试固然有较大的临床价值,尤其是对 ARDS 和 COPD 的患者,但因需要特殊的仪器设备,床边开展并不普遍,必要时应当酌情开展。至于 ERV、IV、VC 等,均需要额外的床边肺功能测定仪,且要求患者主动地配合,适用于神志清醒、且能主动配合的患者。

2. 肺的通气功能

借助呼吸机固有装置,能够进行的通气功能测定主要为 MV。它不需要患者配合,临床开展比较方便。此外,V_A 和 V_D/V_T 测试的方法,如前所述,V_A 主要是通过计算所得,V_D/V_T 可以直接测得,也可以通过计算测得。至于 MVV、FVC、最大吸(呼)气流速等测定,除要求患者主动地配合外,还需要额外的仪器设备,临床广泛开展有一定的困难,尤其是肺功能较差的患者很难耐受这些需要最大限度用力的测定。通气储备百分比和气速指数均是通过计算所得,在 MVV 无法测得的基础上,这两项指标也无从计算。

3. 肺的换气功能

包括肺的弥散功能。主要指标的测试方法已在上文中叙述,如 PaO_2/FiO_2、$D(A-a)O_2$、$\dot{Q}_s/\dot{Q}_t$ 的监测等。肺的弥散功能测试需要特殊的仪器设备,倘若能够开展,对某些患者有相当的价值。

4. 肺的力学

R_{aw} 和肺顺应性的监测如前所述。此外,借助呼吸机固有的装置还能监测气道平均压、吸气峰压、最大吸气负压等，这些均是十分有用的指标。有的呼吸机还能同时显示吸(呼)气的平均流速或峰流速的具体数据和图形，至于呼吸做功，主要通过计算测得。

5. 动脉血气分析

动脉血气分析是床边肺功能测定很重要的一部分，对接受呼吸机治疗的患者是必不可少，具体方法已在上文中介绍。

(二)开展床边肺功能测定的临床价值

肺功能测定是反映患者肺功能状况最客观的指标，其所具有的临床价值是其他监测手段所不能具备和替代的。尤其对接受呼吸机治疗的患者，如能开展床边肺功能测定，可能更有助于呼吸机的合理应用。具体评价床边肺功能测定的临床价值，可能有以下三个方面：

1. 全面了解患者的肺功能状况

不但有利于合理掌握呼吸机治疗的指征，而且有助于判断和分析病情或肺功能障碍的严重程度机类型。

2. 指导呼吸机各参数和模式的调节

根据肺功能测定所得的数据和对患者肺功能障碍严重程度和类型的判断和分析，能指导机械通气各参数和模式的设置和调节，有的放矢地应用不同的通气模式和功能，最大限度地降低各种通气模式的副作用，减少不必要的副作用。

3. 合理掌握脱机的标准

开展床边肺功能测定，能使操作者在全面了解患者的肺功能状况的基础上，合理掌握脱机、拔管的肺功能指标，尽可能地改变单凭主观分析和判断、缺乏客观指标的脱机、拔管法，减少或消除脱机、拔管过程中的盲目性，提高脱机和拔管的成功率。

(三)开展床边肺功能测定时的注意事项

1. 力求测定值能真正反映患者的肺功能状况

如同对一般患者所能做的肺功能测定一样，床边肺功能测定的真正价值主要取决于它是否能真正反映患者的肺功能状况。肺功能测定的最大特点是受主观意志的影响大，许多测定均需要患者的主动配合。否则，将会明显妨碍肺功能测定值的准确性和可信性。接受呼吸机治疗的患者，因为病情重，普遍配合能力差，这有可能影响床边肺功能测定所能开展的项目，同时也会影响肺功能测定值的客观程度。因此，在具体测试过程中，要尽可能地取得患者的主动配合，使所测值能真正反映患者的肺功能状况。否则，床边肺功能测定将会失去其应有的价值。

2. 结合临床综合评价

虽然肺功能测定是反映肺功能状况最客观的指标，但正因为它具有受患者主观意志和配合程度的影响，很难保证测得值能真正反映患者的肺功能状况。为此，在依据肺功能测定指标，全面分析和判断患者肺功能状况的时候，必须强调要结合临床综合评价，切不可过于教条，一味凭借测定指标。

(宋志芳)

参 考 文 献

1. Tobin, MJ. State of the art: respiratory monitoring in the intensive care unit. Am. Rev. Respir. Dis. 1988,138:1625～1642
2. Takeuchi MK, Sedeek A, Schettno GPP, et al. Pressure during volume history and pressure-volume curve measurement affects analysis. Am. J. Respir. Crit. Care Med. 2001,164(7):1225～1230
3. Steinbrook R. How Best to Ventilate? Trial design and patient safety in studies of the acute respiratory distress syndrome. N Engl J Med; 2003,348:1393～1401
4. Thompson BT, Hayden D, Matthay MA, Brower R, Parsons PE. Clinicians approaches to mechanical ventilation in acute lung injury and ARDS. Chest 2001,120:1622～1627
5. Bernard GR, Sopko G, Cerra F, et al. Pulmonary artery catheterization and clinical outcomes: National Heart, Lung, and Blood Institute and Food and Drug Administration Workshop report: consensus statement. JAMA 2000,283:2568～2572
6. Tobin MJ. Culmination of an era in research on the acute respiratory distress syndrome. N Engl J Med 2000,342:1360～1361
7. The National Heart, Lung, and Blood Institute Acut. Pulmonary-artery versus central venous catheter to guide treatment of acute lung injury. N Engl J Med, 2006,354: 2213～2224
8. Fowler RA, Cook DJ. The Arc of the Pulmonary Artery Catheter. JAMA 2003,290: 2732～2734
9. Heffner JE. A Wake-Up Call in the Intensive Care Unit. N Engl J Med 2000,342:1520

第14章

呼吸机临床应用策略

Clinical application strategies of mecannical ventilation

虽然呼吸机的临床应用是一门实际应用技术,但合理应用呼吸机的主要环节是将呼吸机临床应用的理论知识与患者的具体情况相结合,它涉及到如何掌握呼吸机的适应证与禁忌证、应用呼吸机和撤除呼吸机的时机,以及对有关疾病病理生理改变的特点的了解等。同样,它也涉及到怎样在一定理论知识的指导下,合理设置呼吸机的各项参数,灵活运用不同的通气模式、功能等,并根据病情变化随时调整。要做到这些,不是一朝一夕所能掌握的,它需要操作者在充分了解和掌握各种不同疾病和患者呼吸衰竭产生和发展的不同病理机制,结合自己所具有的临床应用经验,合理应用和调节。

虽然不同疾病和患者所应用的机械通气模式、参数和时机可以完全不同,但同样的疾病、同一个患者,不同的操作者可能会应用不同的操作方式。因此,合理应用呼吸机的唯一目标,就是最大限度地发挥机械通气临床应用的疗效、最低限度地降低机械通气的并发症,而并不强调所有的操作者均要按照固定的方式和方法应用机械通气。换句话说,呼吸机的临床应用是一门十分灵活的操作技术,它需要大量的实际应用经验,也需要相当水平的理论知识指导。随着呼吸机临床应用的日益广泛和普及,有关机械通气临床应用的理论和经验,将会得到更大的发展和提高。

第1节 机械通气目的、适应证与禁忌证

一、目 的

应用机械通气的主要目的,是预防、减轻或纠正由各种原因引起的缺 O_2 与 CO_2 潴留,有时也可应用呼吸机做肺内雾化吸入治疗。

二、适 应 证

鉴于应用呼吸机的主要目的是预防、减轻或纠正由各种原因引起的缺 O_2 与 CO_2 潴留,所以呼吸机的主要适应证是任何原因引起的缺 O_2 与 CO_2 潴留。

(一) 具体应用范围

1. 心肺脑复苏(各种原因所致)引起心搏、呼吸停止

无论是何种原因所致的心搏、呼吸停止,均应采取心肺脑复苏。在有条件的情况下,呼吸机是心肺脑复苏中必不可少的措施之一,尤其是针对脑功能的保护和恢复,及早预防由于严重缺氧造成的不可逆性的脑功能损害。

2. 中毒所致的呼吸抑制

无论中毒的原因如何,只要患者出现了呼吸抑制,并由呼吸抑制造成了缺 O_2 或 CO_2 潴留,均应考虑及时应用呼吸机。临床上最多见的由中毒引起的呼吸抑制是药物中毒,其中包括各种安眠、镇静药,如巴比妥类、吗啡、安定类(三唑仑、阿普唑仑等);农药中毒,如有机磷、有机氯等;麻醉药过量或中毒,如氯胺酮、芬太尼、硫苯妥钠和肌肉松弛药等。有的肌肉松弛药在不过量的情况下,也有可能造成呼吸抑制,这是药物的延缓反应,即当药物作用过去后,自主呼吸已经恢复,但间隔一段时间后再次出现呼吸肌麻痹,并产生呼吸抑制,如不及时发现,即可造成不可逆性的脑细胞损害,严重的可因缺氧造成患者死亡。

3. 神经-肌肉系统疾病

分中枢性和周围性。中枢性主要指由呼吸中枢受到危害产生的中枢性呼吸抑制和停止,临床最常见的是脑卒中(出血性和缺血性)、脑外伤、脑炎(细菌、病毒、原虫、寄生虫等)、脑部手术的直接损伤或手术后局部的水肿压迫等、癫痫持续状态(原发性或继发性癫痫)、各种原因所致的脑水肿等;周围性是指由于脊髓、脊髓神经根、呼吸肌肉等受到损害造成的呼吸抑制、减弱和停止等,常见的有脊柱外伤、疾病所致的高位截瘫;脊髓和脊髓神经根疾病,如多发性神经根炎(又称吉兰-巴雷综合征)、侧索硬化症等;神经-肌肉系统疾病,如重症肌无力、电解质紊乱所致的呼吸肌麻痹(低血钾)、感染破伤风病毒等。

4. 胸、肺部疾病

以往因过多地考虑到慢性阻塞性肺部疾病(COPD)应用呼吸机后可能产生呼吸机依赖造成脱机困难或因人工气道建立时可能出现的并发症等,以至于多不主张早期积极使用呼吸机,除非已发展为肺性脑病,出现昏迷或不同程度的意识障碍等。目前,随着呼吸机临床应用的日益广泛,COPD 应用呼吸机后,因呼吸衰竭所致的死亡率明显下降,人们

尝到了及早应用呼吸机的甜头，有关COPD应用呼吸机治疗的报道日益增多。另外，危重哮喘呼吸机治疗也日趋增多。

至于胸、肺部急性疾病的呼吸机治疗，如ARDS、严重肺炎、胸肺部大手术后的呼吸支持等是不言而喻的。呼吸机治疗能明显提高这些疾病的临床抢救成功率，尤其是ARDS，无论引起此病的原发病因是否能被逆转，及时应用呼吸机治疗，就能提高ARDS的救治成功率；否则，仅就ARDS所致的低氧血症，就足以将患者致死。大量临床资料表明，呼吸机是纠正ARDS低氧血症的主要治疗手段。应用呼吸机治疗ARDS后，因低氧血症致死的ARDS病例明显减少，主要致死原因多为引起ARDS的原发病未得救治。因此，人们现在已很难想像出没有呼吸机的年代，ARDS应当如何得到救治。

5. 胸部外伤

包括肺挫伤、开放性或闭合性血气胸、多发多处肋骨骨折所致的连枷胸等，只要患者出现用一般方法无法纠正的低氧血症，均是应用呼吸机的适应证，尤其对有反常呼吸运动的连枷胸患者，呼吸机是最好、最有效的纠正反常呼吸运动的方法。

6. 循环系统疾病

以往对循环系统疾病应用呼吸机治疗强调得很不够，主要是因为过多地考虑到呼吸机气道内和胸内正压对血液动力学产生的影响，如回心血量减少所致的心排血量下降、血压下降及有可能增加的心脏负荷等。

近年来，循环系统疾病应用呼吸机的病例日益增多。其中主要为急性肺水肿（心源性或非心源性）、急性心肌梗死造成的心搏骤停而采用心肺复苏时、心脏大手术后（体外循环）的常规呼吸机支持等，取得满意疗效。

7. 配合氧疗做肺内的雾化吸入治疗

目的是借助呼吸机的作用，提高药物在气管、肺泡内的浓度，达到局部治疗的目的。但该法在临床应用并不普遍，原因是涉及机械通气时人工气道的建立，不仅有一定的难度，也会给患者增加痛苦。所以，临床几乎没有单纯为雾化吸入治疗而应用呼吸机的病例。

（二）应用指征

呼吸机的应用指征就是应用呼吸机治疗的时机，不同操作者可能有不同的观点。过去和现在均有相当一部分临床医务工作者，对呼吸机应用的时机存在着十分消极的态度。在他们看来，只有当自主呼吸停止或十分微弱的情况下，才应考虑使用机械通气。产生这些片面或不正确认识的主要原因，是看重了呼吸机和建立人工气道可能会给患者带来的不利影响，如感染、反射性呼吸和心搏停止、气道黏膜损伤等，其次是对呼吸机气治疗的优势了解得不全面，这主要还是受我国的具体国情影响，各单位的经济实力有限，不能购置性能良好的呼吸机，临床应用也受到很大限制，当然无法体会应用呼吸机治疗的优点。

近年来，随着呼吸机的发展，各种性能良好的呼吸机相继问世，呼吸机临床应用的适应证也有所扩大。临床医务工作者对呼吸机临床应用时机的概念也是明显有所更新。根据笔者多年应用呼吸机的经验和体会，结合文献报道，归纳呼吸机治疗的具体应用指征如下：

(1) 任何原因引起的呼吸停止或减弱（<10次/min）。

(2) 严重呼吸困难伴低氧血症（$PaO_2<60$ mmHg）或者是极度呼吸窘迫（呼吸$>$

28~35次/min、大汗淋漓、抬肩、张口、叹息等)伴鼻塞、鼻导管给氧,虽然PaO_2尚能维持在>60 mmHg水平,仍应考虑及时应用呼吸机治疗,尤其对急性呼吸衰竭的患者,应用呼吸机治疗的指征更应相对放宽,以尽可能地避免由于缺氧造成脏器和细胞水平不可逆性的损害。

(3)AECOPD伴CO_2潴留的肺性脑病患者,就$PaCO_2$水平,没有明确的应用呼吸机治疗的标准。因为肺性脑病虽然与$PaCO_2$水平高低有关,但个体差异大,是否合并意识障碍并不完全取决于$PaCO_2$水平,而很大程度上与$PaCO_2$水平升高的速度有关。一般来说,$PaCO_2$水平升高得慢,患者有逐步耐受的能力,有时即使$PaCO_2$水平超过正常水平很多(>100 mmHg),患者也不一定出现意识障碍;反之,倘若$PaCO_2$水平升高得快,即使$PaCO_2$水平升高得并不很多(60~80 mmHg),患者也有可能出现意识障碍。因此,应用呼吸机的指征,多强调意识状况,动态观察$PaCO_2$水平变化。应用呼吸兴奋剂、抗感染、解痉、平喘、祛痰等保守治疗,意识状况未得改善,即使$PaCO_2$水平升高不明显,也应尽早采用呼吸机治疗。

(4)当由于肺部感染使呼吸道分泌物明显增多,由于某种原因患者又无足够的力量将分泌物排出时,即使尚未发展至严重低氧血症水平,也应及早建立人工气道,保证气道充分湿化和吸引,治疗肺部感染,预防低氧血症,以利于随时或及时应用呼吸机治疗,切不可等因呼吸道分泌物排出不畅,肺部感染加重至相当程度,才考虑应用呼吸机治疗。此时,可能已为时过晚,尤其是对年老体弱的患者。

(5)胸部手术后有或可疑有肺不张致严重低氧血症患者,应及时应用呼吸机治疗。即使是对低氧血症原因不明的患者,在分析原因的同时,只要能排除气胸,均是应用呼吸机治疗的指征,切不可犹豫,以免延误时机。

(6)心脏大手术后,尤其是接受体外循环的患者,有条件时应常规应用呼吸机支持,目的是保证充分氧供,减少因缺氧造成的心功能障碍。呼吸机应用的时间不定,少则几小时,多则几天,甚至数周之久。主要因素除考虑心功能的状况,还要兼顾患者的氧合情况。无论是心或肺哪一个脏器功能障碍是引起低氧血症的主要原因,只要患者的低氧血症明显,均应及时应用呼吸机治疗;已经应用呼吸机的患者,在心脏功能未稳定之前,不要轻易去除呼吸机,以尽可能地保护心脏功能,减少缺氧对心功能状况的影响。

(7)对胸部外伤,除了有反常呼吸运动的连枷胸患者是应用呼吸机的指征,其他只要患者出现用一般方法无法纠正的低氧血症,均可以考虑及时应用呼吸机治疗。

(三)应用呼吸机治疗的生理学指标

有学者主张应用生理学指标掌握应用呼吸机的指征。这些指标均是有关呼吸生理学的指标,如对患者的MV、V_T、VC、V_D/V_T、PaO_2、$PaCO_2$、$\dot{Q}_s/\dot{Q}_t$、D(A-a)O_2、PaO_2/FiO_2、最大吸气压力等指标的考核等。即当这些指标达到或降低至一定的水平,就是应用呼吸机的指征。但是,在实际临床应用过程中,体会到这些生理学指标,只对已经接受呼吸机治疗患者的病情严重程度判断有一定的指导价值,对是否需要应用呼吸机治疗没有很大帮助。原因是在缺少床边肺功能测定仪的情况下,许多呼吸的生理学指标,如MV、V_T、VC等无法测得,即使在有仪器的情况下,能够测得某些参数,这些指标也在很大程度上受患者主观意识的影响,如果患者因病情严重配合不好或者是对测定方法的理解不够,即使测得某些数据也不能反映患者的真实情况。有关血液氧合的指标,在未接受呼吸机治疗的条件下,即使通过动脉血气分析能够测得 PaO_2、$PaCO_2$,但却无法测得 V_D/V_T、$\dot{Q}_s/\dot{Q}_t$、$D(A-a)O_2$ 等。因此,能够参考的生理学指标,只有 PaO_2 和 $PaCO_2$。鉴于上述,笔者主张在掌握应用呼吸机治疗的指征时,仍然应该以临床症状为主,参考可能得到的呼吸生理学指标,动态观察这些指标的变化,如 PaO_2 进行性地下降和 $PaCO_2$ 进行性地增高,均提示是应用呼吸机治疗的时机和指征。

总之,笔者主张掌握应用呼吸机的指征或时机,宜早不宜晚,尤其是对大部分急性呼吸衰竭的患者,切不可犹豫和踌躇,以免失去时机,给患者带来不可挽回的生命危险。有时在指征或时机掌握不住的情况下,宁肯先将呼吸机用上,去除可能直接威胁患者生命安全的低氧血症因素,然后再仔细分析低氧血症产生的原因,总结出应用呼吸机治疗的经验。要真正做到不失时机地合理应用呼吸机,必然涉及人工气道的建立。目前,临床上相当一部分临床医师未能掌握人工气道的建立,他们通常还是依赖麻醉科医师进行气管插管或是指望五官科和外科医师进行气管切开,以求建立人工气道,这样必然受到时间和人为因素的限制,影响呼吸机的及时应用。因为不同科室的医师,从不同的角度考虑,存在意见的分歧是常有的事情,即使是同一科室或从事相同专业的医师,对呼吸机应用指征或时机的掌握也可能有着不同的观念和认识。临床确有类似情况,即因为意见不统一而争持不下,并因为人工气道无法建立而耽误应用机械通气的时机。因此,只有当掌握呼吸机临床应用的医师能独立掌握建立人工气道的技术,才可能真正把握好呼吸机应用的时机,不失时机地合理应用呼吸机。

三、禁 忌 证

一般来说,呼吸机没有绝对的禁忌证。因为任何情况下,对危重病患者的抢救和治疗,均强调要权衡利弊。许多情况下,患者的病情复杂,以至于选择治疗方案时,矛盾重重,令治疗者不知所措、无从下手,这时就需要真正的权衡利弊,选择对患者利最大、弊最小的治疗方案。谈及呼吸机治疗的禁忌证也是如此,虽然呼吸机治疗有禁忌证,但基本除了未经引流的气胸和肺大疱以外,其余均只是相对禁忌证。

(一)低血容量性休克未补足前

应尽量避免应用呼吸机治疗,以免正压通气对循环系统的影响加重原有的低血容量性休克。但是,在血容量未补足以前,低血容量休克已造成患者呼吸功能障碍,以至于低氧血症就要或已经危及生命时,即使呼吸机治疗有可能加重原有的休克,也应毫不犹豫地应用,同时再尽快补充血容量。

(二)严重肺大疱和未经引流的气胸

尤其是张力性气胸,在未建立胸腔闭式引流前是应用呼吸机的禁忌证。此点相当重要,可能说得上是呼吸机治疗的唯一绝对禁忌证。因为在这两种情况下应用呼吸机,一般只会使原有的病情加重。如肺大疱的患者,会因为呼吸机使肺大疱破裂,造成医源性气胸,加重原有肺大疱所致的缺氧;未经引流的气胸,会因为呼吸机使尚未闭合的破口无法闭合,正在闭合或已经闭合的破口也会因呼吸机的正压使破口重新破裂,这些均会使气胸加重,肺组织受压更加明显,如不及时发现和处理,甚至有可能造成医源性张力性气胸。因此,对已经明确的气胸,尽可能做到先建立胸腔闭式引流,然后再进行呼吸机治疗。病情不允许时,至少应争取两者同时进行。对未明确气胸、可疑有气胸和有肺大疱的患者,如果病情需要,一定要接受呼吸机治疗,否则有生命危险,为预防万一,宁肯先盲目建立胸腔闭式引流,然后再进行呼吸机治疗。

(三)肺组织无功能

对某种原因使肺组织功能完全丧失的患者,呼吸机治疗可能是无济于事,尤其是毁损肺。呼吸机治疗的主要价值是缓解通气功能障碍,倘若肺组织无功能,换气功能严重障碍,呼吸机治疗的临床价值十分有限。因此,笔者将肺组织无功能列为呼吸机治疗的禁忌证范畴。但是,鉴于临床多数情况下,单凭临床表现很难作出准确的肺组织无功能的判断,故有时还得借助呼吸机的作用来作出准确判断,这时就不是应用呼吸机的禁忌证了。

(四)大咯血时在气道未通畅前

也是应用机械通气的禁忌证。此时应全力将气道保持通畅,使血液和血块顺利地被排出,否则正压通气只会加重血块的堵塞或使血液或血块进入更小的肺单位。

(五)心肌梗死

以往将心肌梗死列入呼吸机治疗的禁忌证,缘由已在前面所述。现在的观点是心肌梗死不伴严重低氧血症时,可以尽量避免应用呼吸机治疗,但一旦出现严重低氧血症,无论引起低氧血症的原因如何,均应毫不迟疑地应用呼吸机治疗。笔者抢救多例心肌梗死致心肺复苏或急性肺水肿患者,呼吸机对心脏和血流动力学的影响显得并非十分突出,较多的体会还是抢救的成功率得到显著地提高。尝到了甜头,当然也增加了我们应用呼吸机治疗合并严重低氧血症心肌梗死患者的信心。从这点上讲,心肌梗死就不是呼吸机治疗的禁忌证了。

(六)支气管胸膜瘘

有支气管胸膜瘘患者,接受呼吸机治疗可能不会达到满意的临床疗效。这是因为呼吸机压入肺内的气体可以在支气管胸膜瘘处进出,倘若瘘口已与周围胸膜组织粘连,气体不会进入胸膜腔造成其他部位的肺组织受压;但倘若瘘口尚未与周围组织粘连,压入的气体还可能造成人为的气胸。因此,有支气管胸膜瘘的患者,通常只适合应用高频通气方式纠正缺氧。

(七)缺乏应用呼吸机治疗的基本知识或对呼吸机性能不了解

也是应用呼吸机的禁忌证。这在一定程度上强调了不合理应用呼吸机或者对某种类型的呼吸机性能了解不全面,可能会给患者带来危害的重要性。

第 2 节 呼吸机类型和通气、模式、功能选择

合理选择和应用不同类型的呼吸机、通气模式和功能,也是呼吸机临床应用的重要内容之一。本节将从不同的临床角度,分别介绍不同类型的呼吸机、通气模式和功能的选择,供临床工作人员在呼吸机临床应用过程中参考。

一、呼吸机类型选择

市场上拥有的呼吸机类型很多,从不同的角度,有不同的分类方法。虽然不同类型的呼吸机,具有不同的临床特点,也适用于不同类型的疾病和不同的条件下,但在具体应用过程中,由于各单位的财力限制,不可能具备所有类型的呼吸机。因此,操作者在实际临床应用过程中,必须依靠所掌握的不同类型呼吸机的不同特点,根据本单位所拥有的呼吸机类型,作尽可能合理或适当地选择。当然,随着多功能呼吸机的日益增多,只要财力充足,有条件购买,可能对机械通气机类型的选择就显得并非十分重要。但鉴于我国目前的国情,还不可能做到不考虑经济实力,一味均选择性能良好、但价格昂贵的多功能机械通气机。因此,有必要掌握不同类型呼吸机的合理选择。选择呼吸机类型时,一般可从以下几个方面进行考虑。

(一)肺功能状况

肺功能状况是指肺部病变严重程度,这些状况直接影响着患者的呼吸频率、气道阻力、肺组织的顺应性等。并非所有需要接受呼吸机治疗的患者均存在严重的肺部疾病,依据肺部病变严重程度的不同,患者的呼吸频率、气道阻力、肺组织的顺应性等也不尽相同。在选择呼吸机类型时,肺功能状况是需要考虑的重要因素。因为不同的肺功能状况,对呼吸机所具有的功能和性能要求也可能不同。通常是肺功能状况越差,对呼吸机所具有的功能和性能要求越高;反之,则要求不高。

1. 肺功能状况良好的患者

自主呼吸频率(律)相对比较规则,缺氧或二氧化碳潴留产生的病理生理基础也比较容易克服,因此对呼吸机的性能可能要求不高。如所有非肺部疾病引起的呼吸衰竭,这些患者的气道阻力和顺应性正常,所以即使是应用定压型呼吸机,患者的 V_T 也基本能得到保证,更何况目前越来越多的呼吸机属于多功能性的,这就更能适应这类患者。至于呼吸机的同步性能,也是需要考虑的重要因素,但这类患者自主呼吸频率(律)正常而规则,缺氧与二氧化碳潴留产生的病理生理基础也容易被纠正,所以即使是应用同步性能相对差一点的呼吸机,可能也能获得较满意的临床效果。

2. 肺功能状况较差的患者

通常首先表现在缺氧或二氧化碳潴留产生的病理机制复杂,一般呼吸机所具有的通气模式和功能可能不足以克服和纠正这类患者的缺氧或二氧化碳潴留机制,因此就要求所应用的呼吸机具有多种通气模式和功能,如 PEEP、PSV 等。其次,可能表现在气道阻力高和顺应性差等方面,这就要求所应用的呼吸机能保证患者的 MV 或 V_T 等不受气道阻力高和顺应性差等影响,任何情况下均能使患者的 MV 或 V_T 恒定,这是一般单纯定压型呼吸机所不能做到的,因此对此类患者只能选择能保证足够 MV 或 V_T 的定容型呼吸机。

最后,可能表现在自主呼吸频率(律)方面。根据自主呼吸强弱或规则与否,对呼吸机的同步性能要求较高。肺功能状况较差的患者,自主呼吸频率(律)可能较快而不规则,倘若所应用的呼吸机同步性能较差,自主呼吸与呼吸机很难协调,不但增加呼吸做功,还可能使低氧血症无法得到满意地纠正。即使通过应用大剂量的自主呼吸抑制药,可能可以获得部分疗效,但自主呼吸过于抑制,又可能带来其他方面的一些弊端。因此，对此类患者适合首先选用同步性能较好的呼吸机。

（二）应用呼吸机治疗的具体场合与状况

应用呼吸机治疗的具体场合与状况也与呼吸机类型的选择有关，这主要涉及应用呼吸机场合所具备的具体条件和设备、接受呼吸机治疗患者的具体状况等。

1. 具体场合

倘若呼吸机治疗应用在搬运患者的途中，且时间相对长一些，如汽车、火车、轮船、飞机等处，需选择简易、轻便的呼吸机，这类呼吸机多具有蓄电池装置，无需电源等；倘若呼吸机治疗仅仅应用在搬运患者做某项特殊的检查和治疗或翻身、吸痰、更换导管等的条件下，仅选用最简便的简易呼吸器（俗称捏皮球）即可。

2. 具体状况

当病情危重或紧急，来不及安装较复杂或体积较大的呼吸机时，可先应用简易呼吸器进行人工呼吸，待病情稍微稳定或时间充足时，再选择相适应的呼吸机；有时为求呼吸机与自主呼吸同步，也可选择简易呼吸器以过度通气的方式抑制自主呼吸；还有时为了解患者的气道阻力及肺、胸顺应性，也可选用简易呼吸器。

二、应用呼吸机方式选择

应用呼吸机的方式主要指是选择辅助或控制、同步或非同步、胸外或胸内型、高频或常频通气等，这其中可能也涉及到呼吸机型的选择，如胸外与胸内型、高频与常频通气机等。在选择呼吸机应用方式时，可参考三个因素。

（一）自主呼吸状况

对自主呼吸状况好，即自主呼吸规则、强弱正常、一般不存在自主呼吸突然停止的可能性的患者，适合选用辅助和同步等通气方式；反之，为减少呼吸做功、避免自主呼吸突然停止给患者造成的危害，则适合选用控制和非同步的通气方式。当然，辅助与控制、同步与非同步这两种装置是合并存在的，选择辅助型通气方式时，所应用的呼吸机就必然有同步装置，否则辅助通气就无从谈及。

（二）呼吸道分泌物的多寡

呼吸道分泌物多的患者不适合应用胸外型呼吸机，因为不建立人工气道，不利于呼吸道的湿化和吸引；呼吸道分泌物少的患者，倘若是因为分泌物黏稠所致，除应加强气道的湿化和吸引，还应当选用湿化装置良好的呼吸机。

（三）气道密闭的程度

气道密闭不好或无法密闭的患者，适合选用高频通气，如五官科手术时为避免缺氧所应用的机械通气、患者条件差无法建立人工气道但又为纠正缺氧时、气囊漏气一时无法更换时等。否则，仍以常频呼吸机为主。

三、呼吸机通气模式选择

机械通气的模式很多，临床上常用的有IPPV、CPAP、SIMV、IMV、MMV、VSV、PRVC、BiPAP等，尤其是IPPV和SIMV，至于MMV、VSV、PRVC、BiPAP等是近年来才出现的几种通气模式。各种通气模式的特点已在其他章节详做介绍，选择时可参照这些特点和患者的具体病情，如缺氧纠正的情况、患者的肺功能状况、是否准备脱离机械通气等综合考虑。此外很重要的是所应用的机械通气机所具备的通气模式。有时还需要在应用的过程中，根据患者病情的变化，不断地调整和改变通气的模式。

四、呼吸机通气功能选择

通气的功能主要指 PEEP、PSV、反比通气、叹息、吸气末屏气和呼气延长或呼气末屏气等。选择这些通气功能的主要考虑因素有以下几方面。

（一）缺氧纠正的情况

当患者接受机械通气治疗后，缺氧的纠正情况是很重要的观察指标。倘若缺氧未得到很好地纠正，则要适当调整呼吸机，以使缺氧的状况能得到迅速地纠正。应用适当的通气功能也是呼吸机调整的内容之一。

一般先从产生缺氧的机制考虑。倘若分析缺氧的主要机制是 $\dot{Q}_s/\dot{Q}_t$ 所致的低氧血症，应该首先考虑应用 PEEP 功能，除非患者存在应用 PEEP 的禁忌证；倘若分析缺氧的主要原因是气道阻力增加、时间常数不等所致的气体分布不均，则可从延长吸气时间着手，必要是应用吸气末屏气和反比通气等。为防止长期卧床所致的肺底部小灶性肺不张因素参与，还可选择叹息的功能。

（二）二氧化碳纠正情况

二氧化碳纠正的情况，是接受呼吸机治疗最重要的观察指标，尤其是对有二氧化碳潴留的患者而言。虽然对接受呼吸机治疗的患者来说，二氧化碳潴留纠正不良的情况并不多见，但也需有所考虑。二氧化碳排出主要受呼气的影响，呼气延长或呼气末屏气功能可以应用于二氧化碳潴留纠正不良的患者。

（三）呼吸肌的力量

呼吸肌的力量不足时，吸气的力量不够，此时可借助 PSV 功能，增强或锻炼呼吸肌的力量，使吸气的力量逐渐增强，直至达到满意的水平。

（四）气道阻力正常与否

气道阻力正常的患者，呼吸机治疗的疗效容易满意。气道阻力增高的患者，可借助呼吸机所具有的特殊功能，降低气道阻力，如呼气延长或呼气末屏气功能就能通过减慢气体流速、减少气道动态压缩的机制，达到较好地降低气道阻力作用。对有气道阻力增高的患者，尤其是 COPD，有较好的作用。

总之，合理选择呼吸机类型和通气方式、模式及功能等，需要操作者不但要对各种呼吸机的性能、通气方式、模式和功能全面地了解，而且要掌握患者的具体病情，尤其要分析产生缺氧和二氧化碳潴留的病理生理机制，这些均需要一定的临床应用知识和长期的经验积累。

（宋志芳）

参 考 文 献

1　Oba Y, Salzman GA. Ventilation with lower tidal volumes as compared with traditional tidal volumes for acute lung injury. N Engl J Med 2000, 343：813～813

2 Stewart TE. Controversies around lung protective mechanical ventilation. Am J Respir Crit Care Med 2002,166:1421～1422

3 Eichacker PQ, Banks SM, Natanson C. Meta-analysis of tidal volumes in ARDS. Am J Respir Crit Care Med 2003,167:798～800

4 Hébert PC, Wells G, Blajchman MA, et al. A multicenter, randomized, controlled clinical trial of transfusion requirements in critical care. N Engl J Med 1999,340:409～417

5 Stewart TE, Meade MO, Cook DJ, et al. Evaluation of a ventilation strategy to prevent barotrauma in patients at high risk for acute respiratory distress syndrome. N Engl J Med 1998, 338:355～361

6 Brochard L, Roudot-Thoraval F, Roupie E, et al. Tidal volume reduction for prevention of ventilator-induced lung injury in acute respiratory distress syndrome. Am J Respir Crit Care Med 1998,158:1831～1838

7 Brower RG, Shanholtz CB, Fessler HE, et al. Prospective, randomized, controlled trial comparing traditional versus reduced tidal volume ventilation in acute respiratory distress syndrome patients. Crit Care Med 1999,27:1492～1498

第 15 章

保护性肺通气策略
Lung protective ventilatory strategy

保护性肺通气策略(lung protective ventilatory strategy,LPVS)是针对呼吸机相关性肺损伤(ventilator associated lung injury,VALI),诸如气压伤(barotrauma)、容量伤(volutrauma)、生物伤(biochemostric trauma)、剪切力伤(shear stress trauma)等,日益受到关注和重视。综观已经提出的一系列 LPVS,PEEP 最早被采用,可谓是 LPVS 的第一个里程碑;低 V_T、高 PEEP、可容许性高碳酸血症(permissive hypercapnia,PHC)等,是 LPVS 的第二个里程碑;针对治疗 ALI/ARDS 广泛性、小灶性肺不张(atelectasis)或肺泡萎陷(collapse)引起的肺容量减少、$\dot{Q}_s/\dot{Q}_t$ 增加、顺应性下降等,导致的顽固性缺氧所实施的肺开放(open lung)/复张(recruitment)策略(recruitment maneuvers,RMs),是 LPVS 的第三个里程碑,也是目前最具有代表性的 LPVS。

一、PEEP

PEEP 被提出和应用于临床已 40 多年,以往强调的是纠正缺氧,而并不是 LPVS。分析 PEEP 能避免肺泡萎陷,使肺泡持续开放,实际起到了减少肺泡反复萎陷/开放,不但减少 $\dot{Q}_s/\dot{Q}_t$、纠正缺氧,还能减少剪切伤。目前,PEEP 也是 RMs 中不可缺少的措施。因此,自人类使用 PEEP,就是实施 LPVS 的开始。多年来,争论的焦点不是 PEEP 纠正缺氧的作用,而是最佳 PEEP 的选择。多数学者认为,能改善氧合,但却不增加 VALI 的 PEEP,是最佳 PEEP 水平。理论上解释容易,实际操作过程中很难界定。多数情况下,还是按照 $FiO_2 \leqslant 60\%$ 条件下,使 $PaO_2 \geqslant 60\ mmHg$、患者能耐受的最低 PEEP,为最佳 PEEP。随病情或病程的发展,严重程度不同,最佳 PEEP 水平也不同。

有学者主张依据压力-容积(P-V)曲线吸气支下拐点(lower inflection point,LIP)上 $2\sim 3\ cmH_2O$,作为最佳 PEEP 设置的依据。实际应用过程中,很多患者 P-V 曲线上 LIP 不明确,或者即使明确,按照上述方法设置的 PEEP 水平,临床疗效并不满意。因此,最佳 PEEP 选择,一直是令人困惑的难题。

但作为 LPVS 的措施之一，PEEP 的作用不容质疑。

二、高 PEEP 与低 V_T

高 PEEP 与低 V_T 降低 ARDS 病死率的提出，对传统的观念的提出了挑战。与以往 PEEP 控制不大于 15 cmH_2O 和 V_T 设置在 10～12 ml/kg 相比，PEEP≥15～40 cmH_2O 和 V_T 4～6 ml/kg、6～8 ml/kg 等高 PEEP 与低 V_T 的观念曾经被质疑。然而，大量的临床实践证实了它们的作用和价值，越来越多的学者信服和使用了这一策略，高 PEEP 与低 V_T 成为普遍被应用的 LPVS，正在临床普及与推广。

（一）高 PEEP

有学者主张，PEEP 可以高达 20～25 cmH_2O；还有学者主张，PEEP 甚至可以高达 40 cmH_2O。笔者体会，PEEP 设置的原则还是宁低勿高，一般以能纠正缺氧的最低 PEEP；需要时，可以在严密监测下，逐渐提高 PEEP 水平，直至 20～25 cmH_2O。即便大量临床与基础研究已经证实，高 PEEP 的危害不像人们以往想像中的那样大，但还是要注意预防对血流动力学和肺组织的影响。

（二）低 V_T

低 V_T 的观念比较容易被接受，因为设置 V_T 为 4～6 ml/kg 或 6～8 ml/kg，一般并不影响缺氧的纠正；偶尔有 $PaCO_2$ 增高，大多能通过延长呼气时间而得以纠正。即便 $PaCO_2$ 增高一时难以纠正，鉴于 PHC 的观念，也并不重要。

三、PHC

PHC 是指在呼吸机治疗期间，可以允许 $PaCO_2$ 波动在正常高值或稍高于正常的水平上，以减少为增加 CO_2 排除或降低 $PaCO_2$ 至正常水平而设置高 V_T 引起的高峰压和气压伤。这并不意味着就允许 $PaCO_2$ 持续波动在较高水平，一般对 COPD 患者，即使允许 $PaCO_2$ 水平高于正常，≤60 mmHg 是普遍可以接受的水平。

四、RMs

RMs 受到关注，主要是围绕缺氧的纠正。PEEP 能防止肺泡在呼气末萎陷，并不是所有萎陷了的肺泡，均能在 PEEP 的作用下复张或持续开放。依据 Laplace 定律，相同压力下，半径小的肺泡不容易复张，必要时只能提高吸气峰压（peak inspiratory pressure，PIP），使萎陷的肺泡复张，再以适当的 PEEP，使肺泡持续开放，这才是 RMs 的真正目的。RMs 的价值，不但是减少 $\dot{Q}_s/\dot{Q}_t$ 及改善氧合，还能减少肺泡反复开/闭引起的高剪切力伤；减少对肺表面活性物质"挤奶样"作用，减轻生物伤；减少或阻止肺间质液体向肺泡内渗透，减轻肺水肿，这些均是避免 VALI 的重要 LPVS。

（一）基本概念与临床价值

早在 20 多年前，Lachmann 就提出了肺开放的概念（open lung concept），让有萎陷趋势的肺泡不萎陷，让已经萎陷的肺泡复张，并持续保持在膨胀状态，不但可以避免肺组织反复开放/闭合产生剪切力造成的 VALI，还可以减少 $\dot{Q}_s/\dot{Q}_t$（<10%），纠正缺氧，并减少对血流动力学的影响。目前，RMs 概念已普遍被认可和接受，并在临床实施。大量临床实践已经证实了 RMs 的价值，争论的焦点主要集中在控制 PIP 在多少水平？持续多长时间？如何设置 PEEP？选择何种通气模

式或功能实施 RMs?

(二) RMs 的实施

可以实施 RMs 的方法很多，如控制性肺膨胀 (sustained inflation, SI)、高 PEEP、高 PIP、气道压力释放通气 (airway pressure release ventilation, APRV)、双水平正压气道 (biphasic positive airway pressure, BiPAP)、叹息、俯卧位通气、高频震荡通气 (high frequency oscillatory ventilation, HFOV) 等，受关注较多的还是借助不同模式与功能，设置不同水平与时间的 PEEP 与 PIP。

1. SI

SI 是在吸气时，经气道对肺泡施加足够的压力，使塌陷的肺泡充分开放，并持续一定时间，使陷闭的肺组织重新充气。常用的模式是持续气道正压 (CPAP)、压力控制通气 (PCV) 模式，也可用通过 BiPAP 实施。压力水平多在 35～60 cmH_2O 水平，维持 15 s～2 min。SI 能有效增加肺容积，改善肺顺应性和气体交换。有学者证明，选择 30～45 cmH_2O 压力水平，维持 20 s 安全，但可能会使部分肺单位过度膨胀。有学者对肺外性 ARDS 患者进行前瞻性随机对照研究，发现 SI 能改善氧合、减少 $\dot{Q}_s/\dot{Q}_t$，但作用短暂；要维持疗效，需要持续应用足够高的借助短时间较高的吸气压力和较高 (≥15 cmH_2O) 的 PEEP 水平和反复地实施 SI。Fujino 等使用 PCV (20 cmH_2O) 加高 PEEP (40 cmH_2O)，每 30 min 重复 1 次，维持 2 min，可以最大限度地实施 RMs，并且未出现生理或组织学损伤，因此认为，为达到最佳复张效果，有必要多次重复实施 RMs。但也有学者认为，SI 加高 PEEP 的复张疗效，并不比单独使用高 PEEP 的疗效好。有学者在油酸吸入诱导制作兔 ALI 动物模型的研究中发现，反复 SI 除了可以增加肺容量，改善呼吸力学、氧合、$\dot{V}_A/\dot{Q}$ 外，还能通过对血流动力学和肺内皮细胞通透性的影响，减少肺水肿的形成。

2. 高 PEEP

PEEP 的肺复张作用早被肯定，争论的焦点是 PEEP 的水平高低。Gattinoni 等应用胸部 CT 观察 8 例 ARDS 患者应用 PEEP 的肺复张作用，发现随 PEEP 水平从 1 cmH_2O 逐渐增至 20 cmH_2O，肺泡复张明显，与应用吸气平台压肺复张的疗效无明显差别；随 PEEP 增加至一定水平，萎陷肺组织明显减少。因此，他们认为，PEEP 能协同吸气平台压实施 RMs。Amato 等已经证实，高 PEEP 和低 V_T (5～6 ml/kg) 能降低 ARDS 病死率。他们主张，PEEP 不大于 25 cmH_2O，PIP 不大于 45 cmH_2O。但是，De Matos 等对 12 例早期 ARDS 患者，应用 PCV 模式，在 CT 描监测下，使用逐步增加和降低的 PEEP (10、15、20、25、35、45、25、20、15、10 cmH_2O) 水平实施 RMs，发现一旦肺复张后，继续使用 25 cmH_2O PEEP，不但能使气体分布更好，而且能避免肺泡过度膨胀。因此，PEEP 不大于 25 cmH_2O 的传统观点受到挑战。笔者的基础和临床研究证实，PEEP≤25 cmH_2O，不但临床疗效好，安全性也好。笔者赞同 Amato 的观点，将 PEEP 控制在不大于 25 cmH_2O 水平，PIP 控制在不大于 45 cmH_2O，能获得较好临床疗效。

3. 高 PIP

对于仅靠 PEEP 不能打开的肺泡，只能依靠高 PIP 去打开，该点已经被很多学者在基础和临床研究中证实，上面提及的利用 SI 实施 RMs，基本原理也是高 PIP。问题集中在什么时候实施高 PIP？有什么依据和指征? 究竟需要多高的 PIP 水平? 持续多长时间? 不同疾病和同样疾病的不同阶段, 肺泡萎陷的程度不同, 需要的高 PIP 水平可能完全不同。Lachmann 应用 $\geqslant 40$ cmH_2O 的高 PIP, 才能使达到最大限度 RMs; Gattinoni 应用 45 cmH_2O 的高 PIP 实施 RMs, 发现仍有 24% 肺组织无法被复张; Amato 应用 60 cmH_2O 的实施 RMs, 能使 95% 的肺萎陷组织得到持久复张; Schreiter 实施 RM 运用了最高达 80 cmH_2O 的复张压。目前认为, PIP$\geqslant$40~45 cmH_2O 对于达到充分肺复张是必须的, RMs 实施的最佳压力是既能显著改善氧合、提高肺顺应性、增加肺容积, 又不能加重 VALI, 且对血流动力学无不良影响的压力。笔者的经验是, $\leqslant$30 cmH_2O 的 PIP 一般十分安全; 需要 >30 cmH_2O 时, 应该根据情况; 如果依靠高 PEEP 能够打开肺泡, 保持满意的 PaO_2/FiO_2, 就不要一味提高 PIP, 高 PIP 的风险可能高于 PEEP。当病情严重需要借助高 PIP(>30 cmH_2O)时, 一定要严密监测, 防止 PIP 过高造成的气压伤和对血流动力学的影响。

4. APRV 与 BiPAP

这两种模式的优点是可以任意设置高压(P_{high})与低压(P_{low}), 也可以任意设置它们的时间(T_{high} 与 T_{low}); P_{high} 与 P_{low} 可以相当于吸气与呼气的压力, 也可以与吸、呼气无关, 即在任何 P_{high} 与 P_{low} 时段, 均可以自由吸气或呼气; 选择 APRV 模式时, $T_{high} > T_{low}$。这两种模式应用恰当, 均有良好的 RMs 疗效。

(1) BiPAP: 该模式是笔者临床实施 RMs 应用最多的模式, 优点是操作简便, 疗效确切。通常设置 P_{high} 与 P_{low} 相当于吸气与呼气压力, T_{high} 与 T_{low} 也相当于吸气与呼气时间; 与 APRV 不同的是, $T_{high} < T_{low}$。因此, 设置的 P_{high} 相当于 PIP, P_{low} 相当于 PEEP。P_{high} 水平依据 V_T, 能达到满意 V_T 的最低 P_{high} 水平, 就是需要设置的 PIP; P_{high} 设置通常是从低(20~25 cmH_2O)到高(30~40 cmH_2O), 满意 V_T 水平为 6~8 ml/kg, 必要时可以 10 ml/kg, 甚至更高; 一旦氧合改善, 应及时将 P_{high} 降低至能维持 V_T 为 6~8 ml/kg 的最低 P_{high} 水平。P_{low} 设置水平依据 PEEP, FiO_2 为 100% 条件下, 能改善氧合的最低 PEEP, 通常也是从低(8~10 cmH_2O)到高(15~20 cmH_2O), 必要时可以高达 25 cmH_2O。整个实施过程中, 应严密监测或观察血流动力学变化, 及时发现肺组织气压伤; 呼吸与心率减慢、氧合改善、血压稳定是 RMs 有效的依据, 血压下降、心率增快、缺氧加重提示血流动力学受影响。实施过程中, 应随时严密观察, 及时调整。

(2) APRV: 笔者的基础研究证实, 应用鸟牌 Vela 呼吸机 APRV/Biphasic 模式实施 RMs, 在 FiO_2 为 100% 条件下, 设置高压时间(P_{high}) > 低压时间(P_{low}), 即 P_{high} 4 s、P_{low} 1 s, 维持 2 min; 间歇期设置 P_{high}/P_{low} 为 30/15 cmH_2O, P_{high} 1.5 s、P_{low} 1.8 s, 维持 2 min, 连续 CT 扫描监测肺泡萎陷和复张情况, 摸索不同 P_{high} 和 P_{low} 水平组合对 ALI/ARDS 实施 RMs 的疗效, 发现 P_{high}/P_{low} 35/20 cmH_2O 持续 2 min RMs 效果最明显, 即肺泡萎陷面积减少、氧合改善, 肺泡萎陷面积减少与 PaO_2/FiO_2 升高呈负相关, 且对血流动力学、肺力学、肺组织病理学无影响; RMs 结束后, 维持 P_{high}/P_{low} 30/15 cmH_2O 水平 20 min, RMs 效果能被较好地维持。临床实践中应用不多, 尚待进一步探讨与摸索。

5. 叹息(sigh)

多数学者认为, 传统的叹息方式, 即每 100 次通气后, 一次叹息(1.5~2 倍 V_T), 难以使萎陷的肺复张。有学者应用新的叹息方法,如 Pelosi 等对 10 例进行 LPVS 通气的 ARDS 患者,使用每分钟连续 3 次叹息(平台压 45 cmH_2O);Foti 等在增加 PEEP 水平、V_T 不变的前提下,采用每分钟连续 2 次叹息的方式;均发现能显著改善氧合。Patoniti 等对 13 例早期 ARDS 患者,应用 BiPAP 加压力支持(PSV)模式,每分钟使用一次高水平 PEEP(38 ± 3.2 cmH_2O)的叹息,同样能改善气体交换、增加肺容量、降低呼吸驱动力。笔者在临床使用叹息实施 RMs 的机会不多,无法评价。但是,应用呼吸机的叹息功能,实施 RMs,安全性好,可以尝试。

6. 俯卧位通气(prone position ventilation)

自 1976 年 Piehl 等最早报道对 5 例 ARDS 患者实施俯卧位通气显著改善氧合状况以来,一系列临床和动物研究均获得类似结果,有效率达 64%～78%。Gattinoni 等发现,严重 ARDS 患者($PaO_2/FiO_2<88$ mmHg,$V_T>12$ ml/kg)使用俯卧位通气 10 天后,生存率明显提高,认为对严重 ARDS 患者,可以早期进行俯卧位通气治疗;Pelosi P 等对早期 ARDS 患者进行仰卧位和俯卧位机械通气治疗,发现俯卧位通气加周期性叹息的 RMs,可获得最适合的 RMs 疗效;Fridrich 等研究者证实,随俯卧位治疗次数增加,萎陷的肺泡重新开放,氧合改善明显。俯卧位通气能减少 $\dot{Q}_s/\dot{Q}_t$,改善 $\dot{V}_A/\dot{Q}$,促使肺通气均匀,对膈肌运动也有一定改善作用。然而,在实际临床工作中,真正实施俯卧位通气的病例并不多,原因不是质疑俯卧位通气的 RMs 疗效,而是可行性。危重病患者病情重,实施俯卧位通气过程复杂,缺少特殊翻身设备,从仰卧位变成俯卧位难度很大,还难以避免体位变动造成的各种导管、连接管滑脱、血压下降等。婴幼儿与儿童,身体小、体重轻,俯卧位通气实施困难较成人少,可以例外。针对成人患者,多数情况下,俯卧位通气仅停留在理论上。

7. 其他

有关 HFOV 和部分液体通气(液性复张)实施 RMs 的报道也很多,尤其是 HFOV,低 V_T(1～3 ml/kg)、高呼吸频率(180～360 bpm)或赫兹(3～6 Hz)、持续高气道压(60～90 cm H_2O)、长吸气时间(30%～50%)的通气特点,相当于持续摇晃(shaking)的作用实施 RMs,较常规呼吸机治疗优点多,如能保留自主呼吸、低 V_T(1～3 ml/kg)、持续高 PEEP 或开放压(平均气道),RMs 疗效确切等,而且气道开放,不需要建立人工气道,损伤小。笔者在这方面积累的经验很少,尚待探讨。

(三)存在问题与解决方法

虽然 RMs 已经获得了较好的临床疗效,但在具体实施过程中,还存在很多问题亟待解决。

1. RMs 方法

可以实施 RMs 的方法很多,利弊不等,影响临床疗效的因素多,如原发病、合并症、患者耐受程度、所需仪器设备等,不同方法实施 RMs 的疗效和副作用也不同。如何选择一种或几种简便易行、疗效确切的 RMs 方法,值得进一步探讨。

2. 压力水平

RMs 中,争论最多的是压力水平高低的选择,包括吸气压(平台压和平均气道压)和 PEEP。

(1)吸气压(平台压和平均气道压):肺泡过度膨胀和跨肺压过高是造成气压伤的主要

原因,降低气道平台压有利于防止气压伤。SI 通过促进塌陷的肺泡复张,使潮气量分布均匀,避免原先开放的肺泡过度膨胀,并降低气道压,避免气压伤。动物或临床实验均证实,采用 30~45 cmH₂O 平台压,使气道峰压 ≤50~60 cmH₂O,并维持 20 s~2 min 的 RMs,气压伤发生的可能性小,对血流动力学影响均只是暂时性的。因此,多数学者认为,在一定压力水平和持续时间限制下进行 RMs 是安全而有效的。鉴于临床实际应用例数少,采用这样高水平的压力控制仍有顾虑。

(2) PEEP:尽管 PEEP 水平越高,肺复张容积越大,但患者的气道吸气峰压和平均压力也会增加,从而易于发生气压伤;此外,随胸内压升高,回心血量减少,心输出量降低,可导致低血压;压力升高能改变肺泡-毛细血管膜完整性,细菌易位种植危险性增加;实施 RMs 过程中,如果肺泡过度膨胀,血流重新分布到通气不良的肺组织,也可以使 $\dot{Q}_s/\dot{Q}_t$ 增加,氧合状况恶化。因此,最佳 PEEP 选择十分重要。传统观念认为,PEEP 不大于 15 cmH₂O,否则容易引起 VALI。但近年来的研究充分证实了高 PEEP 的临床疗效。Amato 等使用低潮气量和高 PEEP,能显著改善 ARDS 患者的预后。氧合和肺顺应性测定,能鉴别肺组织可复张潜力有(无)或多(少),对可复张潜力少的患者只需要运用相对较低的 PEEP(5~10 cmH₂O),对运用 RMs 效果明显的患者,可以通过逐步降低 PEEP 水平来估计防止肺萎陷所需的最佳 PEEP。在持续氧合监测下,使用 RMs 后,逐步降低 2 cmH₂O/min PEEP 水平,当 SaO₂ 下降时,记录即时 PEEP 水平,在下一次肺复张后,将 PEEP 设定在该水平上 2 cmH₂O,以巩固肺开放疗效。有研究证实,低 V_T 和最佳 PEEP 联合应用,能在纠正缺低氧的同时,抑制肺部炎症反应,减少 ALI。

3. RMs 的时机和适宜人群

虽然 RMs 能显著改善氧合,但并不是对所有患者均有效。ALI/ARDS 病理改变复杂,RMs 对早期(<72 h)胸、肺顺应性改变不十分明显患者的疗效优于晚期的患者,可能与肺部病变由渗出性改变转变为纤维增生性改变有关,故多数学者主张早期对 ALI/ARDS 患者实施 RMs。其次,肺部基础疾病也影响 RMs 的临床疗效。有研究发现,肺外性 ARDS 患者对 RMs 的疗效优于肺内性(肺炎所致),因为肺内性患者以肺实变为主,可复张肺组织数量有限,高水平压力通气容易使正常的肺组织过度膨胀,但却不一定能使实变的肺组织恢复通气。Kloot 等应用三种不同 ALI 模型观察 RMs 的疗效,发现静脉注射油酸 ALI 模型与肺外源性 ARDS 相似,疗效确切;气管内注射细菌造成肺内源性 ARDS 模型,对 PEEP 治疗效果不理想;对以肺实变为主的动物模型,提高吸气压和 PEEP,非但无益而且有害。RMs 疗效,还可能受胸壁扩张能力的影响,胸廓顺应性差的患者,接受 RMs 的疗效低于胸廓顺应性良好的患者。此外,已经应用高 V_T 和高 PEEP 通气的患者,肺组织可能已经达到了最大的复张水平,肺泡也不易出现萎陷,故对 RMs 反应差;反之,对那些使用低 V_T 和低 PEEP 的患者,RMs 能获得较好的疗效。

4. RMs 疗效判断

实施 RMs 过程中,疗效判断始终是令人困惑的问题。CT 监测下实施 RMs,安全、可靠,可谓是"金标准",但具体实施过程中困难很多。如患者的搬运,费时、费力,还存在一定的风险;机械通气机与各类监测和抢救仪器设备的搬运,也不是件易事;且不说需要足够的人力、物力,最大的顾忌还是可能出现的风险,临床普遍开展有相当大的困难。监测动脉血氧合状况是简便易行的方法,但由于能改变氧合状态的因素太多,如果单凭氧合状况来评价肺复张疗效,与CT监测相比,似乎既不可靠,也不直观,即使疗效好,说服力也不够强。静态$P-V$曲线具有可重复性、便于床边监测等优点,它反映了肺的力学状态,如肺顺应性、肺泡可复张性、复张程度和压力范围等。但是,测定$P-V$曲线过程存在的问题限制了它的广泛应用。如测量压力时,可能需要脱机和充分麻醉或镇静;判定LIP时,还存在很大程度的主观性;$P-V$曲线的测定需要特殊设备和专业训练人员。到目前为止,依据氧合改善,结合胸部X线、CT、$P-V$曲线、血流动力学改变等,实施RMs,综合评价临床疗效,可能是较好的方法。

五、高浓度吸氧(FiO_2)

FiO_2过高能引起氧中毒,已经早被证实。呼吸机应用过程中,应该尽可能应用≤60%,这也是LPVS措施之一。临床医护人员普遍顾忌提高FiO_2带来的危害,尤其对100% FiO_2有顾虑。但是,在很多临床实践过程中,提高FiO_2是唯一能纠正缺氧的方法,提高FiO_2至100%多为无奈,此时如果过分顾忌高浓度吸氧造成的损害,严重缺氧足以造成患者在短期内死亡或缺氧加重导致无法觉察的器官损害。权衡利弊,提高FiO_2纠正缺氧,甚至将FiO_2设置为100%,十分必要。一旦缺氧得到缓解,及时将FiO_2下调至≤60%水平,也很有必要。笔者在多年的临床实践中,上调FiO_2至100%的机会很多,有时甚至因病情需要,持续数小时或数天,能生存下来的患者,几乎未发现有氧中毒的困扰。提示纠正缺氧对人体产生的利,远较氧中毒产生的弊重要。

六、单肺通气

当两侧肺组织病变严重程度不一致时,为减少健康肺组织在接受呼吸机治疗时可能因过度膨胀所致的肺损伤或患侧与健侧肺的交叉感染等,有学者主张通过双腔人工气道,分别连接两个呼吸机,进行双侧肺的单肺通气;各台依据所连接肺的需要,设置不同的参数。类似研究在国外已经用于临床,国内尚未见有人尝试。估计操作复杂,耗资耗财,临床很难普及。

熟练掌握呼吸机应用技术不但需要掌握基本理论知识,更需要长时间理论与实践经验的结合和积累。肺保护与肺复张策略实施,同样需要长期、细致地观察与经验积累,任何操之过急的操作均可能是有害无利的。希望每一位从事呼吸机应用的专业技术人员,均能通过耐心、细致地观察与临床应用,将呼吸机技术用于所有危重病综合救治的临床实践,并将呼吸机的利提高至最高,而将其弊降低至最低,真正使呼吸机应用在提高危重病抢救成功率中起到作用。

(宋志芳 殷 娜)

参 考 文 献

1 The Acute Respiratory Distress Syndrome Network: Ventilation with lower tidal volumes as compared with traditional tidal volumes for acute lung injury and the acute respiratory distress syn-

drome. N Engl J Med, 2000, 342:1301~1308
2. Amato MB, Barbas CS, Medeiros DM, et al. Effect of a protective-ventilation strategy on mortality in the acute respiratory distress syndrome. N Engl J Med, 1998, 338: 347~354
3. Lachmann B. Open up the lung and keep the lung open. Intensive Care Med, 1992,18: 319~321
4. Ashbaugh DG, Bigelow DB, Pretty TL, et al. Acute respiratory distress in adults. Lancet, 1967, 2:319~323
5. Suter PM, Fairley B, Isenberg MD. Optimum end-expiratory airway pressure in patients with acute pulmonary failure. N Engl J Med, 1975, 292:284~289
6. Richard J, Brochard L, Vandelet Ph, et al. Respective effects of end-expiratory and end-inspiratory pressures on alveolar recruitment in acute lung injury. Crit Care Med, 2003, 31:89~92
7. Keith G. Reinterpreting the pressure-volume curve in patients with acute resiratory distress syndrome. Critical Care, 2002, 8: 32~38
8. Fujino Y, Goddon S, Dolhnikoff M, et al. Repetitive high-pressure recruitment maneuvers required to maximally recruit lung in a sheep model of acute respiratory distress syndrome. Crit Care Med, 2001, 29:1579~1586
9. Kloot TE, Blanch L, Melynne Youngblood A, et al. Recruitment maneuvers in three experimental models of acute lung injury. Effect on lung volume and gas exchange. Am J Respir Crit Care Med, 2000, 161:1485~1494
10. Lapinsky SE, Aubin M, Mehta S, et al. Safety and efficacy of a sustained inflation for alveolar recruitment in adults with respiratory failure. Intensive Care Med, 1999,25:1297~1301
11. Grasso S, Mascia L, Del Turco M, et al. Effects of recruiting maneuvers in patients with acute respiratory distress syndrome ventilated with protective venilatory strategy. Anesthesiology, 2002, 96:795~802
12. Oczenski W, Hormann C, Keller C, et al. Recruitment maneuvers after a positive end-expiratory pressure trial do not induce sustained effects in early adult respiratory distress syndrome. Anesthesiology, 2004, 101:620~625
13. Villagra, Ochagavia A, Vatua S, et al. Recruitment maneuvers during lung protective ventilation in acute respiratory distress syndrome. Am J Respir Crit Care Med, 2002, 165:165~170
14. James AF, Danny FM, Jorge A, et al. Differential effect of sustained inflation recruitment maneuvers on alveolar epithelial and lung endothelial injury. Crit Care Med, 2005, 33:181~188
15. Foti G, Cereda M, Saracino M, et al. Effects of periodic lung recruitment maneuvers on gas exchange and respiratory mechanics in mechanically ventilated ARDS patients. Intensive Care Med, 2000, 26:501~507
16. Mols G, Hermle G, Fries G, et al. Different strategies to keep the lung open: a study in isolated perfused rabbit lungs. Crit Care Med, 2002, 30:1598~604
17. Gattinoni L, Pelosi P, Crotti S, et al. Effects of positive end-expiratory pressure on regional distribution of tidal volume and recruitment in adult respiratory distress syndrome Am J Respir Crit Care Med, 1995, 151: 1807~1814
18. Pelosi P, Cadringher P, Bottino N, et al. Sigh in acute respiratory distress syndrome. Am J Respir Crit Care Med, 1999, 159:872~880
19. Patroniti N, Foti G, Cortinovis B, et al. Sigh improves GAS exchange and lung volumn in patients with acute distress syndrome undergoing pressure support ventilation. Anesthesiology, 2002, 96:788~794
20. Piehl MA, Brown RS. Use of extreme position changes in acute respiratory failure. Crit Care Med, 1976, 4:13~14
21. Gattinoni L, Tognoni G, Pesenti A, et al. Effects of prone positioning on the survival of

patients with acute respiratory failure. N Engl J Med, 2001, 345:568~573
22 Pelosi P, Bottino N, Chiumello D, et al. Sigh in supine and prone position during acute repiratory distress syndrome. Am J Respir Crit Care Med, 2003, 167:521~527
23 Fridrich P, Karaff P, Hochleuthner H, et al. The effect of long-term prone positioning in patients with trauma-induced adult respiratory distress syndrome. Anesth Analg, 1996, 83:1206~1211
24 West J. Cellular responses to mechanical stress. Invited review: pulmonary capillary stress failure. J Appl Physiol, 2000, 89:2483~2489
25 邱海波,燕艳丽,杨毅等. 肺保护性通气对急性呼吸窘迫综合征兔肺部炎症反应的影响. 中华结核和呼吸杂志,2004,5:298~301
26 Gattinoni L, Pelosi P, Suter PM, et al. Acute respiratory distress syndrome caused by pulmonary and extrapulmonary disease. Different syndromes? Am J Respir Crit Care Med, 1998, 158:3~11
27 McLuckie A. Editorial H: High-frequency oscillation in acute respiratory distress syndrome (ARDS) British Journal of Anaesthesia 2004, 93(3):322~324

第 16 章

无创正压机械通气
Noninvasive positive pressure ventilation

机械通气(mechanical ventilation, MV)依据产生吸气的压力为正压(positive pressure)或负压(negative pressure),分为正压与负压;依据患者与呼吸机连接的方式分为有创(invasive)与无创(noninvasive)。无创呼吸机治疗同样有正、负压之分,人类最早发明和应用的铁肺(iron lung)、近年来的胸甲式呼吸机,就是无创负压呼吸机。本章重点介绍的是目前应用较多的无创正压机械通气(noninvasive positive pressure ventilation, NIPPV),它与有创正压机械通气(invasive positive pressure ventilation, IPPV)的主要区别是不需要建立人工气道,如经口、鼻气管插管或气管切开等,故损伤小、并发症少、操作简便、费用少;此外,IPPV 虽然功能齐全,几乎适用于所有类型的呼吸衰竭患者,但是由于结构复杂,操作有难度,通常需要专门的技术人员,不适合用于家庭(home care)或非医疗环境;NIPPV 结构与功能简单,适合各种类型慢性呼吸衰竭康复阶段的家庭治疗。目前,随着 NIPPV 技术普及与提高,人们对它的认识日益深入和更新,如何将 IPPV 与 NIPPV 治疗合理地结合,已经成为 MV 临床应用的重要内容。

一、基本结构与原理

(一) NIPPV 呼吸生理学基础

胸、肺组织的压力-容积(P-V)曲线是合理 MV 的主要理论基础。正常 P-V 曲线分为两段一点,即陡峭段和高位平坦段,两段交点为高位拐点(up inflection point, UIP)。在 P-V 曲线的陡峭段,压力与容量变化呈线性关系,较小的压力变化即能引起较大的潮气量(V_T)变化,若在该段进行 NIPPV,面罩的动态无效腔小,漏气少,胃胀气发生率低;反之,在高位平坦段,较小的 V_T 变化可引起压力的显著升高,出现相反的结果。不同疾病的 P-V 曲线不同,NIPPV 要求不同,但原则相似,也与人工气道相似,即高低压力的选择应保障 V_T 在陡峭段。

(二)动力源与正压通气产生原理

1. 动力源

呼吸运动的驱动力是经肺压,其为口腔与胸膜腔压之差。通过增加口腔压或降低胸膜腔压,均可增加经肺压,起到辅助通气的效果。NIPPV 与 IPPV 相似,可以通过增加气道内正压,增加呼吸流量和容量或改变肺容量,起到辅助通气的作用。

2. 呼吸管路

NIPPV 的呼吸管路与 IPPV 不同,有单管与双管之分,即多数 NIIPV 只有单管,即进气管路,呼出气不需要经由管路排出,而只是经进气管路近端排气孔排出,如接近面罩的呼气孔或呼气阀中排出,CPAP 的持续气流能帮助呼出气排出。当 CPAP 设置过低时($<3\sim5$ cmH_2O),可能会导致呼出气体排空不完全而引起 CO_2 重复呼吸(re-breathing)。少数 NIPPV 与 IPPV 相同,呼吸管路为双管,分进气与呼气管路,前端有 Y 形管相连,较少引起 CO_2 重复呼吸。不论单管还是双管呼吸机,当应用面罩进行 NIPPV 时,都存在面罩腔增加通气无效腔的问题。

3. 触发

呼吸机的触发灵敏度和触发反应时间是 NIPPV 成功应用的关键指标,触发灵敏度包括吸气与呼气触发(吸气结束)。一般来说,吸气触发灵敏度越灵敏越好,吸气做功越少,同步性越好。但过低的吸气触发可能会导致许多误触发,所以在低吸气触发时,应配合设置吸气压上升时间长短,以免产生有效通气量不足或过量。目前,大部分 NIPPV 多为多重吸气触发模式。随着 NIPPV 性能的改进提高,少数机型配有数字式自动跟踪灵敏度(包括吸、呼触发),无需手动调节,从而提高触发灵敏度准确性,确保良好的人机同步,使患者呼吸更舒适。呼气灵敏度(呼气切换)在大多数呼吸机上,是以调节峰流量的百分比值作为切换时间。当存在漏气时,如呼气灵敏度设置过低,可导致吸气相过长,难以切换至呼气相,影响人机同步性,部分机型亦拥有自动调节功能。触发反应时间也是一个非常重要的指标,原则上说,反应时间越短越好,人机同步性能越优。目前的呼吸机吸气触发以流量触发为主,在通气环路中产生一个基础流量,呼吸机通过感知环路中的流量变化来触发吸气相开始,从而提高触发灵敏度及缩短触发反应时间。

4. 漏气补偿(leak compensation)

漏气补偿是 NIPPV 的核心装置,因为通过口、鼻、喉罩连接呼吸机,很难避免漏气;没有漏气补偿,正压通气的容量无法保证,将严重影响临床疗效。NIPPV 是否具备漏气补偿装置,通常是衡量和评价呼吸机性能的重要指标。压力控制通气(PCV)时,少量漏气可以通过呼吸机自动增加流量加以补偿;容量控制通气(VCV)时,需增大预设潮气量(V_T)予以补偿。但漏气量不断变化,会给容量补偿带来困难,漏气量太大还会影响呼吸机触发和切换的同步性能、通气效果和患者舒适程度。目前,大多数先进的 NIPPV 均具有漏气补偿功能,能通过感知环路中流量变化差异来确定漏气量,自动补偿所漏气体。临床上,患者的漏气情况会随时变化,没有漏气补偿或补偿不足,正压通气的容量无法保证,将可能严重影响临床疗效。应用该功能时,应注意定时调整漏气补偿基线,避免通气过度或通气不足。最大漏气补偿量,是考核 NIPPV 性能的指标之一。

5. 加温湿化装置

早期生产的 NIPPV 机,多不配备加温湿化装置。随着 NIPPV 市场需求量增加,应用范围和指征不断扩大,一些高价位的 NIPPV 机,开始配备加温湿化装置。虽然接受 NIPPV 治疗过程,是否配备加温湿化装置,不如 IPPV 机治疗重要,但同样可以因吸入气没有得到适当地加温和湿化,时间稍长就可能产生口干、舌燥的感觉。配备加温湿化装置后,能增加 NIPPV 治疗过程中的舒适程度,不但能提高疗效,还可能因舒适程度增加而更容易被接受。

(三)工作原理

1. 正压通气产生原理

NIPPV 与 IIPPV 的工作原理几乎相同,均是通过气道内正压产生吸气,并可以借助吸气压力触发装置,与自主呼吸协调。1989 年美国伟康公司(Respironics Inc)推出了 BiPAP(Bi level positive airway pressure)通气机。BiPAP 是指吸气期气道正压(inspiratory positive airway pressure,IPAP)和呼气期气道正压(expiratory positive airway pressure,EPAP)。IPAP 类似于 PSV/ASB,主要作用是部分替代呼吸肌做功,从而降低自主呼吸做功,改善气体交换,增加 V_T 与分钟通气量(minute volume,MV)、降低呼吸频率(respiratory rate,RR)。EPAP 类似于呼气末正压通气(PEEP),主要作用为支撑气道、增加功能残气量(FRC)。在 COPD 患者中,EPAP 还有降低吸气阀值、缓解呼气困难的作用。

2. 漏气补偿机制

漏气补偿是主机对出现漏气时的响应能力。快速准确地跟踪不断变化的漏气量,并及时确定呼吸触发的基线,是 NIPPV 良好人机同步的前提。BiPAP Vision 呼吸机能自动识别及补偿,同时能在有漏气的情况下,通过自动调节其触发与切换的算法,以保持呼吸机性能在最佳状态,既 Auto-Trak Sensitivity。呼吸机主要通过两种机制对漏气进行识别与调节。

(1)呼气流量调节:在呼气末,回路内的总流量(volume of total leak,V_{tot})应与漏气量基线(volume of leak,V_{leak})相等。漏气量由有意漏气量(呼气口)和无意漏气量(面罩、口)组成,一旦主机处于 EPAP 达 5 s,即将总流量与原来的 V_{leak} 值相比较。此时,主机流量传感器电路将患者的流量设为 0,这样回路内总流量 V_{tot} 应与 V_{leak} 相等;当将患者的流量设为 0 时,如果 V_{tot} 与 V_{leak} 不相等,将调节漏气基线的计算,以补偿所漏的气体容量。

(2)V_T:吸气 $V_T(V_I)$ 与呼气 $V_T(V_E)$ 取决于患者流量的预计值,并在每次呼吸的基础上加以调节。如果测定的 V_I 与 V_E 气量不相等,相差的气量被认为是无意漏气引起。V_{leak} 将被适当调整以减少下一次呼吸 V_I 与 V_E 气量的差值,这样可防止由于呼吸模式变化引起的灵敏度剧烈改变,并能使 V_{leak} 适应新的呼吸模式。

3. 同步技术

同步性能是保障 NIPPV 能否顺利进行的最主要因素。呼吸机送气和胸肺的同时扩展和回缩称为同步,它包括呼吸周期的各个阶段,其中呼气为被动,影响最小。虽然所有的呼吸机均可实施 NIPPV,但 BiPAP 呼吸机有一定的优势。

(1)吸气触发同步:健康人自主呼吸时,吸气动作和产生气流几乎同时发生,表现为良好的同步。接受 MV 治疗的患者,从开始吸气至呼吸机送气,需克服呼吸系统病变造成的阻力(呼吸阻力)、呼吸机的触发阻力(触发灵敏度)、呼吸机的机械阻力(延迟阻力)才能完成。克服这三部分阻力所需的时间总和称为同步时间,若小于 100ms 则容易满足同步需求。若呼吸频率(RR)慢,同步时间可稍长;反之,将进一步缩短。

① 呼吸系统阻力:药物治疗和通气参数的调节等手段可使通气阻力显著下降,同步时间缩短。如 COPD 患者的气流阻塞主要是气道的动态陷闭所致,伴有一定程度的气道阻塞,若选择压力支持通气(PSV),用较高的支持压力和适当应用 PEEP 可降低和对抗内源性 PEEP(PEEPi),最终可达较好的同步要求。

② 触发水平:理论上触发水平接近于零时同步时间最短,但也容易导致假触发和人机配合不良。因此,压力触发常设置在 $-1 \sim 2\ cmH_2O(1\ cmH_2O=0.098\ kPa)$ 的水平;此时流量触发稳定性和同步性好,所以这种压力应用逐渐增多。NIPPV 时,经常存在漏气,用大型呼吸机容易发生假触发,需注意经常调节;而 BiPAP 呼吸机的运转是以适度漏气为基础的,具有漏气补偿功能,且采用流量触发或以流量触发为基础的复合触发,可显著避免假触发,最适合 NIPPV。

③ 延迟阻力:与呼吸机性能直接相关。采用伺服阀或类似于伺服阀装置的呼吸机的反应时间短于传统按需阀装置的呼吸机。BiPAP 呼吸机和部分新型大型呼吸机采用伺服技术,同步性更好。

(2)吸气过程同步:包括 V_T 和吸气流速、形态,符合患者的通气需求,以及气流能够在适当的时间内进入肺泡等。

① 气流的量:V_T(或压力)应达适当的量,否则不能满足患者的吸气需求;若患者呼吸较强,流量近似递减波,峰流速较高,应使 V_T 和吸气初始流速皆较高;若患者呼吸波动较大,V_T 或吸气流速变化也相应较大。自主型模式,如 PSV、成比例通气(PAV)或 BiPAP 等,可满足此类需求。

② 吸气时间:传统呼吸机采用按需阀,若选择指令性通气(CMV)或间歇指令性通气(IMV),在呼吸机预设屏气阶段产生自主吸气动作,呼吸机不能送气,将产生"窒息样"呼吸;在预设吸气时间阶段产生自主呼气动作,将导致严重人机对抗,故此时应选择上述自主性模式。另外,BiPAP 呼吸机和部分新型大型呼吸机采用伺服阀,选择 CMV 也可避免或减轻上述情况。

(3)吸/呼气切换与同步:通气模式的吸/呼气切换方式符合患者自主吸气的终止方式,即同步性好。流量切换(PSV)、自动切换(PAV)、复合型切换(BiPAP)等同步性能较好。NIPPV 治疗 AECOPD 或急性呼吸衰竭的目的,是通过呼吸机和患者共同分担呼吸做功,使呼吸肌负荷尽可能恢复正常。为此,呼吸机需要在整个吸气相做功。较长的吸气触发迟后会使吸气肌在吸气开始时得不到辅助,甚至可能给患者显著增加了等比例的压力负荷。呼气切换时间延长的重要副作用是,可导致呼气时间缩短,肺排空不完全,增加肺过度充气,即 PEEPi 增加,同时增加下一次吸气触发的做功。如呼吸机的吸气持续到呼气相,呼气肌也将参与做功。人机不同步除引起生理问题外,还会导致患者的不舒适感,这可能是 NIPPV 治疗失败的关键原因。研究证实,不同触发和切换延迟,有些与模拟患者的生理有关,但大部分是受呼吸机软硬件、即本身性能方面的影响。临床选择 NIPPV 机时,应看重有优秀的电子和机械响应性能(如 BiPAP Vision),有多种触发和切换运算机制与漏气量跟踪补偿(如 Auto-TrakTM),以保证更佳的同步性能,满足患者的不同需求。真正用来评价呼吸机性能的应主要是响应时间,分为吸气触发和呼气切换两方面,这也是为了达到完美的人机同步目的,在呼吸机硬件上的要求。近几年来,已有多篇报道评估 IPPV 的方法,均是用同一有自主呼吸的模拟肺,在自主呼吸情况下观察各呼吸机对吸气触发和呼气切换的响应速度;吸、呼气切换的标准达到后,呼吸机开始送气和停止送气的响应速度;呼吸机输送气体的流速是否足够和稳定,压力达标后是否稳定;吸气末平台压转换为呼气前压力反冲大小等。IPPV 机的评估标准也完全一样,同时还存在 IPPV 机不需要考虑的因素,即在不可避免的面罩漏气情况下,还要求达到上述四项要求。因此,从这个意义上评价,NIPPV 机的性能要求,可能比对 IPPV 机的要求更高。

二、模式与参数设置和调节

(一)模 式

无创呼吸机模式主要有 S(自主呼吸模式)、T(时间控制呼吸模式)、S/T(自主/控制自动切换呼吸模式)、PC(压力控制模式)、CPAP(持续气道正压)、AVAPS(平均容量保证压力支持)、PAV(成比例辅助通气模式)。

1. S 模式

IPAP、EPAP、IPAPmax,相当于 PSV+PEEP,是指患者自主呼吸再加上通气机能释出预定吸气正压的一种通气。当患者吸气时,通气机以预先设定的压力释放出气流,并在整个吸气过程中保持一定的压力;呼气终末借助于装在呼气末端的限制气流活瓣等装置,使呼吸压力高于大气压,使呼气末小气道开放以利于二氧化碳排出,呼气末肺泡膨胀使 FRC 增多,以利于氧合。

2. T 模式

IPAP、EPAP、IPAPmax、RR,其实质是压力控制通气(PCV)+PEEP。该模式具有以下特点:

(1)预先设定 RR 率、每次呼吸都得到预设的吸气压力支持。

(2)触发由机器指定,呼气向吸气的转换常采用时间切换。

(3)预调吸气峰压,当吸气使呼吸道压达到该预调值时即转向呼气。

3. S/T 模式

在该模式下,当自主 RR 低于设定频率时,呼吸机提供后备式治疗时间触发、压力限制、时间切换的带 PEEP 的压力支持,该模式为目前针对慢性呼吸衰竭治疗的常用模式。

4. CPAP 模式

即在整个自主呼吸周期,呼吸机均提供持续的压力水平。

5. PC 模式

除触发由患者自己同时也可由机械外,其他工作状态同 T 模式。

6. AVAPS 模式

在 S、T、S/T 和 PC 模式中,附件模式。预设 V_T 后,设定 P_{max} 和 P_{min},应用(PS 来保证达到预设的 V_T。

7. PAV 模式

它按照患者瞬间吸气努力的大小,成比例地提供同步压力支持或帮助,使患者舒适地获得由自身支配的呼吸形式和通气程度。

研究显示 PAV 用于 COPD 急性发作在降低呼吸做功的同时,增加了 V_T 和 MV,改善了气体交换。但是 PAV 用于临床还面临两大难题:

(1)流速辅助和容量辅助等具体参数较难设定。

(2)漏气会被误认为是患者吸气而加以不适当的压力辅助。

(二)参数设置与调节

所有模式中,需要设置的参数中以 S/T 模式最多,故以 S/T 模式为例,简介各种参数设置与调节。

1. IPAP

IPAP 是主要工作参数,设置原则是从低到高,逐渐上升;大多数患者初起不能接受正压通气的主要原因,就是设置的 IPAP 太高,患者无法接受。初起 IPAP 设置具体参数个体差异大,多数患者可以从 12 cmH_2O 开始,逐渐增加,直至能达到满意潮气量时的最低 IPAP;少数患者需要低于 12 cmH_2O 的压力才能接受,甚至需要从 6~8 cmH_2O 开始,逐渐增加;IPAP 设置最高可达 21~30 cmH_2O,主要决定因素是能否达到满意的 V_T。一定需要很高 IPAP 水平(≥30 cmH_2O)才能达到满意 V_T 的患者,通常提示胸、肺顺应性差、气道阻力增加,多提示已不再适合应用 NIPPV 治疗,应及时改用 IPPV 治疗。

2. EPAP

EPAP 也是 NIPPV 治疗过程需要设置的重要参数。由于 EPAP 主要有利于预防肺泡萎陷和抵消 PEEPi,通常设置也是从低至高,可以从 2~4 cmH_2O 开始,逐渐上升;设置水平高低主要依据肺泡膨胀与 PEEPi 的高低,与 IPPV 治疗中的 PEEP 相仿,EP-AP 设置可以高达 10 cmH_2O 或以上;但通常一定需要如此高水平的 EPAP 才能维持满意的氧合,通常已经意味着病情严重,需要及时调整或改换为 IPPV 治疗。

3. 吸气时间(Ti)

与 RR 和吸/呼(I:E)密切相关,设置和调整时需要兼顾 RR 与 I:E;此外,Ti 主要影响吸入氧气的分布与弥散,设置与调整时,同样需要考虑缺氧的纠正情况。一般能维持较好氧合状态、RR<16 次/min、I:E 为 1:1.2 或以上时的 Ti,就是比较适当的 Ti。有的 NIPPV 没有 Ti 设置,却可能会有 RR 和吸气上升时间(inspiratory rise time,T_{ir})设置,此时的 T_{ir} 实际上控制和调整了 I:E,设置时同样应参考和兼顾氧合状态。由于 Ti 和 T_{ir} 直接影响 I:E,二氧化碳潴留严重时,应注意缩短 Ti 和 T_{ir},以利于延长呼气时间,促进二氧化碳排出。

4. 吸气压力上升时间(inspiratory pressure rise time,$Tipr$)

与 Ti 相仿,同样是用来控制 I:E 与改善氧合状况,设置时应兼顾氧气吸入与二氧化碳排出。

5. RR

RR 是所有接受呼吸机治疗过程中基本参数,设置的要点是符合患者的病理生理改变,如对肺力学特征相对正常的患者,RR 设置在正常水平(12~16 次/min);有气道阻力异常的患者,RR 应尽可能地慢,甚至可以 10~12 次/min;有严重肺顺应性下降的患者,RR 可以适当增加(16~24 次/min);由于 RR 增加,使消耗在解剖无效腔和生理无效腔的气体容量增加,MVV 相同的前提下,RR 增加的患者呼吸做功也增加,而有效肺泡通气量反而下降。因此,通常不主张以提高 RR 方式,来改善缺氧和增加通气量。自主性 RR 增加,通常意味着某种引起组织缺氧的因素存在,需要仔细分析与判断,并及时处理。

6. 吸氧浓度(FiO_2)

多数 NIPPV 机无法直接设置 FiO_2,通过吸入氧流量计算 FiO_2 是最常用的方法,设置原则与 IPPV 治疗相同,<60% 是最安全的参数,但病情需要时可以提高 FiO_2 至 100%,一旦缺氧纠正应及时下调 FiO_2 至 <60% 水平。

7. 目标 V_T(target tidal volume)

部分高性 NIPPV(伟康 BiPAP Synchrony、Vision)带有该功能,设置 $IPAP_{min}$ 与 $IPAP_{max}$($IPAP_{min}+(\Delta PS)$)来实现保证较好的肺泡通气量,弥补了普通 NIPPV 的 V_T 下降导致的低通气。

三、适应证与禁忌证

随着呼吸机临床应用普及,NIPPV 逐渐被越来越多的患者接受,与 IIPPV 相同的,NIPPV 临床应用范围在逐渐扩大,适应证日益增加、禁忌证相对减少是总体发展趋势。掌握好适应证与禁忌证,是合理使用 NIPPV 的重要环节。

(一)适应证

1. COPD

分急性加重期(acute exacerbation COPD,AECOPD)与缓解期,COPD 的病情特点决定了 AECOPD 与缓解期均是治疗的重点,不重视缓解期治疗,就无法控制和减少 AECOPD 的发作。最早发明 NIPPV 就是用于 COPD 缓解期治疗,尤其适合于家庭治疗,西方发达国家早已将其作为社区医疗保障体系的重要内容。COPD 缓解期家庭治疗的及时与完善,能显著减少这类患者 AECOPD 的发作次数与住院次数,既能减少痛苦、解决开支,还能显著提高生活质量。因此,COPD 缓解期早已是 NIPPV 主要接受人群。但随着 NIPPV 仪器设备的完善与改进,AECOPD 接受 NIPPV 治疗成功的报道日益增多,以至于也已经成为接受 NIPPV 治疗的主要人群。更重要的是,随着社会人口老龄化现象突出,过度医疗现象开始被重视,人们开始审视是否有必要对所有 AECOPD 的高龄患者实施 IPPV。高龄患者由于基础疾病(高血压、糖尿病、脑血管意外、神经肌肉疾患),无论是否有 COPD,都可能因各种原因导致肺部感染,引起呼吸衰竭,一旦接受 IPPV,使病程延长,但由于基础疾病与抵抗力下降、营养状况极差,呼吸机依赖发生率高,长期接受呼吸机治疗的结果只是延长生命,根本不可能有生活质量与价值。面对这类患者消耗大量医疗资源的现象,人们提出了质疑,尽可能地实施 NIPPV,可能是最恰当的解决方式。事实上,借助 NIPPV,救治成功 AECOPD 报道很多。因此,NIPPV 已不再仅仅适用于 COPD 的缓解期,急性加重期的早期,及时应用 NIPPV,不但能提高抢救成功率,还可能解决很多难以齿口的社会问题。

2. 心脏疾患引起的缺氧

急性左心衰、心源性肺水肿与休克经常是造成非呼吸性缺氧的主要原因,常规药物治疗无法奏效时,NIPPV 是很好的纠正缺氧、协同强心、纠正心源性肺水肿与休克的措施。这类患者如果呼吸道分泌物不多,NIP-

PV能通过提高FiO_2和保证氧供，纠正缺氧，阻断缺氧导致的恶性循环，协同治疗原发病。如同时合并肺部感染，呼吸道分泌物多，应该毫不犹豫地尽早建立人工气道，接受IPPV治疗。但是，由于心脏疾患患者耐受人工气道建立过程产生缺氧的能力显著下降，导致心搏停止的发生率远高于无心脏疾患的患者。因此，尽早或尽可能应用NIPPV纠正缺氧，尽量避免建立人工气道实施IPPV是最恰当的选择。万一病情严重，一定要建立人工气道实施IPPV时，应先通过加压面罩给氧，维持SaO_2在尽可能高的水平，以提高患者耐受缺氧的能力，避免各种意外事件发生至关重要。及时纠正缺氧，不但能直接挽救生命，还能协同治疗原发病治疗，缩短缺氧时间，减少缺氧对人体造成的危害，预防和减少多脏器功能不全（MODS）发生率。

3. 神经-肌肉疾患

神经-肌肉疾患是导致呼吸衰竭的主要原因之一，NIPPV能纠正这类患者的缺氧，但前提必须是疾病的早期阶段，借助NIPPV能在一定程度上缓解症状。一旦疾病发展至晚期，尤其是合并感染造成分泌物增多时，NIPPV已不再适合。

4. 睡眠呼吸暂停综合征（sleep apnea syndrome, SAS）

主要是由于舌根后坠、肥胖等导致咽部狭窄、呼吸不通畅、缺氧，严重时能直接导致死亡，是日益被关注的人群。NIPPV能帮助这类患者克服咽部狭窄导致的呼吸不通畅和缺氧，能避免威胁生命的事件发生。由于SAS导致缺氧的机制简单，对呼吸机性能要求不高，大部分首选CPAP或少数BiPAP机械通气模式的呼吸机就足以。

5. 肺间质纤维化

与ARDS类似，表现为弥散功能异常，主张小V_T、快RR、较高FiO_2、低PEEP，缓解缺氧。一般通气压力不宜过高。

（二）禁忌证

1. 呼吸道梗阻

任何原因导致呼吸道梗阻，均是NIPPV的禁忌证，因为无论是管外压迫或管内阻塞，NIPPV均很难产生足够的正压将气体送入肺内。

2. 严重意识障碍

NIPPV是在不建立人工气道前提的正压通气，有严重意识障碍的患者，不能主动排除咽喉部和气道内分泌物，无法保证气道通畅，非但不能保证NIPPV疗效，还可能因正压通气导致鼻咽喉部分泌物误入气道或胃肠道胀气产生反流导致的误吸和窒息。因此，对有严重意识障碍的患者，一般不主张实施NIPPV。但是，近来也有对GCS评分≤8分AECOPD患者实施NIPPV获得满意疗效的报道，操作者的技能水平和对患者守护的程度可能是影响疗效的重要因素。

3. 呼吸道分泌物多而不易排除

与严重意识障碍患者相仿，呼吸道分泌物多而不易排除的患者，实施NIPPV不利于分泌物排出，也可能造成感染加重或缺氧缓解不明显。

4. 神经-肌肉无力

虽然神经肌肉疾患导致的呼吸衰竭也是NIPPV的适应证，但由于维持气道开放同样需要神经-肌肉的力量与正常活动。当神经-

肌肉疾患导致无力非常严重时，很难保持气道通畅，尤其是当咳嗽、排痰能力差，更不适合应用 NIPPV。

5. 自主呼吸微弱

虽然 NIPPV 能产生指令通气，但由于不直接作用于气道的正压，可能被口、咽、鼻、喉部位的阻力而衰减，正压通气的疗效远不如 IIPPV 确切，故对自主呼吸的强弱要求较高，自主呼吸微弱的患者不适合应用 NIPPV。

6. 严重腹胀或腹内压高

NIPPV 本身就可能因不直接作用于气道的正压导致腹胀或胃内压增高，遇见已经有严重腹胀或腹内压高的患者，更会影响 NIPPV 的临床疗效，甚至可能诱发或加重胃肠道反流，导致误吸或窒息。

7. 颜面部或喉部损伤

NIPPV 主要通过固定于口、鼻、喉等部位的面罩、鼻罩、喉罩等连接呼吸机，当这些部位受损，口、鼻、喉罩无法固定或强行固定压迫后会加重局部损伤时，不适合实施 NIPPV。

四、连接方式

能够连接 NIPPV 的方式很多，目前已发展为十余种，如口鼻面罩、鼻罩、鼻塞管、后含管、头罩或头盔（helmet）等，临床应用比较普遍的是口鼻面罩与鼻罩。各种方式利弊不一，通常适用于临床不同状况。

五、NIPPV 与 IPPV 的区别与利弊

（一）是否需要建立人工气道

NIPPV 与 IIPPV 的主要区别是不需要建立人工气道。由于建立人工气道带来的不全是利，NIPPV 较 IIPPV 最大的利，就是能避免需要建立人工气道引起的各种并发症，如气管插管可能产生的意外和给患者带来或增加的痛苦，气管切开伤口与创面的损伤、出血、感染、瘢痕，拔管指征与时机不容易掌握的困惑与风险。NIPPV 不需要建立人工气道，痛苦少、损伤小、撤离难度小、风险更小。

（二）临床疗效

NIPPV 与 IIPPV 很重要的区别是临床疗效，妨碍 NIPPV 临床疗效的因素很多。

1. 无人工气道的弊端

NIPPV 不需要建立人工气道有利有弊，弊端是改善缺氧和纠正二氧化碳的疗效不如 IPPV 建立了人工气道确切，尤其是当患者分泌物多、排除力量不足时，NIPPV 不利于痰液引流；支气管痉挛明显时，NIPPV 的压力也不足以克服气道压力增加造成的缺氧。

2. 患者的病情

接受 NIPPV 治疗时，临床疗效受病种与病情影响大。有多中心研究收集了八个国家 37 个 ICU 的 221 例接受呼吸机治疗至少 48 h 的患者，在继后的 48 h 内随机分成通过面罩（face mask）接受 NIPPV 和常规治疗（standard medical therapy）组，两组患者需要再插管率均为 48%，由此质疑 NIPPV 序贯治疗的临床疗效。有些部门一定要等患者呼吸衰竭临床症状严重或明显时，才开始接

受NIPPV治疗。越来越多的学者不主张无选择性对所有呼吸衰竭或拔管后随机进行NIPPV,认为要剔除那些严重影响NIPPV疗效的因素,如严重意识障碍、不能主动咳嗽排痰、呼吸肌力量不够、分泌物多等。否则,即便疗效不好,也不能轻易否定NIPPV的作用,毕竟无人工气道时,NIPPV能解决的问题还是十分受限的。

3. 操作者的技能与耐心

不同医疗中心与技术人员,掌握和操作NIPPV的临床技能和水平一定有差距,掌握各项指征(IPPV开始与脱机、NIPPV开始)也一定有差异,守护患者的耐心与程度差异可能更大。接受NIPPV治疗后,无专人守候和调节,临床疗效不好是意料之中的。因此,NIPPV临床疗效较IPPV,更受操作者的能力与工作态度影响。

(三)风险与成本

NIPPV与IIPPV相比,最大的利还是风险小、成本低。因此,NIPPV很可能是将来呼吸机治疗的方向和趋势。需要掌握的原则是,如何合理掌握NIPPV与IIPPV的应用指征与适应证。鉴于NIPPV的特点,一般主张NIPPV适用于病情发展的早期和康复期,一旦病情恶化,应及时更改NIPPV为IPPV;病情好转后,也应及时拔除人工气道,改成NIPPV序贯治疗。片面地一味强调NIPPV或IPPV,均是不科学的。科学的态度是根据患者病情、配合程度、操作者的经验与可以守候的程度,将IPPV与NIPPV合理地结合,序贯性地治疗各种不同类型的危重病。AECOPD患者是目前IPPV治疗最有争议的人群,缓解期与AECOPD早期,呼吸道分泌物少,应积极采用NIPPV,病情能得到及时控制,就能避免使用IPPV;如果病情加重,尤其是呼吸道分泌物排出不畅,肺部感染无法控制,还是应该尽早建立人工气道,接受IPPV治疗;一旦感染控制,病情减轻,就应该尽早脱机和拔管,改用NIPPV序贯治疗,既能继续纠正缺氧与二氧化碳潴留、维持呼吸功能,还能避免发生呼吸机依赖与相关性肺炎。

六、监测与注意事项

(一)监测内容

1. 通气量

呼吸机正压治疗的最终目标是保证容量,通气量监测十分重要。但不是所有呼吸机均有通气量监测,无该装置时,可以通过观察患者的氧合状况间接了解通气量改变,包括氧与二氧化碳。

2. 氧合状况

主要通过动脉血气分析与周围末梢循环状况判断,RR、心率、舒适与配合程度也有一定参考价值,即便动脉血气分析与末梢循环正常,RR与心率增快,舒适与配合程度不好也可能提示有组织缺氧存在可能。

3. 与自主呼吸协调情况

NIPPV与自主呼吸协调好,疗效保证,做功与耗能均可能减少;NIPPV与自主呼吸协调不好,有很多因素可能造成做功增加,分析与判断后及时纠正是保障疗效、减少做功最直接而有效的措施。由于NIPPV无人工气道,协调自主呼吸不能依靠镇静药物,说教、解释、心理护理十分重要。

4. 分泌物多寡

观察分泌物多寡,有时不能单凭吸引与

肺部啰音来判断，NIPPV 湿化装置不齐全，很容易导致呼吸道干燥、分泌物黏稠，不容易排出，关注和加强呼吸道湿化对保持呼吸道通畅十分重要。分泌物多、且不易排出时，应及时去除或中止 NIPPV。

5. 舒适与配合程度

NIPPV 实施过程中，舒适程度是保障配合良好的前提，能降低舒适程度的因素很多，有客观因素，更有主观因素，耐心说服与开导必不可少。

6. 口、鼻、面、喉部压迫情况

口、鼻、面、喉罩对局部的压迫直接影响疗效、舒适和配合程度，口、鼻、面部压迫观察容易，喉部压迫暴露困难，使用喉罩特别要注意喉部黏膜受压情况。为减少激惹与局部刺激，适当加强局部麻醉很重要。

（二）注意事项

虽然 NIPPV 具有损伤小、成本低、呼吸机结构简单、应用不复杂等优点，但由于影响疗效的因素多，具体实施过程中需要注意的事项仍很多。

1. 口、鼻面罩、喉罩选择与固定

由于人类种族不同，面颊、鼻梁高低与宽窄十分不同，各种型号的口、鼻面罩、喉罩仍不能满足所有人群的需要，选择合适形状、大小规格的口、鼻面罩、喉罩重要，选择可塑性、相容性好的材料来制作这些口、鼻面罩、喉罩更加重要，不但增加舒适程度，还能避免漏气，提高患者接受 NIPPV 的能力。目前常用的自封式硅胶鼻罩连接简便舒适，耐受性好。通常无效腔量为 60 ml，且不影响咳嗽、吐痰或讲话。但多数患者入睡后无法保持口腔的密闭而漏气，影响通气效果。全面罩能将口鼻罩住，避免了因张口而漏气的问题。常用的气垫式面罩通过橡胶带或粘贴带连接，应用方便舒适，密封性良好，辅助通气效果较好。但无效腔较大，约 100 ml，而且干扰患者的讲话或吐痰，耐受性不如鼻罩好，也有可能增加胃胀气和误吸的机会。面（鼻）罩的密闭性和舒适性是影响疗效的重要因素。良好的密闭性和舒适性可提高患者的依从性和通气效率。目前常用塑料气垫型面罩和硅胶面膜型面罩用 4 条或 3 条固定带进行固定。面膜型理论上具有更好的力学特性：吸气时气流压迫面膜，使面罩密闭性改善；呼气时通气压力消失，面罩对面部的压迫减轻。与 4 点固定相比，3 点固定符合力学原理，压力分布最均匀，密闭性和舒适性更好。

2. 疗效与适合程度观察

NIPPV 与 IIPPV 和重要的区别是临床疗效，影响疗效不确切的因素多，实施过程中更应该严密观察，发现异常及时分析与处理。

3. 漏气情况

面/鼻罩周围漏气或使用鼻罩时经口漏气是导致通气量不足、影响 NIPPV 临床疗效的很重要原因。有漏气补偿装置的呼吸机能避免和克服这些不足，无漏气补偿装置时，只能依靠选择合适的口、鼻面罩、喉罩及完善满意的固定方式来克服。

4. 避免呼吸道不通畅

由于 NIPPV 无人工气道，保持呼吸道通畅、避免分泌物阻塞直接关系着 NIPPV 的临床疗效。为确保 NIPPV 疗效，保持呼吸道通畅、避免分泌物阻塞是最重要的环节。多数情况下主张间歇性使用，NIPPV 中断期应定时吸引或做口腔护理，避免呼吸道干燥和分泌物黏稠而不易排除，造成呼吸道完全或不完全性阻塞。

5. 撤离或中止

与 IIPPV 相比，撤离与中止程序简便，通常很大程度上取决于缺氧与二氧化碳潴留的改善与维持；此外，患者自身感受也很重要，有些异常无法通过客观的症状与体征来解释，患者的感觉有重要的参考价值，只要用 NIPPV 比不用舒适，就意味着不能撤离与中止；一旦用与不用感觉相同，就可以撤离或中止。即便撤离或中止后，病情需要，随时可以重新接受 NIPPV 治疗。

总之，NIPPV 是将来呼吸机临床应用的方向，掌握好指征与应用策略是保障和提高疗效的主要途径。

（宋志芳　殷　娜　顾宏奎　马佳韵）

参 考 文 献

1. L'Her E, Deye N, Lellouche F, et al. Physiologic effects of noninvasive ventilation during acute lung injury. Am J Respir Crit Care Med; 2005,172:1112～1118
2. Moerer O, Fischer S, Hartelt M, et al. Influence of two different interfaces for noninvasive ventilation compared to invasive ventilation on the mechanical Properties and performance of a respiratory system. A Lung Model Study, Chest. 2006, 129:1424～1431
3. Kuhlen R, Guttmann J, Rossaint R. New forms of assistd spontaneous bresthing. 1st, Urban & Fischer Verlag Munich · Jens Germany, 2001: 123～134
4. Hillberg RE and Johnson DC. Noninvasive ventilation. N Engl J Med; 1997,337:1746～1752
5. Díaz GG, Alcaraz AC, Talavera JCP, et al. Noninvasive Positive-Pressure Ventilation To Treat Hypercapnic Coma Secondary to Respiratory Failure. Chest;2005,127:952～960
6. Miquel F, Antonio E, Francisco A, et al. Noninvasive ventilation during persistent weaning failure[J]. Am J Respir Crit Care Med, 2003, 168: 70～76
7. Palo N. Weaning and noninvasive ventilation[J]. Am J Respir Crit Care Med,2003,168:5～6
8. Esteban A, Frutos-Vivar F, Ferguson ND, et al. Noninvasive positive-pressure ventilation for respiratory failure after extubation. N Engl J Med 2004,350(24):2452～2460

第17章

呼吸机临床应用常见并发症与防治
Complications and their prevention of clinical ventilator application

合理应用呼吸机是提高危重病抢救成功的重要措施,呼吸机并发症是影响抢救成功的重要环节,充分认识产生机制与危害,并及时预防、发现和妥善处理,是呼吸机临床应用的重要内容。呼吸机临床应用并发症类型多,产生机制各不相同,预防和处理方法各异。

第1节 呼吸机相关性肺炎

呼吸机相关性肺炎(ventilation associated pneumonia, VAP)是呼吸机应用过程中最常见的并发症,与其他相关性肺损伤(ventilator associated lung injury, VALI)一样,很多对呼吸机价值还不了解的医务人员与患者和家属,却可能知道VAP的危害,并对接受呼吸机治疗有顾虑,甚至可能因此而不接受呼吸机治疗。虽然VAP是呼吸机治疗的常见并发症,但呼吸机挽救生命的价值远较VALI和VAP重要,况且它们均是可以预防和治疗的。

一、诱发因素

VAP的诱发因素多,单一因素导致可能性小,多为几种因素共同作用而致。依诱发因素类型,可分以下三方面。

(一)接受呼吸机治疗的时间

大量资料显示,呼吸机治疗时间是导致VAP最重要的诱发因素,时间愈长,发生率越高,3~5天或5~7天是最佳时间窗,尽可能缩短呼吸机治疗时间,是最有效的预防VAP措施。机制很简单,呼吸机治疗时间短,可以从根本上避免VAP诱发因素。缩短呼吸机治疗时间的根本措施,是早上早脱;当病情不允许终止呼吸机治疗时,应依靠各项措施,预防和避免VAP。

(二) 患者本身的因素

虽然呼吸机治疗时间是诱发 VAP 的主要因素,但也并不是接受呼吸机治疗多于 5～7 天,就一定发生 VAP,患者本身因素占据了很重要的位置。在这些因素中,有些已经被认识,有些还未被认识。

1. 咳嗽和排痰能力

在诸多患者本身因素中,是否具有有效咳嗽和排痰能力是最重要的因素。受年龄、意识和营养状况等影响,年龄大、意识和营养状况差的患者,主动咳嗽、排痰能力差,或者根本不具备咳嗽能力,不能将下呼吸道分泌物充分排出,即便通过人工气道吸引,排痰效果也很有限,因为下呼吸道的分泌物,需要依靠主动或被动咳嗽,排至较大呼吸道,才可能被吸出。咳嗽反射或能力差,下呼吸道分泌物无法被排至大气道,依靠吸引无法充分吸出。下呼吸道分泌物不被有效清除,不但 VAP 发生率高,而且不容易被控制。

2. 胃肠道反流与误吸

大量临床研究证明,VAP 与医院获得性肺炎(hospital acquired pneumonia,HAP)的病原菌,之所以是以肠杆菌族居多,主要原因是胃肠道反流与误吸造成。正常人睡眠状态下,就存在不被意识到的胃肠道反流与误吸;接受呼吸机治疗的患者,由于疾病、意识障碍、体位、留置胃管等,这种反流与误吸发生的可能性很大。尽可能多的时间内,保持头高或半卧位,能有效避免和减少反流与误吸,降低 VAP 发生率。此外,头高位还有利于膈肌下降,呼吸功能改善,心脏负担减轻,腹腔渗出液引流等。

3. 机体抵抗力下降

人体防御机能分特异性和非特异性、全身和局部,支气管纤毛柱状上皮运动,是呼吸道重要的非特异性防御机能,能阻碍和清除来自空气与环境、鼻咽部寄居菌、胃肠道反流与误吸中的致病菌,是预防 VAP 的重要防御机制。接受呼吸机治疗的患者,人工气道建立和疾病本身,就可能破坏和削弱这种防御机制,使呼吸道防御能力下降;再加上呼吸机使用过程中,过多的水分被蒸发和消耗,呼吸道黏膜干燥、纤毛运动受阻,清除能力可能显著下降;此外,这些患者的全身抵抗力(细胞或体液免疫)下降;这些均可能是 VAP 发生率高的重要因素。

4. 广谱抗生素和激素应用

接受呼吸机治疗患者,使用广谱抗生素和激素非常普遍,发生菌群失调和肠道病原菌易位可能性极大,多种病原菌混合感染和真菌二重感染机会多,是 VAP 的主要临床特征。

(三) 医源性因素

VAP 诱发因素中,医护人员的手和各种医疗器械、物品清洗、消毒、隔离不严引起的感染,日益受到重视;甚至可能较空气净化与隔离更重要。其次,气道护理也很重要,如气道湿化、吸引、保持通畅等。其中,人工气道方式对气道护理难易程度影响大,经口插管不容易固定,口腔护理有难度;经鼻插管容易固定,留置时间可以长,但管腔细而长,湿化、吸引有难度,还容易引起副鼻窦炎症,国外已主张废弃。我们认为,经鼻插管是反复需要接受有创通气治疗患者不可以缺少的人工气道方式,对急性加重期的慢性阻塞肺部疾病(AECOPD)患者更显得重要。

二、临床表现与诊断

VAP临床表现与肺炎相同,呼吸道分泌物增多、发热、血常规升高等,主要诊断依据是胸片和分泌物病原学检查。机体抵抗力下降的VAP患者,可能出现全身和局部反应不一致,即胸部X线显示,病灶增多或严重,但体温与血常规可以完全正常。单纯病原学检查阳性,胸部X线显示病灶不严重患者,应警惕病原菌定植。呼吸道分泌物易被污染,通常病原菌诊断,需要依据连续2～3次或以上均是同一种菌株才能定论。

三、预防与治疗

(一) 预 防

任何疾病的预防,总是比治疗容易得多,VAP也同样。预防的具体措施,就是尽可能避免上述所有诱发因素或将它们降低至最低限度。其中加强气道护理、保持呼吸道通畅、适当借助药物提高机体免疫能力、避免长时间应用广谱抗生素是很重要的环节。尽早脱机,缩短呼吸机应用时间,更是预防VAP的根本措施。

(二) 治 疗

一旦发生VAP,及时有效治疗包括三个环节。

1. 护理

人工气道护理做得好,对肺部感染的治疗作用超过抗生素使用。其中,最不能左右的是患者的排痰能力,大凡排痰能力强的患者,肺部感染容易控制;年迈体弱、意识障碍的患者,排痰能力差,只能依靠气道护理来弥补。此外,翻身、拍背等,被动促使分泌物排出的方法不能被忽视。

2. 合理使用抗生素

VAP抗生素治疗的依据,仍然是致病菌类型。即使还未得到病原学依据前的经验性选择抗生素,仍应该依据经验和本部门流行病学趋势,判断最可能的致病菌类型,选择有效抗生素。一般均是静脉给药,避免气道内给药的目的是减少耐药菌株产生。大量流行病学调查资料显示,VAP中第一位的致病菌是铜绿假单胞菌。随着病原菌变迁,多重耐药铜绿假单胞菌和鲍曼不动杆菌发生率升高,成为危重病感染的主要致病菌,β-内酰胺酶抑制药与青霉素和头孢菌素复合制药在临床应用的价值逐渐提高。2002—2003年中国G^-耐药监测显示,碳青霉烯类仍是G^-最强的抗菌药物(嗜麦芽窄食单胞菌、黄杆菌除外),其次是两个酶抑制剂复合剂头孢哌酮/舒巴坦、哌拉西林/他唑巴坦、头孢吡肟;头孢哌酮/舒巴坦是唯一12种β-内酰胺类嗜麦芽窄食单胞菌敏感率＞50%、耐药率＜25%的药物。因此,头孢哌酮/舒巴坦、哌拉西林/他唑巴坦应该是治疗VAP的首选;其次,对碳青霉烯类敏感的肠杆菌族病原菌也有发生,真菌和耐甲氧西林的金黄色葡萄球菌(MRSA)常是居第二或三位的病原菌,酌情选择相应抗菌药物的机会也很多。鉴于嗜麦芽窄食单胞菌和黄杆菌几乎对所有的抗菌药物均耐药,且毒力不强,以定植菌形式存在的机会多,一旦发生反复地被检出,只要全身炎症反应不明显,可以忽略不记,必要时可以将所有抗菌药物停用,仅以生命器官支持治疗为主。

3. 免疫治疗

为了提高宿主抵御疾病的能力,免疫治疗日益受到重视和关注,人血白蛋白、精制丙种球蛋白、胸腺肽等,是较多的选择。

第 2 节 呼吸机相关性肺损伤

呼吸机相关性肺损伤(ventilator associated lung injury, VALI)是近年来受关注的话题,围绕 VALI,人们开展了很多研究,名词越来越多,诸如气压伤(barotrauma)、容量伤(volutrauma)、生物伤(biochemostric trauma)、剪切力伤(shear stress trauma)等,其中影响最大、最值得关注的还应该是气压伤。

一、气 压 伤

呼吸机所致气压伤(barotrauma)的发生率因病情或病种而异,也受操作或采用的方法、模式等影响。气压伤的类型很多,其中以气胸对人体的影响最大。

(一)气 胸

1. 分类

使用呼吸机导致的气胸(pneumothorax),多为闭合性,胸内压高或低取决于肺组织破裂口的类型。破裂口为单向活瓣型,气体进入胸腔后,不能再由破裂口出来,胸内压进行性升高,为张力性气胸,是最严重的气压伤;破裂口不成单向活瓣型,气体进入胸腔后,一部分还可以经由破裂口逸出,胸内压就不会进行性增高,倘若与大气压相等,为等张性气胸;倘若低于大气压,为低压性气胸。

2. 病因或诱发因素

气胸是 VALI 中气压伤的主要类型,诱发因素很多,呼吸机模式与压力高低、能诱发气胸的治疗或抢救措施、能引起气胸的原发疾病或诱发因素等。其中,以患者本身具有气压伤诱发因素患者的发生率最高。

(1)患者因素:分先天和后天两类,先天性因素主要指在先天性肺发育不全基础上,正压通气使原先因发育不良而十分薄弱的肺泡组织破裂,气体进入胸膜腔,并逐渐增多而压迫肺组织,形成气胸,临床常见的疾病是先天性肺大疱;这类患者在不接受呼吸机治疗的情况下,也可能发生自发性气胸;易形成气胸的肺大疱,多居肺脏层胸膜表面或接近脏层胸膜,否则只能使原有的肺大疱扩大,而不引起气胸。后天性因素最典型的临床代表性疾病是 COPD,本身就有不同程度的完全或不完全性的小气道阻塞、肺泡过度膨胀、弹性纤维断裂等,肺泡融合形成后天性肺大疱,如果位于脏层胸膜表面,呼吸机正压通气,很容易使大疱破裂发生气胸。其次,各种外伤导致的肺组织损伤,也属于后天性因素,多见于胸部外伤患者,早期损伤不严重,可能会发生气胸;一旦接受呼吸机治疗,被损伤的肺组织在正压通气下破裂,气体逸入胸腔,形成气胸。因此,对胸部外伤患者,即使入院时尚无气胸,也应高度警惕随时有发生气胸可能,接受呼吸机治疗时更应注意观察,以便及时发现和处理。最后,各种原因引起的剧烈咳嗽和咳痰,也可成为气胸的诱发因素之一。因为咳嗽和咳痰的本身就可以使肺内压明显升高,倘若肺组织已存在不同程度的诱发气胸的先天或后天性因素,极易造成气胸。

(2)非呼吸机性医疗因素:指在接受除呼吸机治疗以外的其他治疗或抢救过程中,可能诱发气胸的医源性因素。常见如心肺复苏时的心内注射和胸外按压,各种穿刺(颈内和锁骨上、下静脉穿刺和胸膜穿刺或活检)等。这些操作均有可能直接损伤脏层胸膜,引起气胸。倘若损伤不严重,操作可能并不一定发生气胸,接受机械通气治疗时,正压通气使已受损伤的肺组织或脏层胸膜损伤加重,裂口增大,产生气胸。类似情况临床屡有发生,尤其是在危重病抢救时,应当引起重视。

(3)呼吸机因素:正压通气本身就足以引起气胸,如压力过高和潮气量过大,采用特殊的通气模式或功能,如 PEEP 和 PSV 等,均可以使原有引起气胸的可能性增加,气胸发生率增高。

3. 临床表现

气胸的临床表现和症状、体征,可以随气胸形成后肺组织的受压严重程度增加而明显,也可以因人而异。气胸的典型临床表现可能包括以下几方面。

(1)胸痛:接受呼吸机治疗患者发生气胸时,主诉有胸痛并不多见,可能与病情重、能引起不适的因素太多有关;况且接受呼吸机治疗的患者,由于人工气道建立,多不能表达,这些均可能影响胸痛症状的出现。

(2)烦躁和大汗淋漓:多与气胸后发生呼吸困难和缺氧有关,烦躁和大汗淋漓的程度因患者的耐受程度而异,也可随肺组织受压程度增加而加重。

(3)缺氧和发绀:接受呼吸机治疗患者,一旦出现缺氧和发绀,提示低氧血症加重,应首先考虑或排除气胸可能。未经引流的气胸,是呼吸机治疗的禁忌证。

(4)气胸体征:非 COPD 患者,一旦发生气胸,体征明显,多数情况下单凭物理检查,就可以诊断;典型表现是患侧胸廓膨隆、肋间隙增宽、叩诊过度反响、呼吸音消失或减弱、气管向健侧移位。有不同程度肺气肿患者,即使发生气胸、且肺受压面积大,上述体征也可能不明显,这类患者原有的疾病就已经造成上述体征,气胸发生后所引起的体征被这些已有的体征所遮盖。对这类患者,诊断气胸的最好方法是胸部 X 线。稍有怀疑,应及时拍胸片,明确或排除气胸可能。

(5)胸部 X 线:是诊断气胸最可靠的方法和依据。无论气胸压缩的肺组织多寡,胸部 X 线上均有相应的表现,如不同程度的肺压缩带、气胸部位的肺纹理消失、气管和纵隔阴影向健侧移位等。需要强调的是,为诊断或排除气胸所拍的胸部 X 线片,一定应设法取半卧位,否则有可能使气胸被误诊。因为气体有上浮的特性,体位不足够高的情况下,气体与肺组织重叠,压缩带不明显,气胸诊断难以确立。

(6)循环衰竭:主要表现是不同程度的血压下降和心率增快,原因可能是气胸所致的胸内压增加或纵隔摆动,引起回心血量减少和心排量下降。心率增快的原因很多,缺氧和血压下降均可引起心率增快,纵隔摆动本身就可因影响心脏的舒、缩功能使心率加快。气胸发展至影响血流动力学改变时,多意味着不是患者的气胸严重、肺组织受压的面积大,以至于有可能引起胸内压增加明显或纵隔摆动而影响患者的血流动力学,就是原来就有血流动力学改变的因素存在,如有效血容量不足等。

(7)皮下或纵隔气肿:发现皮下气肿,就应及时排除气胸可能,即使临床表现不明显、体征不突出,也不能轻易放过,以免误诊。

4. 处理

气胸危害大,一旦确诊,需要立即采取措施。一般应视情况停止呼吸机治疗,以免因胸内压增高,肺组织受压加重。排气减压可以采取穿刺抽气或闭式引流,接受呼吸机治疗的患者,多采用闭式引流,因为对已经产生气胸的患者来说，呼吸机的因素不去除，气胸随时可能发生，只有在建立胸腔闭式引流的条件下，才可能毫无顾忌地使用呼吸机。

5. 预防

气胸的诱发因素多，预防的环节也很多，限制通气压力是所有接受呼吸机治疗必须时刻注意的环节，慎用过高压力控制、PEEP、PSV等，适当镇静、镇咳等，均是防止气道压力过高的具体措施，必要时还可以借助气管内注入利多卡因，抑制咳嗽。避免胸部创伤性检查和治疗，如心肺复苏时尽量避免用心内注射，胸外按压时动作要轻柔，各种深静脉穿刺和胸膜穿刺或活检时更应谨慎。

（二）皮下和纵隔气肿

皮下和纵隔气肿（subcutaneous emphysema and pneumomediastinum）指气体进入皮下和纵隔。气体的来源可以有两个，一是肺组织，即气体从肺内逸出后经由脏层胸膜的裂口进入胸腔，然后再由壁层胸膜的裂口逸入皮下和纵隔，多气胸并存，但临床发生率明显低于气胸。二是呼吸道呼出的气体，常见气管切开后，可能因气囊漏气或皮肤缝合过紧，漏出的气体无法向空气中外逸，而经由切口直接进入周围皮下组织，并逐渐向四周扩散，形成皮下气肿；严重时还可向纵隔扩散，引起纵隔气肿；这类皮下和纵隔气肿，不是机械通气气压伤所致，而是气管切开的并发症。两种气体来源的皮下和纵隔气肿，处理原则完全不同，应注意鉴别。

1. 病因和诱发因素

（1）呼吸机引起的皮下和纵隔气肿：主要原因是患者已存在某种致壁层胸膜破裂的因素或壁层胸膜已有裂口，一旦呼吸机导致气胸后，气体极易通过已有的壁层胸膜裂口，进入皮下和纵隔。造成壁层胸膜破裂的病因和因素很多，最常见是胸部外伤，其次是某些特殊检查或治疗。

（2）气管切开引起的皮下和纵隔气肿：主要原因是气道密闭不佳和皮肤缝合过紧。纵隔气肿还可能因气管切开切口过低，纵隔软组织受损，气体由体外沿着气管切开的切口进入纵隔，这种情况临床虽不多见，但有可能。

（3）气管壁损伤：有学者发现，气管插管导管或气管切开套管留置时间过长，能引起气管壁黏膜压迫和坏死，严重时能引起气管环穿孔。倘若穿孔的部位在导管或套管的尖端以下部位，呼吸机所供的气体就可能由此进入纵隔，再漫延至皮下而引起纵隔和皮下的气肿。这种情况虽不多见，但已有报道。

2. 临床表现

无论引起皮下和纵隔气肿的原因如何，临床表现均相同。皮下气肿最可靠的诊断依据是皮肤触诊有握雪感，其次是局部皮肤膨隆，可向四处漫延，如引起颈项、头面部皮肤肿胀，甚至当气体继续向下漫延时，可引起胸背部、腹壁，甚至阴囊的皮下气肿；拍摄胸部X线片时，相应的皮下组织内出现条索状、不规则的透光区。纵隔气肿单凭体检无法确诊，主要诊断依据是胸部X线。如纵隔阴影增宽，其内可见不规则分布的气体阴影。当皮下和纵隔气肿合并气胸时，可具备相应的临床症状、体征和胸部X线改变。当皮下和纵隔气肿严重时，还可出现相应的呼吸道受压或纵隔血管受压所致的循环系统症状，如呼吸道压力增高、颈静脉怒张、血压下降、心律失常等。

3. 诊断和鉴别诊断

皮下和纵隔气肿的临床诊断和鉴别诊断

并不困难,关键是皮下和纵隔气肿气体来源的鉴别,两种来源两种处理原则。

(1)气管切开所致:主要掌握两个依据,一是有气管切开病史,二是一般没有气胸并存。无论是否与机械通气有关,均应首先考虑气管切开所致可能。

(2)呼吸机所致:主要鉴别要点是此种类型的皮下和纵隔气肿多与气胸并存,无论人工气道是否为气管切开,只要皮下和纵隔气肿与气胸并存,均应首先考虑呼吸机所致的可能。

4. 处理

皮下和纵隔气肿一旦发生,处理的方法均是针对引起皮下和纵隔气肿的原因。倘若引起皮下和纵隔气肿的主要原因是气胸,只要及时建立胸腔闭式引流,去除皮下和纵隔气肿的主要气体来源,皮下和纵隔气肿一般均可自行消散。倘若引起皮下和纵隔气肿的主要原因是气管切开后的气囊漏气和皮肤切口缝合过紧,处理的主要方法是更换气囊不漏气的气管切开套管,避免气体由气道内外逸;倘若是因为气管切开切口过低引起的皮下和纵隔气肿,一般没有更好的处理方法,只能等待气体的自行吸收和消散或设法避免气体继续逸向纵隔的软组织内。倘若皮下和纵隔气肿是由于气管黏膜压迫、坏死所致的穿孔造成,应当更换较长一点导管或套管,让管腔的尖端超出穿孔处,气体就不会再由此进入纵隔,也不会因此而引起皮下和纵隔气肿。就皮下和纵隔气肿本身,一般不需要特殊的处理,只要阻断了气体的来源,皮下和纵隔内的气体多可自行吸收。偶遇严重皮下气肿,有人主张在有皮下气肿的部位做多个皮肤切口,并沿着这些切口,通过挤压,使气体外逸。这种方法多是在万不得已的情况下才可能进行,否则有可能继发皮肤切口感染。

二、容量伤

容量伤(volutrauma)是指容量增加引起的VALI,通常与气压伤有关,因为容量增加的结果是压力升高、肺泡过度膨胀、间隔断裂、肺泡融合等,临床与气压伤无法分辨。早年呼吸机临床应用时,多主张 V_T 设置为 10～15 ml/kg。大量临床与基础研究发现,低 V_T(6～8 ml/kg)远较高 V_T 益多弊少,故多主张 V_T 设置为 6～8 ml/kg,甚至 4～6 ml/kg。低 V_T 的利弊就在于避免容量伤,目前已基本达成共识。与容量伤相对应的保护性肺通气策略(lung protective ventilatory strategy,LPVS)还有可容许性高碳酸血症(permissive hypercapnia,PHC),不主张为将 $PaCO_2$ 降低,设置太高的 V_T,以避免容量伤。

三、生物伤

有研究发现,机械通气能导致一些致炎细胞因子水平上调,造成一系列VALI,故有学者将这种由机械通气导致的各种炎症细胞因子水平升高引起的VALI称为生物伤(biochemical trauma)。但是,由需要接受呼吸机治疗的原发病或征候引起的致炎细胞因子水平上调,远较能控制或遏止疾病发展、病情加重的呼吸机严重,这种VALI的生物伤就应该被忽略。

四、切割或剪切伤

由肺表面活性物质减少造成的广泛性、小灶性肺不张(atelectasis)或肺泡萎陷(collapse)是急性肺损伤(acute lung injury,ALI)/急性呼吸窘迫综合征(acute respiratory distress syndrome,ARDS)主要病理改变,也是肺容量减少、肺内分流($\dot{Q}_s/\dot{Q}_t$)增加、顺应性下降和顽固性低氧血症的主要原因。肺复张/开放(lung recruitment maneuvers/open lung, RMs)策略,是纠正肺泡萎陷导致缺氧最有效的措施,并成为保护性肺通气策略(lung protective ventilatory strategy, LPVS)的重要内容。肺复张/开放,能增加肺容量、减少肺$\dot{Q}_s/\dot{Q}_t$、提高肺顺应性,改善顽固性缺氧,还能避免肺泡反复开放-萎陷造成的切割或剪切伤(shear stress trauma)。

第3节 呼吸机常见并发症

一、通气过度或不足

(一)通气过度

呼吸机使用过程中,通气过度或不足经常发生,比较而言,通气过度远较通气不足发生率高,多与患者本身因素和呼吸机参数设置不当有关。前者包括缺氧、疼痛、精神紧张、代谢性酸中毒等刺激或代偿,引起呼吸频率增快和过度通气;后者发生率低,但多与V_T或MV设置过高有关。依据动脉血气分析,无论引起的原因如何,只要$PaCO_2 <$ 30～35 mmHg,均意味着有存在不同程度的过度通气。处理方法可分三步,分析或找出原因并去除、调整呼吸机参数等,通常以缩短呼气时间、降低V_T/MV 为主要调整方式,必要时适当降低呼吸频率(RR)。

(二)通气不足

通气不足是指CO_2排出不足,造成或引起CO_2潴留。使用呼吸机过程中,通气不足发生率低,多与气道不通畅有关。引起呼吸道不通畅的原因很多,如分泌物多、黏稠、排出不畅等。气道湿化不够或吸引不充分,导致导管或套管完全或不完全性堵塞,是引起通气不足的主要原因;偶尔也与V_T和I∶E设置不妥有关。依据动脉血气分析,$PaCO_2$ >50～60 mmHg,均意味着存在着不同程度的通气不足。处理方法同样分三步,即分析寻找原因并去除、调整呼吸机参数,主要以调整I∶E、延长呼气时间为主,可达1∶2.5～3;必要时,需要借助病因和解痉治疗,保持呼吸道通畅。一般不主张盲目增加RR和V_T/MV,以避免容量增加导致的VALI。

二、与人工气道有关的并发症

(一)上呼吸道堵塞

上呼吸道是指喉和喉以上的器官,人工气道属于上呼吸道。上呼吸道堵塞是指各类原因造成的,包括人工气道在内的呼吸道堵塞或梗阻。

1. 原因和诱发因素

呼吸机使用过程中,能引起上呼吸道堵塞的原因很多。

(1)分泌物:是上呼吸道堵塞的最常见原因。堵塞形式有两种,一是大量分泌物突然涌出,来不及全部吸除或未被及时发现和吸引;二是由于感染、湿化和吸引不够、咳嗽力量不足等综合因素,造成分泌物在人工气道的管腔内沉积,形成痰栓或者痰痂,将管腔完全或大部分堵塞。

(2)导管或套管滑脱:通常也有两种形

式,一是导管或套管完全从气管内滑出,多见于气管插管位置过浅、导管或套管固定不良,随体位变动或烦躁、挣扎等,导管或套管完全滑脱;二是气管切开位置太低或病人过于肥胖、颈项较短时,套管很容易在体位变动时,滑至皮下,造成套管完全堵塞。后者不容易被发现,误以为气管套管仍在气道内,发生后呼吸机仍在工作,惟发绀不见缓解,容易造成危险。

(3)导管扭曲或被压扁:经口气管插管固定困难,导管很容易在患者烦躁、挣扎等体位变动时被扭曲,也可能因牙垫脱落而被牙齿压扁,这些均可造成上呼吸道堵塞。

(4)气囊滑脱或脱垂:气囊充盈过度突向导管的前方或气囊滑脱等,均可造成导管和套管的堵塞。后一种情况目前已不多见,它多发生在导管或套管与气囊分开的情况下,由于大小配套不合适使气囊太松或绑扎、固定不牢所造成的滑落。现在大多采用一次性导管和套管,气囊是固定在导管和套管上的,故不可能脱落。

(5)皮下气肿:严重的皮下气肿,也可压迫上呼吸道,多见于颈项部大面积皮下气肿。

(6)误吸:当胃内压增高,并有大量胃肠液反流时,可因气囊密闭不好或泄漏发生误吸,也可能因有气管食道瘘发生误吸。

2. 临床表现

上呼吸道堵塞时,主要临床表现是呼吸极度地困难,并伴有严重缺氧和发绀,有时还伴有烦躁;时间稍长可因窒息造成心搏停止。

3. 诊断

上呼吸道堵塞的诊断除根据呼吸困难、缺氧、发绀的严重程度,还可依据根据机械通气压力监测报警装置。气道堵塞逐渐产生或加重,如痰栓或痰痂的堵塞,从压力监测中可发现气道压逐渐上升;倘若气道堵塞发生突然,如分泌物堵塞等,压力监测报警蜂鸣,还可能发现大量分泌物外涌;倘若是导管或套管滑脱、被压扁等,除了上述迹象外,更重要的依据是导管或套管中没有呼出气的气流。

4. 处理

上呼吸道堵塞后果严重,处理要果断、及时。分泌物或痰栓堵塞时,借助冲、洗、拍、打、吸引、湿化等,可以彻底救治;导管、套管、气囊等原因造成的阻塞,惟一处理办法是及时更换导管和套管;皮下气肿压迫造成的阻塞,及时排气减压是最主要和直接的方法。

(二)气管食道瘘

气管食道瘘是指气管与食道之间相通,呼吸道的气体可以经由该瘘口进入胃肠道,胃肠道的消化液和食物也可经由该瘘口进入呼吸道。这是十分危险的并发症。

1. 病因

气管食道瘘多发生在建立人工气道时的损伤,常见有两种情况,一是气管切开时食道的直接损伤,如气管切开时过深,误伤气管后壁,波及食道;二是人工气道的留置或气囊的压迫,造成气管后壁黏膜的压迫坏死、溃烂,并有可能波及食道,造成食道前壁黏膜的坏死。

2. 临床表现

气管食道瘘的主要临床表现是从呼吸道内能吸出与消化液相同的分泌物,患者在进食或饮水时,经常有呛咳,即使是在气囊充盈良好或不漏气的情况下,也是如此,此点与发生误吸时的呛咳不同。

3. 诊断

主要靠食道 X 线造影确诊,如食道 X 线碘油、泛影普胺造影等,这时能发现碘油、泛影普胺从食道瘘口处外溢,可以积蓄在与气管的邻接部位,也可进入气道。只要食道 X 线造影发现上述迹象,气管食道瘘即可确诊。

4. 处理

气管食道瘘处理方法有两种,一是食道损伤部位修补,多见于气管切开损伤的即刻或是后期的食道修补,二是采取一定的应激手段和措施,避免呼吸道误吸和堵塞,具体做法是留置胃管,有胃肠压力增高的还应及时进行胃肠减压,防止胃液反流至呼吸道,引起窒息和感染;胃肠压力正常者,留置胃管的目的不是胃肠减压,而是经由胃管给予流质饮食,避免经口饮食发生的误吸。

5. 预防

气管切开时,位置不能太深;留置人工气道时,应定时放气囊,并定时调整患者的头部颈位置,避免气囊或导管、套管长期在某个部位压迫,造成该部位气管黏膜的缺血和坏死。

(三)喉损伤

喉损伤是气管插管的重要并发症。主要临床类型是喉部水肿,多发生在拔管数小时至1天,产生原因与导管与喉部黏膜机械性摩擦和损伤有关。临床表现为声音嘶哑、发音困难,严重时可因喉痉挛出现呼吸困难和缺氧。轻度的喉部水肿可以没有明显的临床表现,且多在 24 h 内消退;严重时可以出现明显的吸气性呼吸困难和发绀,短时间内无法缓解时需立即行气管切开。喉损伤的其他类型是损伤后的溃疡、坏死、肉芽肿形成,最终可以导致喉部狭窄。此外,气管切开时,可以因喉返神经受损,造成发音困难。喉损伤并发症的防治要点是操作轻柔,人工气道留置时间不易过长,尤其是气管插管;留置时间稍长时,及时全身或局部应用小剂量激素,尤其在拔除导管前。拔管后应严密观察,随时警惕喉部水肿和痉挛出现,以便及时处理。

(四)气管损伤

人工气道导管或套管直接压迫和气囊充气,均可造成气管损伤,轻度损伤是局部黏膜充血、水肿、糜烂,严重时可因溃疡、出血和坏死造成局部气管环破坏、软化、穿孔,向前可造成纵隔和皮下气肿,向后可引起气管食道瘘;有患者因坏死后瘢痕形成,造成气管狭窄。这些均是较严重并发症,防治措施是尽可能应用低压或等压气囊,气囊定时放气和患者头颈部位体位定时调整,减少局部压迫和缺血。

(五)血管损伤

气管切开时,可因甲状腺受损出血;气管导管或套管对周围黏膜压迫损伤、感染等,可以侵蚀邻近大血管,引起大出血而导致死亡。诱发因素有局部和全身,如导管或套管留置时间过长、位置不当、气囊未定时放、导管直径不适合、营养不良、感染、凝血机制障碍等。主要表现是自气管导管或套管内有大量血液喷出,一旦发生,很难救治。

三、呼吸机依赖

呼吸机依赖是指脱机困难,长期依靠呼吸机支持。

(一)原因和影响因素

造成呼吸机依赖的原因很多,慢性肺功能不全是最常见的原因;其次,有心理因素参与,即从心理上对呼吸机治疗产生依赖,认为一旦脱离呼吸机,自己就可能有生命危险;此外,呼吸肌疲劳和衰弱也是很重要的原因,神经-肌肉疾病最常见。因此,对机械通气治疗患者,要重视营养支持和功能锻炼,尽可能缩短机械通气治疗时间也是有效的防治措施。

(二)处 理

1. 呼吸肌功能锻炼

有慢性呼吸功能不全的患者,从接受呼吸机治疗的初期,就应考虑对患者呼吸肌进行功能锻炼,防止呼吸肌的废用性萎缩。锻炼的方法有两种,一是尽早合理地运用特殊的呼吸模式(IMV/SIMV 和 PSV);二是及时将持续呼吸机治疗改为间断,尽可能地缩短应用呼吸机的时间,防止呼吸机依赖。

2. 加强营养支持

产生呼吸机依赖的患者,呼吸功能不全的一部分因素中,还有因长期呼吸困难和卧病在床所致的呼吸肌疲劳和衰弱参与。对这类患者来说,充足的营养供应十分重要。因此,即使是建立了人工气道,也应鼓励患者尽早经胃肠道摄食;必要时,对确有进食困难的患者,静脉补充能量和热卡。

3. 树立信心、消除顾虑

对产生呼吸机依赖的患者,消除顾虑、树立信心相当重要。临床确实有这样的患者,由于对呼吸机有极大的心理依赖,每以闻及机器的噪声所安慰;一旦机器的噪音消失,就会产生不安和恐惧。对这类患者,唯一的办法就是鼓励和安慰。必要时,还可适当在加强防范措施的基础上,讲述呼吸机的弊端,让患者在充分了解自己的呼吸能力前提下,树立起脱离呼吸机的信心和决心。

4. 合理应用 SIMV 和 PSV 模式

SIMV 和 PSV 模式的设计,就是针对那些呼吸功能不全和呼吸力量不足而脱机没有把握的患者。因此,对脱机有困难的患者,应较好地应用这几种呼吸模式。具体应用的方法,可以不强求一致,操作者可根据自己的经验和患者的具体情况,酌情灵活机动地掌握。最好的方法应是能顺利而安全地使患者脱离对呼吸机的依赖,成功地脱离呼吸,减少呼吸机依赖的发生率。

(三)预 防

对有慢性呼吸功能不全的患者,正确地掌握应用呼吸机的指征,并尽可能地缩短呼吸机应用的时间,可能是防止发生呼吸机依赖的两个重要环节。

四、肺不张

(一)原 因

1. 分泌物或痰栓堵塞

由于气道湿化和吸引不及时或充分,分泌物可能在某一水平的气道内潴留、沉积,并有可能形成痰液或分泌物栓塞,使该支气管所属的肺组织充气障碍,肺泡萎陷和不张。

2. 导管进入单侧支气管

气管插管时,导管插入过深,可能会进入右侧支气管,并引起左侧肺不张。

3. 氧中毒

可以引起吸收性肺不张。正常人呼吸空气时,肺内含有大量氮气。因为肺内氮气的含量与大气中所含的氮气相等,所以人们在呼吸时,氮气并不参加气体的交换,肺内的氮气也不被血液吸收。当高浓度吸入氧气时,肺泡中的氮气就有可能逐渐被氧所替代,P_AO_2升高,$A-aDO_2$增大,最终肺泡内气体很容易被血液吸收,这部分肺泡萎陷,吸收性肺不张也就由此而产生。这种现象在血流多、通气少的部位表现的更为明显,当局部出现呼吸道狭窄或堵塞时,呼吸纯氧数分钟就能产生吸收性肺不张。

(二)临床表现

1. 体征

一侧全肺不张时,体征明显,如气管向患侧移位,患侧肺的语颤音增强,呼吸音减低或者消失等。

2. 胸部X线

气管和纵隔阴影均向患侧移位,肺不张的部位肺纹理增多、密集,水平裂上抬或下移等。倘若能拍侧位片,可以发现肺不张呈楔形或三角形密度增高影,尖端指向肺门。

3. 低氧血症

由肺不张引起的低氧血症,主要特点是应用呼吸机也无法纠正,即使应用PEEP,疗效也十分有限。这种类型的肺不张,面积大,所引起的肺内分流也严重,与ARDS小灶性不张引起的$\dot{Q}_s/\dot{Q}_t$增加不同,除非肺不张消除,否则难以纠正。

(三)诊 断

肺不张的诊断主要依据体征和胸部X线,参考低氧血症纠正情况,胸部X线在治疗前后的改变是最有价值的诊断依据。

(四)处 理

一旦明确有肺不张,应立即采取必要的措施,如及时地气管切开,以保证进行充分地气道的湿化和吸引;有时可以借助纤维支气管镜的作用,对肺不张的部位进行充分地吸引。也可以借助物理的作用,如拍打患侧背部等,促进分泌物或痰栓的排出。倘若是导管的位置不妥,可以及时地调整,适当地将导管向外拔,直至两肺的呼吸音相等。

五、氧 中 毒

氧中毒是指长期高浓度吸氧引起的肺部和其他系统的病变,通常经面罩、鼻塞、鼻导管等装置吸氧,FiO_2很难达到高浓度水平($>60\%$),不可能造成氧中毒。呼吸机治疗过程中,FiO_2可以$>60\%$,能产生氧中毒,有人称其为呼吸机肺。氧中毒是引起ARDS的病因之一,由氧中毒引起的肺部损害和呼吸功能衰竭,属于ARDS。

(一)病 因

氧中毒的主要病因是长期高浓度吸氧。所谓高浓度,一般指$FiO_2>60\%$。至于长期的定义,究竟多长时间即为长期,尚没有明确的规定。有人发现,正常人连续吸纯氧6 h,就可以出现咳嗽、胸痛等症状;还有人发现,成人在正常大气压下$FiO_2>80\%$ 12 h以上,即可出现胸闷、咽痛、咳嗽等呼吸道刺激症状;$FiO_2>60\%$持续24~48 h以上,可以引起与氧中毒相同的肺部病理改变。所以,所谓长期,应该超过48 h,一般可能在1周左右。

(二)发病机制

氧中毒的发病机制至今尚未完全明确。已掌握的资料表明,高浓度吸氧可以通过三个途径造成肺损伤,并引起一系列病理、病理生理改变和临床症状。

1. 高浓度吸氧的直接作用

氧中毒所引起的呼吸道症状,如咽痛、咳嗽、胸闷等,可能是高浓度吸氧对呼吸道黏膜产生的直接刺激所造成。

2. 高浓度吸氧对细胞代谢的影响

有资料表明,高浓度氧能通过对细胞内巯基的氧化作用和对磷脂类的过氧化作用产生对细胞代谢有害的中间产物,影响细胞的功能,主要是对细胞膜和线粒体的损害,并有可能影响酶的功能。

3. 高浓度吸氧使肺泡表面活性物质减少

有人在动物试验中发现,高浓度吸氧可使肺泡表面活性物质减少。

(三)病理改变

1. 早期

氧中毒时,最先受到损害的是血管内皮细胞。氧中毒患者尸检发现,急性氧中毒早期的主要损害是以渗出为主,肺脏大体标本重量增加和显著充血,镜检下见肺泡壁充血、间质水肿、肺泡上皮细胞肿胀。也有学者对短期应用呼吸机死亡的患儿尸检,同样发现病理改变以渗出为主。另外,在这些患儿肺的大体标本中,发现有肺透明膜形成,说明高浓度吸氧引起的肺泡表面活性物质减少是肺透明膜形成和肺功能障碍的原因之一。

2. 晚期

氧中毒晚期的主要病理改变是有害因素引起的肺组织增生反应,这些反应在肺组织的具体改变是氧中毒引起的肺间质性纤维化。有人对长时间(>1周)应用呼吸机的病儿尸检,发现除了肺间质水肿和肺透明膜形成外,主要病理改变是肺泡壁增厚、炎性细胞浸润、纤维母细胞增生等肺泡上皮增生的改变,肺毛细血管上皮也有肿胀和增生。

(四)病理生理改变

不同程度的缺氧和低氧血症是氧中毒的主要病理生理改变。缺氧产生的原因,早期主要是渗出性改变,如肺泡和肺间质水肿等引起的弥散障碍;此外,还可能有肺泡表面活性物质减少和肺透明膜形成引起的小灶性不张和$\dot{Q}_s/\dot{Q}_t$增加。晚期主要是肺组织增生性改变,如肺组织纤维化等所致的弥散障碍。这些病理生理改变与ARDS相同。

(五)临床表现

1. 呼吸道症状

咳嗽、胸闷、胸痛是氧中毒早期的主要临床表现。因为氧中毒的主要病理改变在肺间质,故咳嗽多为刺激性干咳,痰少。这并不是氧中毒的特异性临床表现,因为所有以肺间质改变为主的疾病,均以刺激性的干咳为主要临床特征。

2. 肺部体征

可以无特殊改变。

3. 动脉血气分析

提示不同程度的低氧血症,具体改变与ARDS相同。

4. 肺外症状

氧中毒可以引起眼睛的晶体后纤维组织增生,造成视网膜血管收缩;继后,还可引起血管上皮损害,造成眼底出血、渗出;严重者可因视网膜剥离、晶体后白斑等导致患者失明。氧中毒引起的眼部病变，与视网膜动脉血氧水平有关。

（六）处　理

氧中毒的临床处理比较困难，因为氧中毒的主要病理生理改变是低氧血症，低氧血症的纠正又离不开氧气，氧中毒的患者再吸氧更加重氧中毒。况且，氧中毒患者低氧血症产生的相当一部分因素是弥散障碍。由弥散障碍引起的低氧血症，主要治疗是提高FiO_2。因此，一旦发生氧中毒，临床治疗相当困难。

（七）预　防

氧中毒的主要发病因素是高浓度吸氧，氧中毒的发生率和严重程度均与FiO_2高低和高浓度吸氧的时间有关，预防氧中毒的主要措施是尽量避免$FiO_2>60\%$。即使由于病情需要，也要适当控制高浓度吸氧的时间，尽量降低FiO_2，从根本上预防氧中毒的发生。

六、其他系统并发症

呼吸机使用过程中，调节不当还可能对其他系统造成不利影响或引起并发症，充分认识很必要。

（一）对循环系统产生的不利影响

1. 血压下降

呼吸机正压通气对循环系统产生的最严重的影响是血压下降，与正压导致回心血量减少有关。严重程度受多种因素影响，有效血容量减少是最重要的因素。血容量正常时，呼吸机的正压，即使有可能使回心血量减少，但也不足以使心排血量减少和血压下降；但当有不足时，呼吸机的正压，就可能使回心血量减少，继之引起心排血量减少和血压下降。胸、肺组织顺应性正常时，这种影响可能更大；反之，影响不一定明显。原因是胸、肺组织顺应性正常时，对胸内压的传导和感应性好；当肺有充血或实变、胸腔内有积液或积气时，对胸内压的传导和感应性差。此外，吸气压力高或低和维持的时间长短，直接影响着血流动力学的改变。预防和处理的方法就是补足血容量或借助血管活性药（多巴胺、多巴酚丁胺、间羟胺）的帮助，一旦血容量水平恢复正常，由呼吸机引起的血压下降均能得到很好地纠正，不能纠正的低血压通常与其他因素有关。

2. 心律失常

有文献提及，呼吸机能引起心律失常，认为呼吸机会加重心脏负担，引起心肌缺氧和缺血，间接诱发心律失常。笔者在长期的临床实际应用过程中，几乎没有类似体会。相反，由于合理应用呼吸机纠正却氧，患者的心衰或心律失常得到有效控制的病例却很多。因此，可以十分负责任地说，呼吸机治疗本身是不会引起心律失常或加重心衰的，只有当呼吸机应用不合理，缺氧得不到很好纠正的情况下，才可能直接导致心律失常或心衰加重。需要强调的是，有心肌缺氧、缺血、心功能不全的患者，接受有创机械通气治疗时，耐受人工气道建立过程的能力明显低于心功能正常的患者。因此，对有心脏疾病的患者，积极使用无创通气，可能是综合救治中不可忽视的重要环节。

（二）对胃肠道系统产生的不利影响

呼吸机能有效纠正低氧血症和CO_2潴留，对胃肠道功能无疑是保护作用。呼吸机对胃肠道最大的不利影响是胃肠充气，即过多的气体在胃肠道内积蓄,造成胃肠道过度膨胀和压力增高。

1. 诱发因素

(1)气管食道瘘:即指气管与食道受损后两者间相通,呼吸道内的气体可以经由瘘口进入胃肠道,胃肠道的食物也可以经气管食道瘘进入呼吸道,是造成胃肠充气或胀气最主要的原因。

(2)经面罩或口含管人工呼吸:当选择无创呼吸机治疗时,多通过面罩、口含管进行人工呼吸时,气体可能进入胃肠道引起胀气。

2. 临床表现

上腹部膨隆,叩诊呈鼓音,严重时可能发生窒息。

3. 处理原则

尽快去除原因。若为气管食道瘘引起,应及时更换较长一些的导管或套管,让人工气道的尖端超过瘘口,气体就不再会进入胃肠道;若为人工气道不妥,应及时地更换人工气道方式,如改面罩、口含管为气管插管或切开;留置胃管或胃肠减压能防止胃液反流引起的误吸、气道堵塞和感染,也是防止胃肠充气膨胀引起膈肌上移,妨碍胸廓活动,使肺膨胀受限的主要措施。紧急情况下,当经面罩或口含管做人工呼吸时,应由专人按压在患者的上腹部,阻止气体的进行。

需要强调,即使呼吸机使用过程中,有产生各种并发症和 VALI 的可能性,但决不能因此而错过接受呼吸机治疗的最佳时机,因为与生命相比,并发症和 VALI 就不显得那么重要,况且 VALI 和 VAP 是可以预防和治疗的。一旦由于错过了呼吸机治疗的最佳时机,就可能造成不可挽回的后果。因此,多数情况下,即便有产生 VAP 和 VALI 的可能性,也应该不失时机地应用呼吸机治疗。

(宋志芳)

参 考 文 献

1 Tobin MJ. Critical Care Medicine in AJRCCM 2000. Am. J. Respir. Crit. Care Med. 2001, 164(8):1347~1361

2 Tobin MJ. Advances in mechanical ventilation. N Engl J Med 2001,344:1986~1996

3 Esteban A, Anzueto A, Alia I, et al. How is mechanical ventilation employed in the intensive care unit? An international utilization review. Am J Respir Crit Care Med 2000,161:1450~1458

4 Mutch WA, Harms S, Ruth GM, et al. Biologically variable or naturally noisy mechanical ventilation recruits atelectatic lung. Am J Respir Crit Care Med 2000,162:319~323

5 Van der Kloot TE, Blanch L, et al. Recruitment maneuvers in three experimental models of acute lung injury. Effect on lung volume and gas exchange. Am J Respir Crit Care Med 2000,161:1485~1494

6 Tschumperlin DJ, Oswari J, Margulies AS. Deformation-induced injury of alveolar epithelial cells. Effect of frequency, duration, and amplitude. Am J Respir Crit Care Med 2000,162:357~362

7 Epstein SK, Nevins ML, Chung J. Effect of unplanned extubation on outcome of mechanical ventilation. Am J Respir Crit Care Med 2000,

161: 1912~1916
8 Amato MB, C. Barbas SV, Medeiros DM, et al. Beneficial effects of the "open lung approach" with low distending pressures in acute respiratory distress syndrome: a prospective randomized study on mechanical ventilation. Am. J. Respir. Crit. Care Med. 1995, 52: 1835~1846

第18章

呼吸机清洁与保养
Cleaning and taking care of ventilator

呼吸机是危重患者抢救中重要而必不可少的工具,呼吸机的清洁与消毒、保养与维护也是为呼吸机能够安全可靠地在临床应用的保障。维持呼吸机始终处于良好状态,能延长呼吸机的使用寿命,是呼吸机使用者必须重视的内容之一。呼吸机的清洁与消毒直接关系着各种感染的发生率,直接影响着危重病综合救治的成功。呼吸机清洁与消毒的方法是否妥善、保养与维护工作是否到位,直接影响呼吸机的工作性能。如果清洁与消毒的方法不当,可能损害呼吸机元器件;保养与维护不及时,无法保障呼吸机的正常运转;两者均会妨碍呼吸机的临床应用。因此,凡呼吸机的使用部门、单位和应用呼吸机的人员,在呼吸机的使用过程中,应当高度重视呼吸机的清洁与消毒、保养与维护工作;在具体的操作过程中,除了了解和掌握呼吸机清洁与消毒、保养与维护的技术要点,了解呼吸机功能、零部件的作用等知识,还应具备高度的工作责任感和踏实的工作态度。

一、呼吸机的清洁与消毒

(一)表面清洁

呼吸机的表面清洁很重要,要以软布及时去除表面的污物与尘埃,因为灰尘中带有多种细菌与病毒,是尘埃集中的地方,更是细菌的滋生地。这些细菌和病毒可以通过空气,经呼吸机管道直接进入患者的气道,可以引发感染或过敏。表面清洁可以分常规的清洁和消毒两种,常规清洁可以日常进行,而消毒可以是定期或不定期的,后者是指可能接触传染性患者时。表面清洁时,要断开电源或拔去插头,注意勿将溶剂和水进入电子设备内,以免发生意外。当推至无菌病房时,除应将机身与表面的灰尘清除外,尚需用消毒液清洁表面,尤其是轮胎部分的污垢,更应仔细清除。表面清洁通常按以下顺序进行。

(1)用清水湿润纱布擦拭,每天1次,切勿使液体进入呼吸机内部。

(2)当出现下列情况时,可用75%医用

乙醇湿润纱布擦拭：① 外表面有明显污物时，及时擦拭。② 病房内有耐药菌暴发流行时，每天擦拭。③ 每一个患者使用呼吸机结束后。

(3) 触摸屏式操作面板用清水湿润纱布擦拭即可。

(二) 空压机气源过滤网

该零件一般在空气压缩泵的进气端，如不及时清洗，过滤网将会被尘埃堵塞，通风量明显减少，导致压缩泵内温度迅速升高，轻则减少压缩泵寿命，重则造成压缩泵无法工作。具体清洗方法是先将过滤网从压缩泵上取下，用清水冲净表面尘埃后，用力甩干，然后放回原位。呼吸机在使用过程中，一般应每 24～72 h 清洗 1 次。

(三) 呼吸机的进气过滤器

电动呼吸机、漩涡泵呼吸机等都有经呼吸机到患者气道的"进气口"一般采用"海绵"或毡类材料进行过滤灰尘。需要经常进行清洁，"海绵"或毡类材料可以水洗、吹干净、更换，纸质的过滤器不能水洗，而应吹干或更换。

(四) 呼吸机的其他通风过滤器

一些呼吸机采用微处理机需要冷却风扇，通常也加通风过滤器，也需要清洁，这种过滤器一般不用水洗方法，而是采用取下后吹干净，抖去灰尘或更换。用水洗可能使水分进入电器部分，也可能使某些纸质的过滤器变得阻力很大而失去通风功能。

(五) 呼吸机的呼气阀

呼气阀是患者呼出气体经过的地方，患者呛咳的时候，气道中的分泌物有时会遗留在呼气阀中。在使用过程中该处又是高温高湿的地方，细菌十分容易滋生。呼气阀的拆卸一般不用工具，拆卸前要仔细阅读说明书，了解清洁和消毒的细节和要领，以及安装测试的要领，然后再进行清洁和消毒。呼吸机有呼气过滤器的可以不消毒呼气阀，更换或消毒呼气过滤器即可。

(六) 呼吸机内部气路

一般是指呼吸机机身内部气体回路中，不需要工具可拆卸的管路部分，其材料有金属件与橡胶件；还包括传感器的过滤器。有的呼吸机均具备该部分零件，但不用工具是不可拆卸的，这些呼吸机的内部气路是不要求清洗或消毒，由工程师定期保养维修。故具体实施按照说明书要求进行处理。

1. 传感器过滤器

一般均为一次性使用物品，使用的时间或周期长短以呼吸机类型不同而异，具体实施过程中可按照说明书要求及时或定期更换。

2. 管路部分

无论材料为金属或橡胶，清洗原则应在保证不损坏材料性质的前提下进行。具体清洁方法是先用清水冲去管路内壁污物，然后将管路浸入所规定的消毒液中约 1 h，取出后再用清水冲去管路内、外的消毒液，晾干后即可再次使用。

3. 有电气元器件的管路部分（如流量传感器）

该部分为呼吸机管路内的特殊零件，在用消毒液浸泡的过程中，需将电器接头置于消毒液液面之上，电气部分切忌被消毒液浸泡，以免接触不良，绝缘性能下降，导致机器故障，影响呼吸机使用。

(七)呼吸机外部气路

外部气路是指暴露在呼吸机外部的管道,包括加温湿化器和过滤器。

1. 管道部分

包括连接患者人工气道的各部分接头与储水罐。具体步骤如下:

(1)医务人员在清洗消毒前,应穿戴必要的防护品:戴口罩、帽子、手套、围兜。

(2)将呼吸机外管路的部件全部拆卸,浸泡在2%戊二醛消毒液中30 min,浸泡时要将其全部浸没于消毒液中,管路没有死弯,中空物品腔内不应有气泡存在;浸泡后用清水冲洗干净,晾干,装入清洁袋中,干燥保存备用,保存期为1周。

(3)呼吸机连续使用过程中,应每隔48～72 h将管路消毒1次,湿化器内的过滤纸及湿化液每次消毒时更换。

(4)传染病或特殊感染患者用过的呼吸机管路,应单独清洗消毒。

总之,外部管道的清洗原则是先用清水将管壁内污物清除,并将其浸入消毒液内;消毒液可以为酸性或碱性,常用的有过氧乙酸、84消毒液;浓度酌情掌握,一般以杀死铜绿假单胞菌为限;时间约30 min;硅胶制品浸泡时间过长,易受损坏。

2. 加温湿化器

塑料部分清洗和消毒与上述管道部分相同;金属与电器加热部分,应先用清水冲洗干净,去除用过的湿化纸,并将湿化器晾干后,表面以碘尔康棉球消毒。

3. 细菌过滤器

一般有两种,分别为一次性或重复性使用,具体应按呼吸机说明书掌握。对可重复性使用的过滤器,可酌情定期用气体消毒,如福尔马林熏箱、环氧乙烷或^{60}钴照射。

呼吸机清洁、消毒完后,应标识,破损的管道和器件必须更换。

二、呼吸机的保养与维护

(一)注意事项

(1)进行呼吸机保养与维护前应对呼吸机应进行清洁和消毒。

(2)进行呼吸机保养与维护时应注意氧气部分绝对禁油,若需要润滑可涂硅脂或按维修手册要求进行。

(3)进行呼吸机保养与维护后应对呼吸机进行必要的测试。

(4)为了安全起见,易损件的零件要备份,消耗件的更换应进行。

(二)呼吸机保养

1. 定期更换易损件、调试或校正有关参数

主要按照机器说明书的要求定期更换易损件、调试或校正有关参数。一般每用过一个患者后,就应及时调试或校正有关参数;特殊情况下,需随时检查机器的工作状态,以便发现问题,并及时解决,以保证临床使用。

2. 蓄电池的充电

目前很多呼吸机都有内部的蓄电池。如呼吸机长时间不用,应该定时开机充电。如不充电,蓄电池可能充不进电而失去功能。一般说明书中有建议,按说明书中的建议进行开机充电,若没有建议,可1个月充电1次。

(三) 呼吸机维护

1. 气源部分

(1) 空气压缩泵：是机械零件较多的部件，机械磨损问题应被摆在该维护的主要点来考虑。

① 大保养：一般 5 000～8 000 h 需做一次大保养，该保养工作应由专业人员执行，具体包括泵的阀门、活塞圈等更换，马达部分的除尘工作等。

② 气路部分：主要由金属降温管路、储气罐、水气分离器、压力调节阀等部分组成，重点应放在水气分离器（分水滤气器）的保养，同样应由专业人员更换其中的滤芯和垫圈，并清除其内部的污垢，同时尚需察看各部分管路的连接情况，酌情更换将要破损的管路。上述保养完毕后，应由专业人员将泵的工作压力调节至最佳位置。

(2) 氧气：如果氧气源为瓶装氧气，需注意定期检测氧气瓶及减压器的安全性，以防意外，氧气源为中心供氧时例外。

2. 空-氧混合器

由于空气与氧气中带有微小颗粒，无油空气压缩机产生的压缩空气是高湿气体，随着季节的变化或其他因素，其中可能带有水分，有可能影响空-氧混合器的正常工作。空-氧混合器有带过滤器与不带过滤器之分，在遇到水分后均会受到一定程度的影响，轻者影响空-氧混合气体的比例，即 FiO_2 失准；重者阻塞气路通道使呼吸机不能工作。有的呼吸机有分水过滤装置，需定期排水（如 Bird8 400/6 400 呼吸机），也有的呼吸机没有排水装置或并不存在类似问题。空-氧混合器输出氧浓度误差必须在 10% 以内，高质量的空-氧混合器输出氧浓度误差在 3% 左右。

3. 主机部分

主机电源一般应在气源，包括空气与氧气，接通之后方可打开；接通气源后听不到漏气声，电源打开后连接模拟肺观测吸气潮气量（V_T）设置值与监测值一致，误差在 10% 左右；把呼吸平台压（吸气暂停，屏气）时间调到最大，观测吸气平台时压力计的指针应不下跌说明管道接头、湿化器都不泄漏，呼吸机处于基本正常状态；再根据说明书，仔细检查呼吸机的各项报警和监测功能，如满足要求，呼吸机可以被认为处于正常状态。在使用时主机箱上方不能放置任何溶液，以免溶液流入呼吸机内造成机器损伤或电路故障；若发现机器不能正常运转，应立即由厂商认可的专业人员开机检修。

4. 加温、湿化器部分

温控传感器插头的金属部分，切不可置于消毒液内浸泡，若误入其中，应立即用清水冲净，并擦干；时间稍久，就有可能造成该零件不可逆性的损伤，并使表面金属氧化，从而影响传感器的准确性和器件的功能。与患者气道连接的温控传感器塑料部分，很容易被折断，用时应小心谨慎。

三、呼吸机消毒配方与注意事项

(一) 消毒配方

(1) 1 000 mg/L 有效氯消毒液：500 ml 水加二氯消毒片 1 片（规格：500 mg/片）或 500 ml 水加二氯消毒片 2 片（规格：250 mg/片）。

(2) 2% 戊二醛：每次使用前检测浓度，消毒结束加水稀释后弃去。

（二）注意事项

(1) 塑料件未注明 134 ℃耐温的，不宜采用高温高压消毒。

(2) 呼吸机清洗消毒后组装、调试、储存备用。

(3) 操作前洗手。

(4) 将消毒后的管道及附件按各厂家要求重新安装于擦拭干净的呼吸机上。

(5) 根据呼吸机的不同品牌型号，按各自说明书调试正常，并用无菌纱布将各管道头终端包好，防止污染；盖上呼吸机罩，出示"已消毒"标记，并注明消毒日期，按照消毒时间顺序先后放置备用。

(6) 备用管道按要求组装后，装入储存袋内封口，注明消毒日期，按时间顺序放于储存柜内备用。

(7) 消毒有效期为 2 周，超过者重新消毒。

（顾宏奎　宋志芳　张红亚）

第19章

各种类型呼吸机简介
Introduction of ventilators

随着急救医学的发展和医疗设备的完善,越来越多的危重病可以得到呼吸机的治疗。目前,国际和国内市场上拥有的呼吸机类型与品种繁多,选购合适呼吸机似乎已成为临床医务工作人员不可缺少的知识。本章仅就国内市场拥有的各种主要类型呼吸机的基本性能与参考价格简要介绍如下,供选购者在购置适合于本单位与部门具体条件与要求的呼吸机类型时参考。

一、呼吸机类型简介

由于现代技术的发展,呼吸机性能日益完善,常难以确切分类,如美国纽邦 E-200 型呼吸机,同时具有时间、容量、压力、流速和流量切换等四种方式,分别用于各种特殊的通气模式,同时还可用于从婴儿至成人各种不同的年龄组。现代呼吸机绝大部分为气动电控和气动-电控(电子控制或计算机控制)型呼吸机,气动-气控呼吸机已很少应用,电动-电控呼吸机由于通气功能较少,常用于急诊或抢救等对通气功能要求不高的场合。早期的呼吸机结构和功能均较简单,随后的呼吸机有较好的同步性能、完善的通气方式及各种报警功能,常用的有纽邦 E100i-型,纽邦 E-150 型、鸟牌(Bird)6400ST 型等。最近的呼吸机为计算机控制,有各种先进的通气方式,全面的报警功能,并且有各种监测和显示系统,常见国产的有 SC-300,进口的有西门子 Servo900C、Servo300、Bennett7200、纽邦 E-200 型、Bear1000、AMADEUSFT 和 GALILEO 等型。高频通气常有 CO_2 潴留之忌,且长期使用有氧中毒之虞,故常用于特定的场合,而常频呼吸机应用较多。

二、根据用途选用呼吸机

现代临床很多科室都开始装备呼吸机。有些用于转运,如从手术室转运到病房,从一个医院转运到另一个医院;有些用于急救,如现场急救,急症室急救;有些用于手术后康复;有些用于恢复性训练,纠正病理性呼吸;有些用于长期治疗;有些主要患者是老年,而有些主要患者是婴、幼儿;有些用于治疗;有些用于科研。

各类科室呼吸机的需求不同,不必一律追求功能齐全。因为功能齐全的呼吸机,通常价格比较高;从工程上讲,功能越多可能引起可靠性会下降。有些呼吸机为了安全,开机自检时间很长,这些可能不利于争分夺秒地抢救中使用。以下建议供选购时参考。

(一)现场急救呼吸机

可选用简易呼吸机、急救呼吸机,可不考虑湿化器和众多的监护功能,以使用方便为主要考虑内容。这种呼吸机需要操作的按钮、开关或旋钮很少。

(二)转运呼吸机

可选用简易呼吸机和一些专门用于转运的呼吸机(transport),以轻便为主要考虑内容。这种呼吸机很小巧,也轻,可以随担架,有些还可以固定在担架上。

(三)手术后康复

一般要求 V_T 指标准确、稳定,有 PEEP 和同步功能、监护功能,有些临床习惯于从 SIMV 通气模式使用后撤离呼吸机的,选用时考虑有 SIMV 通气模式。

(四)家庭治疗

可选用双气压呼吸机,价格比常规呼吸机费用便宜些,操作也很容易。有些患者呼吸很微弱,又需要长期治疗的,这种呼吸机的就要求同步性能比较好,最好有定压通气、压力支持通气功能;有些病人呼吸不稳定,就需要监护功能;防止病情进一步发展的,在插管指征未达到前使用呼吸机的,如采用面罩通气的就需要无创通气功能(NIV)。

(五)婴幼儿

可选用婴幼儿呼吸机。

(六)防止短时间停电

有些医院经常短时间停电,需要呼吸机有内部电池,防止短时间停电时备用。

总之,根据临床的实际需求来选用,以求得经济、实用、方便。

三、各种类型呼吸机性能简介

目前,呼吸机种类繁多,欲购置合适呼吸机难度较大。一般可根据临床需要选购合适的呼吸机,如用于经常转运的场合,可选用国产的 SC-J1、SC-5,进口的 Bennette2800、PLV120、EV800,这种呼吸机有内接电池或不需要电源而可用于救护车甚至担架,当然也可以用于病房。急症场合选用通气功能较少的呼吸机,通气功能较多的呼吸机连接各类管道、设置众多参数需要时间而影响抢救。文丘利结构(Ventri)的呼吸机不宜长期使用,因为其吸入氧浓度不能低于 37% 并随吸气压力变化,使用时不易控制血氧分压,容易引起氧中毒。面罩通气的患者,宜选用有定压、NIV 或 PSV 通气模式的呼吸机;危重病患者病情复杂,宜采用多功能呼吸机。气动电控呼吸机需要选用无油空气压缩机,文丘利结构呼吸机不需要空气压缩机。短期(6 h 以内)使用的场合对湿化器无要求。

一般说来,监护和报警功能多的呼吸机使用时较为安全,但系统越大可靠性越差。特殊需要的场合选用特殊功能的呼吸机。

以下列出二十余种不同类型中高档呼吸机的基本性能,供选购者比较和参考(表 19-1,表 19-2,表 19-3)。

表 19-1 进口呼吸机性能简介

生产厂	Hamilton	Drager	TYCO Puritan Bennett	Bird	Bird
产品型号	Galileo	Evita4	840	8400STi	VIP
控制方式	微机控制	微机控制	微机控制	双微机控制	双微机控制
性能类别	时间、压力切换	预设容量,定时切换	时间切换	容量切换,压力限定	容量切换,压力限定
空气气源	空气压缩机	空气压缩机	空气压缩机	空气压缩机	空气压缩机
应用范围	成人、儿童、婴儿	成人、儿童、婴儿	成人、儿童	成人、儿童	儿童、婴儿
工作模式与功能 IPPV(VC)/IPPV(PC)	+/+	+/BIPAP	+/+	+/−	+/−
SIMV/MMV/CPAP	+/+/+	+/+/+	+/−/+	+/−/+	+/−/+
PSV/NIV	+/+	+/+	+/+	+/−	−/−
PRVC/VSV	+/ASV①	+/+	−/+	VASP②	−/−
深呼吸/100%O_2	+	+/−	+/?	+/−	
触发方式	压力+流量	压力	压力+流量	压力+流量	压力+流量
其他	ASV 药物雾化	APRV BIPAP 双机通气	Flow-by 药物雾化	—	漏气补偿,紧急空气阀
主要参数范围 潮气量(l)	0.01～2.0	0.003～2.0	0.025～2.5	0.05～2.0	0.005～0.995
呼吸频率(BPM)	5～120	0～150	0.5～70	0～80	0～150
呼吸时间比(I:E)	4:1～1:9	6:1～1:6	4:1～1:2.99	99:1～1:99	99:1～1:99
吸气流量(LPM)	1～180	6～120	10～200	10～120	3～100
吸气压力(cmH_2O)	0～100+PEEP	1～80	5～90	5～100	5～100
PEEP/CPAP(cmH_2O)	0～50	0～35	0～45	0～30	0～30
触发灵敏度(cmH_2O/LPM)	−1～−10/0.5～15	−0.05～−0.5	−0.5～−2.0/0.5～20	−1～−20/1～10	−1～−20

续表

监视参数	气道压力(cmH$_2$O)	+	+	+	+(表读)	+(显示)
	分钟通气量	+	+	+	+	+
	潮气量	+	+	+	+	+
	呼吸频率	+	+	+	+	+
	氧浓度	+	+	+	−	+(另购)
	显示屏	+	+	双彩屏	选购	
	肺功能有关指标	R,C,P0.1	R,C			
	事件记录/趋势	1 000 个/+	−/+			
	其他	自发呼吸频率,泄漏量	气道压,平台		自主呼吸、I:E	峰压、平均值,PEEP
告警参数	气道压力上/下限	+/+	+	+/−	+	+
	通气量上/下限	+/+	+	+/+	+	+
	潮气量上/下限	+/+				
	氧浓度上/下限	+/+	+	+/+	−	+(另购)
	气源、电源故障	+	+	+	+	+
加温湿化器		Fisher加温湿化器	加温湿化器	加温湿化器	外附3212C加湿化器	外附加湿化器
生产厂		Bird	Hamilton	Bear	GE	GE
产品型号		VELE	Raphael	Bear-1 000	ZY3 200	SV-3 000
控制方式		微机控制	微机控制	微机控制	气动、微机控制	双微机控制
性能类别		时间、压力切换	容量切换,压力限定	容量、时间、压力切换	容量切换,压力限定	容量切换,压力限定
空气气源		漩涡泵	空气压缩机	空气压缩机	文丘利	空气压缩机
应用范围		成人、儿童	成人、儿童	成人、儿童、婴儿	成人、儿童	成人、儿童
工作模式与功能	IPPV(VC)/IPPV(PC)	+/+	+/+	+/选购	+/−	+/+
	SIMV/MMV/CPAP	+/−/+	+/−/+	+/+/+	−/−/−	+/−/+
	PSV/NIV	+/+	+/−	+/+	−/−	+/+
	PRVC/VSV	+/VAPS	+/−	−/−	−/−	−/−
	深呼吸/100%O$_2$	+/−	+/−	+/+	−/−	+/+
	触发方式	流量	流量	压力+流量	压力	压力+流量
	其他	药物雾化	APRV BiPAP 双机通气	Flow-by 药物雾化	—	Flow-by 药物雾化

续表

主要参数范围	潮气量(l)	0.05～2.0	0.05～2.0	0.1～2.0	0.05～1.2	0.05～1.5
	呼吸频率（BPM）	2～80	8～80	0～120	5～50	0～80
	呼吸时间比(I∶E)		4∶1～1∶9	4∶1～1∶9	2∶1～1∶5	9∶1～1∶9
	吸气流量(LPM)	0～180	0～120	5～150		0～120
	吸气压力(cmH$_2$O)	1～100	5～50＋PEEP	0～80		0～80
	PEEP/CPAP (cmH$_2$O)	0～35	0～3.5	0～50	0～10	0～15
	触发灵敏度 (cmH$_2$O/LPM)	－/1～20	－/1～10	－0.2～－5.0/1～10	－1～－9	－1～－10/3～9
监视参数	气道压力(cmH$_2$O)	＋	＋	＋	＋(表读)	＋
	分钟通气量	＋	＋	＋	＋	＋
	潮气量	＋	＋	＋	＋	＋
	呼吸频率	＋	＋	＋	＋	＋
	氧浓度	＋	＋		＋	＋
	显示屏	＋	单色		单色	＋
	肺功能有关指标		R，C			
	事件记录		1 000			
	其他		泄漏量	压力、流量与V$_T$波形		
告警参数	气道压力上/下限	＋	＋	＋	＋	＋/＋
	通气量上/下限	－/＋	＋	＋	＋	＋/＋
	潮气量上/下限				＋	－/－
	氧浓度上/下限		＋		＋/＋	＋/＋
	气源、电源故障	＋	＋	＋	＋	＋
加温湿化器		加温湿化器	加温湿化器	加温湿化器	加湿化器	外附加湿化器
生产厂		Newport	Newport	Newport	Newport	Bird
产品型号		E-200	E-150	E500	E360	6 400-ST
控制方式		微机控制	微机控制	微机控制	微机控制	双微机控制
性能类别		时间、压力切换	预设容量，定时切换	容量切换，压力限定	容量切换,压力限定	容量切换,压力限定
空气气源		空气压缩机	空气压缩机	空气压缩机	空气压缩机	空气压缩机
应用范围		成人、儿童、婴儿	成人、儿童	成人、儿童、婴儿	成人、儿童、婴儿	成人、儿童

续表

工作模式与功能	IPPV（VC）/IPPV（PC）	+/+	+/+	+/+	+/+	+/-
	SIMV/MMV/CPAP	+/-/+	+/+/+	+/-/+	+/-/+	+/-/+
	PSV/NIV	+/-	-/-	+/+	+/+	-/-
	PRVC/VSV	-/-	+/+	+/+	+/+	-/-
	深呼吸/100%O₂		+/-	+/+	+/+	-/-
	触发方式	压力	压力	压力+流量	压力+流量	压力
	其他	双肺通气 药物雾化	APRV BiPAP 双机通气	Flow-by 药物雾化	—	
主要参数范围	潮气量(l)	0.02~2.0	0.01~2.0	0.02~3	0.02~3.0	0.05~2.0
	呼吸频率（BPM）	5~120	0~100	1~180	1~120	0~80
	呼吸时间比(I∶E)	4∶1~1∶9	4∶1~1∶99			99∶1~1∶99
	吸气流量(LPM)	1~160	6~120	1~180	10~120	0~120
	吸气压力(cmH₂O)	0~100	1~100	5~100	5~100	5~100
	PEEP/CPAP (cmH₂O)	0~50	0~3.5	0~45	0~30	0~30
	触发灵敏度 (cmH₂O/LPM)	-1~-5	-0.05~-0.5	0~-5.0/0.1~2	-1~-20	-1~-20
监视参数	气道压力(cmH₂O)	+	+	+	+（表读）	+（表读）
	分钟通气量	+	—	+	+	+
	潮气量	+	+	+	+	+
	呼吸频率	+	+	+	+	+
	氧浓度	—	+	+	—	+（另购）
	显示屏	选配		+	+	
	肺功能有关指标			+	+	
	事件记录			+	1 000	
	其他					
告警参数	气道压力上/下限	+	+	+/+	+	+
	通气量上/下限	+	—	+/+	+	+
	潮气量上/下限					
	氧浓度上/下限	—	—	+/+	—	+（另购）
	气源、电源故障	+	+	+	+	+
加温湿化器		Fisher加温湿化器	加温湿化器	加温湿化器	加温湿化器	外附加湿化器

①ASN：adaptile suport Ventilation；②VASP：vocume assured pressure support。

表 19-2　进口/国产呼吸机性能简介

生产厂		Maquet	Maquet	扬州宁泰医学设备厂	扬州宁泰医学设备厂	扬州宁泰医学设备厂
产品型号		Servo i	Servo s	HVJ-880A	HVJ880B	KTH-5
控制方式		微机控制	微机控制	气动电控	气动电控	气动电控
性能类别		时间、压力切换	时间、压力切换	容量切换	容量切换	容量切换
空气气源		空气压缩机	空气压缩机	文丘利	文丘利	文丘利
应用范围		成人、儿童、婴儿	成人、儿童	成人、儿童	成人、儿童	儿童、婴儿
工作模式与功能	IPPV（VC）/IPPV（PC）	+/+	+/+	+/−	+/−	+/−
	SIMV/MMV/CPAP	+/−/+	+/−/+	+/−/−	+/−/−	+/+/+
	PSV/NIV	+/+	+/+	−	−	−/−
	PRVC/VSV	+/+	−/−	−/−	−/−	−/−
	深呼吸/100%O_2					+/−
	触发方式	压力+流量	压力	压力	压力	压力
	其他	Bi-Vent 药物雾化	药物雾化	药物雾化,手控呼吸	手控呼吸	
主要参数范围	潮气量(l)	0.005~2.0	0.1~2.0	0.05~1.4	0.05~1.4	0.05~1.4
	呼吸频率（BPM）	0.5~150	1~100	1~99	1~99	1~99
	呼吸时间比（I∶E）	4∶1~1∶10	4∶1~1∶10	1∶1~1∶4	1∶1.5~1∶3	10∶1~1∶9.9
	吸气流量（LPM）	0~180	0~180			10~67.5
	吸气压力(cmH_2O)	0~120	1~120	1~60		10~60
	PEEP/CPAP（cmH_2O）	0~50	0~50			0~10
	触发灵敏度（cmH_2O/LPM）	−1~−10/0−2	−1~−10/0−2	0~−5.0	0~−5.0	0~−5.0
监视参数	气道压力(cmH_2O)	+	+	−	+	+
	分钟通气量	+	+	−	+	+
	潮气量	+	+	−	+	+
	呼吸频率	+	+	−	+	+
	氧浓度	+	+	−	−	−

续表

监视参数	显示屏	+	−	−	−	−
	肺功能有关指标			−		
	事件记录	+	+			
	其他	CO_2附件,趋势	趋势			
告警参数	气道压力上/下限	+/+	+/++	+/+	+/+	+/+
	通气量上/下限	+/+	+/+	−	−	−
	潮气量上/下限	+/+				
	氧浓度上/下限	+/+	+/+	−	−	−
	气源、电源故障	+	+	+	+	+
加温湿化器		加温湿化器	加温湿化器	加温湿化器	加温湿化器	加温湿化器

表 19-3 国产呼吸机性能简介

生产厂		上海医疗设备厂	上海医疗设备厂	上海医疗设备厂	上海医疗设备厂	航天长峰
产品型号		SC-J1	SC-5	SC-300	SC-Y200	ACM805
控制方式		气动气控	电动,微机控制	气动、微机控制	气动电控	微机控制
性能类别		时间切换	容量切换,压力限定	容量切换,压力限定,时间切换	恒流、限压、时间切换	容量切换,压力限定
空气气源		文丘利	气缸	空气压缩机	空气压缩机	空气压缩机
应用范围		成人、儿童、婴儿	成人	成人、儿童、婴儿	儿童、婴儿	成人
工作模式与功能	IPPV(VC)/IPPV(PC)	+/−	+/+	+/+	+/+	+/−
	SIMV/MMV/CPAP	−/−/−	+/−/−	+/−/+	IMV/CPAP	+/−/−
	PSV/NIV	−/−	−/−	−/−	−/−	−/−
	PRVC/VSV	−/−	−/−	−/−	−/−	−/−
	深呼吸/100%O_2			+/+		
	触发方式	无	压力	压力+流量	无	压力
	其他			Flow-by 药物雾化		−

续表

主要参数范围	潮气量(l)	通气量 2~18LPM	0.25~1.5	0.1~1.5	0.05~2.0	0.05~1.0
	呼吸频率（BPM）	5~35	8~40	5~60	1~120	6~60
	呼吸时间比(I：E)	1：1.5	1：1~1：3	4：1~1：9	9：1~1：9.9	2：1~1：4
	吸气流量(LPM)			4~120	1~20	
	吸气压力(cmH$_2$O)			10~80	10~90	
	PEEP/CPAP（cmH$_2$O）		0~2.0	0~15	0~20	0~20
	触发灵敏度（cmH$_2$O/LPM）		－1.0~2.0	－0.1~－1.0/3~9		－20~＋20
监视参数	气道压力(cmH$_2$O)	＋(表读)	＋(表读)	＋	＋(表读)	＋(显示)
	分钟通气量		－	＋	－	＋
	潮气量		－	＋	－	＋
	呼吸频率		－	＋	－	＋
	氧浓度		－	－	－	
	显示屏		－	2*40 数字		
	肺功能有关指标			－		
	事件记录					
	其他					
告警参数	气道压力上/下限		＋/＋	＋/＋	－	＋/＋
	通气量上/下限		－	＋/＋	－	＋＋/＋
	潮气量上/下限		－		－	
	氧浓度上/下限		－	－	－	
	气源、电源故障		＋	＋		＋
加温湿化器			加温湿化器	加温湿化器	加湿化器	外附加湿化器

*100%吸氧：吸痰前后，呼吸机能自动给予100%氧，吸痰后恢复原给氧浓度。

R＝Resistance，气道阻力。

C＝Compliance，顺应性。

（宋志芳　顾宏奎）

附 录

附录一　常用机械通气模式或方法中、英文对照与缩写

AAV(adaptive assisted ventilation)	适应性辅助通气
ASV(adaptive support ventilation)	适应性支持通气
AMV(assisted mandatory ventilation)	辅助指令通气
APRV(airway pressure release ventilation)	气道压力释放通气
Auto-PEEP	自发(自动)性 PEEP
Auto flow	自动流量
BIPAP(biphasic positive airway pressure)	双相气道正压通气
BiPAP(bi-level positive airway pressure)	双水平气道正压通气
CPPB(continuous positive pressure breathing)	持续正压呼吸
CPPB/CPPV(continuous positive pressure ventilation)	持续正压通气
CPAP(continuous positive airway pressure)	持续正压气道/持续气道正压
A/C(assisted/control ventilation)	辅助/控制通气
C/A(control/assisted ventilation)	控制/辅助通气
CMV(control mechanical ventilation)	机械控制通气
CMV(continuous mandatory ventilation)	持续指令通气
ECMO(extracorporeal membrane oxygenator)	肺或体外循环膜式氧合器
EIPPV(end-inspiratory positive pressure ventilation)	吸气末正压通气
Expiratory retard	呼气延长或延迟
End-expiratory hold	呼气末屏气
HFV(high frequency ventilation)	高频通气
HFPPV(high-frequency positive pressure ventilation)	高频正压通气
HFJV(high-frequency jet ventilation)	高频喷射通气
HFOV(high frequency oscillation ventilation)	高频振荡通气
HFV(high frequency ventilation)	高频通气
IAV(intermittent assisted ventilation)	间歇辅助通气
Inspiratory hold	吸气屏气
IMV(intermittent mandatory ventilation)	间歇指令通气
IPPV(intermittent positive pressure ventilation)	间歇正压通气
IPPV(invasive positive pressure ventilation)	有创机械通气
IPNPV(intermittent positive negative pressure ventilation)	间歇正负压通气
IRV(inversed ratio ventilation)	反比通气
MV(manual ventilation)	手控通气
MMV(mandatory minute ventilation)	指令分钟通气

NEEPV (negative end-expiratory pressure)	呼气末负压通气
NIPPV (non-invasive positive pressure ventilation)	无创正压通气
PAV (proportional assisted ventilation)	成比例辅助通气
PPS (proportional pressure support)	比例压力支持
PCV (pressure control ventilation)	压力控制通气
PEEP (positive end-expiratory pressure)	呼气末正压
PEEPi (intrinsic PEEP)	内源(内生)性 PEEP
PLV (partial liquid ventilation)	部分液体通气
Prone ventilation	俯卧位通气
PSV (pressure support ventilation)	压力支持通气
SIMV (synchronized intermittent mandatory ventilation)	同步间歇指令通气
Sigh	叹息
VCV (volume control ventilation)	容量控制通气
VSV (volume support ventilation)	容量支持通气
PRVC (pressure regulated volume control)	压力调节的容量控制
VAPS (volume assured pressure support)	容量保证压力支持

（宋志芳　张丽葳）

附录二　呼吸机板面常用术语中、英文对照与缩写

Power	电源
Mode	通气模式
Assist	辅助
Control	控制
A/C	辅助/控制
SIMV/IMV	同步间歇指令通气/间歇指令通气
IPPV	间歇正压通气
CPAP	持续正压气道通气
PCV	压力控制
PSV	压力支持
VCV	容量控制
VSV	容量支持
Sigh	叹息
SIMV+PSV	同步间歇指令通气+压力支持
SIMV+Sigh	同步间歇指令通气+叹息
MMV	指令每分钟通气
Inspiratory Hold	吸气屏气
MV(manual ventilation)	手控通气

通气参数

TV(V_T)	潮气量
MV	分钟通气量
Respiratory Rate(frequency)	呼吸频率
Peak Flow	峰流(量)
I∶E(I/E)	吸∶呼
PSV	压力支持
PEEP/CPAP	呼气末正压/持续气道正压
Sensitivity	触发灵敏度
Oxygen(%)	氧浓度

监测指标

High airway pressure	高气道压
Low airway pressure	低气道压

High minute volume	高分钟通气量
Low minute volume	低分钟通气量
Apnea	呼吸暂停
Patient effort	患者触发
TV	潮气量
MV	分钟通气量
Machine inoper	机器故障
Power inoper	电源故障
Low gas pressure	气源压力过低

(宋志芳　张丽葳)

附录三 呼吸生理专业词汇中、英文对照与缩写

一、基本略号

A	alveolar gas	肺泡气
B	barometric	(大)气压的
C	content of gas in blood	血中气体含量
	compliance	顺应性
D	dead space(volume)	无效腔(量)
	diffusion capacity	弥散量
E	expired gas	呼出气
	elastic	弹性的(肺泡)弹性回缩力
F	fractional concentration of gas	气体浓度
G	conductance	传导
I	inspired gas	吸入气
	inspiration	吸气
L	lung	肺
M	minute	分钟
	maximal	最大的
P	pressure	压力
partial pressure		分压
average pressure		平均压
Q	volume of blood	血容积 血流量
$\dot{Q}$	blood flow in liters per minute	单位时间(每分钟)的血流量
R	resistance	阻力
ratio		比率(例)
S	saturation	饱和度
T	tidal volume	潮气量
time		时间
V	gas volume	气体容量
V	ventilation in liters per minute	分钟通气量
$\dot{V}$	flow rate	流速
$\bar{V}$	mixed venous blood	混合静脉血

W	work of breathing	呼吸功
a	arterial blood	动脉血
aw	airway	气道
c	capillary blood	毛细血管血
f	frequency	（呼吸）频率
s	shunt	分流
v	venous	静脉的

二、肺容积和肺容量（lung volume and capacity）

CC	closing capacity	闭合容量
CV	closing volume	闭合容积
ERV	expiratory reserve volmue	补呼气量
FRC	functional residual capacity	功能残气量
IC	inspiratory capacity	深吸气量
IRV	inspiratory reserve volume	补吸气量
RV	residual volume	残气量
TLC	total lung capacity	肺总量
V_d an	volume of anatomical dead space	解剖无效腔量
V_d alv	volume of alveolar dead space	肺泡无效腔量
V_D	volume of dead space	无效腔量
V_T	tidal volume	潮气量
V_D/V_T	(ratio of dead space to tidal volume)	无效腔/潮气量

三、通气（ventilation）

FEFV	forced expiratory flow volume	用力呼气流量
FVC	forced vital capacity	用力肺活量
FEV_1	forced expiratory volume in the first second	第一秒用力呼气流量
FEV_1/FVC	forced expiratory volume in the first second/forced vital capacity	第一秒用力呼气流量/用力肺活量
FIV	forced inspiratory volume	用力吸气量
MBC	maximal breathing capacity	通气最大呼吸量
MVV	maximal minute ventilation	最大分钟通气量
MEFV	maximal expiratory flow-volume	最大呼气流速-容量
MIFV	maximal inspiratory flow-volume	最大吸气流速-容量
MMEF	maximal mid-expiratory flow	最大中段呼气流速
MVV	maximal voluntary ventilation	最大自主通气量
PEF	peak expiratory flow	最大呼气流（速）
PF	peak flow	峰流量

TVC	time vital volume	时间肺活量
$\dot{V}_A$	minute volume of alveolar ventilation	分钟肺泡通气量
MV	minute ventilation	分钟通气量
$\dot{V}_{iso}$	volume of iso-flow	等流速容量
$\dot{V}_{max50}$ & $\dot{V}_{50}$	maximal expiratory flow in 50% vital capacity	50%肺活量时最大呼气流(速)
$\dot{V}_{max25}$ & $\dot{V}_{25}$	maximal expiratory flow in 25% vital capacity	25%肺活量时最大呼气流(速)
$\dot{V}_{max}$	maximal expiratory flow	最大呼气(速)
$\dot{V}$-V	flow-volume	流速-容量

四、通气与血流(ventilation and perfusion)

CaO_2	arterial oxygen content	动脉血氧含量
CvO_2	oxygen content in venous blood	静脉血氧含量
$C\bar{v}O_2$	oxygen content in mixed venous blood	混合静脉血氧含量
$C(a-v)O_2$	arterio-venous oxygen content difference	动-静脉血氧含量差
$C(a-\bar{v})O_2$		动-混合静脉血氧含量差
P_AO_2	partial pressure of oxygen in alveolar gas	肺泡气氧分压
$P(A-a)O_2$	partial pressure of oxygen difference of alveolar-arterial	肺泡-动脉氧分压差
$D(A-a)O_2$	difference of partial pressure of oxygen of alveolar-arterial oxygen	肺泡-动脉氧分压差
$P\bar{v}O_2$	oxygen partial pressure of mixed venous	混合静脉血氧分压
$\dot{Q}_s/\dot{Q}_t$	ratio of shunted blood to total perfusion	静-动脉分流/总血流量
$\dot{Q}_{sphy}$	physiological pulmonary shunt	生理性肺内分流
$\dot{Q}_{san}$	anatomical pulmonary shunt	解剖性肺内分流
$S\bar{v}O_2$	mixed venous oxygen saturation	混合静脉血氧饱和度
$\dot{V}_A/\dot{Q}$	ventilation/perfusion	通气/血流

五、弥散(diffusion)

D_L	diffusion of lung	肺的弥散
D_LCO	diffusion capacity for carbon monoxide of the lung	肺一氧化碳弥散量
D_LO_2	diffusion capacity for oxygen of the lung	肺的氧弥散量

六、呼吸力学(mechanics of breathing)

Ccw	chest wall compliance	胸壁顺应性
CE Ceff	effective compliance	有效顺应性
C_{fd}	frequence dependent compliance	频率依赖的顺应性
C_L	lung compliance	肺顺应性
CLdyn	dynamic lung compliance	动态肺顺应性

CLst	static lung compliance	静态肺顺应性
C/V_L	specific compliance	单位肺容量的肺顺应性
E_L	elastance of lung	肺弹性回缩
EPP	equal pressure point	等压点
Gaw	airway conductance	气道传导率
Gsp	specific airway conductance	比气道传导率
Plel	lung elastic recoil pressure	肺弹性回缩压
PEFR	peak expiratory flow rate	最大呼气流速
PEF	peak expiratory flow	最大呼气流量
PIF	peak inspiratory flow	最大吸气压力流量
PIP	peak inspiratory pressure	最大吸气压力
R_{aw}	airway resistance	气道阻力
R_{ds}	downstream resistance	下游气道阻力
R_{us}	upstream resistance	上游气道阻力
R_L	total airway resistance	总气道阻力
R_{rs}	respiratory resistance	呼吸阻力
RQ	respiratory quotient	呼吸商
Z_{rs}	respiratory impedance	总呼吸阻抗
W	work of breathing	呼吸功

(宋志芳　张丽葳)

附录四 血气分析常用符号中、英文对照与缩写

AB	actual bicarbonate	实际碳酸氢盐
ABC	actual bicarbonate radical	实际碳酸氢根
ABE	actual base excess	实际碱剩余
BB	buffer base	缓冲碱
BE	base excess	碱剩余
CaO_2	oxygen content in arterial blood	动脉血氧含量
CvO_2	oxygen content in venous blood	静脉血氧含量
CCO_2	content of carbon dioxide	二氧化碳含量
$C\bar{v}O_2$	oxygen content in mixed venous blood	混合静脉血氧含量
FiO_2	fractional concentration of oxygen in inspired gas	吸入气氧浓度
PaO_2/FiO_2		呼吸指数(动脉氧分压/吸入气氧浓度)
P_IO_2	partial pressure of oxygen in inspired gas	吸入气氧分压
P_AO_2	partial pressure of oxygen in alveolar gas	肺泡气氧分压
P_EO_2	partial pressure of oxygen in expired gas	呼出气氧分压
F_ECO_2	fractional concentration of carbon dioxide in expired gas	呼出气二氧化碳浓度
P_ECO_2	partial pressure of carbon dioxide in expired gas	呼出气二氧化碳分压
$P\bar{v}O_2$	oxygen partial pressure of mixed venous blood	混合静脉血氧分压
SCV_{O2}	central venous O_2 saturation	中心静脉血氧饱和度
$S\bar{v}O_2$	mixed venous oxygen saturation	混合静脉血氧饱和度
TCO_2	total carbon dioxide content	二氧化碳总含量
H^+	hydrogen ion concentration	氢离子浓度
pH	hydrogen exponent	酸碱度
P_{50}	partial pressure of oxygen in 50% saturation of hemoglobin	血氧饱和度为50%时的氧分压
PaO_2	partial pressure of oxygen in artery	动脉氧分压
$PaCO_2$	partial pressure of carbon dioxide in artery	动脉二氧化碳分压
PcO_2	partial pressure of oxygen in capillary	毛细血管氧分压
PvO_2	partial pressure of oxygen in venous	静脉氧分压
$P\bar{v}O_2$	partial pressure of oxygen in mixed venous	混合静脉血氧分压
SaO_2	arterial oxygen saturation	动脉血氧饱和度
SAT	saturation of arterial oxygen	动脉血氧饱和度
SB	standard bicarbonate	标准碳酸氢盐
SBC	standard bicarbonate radical	标准碳酸氢根

SBE	standard base excess	标准碱剩余
SvO$_2$	venous oxygen saturation	静脉血氧饱和度
S$\bar{\text{v}}$O$_2$	mixed venous oxygen saturation	混合静脉血氧饱和度

(宋志芳　张丽葳)

附录五　血流动力学测定常用符号中、英文对照与缩写

一、血流动力学测定常用参数的符号中、英文对照与缩写

CVP　central venous pressure	中心静脉压
MAP(AP)　mean arterial pressure	平均动脉压
RAP　right atrial pressure	右房压
RVP　right ventricular pressure	右室压
PASP　pulmonary arterial systolic pressure	肺动脉收缩压
PADP　pulmonary arterial diastolic pressure	肺动脉舒张压
PAP　mean pulmonary arterial pressure	平均肺动脉压
PAWP　pulmonary arterial wedge pressure	肺动脉楔压
PCWP　pulmonary capillary wedge pressure	肺毛细血管楔压
LAP　left atrial pressure	左房压
LVEDP　left ventricular end-diastolic pressure	左室舒张末压
SV　volume of systole	每搏量
SVI　index of systolic volume	每搏指数
CO　cardiac output	心排量(心输出量)
CI　index of cardiac output	心排指数
LVSWI　left ventricular systolic work index	左室每搏功指数
LVSR　left ventricular systolic resistance	左室每搏功指数
RVSWI　right ventricular systolic work index	右室每搏功指数
RVSR　right ventricular systolic resistance	右室每搏功指数
SVR　systemic vascular resistance	体循环(周围循环)阻力
SVRI　systemic vascular resistance index	体循环(周围循环)阻力指数
PVR　pulmonary vascular resistance	肺血管阻力
PVRI　pulmonary vascular resistance index	肺血管阻力指数
EF　ejective fraction	射血分数
LVEDV　left ventricular end-diastolic volume	左室舒张末容量

二、血流动力学测定各参数正常值、单位和计算公式

参数	正常值	单位	计算公式
CVP	5～12	cmH$_2$O	
MAP		mmHg	DBP+1/3 脉压差（舒张压+1/3 脉压差）
AP	1～7	mmHg	
RVP	1～7	mmHg	
PASP	15～30	mmHg	
PADP	5～14(4～12)	mmHg	
PAP	9～19	mmHg	
PAWP	5～14 (10～22)	mmHg	
PCWP	5～14 (6～15)	mmHg	
LAP	2～12	mmHg	
LVEDP	5～12	mmHg	
SV	60～80	ml/beat	CO/HR（心率）
SI		ml/beat·m^2	SV/BSA（体表面积）
CO	5～6	L/min	
CI	2.5～4.5	L/(min·m^2)	BSA CO/BAS
LVSWI	51～61	gm/m^2	SI×MAP×0.0136
RVSWI	8～12	gm/m^2	SI×PAP×0.0136
SVR	1 500～2 000	dyn/(L·min·m^2)	(MAP-CVP)/CO×80
PVR	150～250	dyn/(L·min·m^2)	(PAP-PAWP)/CO×80
EF	>0.50		SV/EDV
LVEDV	70	ml/m^2	

LPVS(lung protective ventilatory strategy)   保护性肺通气策略

Open lung concept   肺开放概念

VALI(ventilator associated lung injury)   呼吸机相关性肺损伤

VAP(ventilator associated pneumonia)   呼吸机相关性肺炎

RMs(recruitment maneuvers strategy)   肺复张策略

（宋志芳　张丽葳）

附录六 几种常用计算公式

一、$D(A-a)O_2$ 计算公式

1. 吸纯氧时（FiO_2 100%）

$D(A-a)O_2 = P_AO_2 - PaO_2$
$= (PB(标准大气压) - 47(饱和水蒸气压) - P_ACO_2) - PaO_2$
$= (760 - 47 - PaCO_2) - PaO_2$

2. 吸氧气时

$D(A-a)O_2 = P_AO_2 - PaO_2$
$= P_IO_2 - P_ACO_2 \times [FiO_2 + (1-FiO_2)/R(呼吸商)] - PaO_2$
$= P_IO_2 - PaCO_2 \times [FiO_2 + (1-FiO_2)/0.8] - PaO_2$

$P_IO_2 = $ 吸入气氧分压，呼吸空气时 $= FiO_2 \times (大气压 - PH_2O) = 0.2093 \times (760 - 47\ mmHg)$
$FiO_2 = $ 吸入气氧浓度，呼吸空气时 $= 20.93\%$　$PH_2O = 47\ mmHg$（湿化气体的正常水蒸气压）

3. 吸空气时

$D(A-a)O_2 = P_AO_2 - PaO_2$
$= (20 - P_ACO_2 \times 1.25) - PaO_2$
$= (20 - PaCO_2 \times 1.25) - PaO_2$

二、$\dot{Q}_s/\dot{Q}_t$ 计算公式

1. 直接测定法（通过 Swan-Ganz 导管采取混合静脉血）

$\dot{Q}_s/\dot{Q}_t = (CcO_2 - CaO_2)/(CcO_2 - C\bar{v}O_2) = $（终末肺毛细血管氧含量 - 动脉血氧含量）/（终末肺毛细血管氧含量 - 混合静脉血氧含量）

CcO_2（终末肺毛细血管氧含量）$= 1.39 \times Hb + 0.0031 \times P_AO_2$

CaO_2（动脉血氧含量）

$C\bar{v}O_2$（混合静脉血氧含量）

2. 间接测定法（吸纯氧 20 min 后抽取动脉血）

(1) $\dot{Q}_s/\dot{Q}_t = (700 - PaO_{2\,1.0}) \times 5\%$

$PaO_{2\,1.0} =$ 吸纯氧时的 PaO_2 (mmHg)

(2) $D(A-a)O_2 \text{(mmHg)} \div 16 = \dot{Q}_s/\dot{Q}_t (\%)$

即每 16 mmHg 的 $D(A-a)O_2$ 相当于 1% 的 $\dot{Q}_s/\dot{Q}_t$。

三、CaO_2 与 DO_2

$CaO_2 = 1.39$（血红蛋白与氧结合系数）$\times Hb \times SaO_2 + 0.0031$（氧的溶解系数）$\times PaO_2$

$DO_2 = CO \times CaO_2 \times 10$

DO_2 为分钟运向所有组织器官的氧总量(ml)，CO 为心输入量(L/min)。

四、机械通气时呼吸系统（肺和胸廓）的顺应性计算

1. 动态顺应性

$$C_{dyn} = \frac{V_T（潮气量）}{P_{peak}（吸气峰压）- PEEP}$$

2. 静态顺应性

$$C_{st} = \frac{V_T（潮气量）}{P_{hold}（吸气屏气压）- PEEP}$$

（宋志芳　张丽葳）

附录七 气体状态表示与换算方法

一、气体状态

（一）ATPS

即是在大气温度与压力（ambient temperature,pressure saturated with water vapor）状态下测定的气体量、环境温度与饱和水蒸气压力均比在体温时为低的状态。

（二）BTPS

即是在体温、大气压、饱和水蒸气〔(body temperature,ambient pressure saturated with water vapor(47 mmHg)〕状态下测定的气体量。

（三）STPD

即是在标准温度、压力、干燥状态下〔(standard temperature and pressure,dry(0 ℃,760 mmHg,水蒸气压为零)测定的气体量。

二、换算方法

由 ATPS 换算成 BTPS 及 STPD 条件下的气体体积公式：

$$V_{BTPS} = V_{ATPS} \times \frac{310}{273+t\text{℃}} \times \frac{(P_B - P_{H_2O}(t\text{℃}))}{(P_B - 47)}$$

$$V_{STPD} = V_{ATPS} \times \frac{273}{273+t\text{℃}} \times \frac{(P_B - P_{H_2O}(t\text{℃}))}{760}$$

$$V_{STPD} = V_{BTPS} \times \frac{273}{310} \times \frac{(P_B - 47)}{760}$$

（式中 t 为摄氏环境温度，P_B 为大气压，P_{H_2O} 为水蒸气压）

（宋志芳　张丽葳）